中村 哲
Nakamura Tetsu

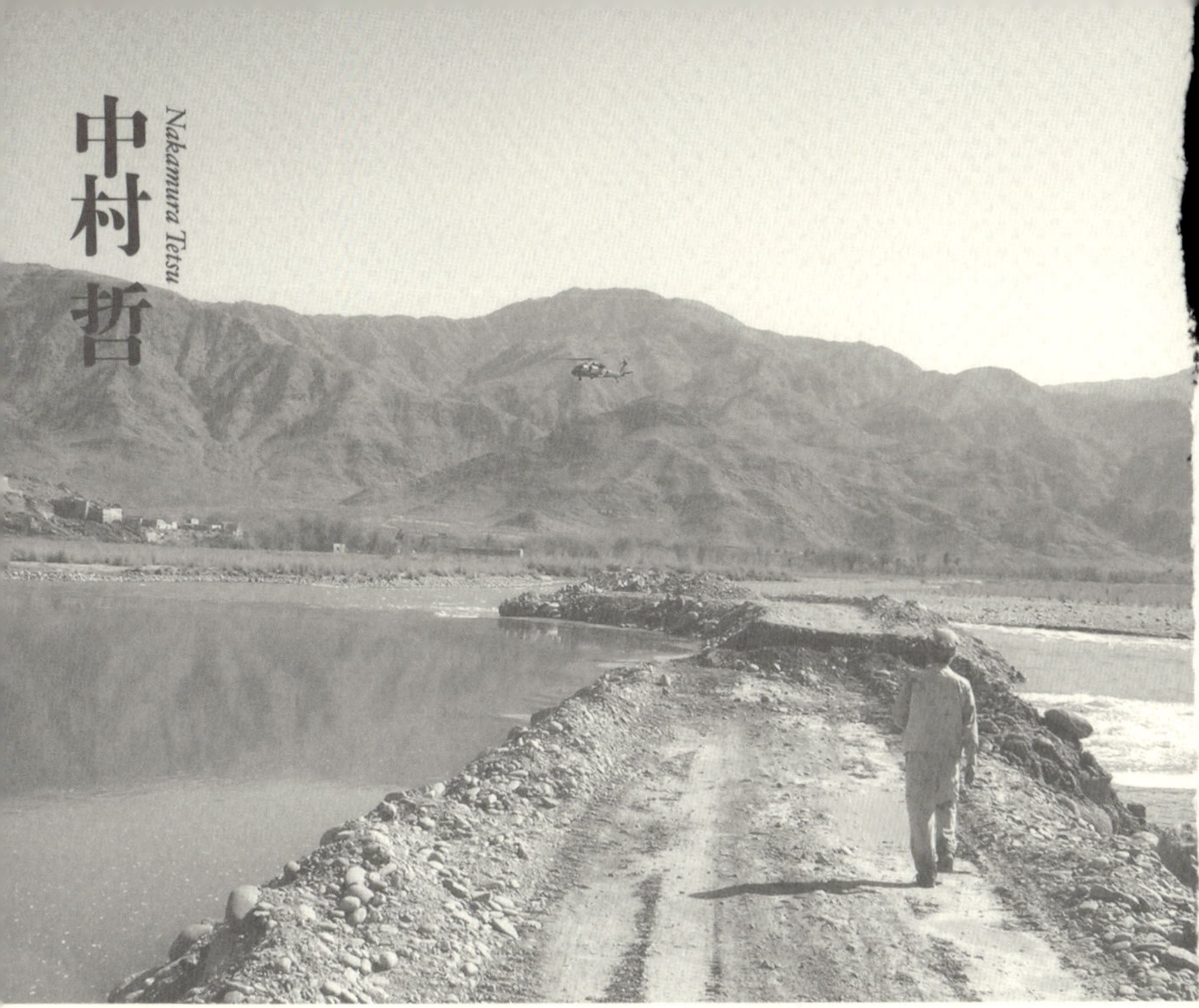

医者、用水路を拓く

アフガンの大地から世界の虚構に挑む

石風社

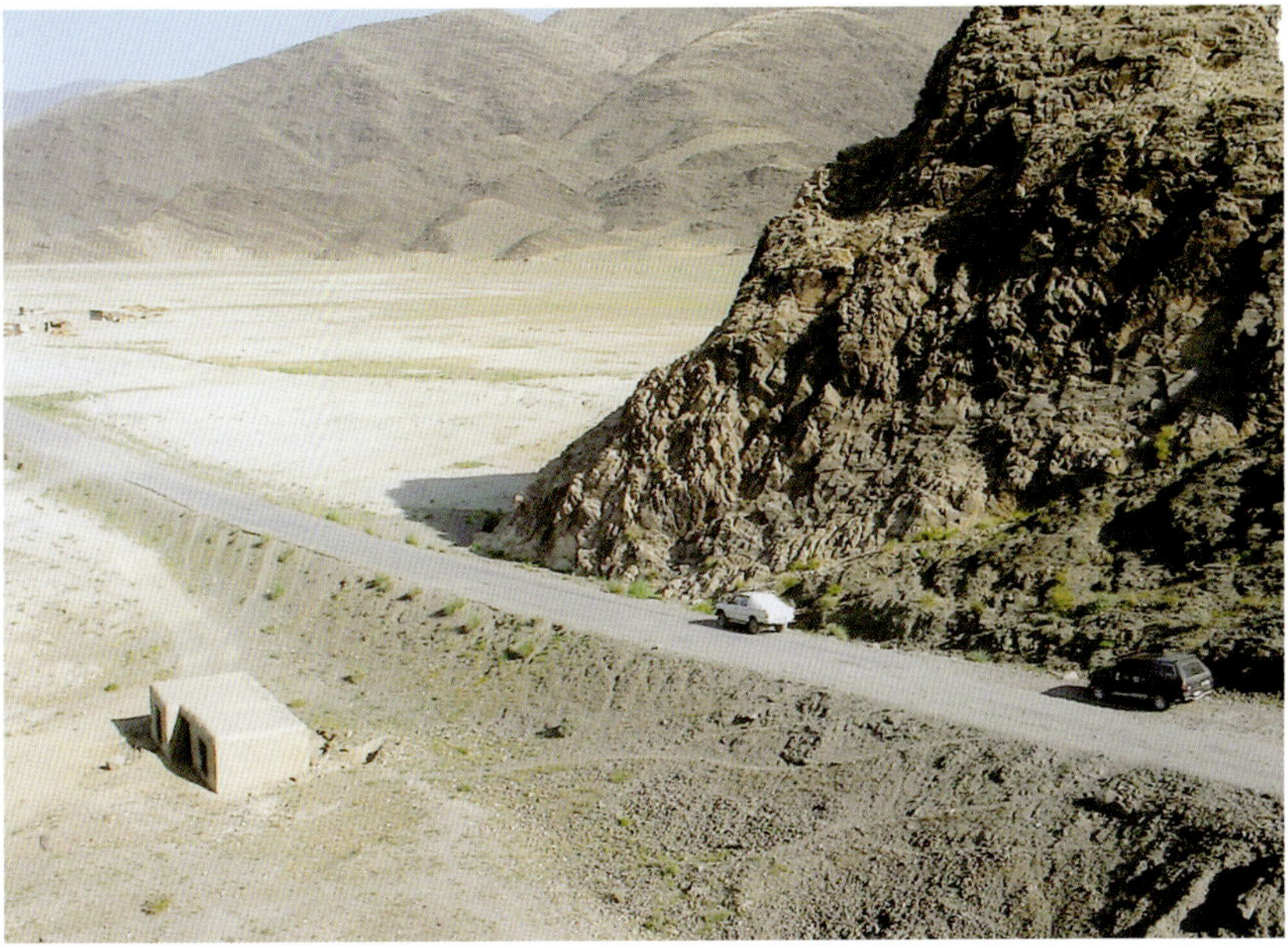

沙漠化したスランプール（2003年）

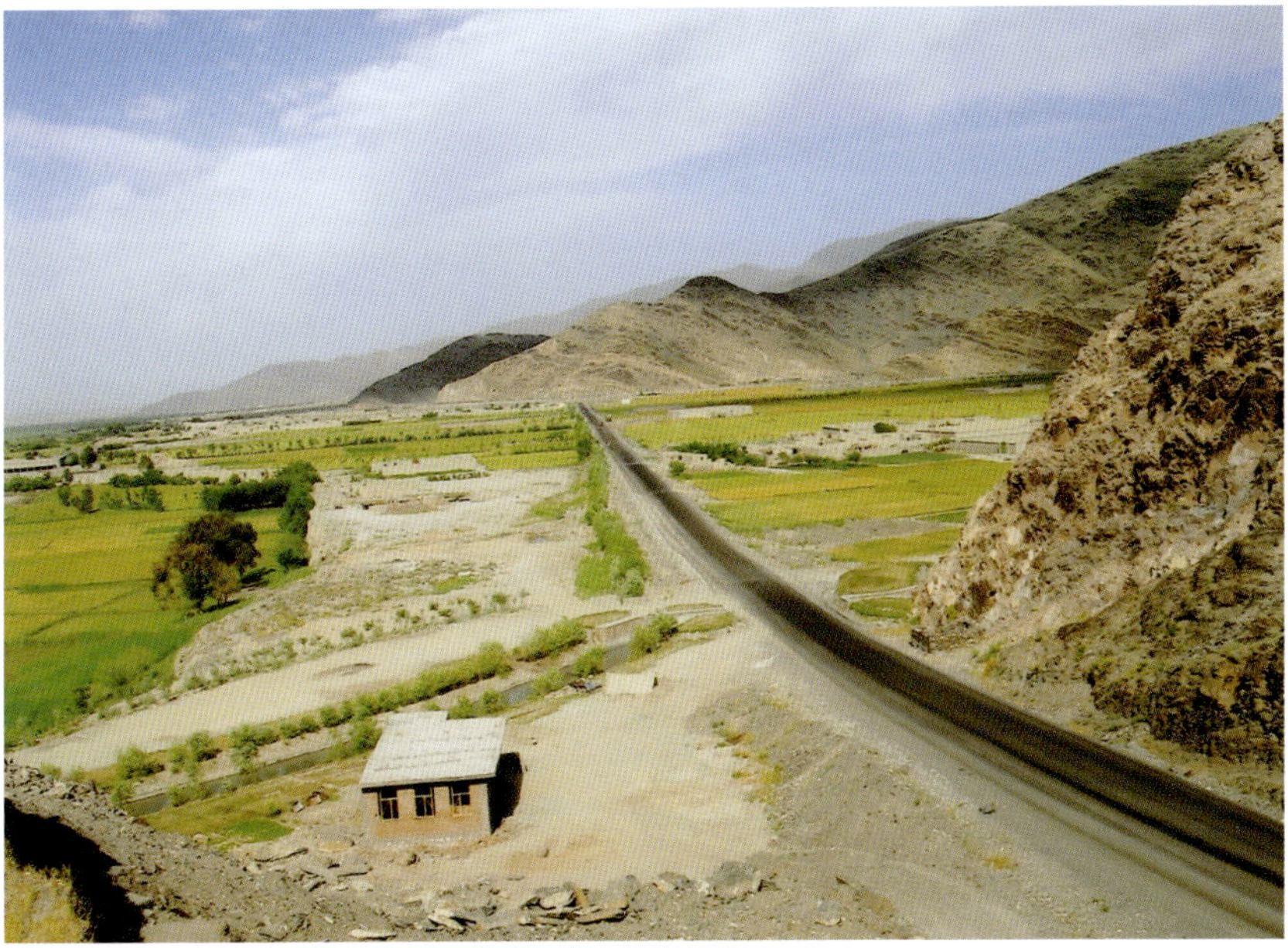

甦ったスランプール。道路の下の用水路はＧサイフォン（2005年）

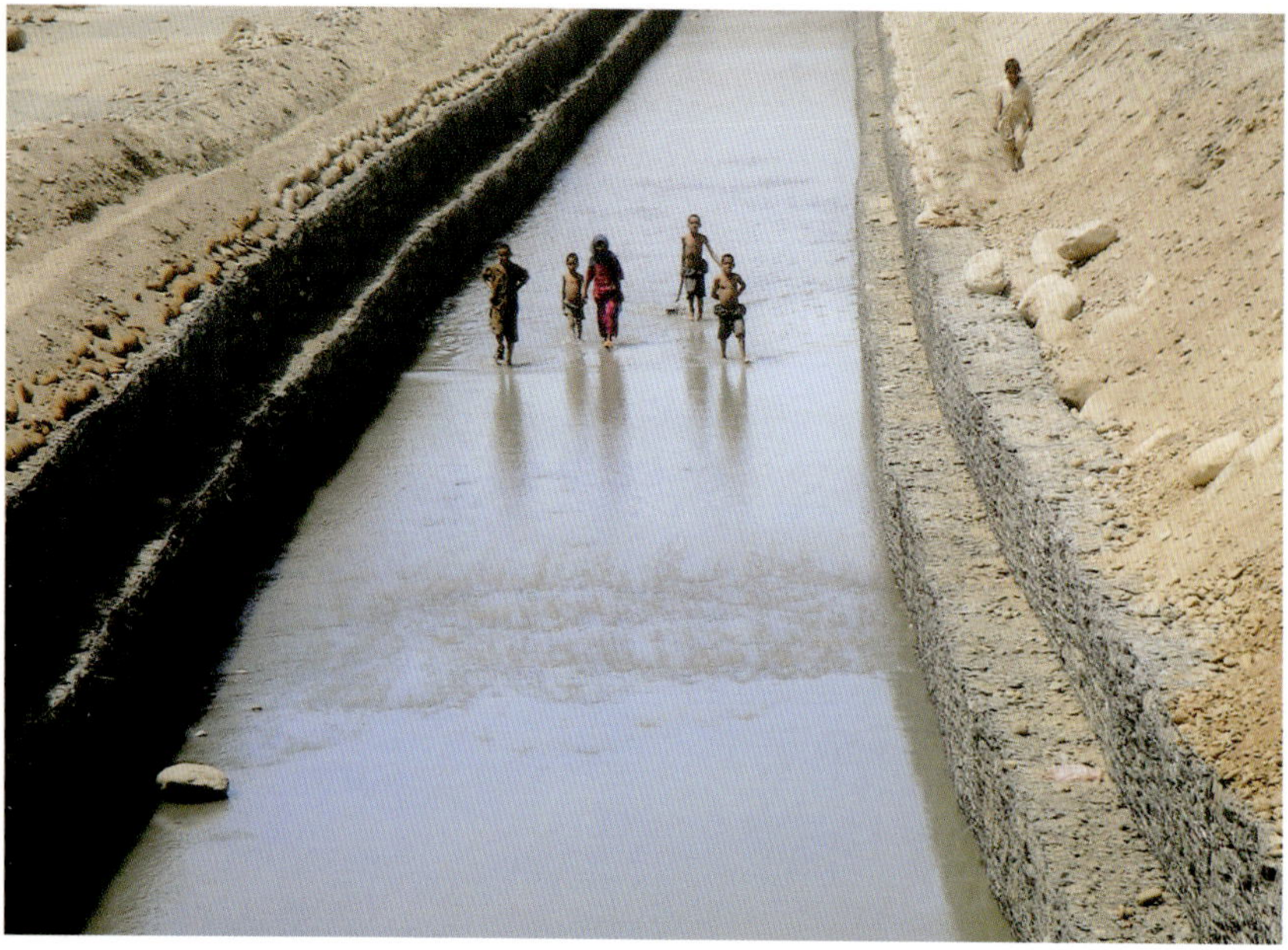

ダラエ・ヌールのブディアライ村を横断する用水路（J 地区）

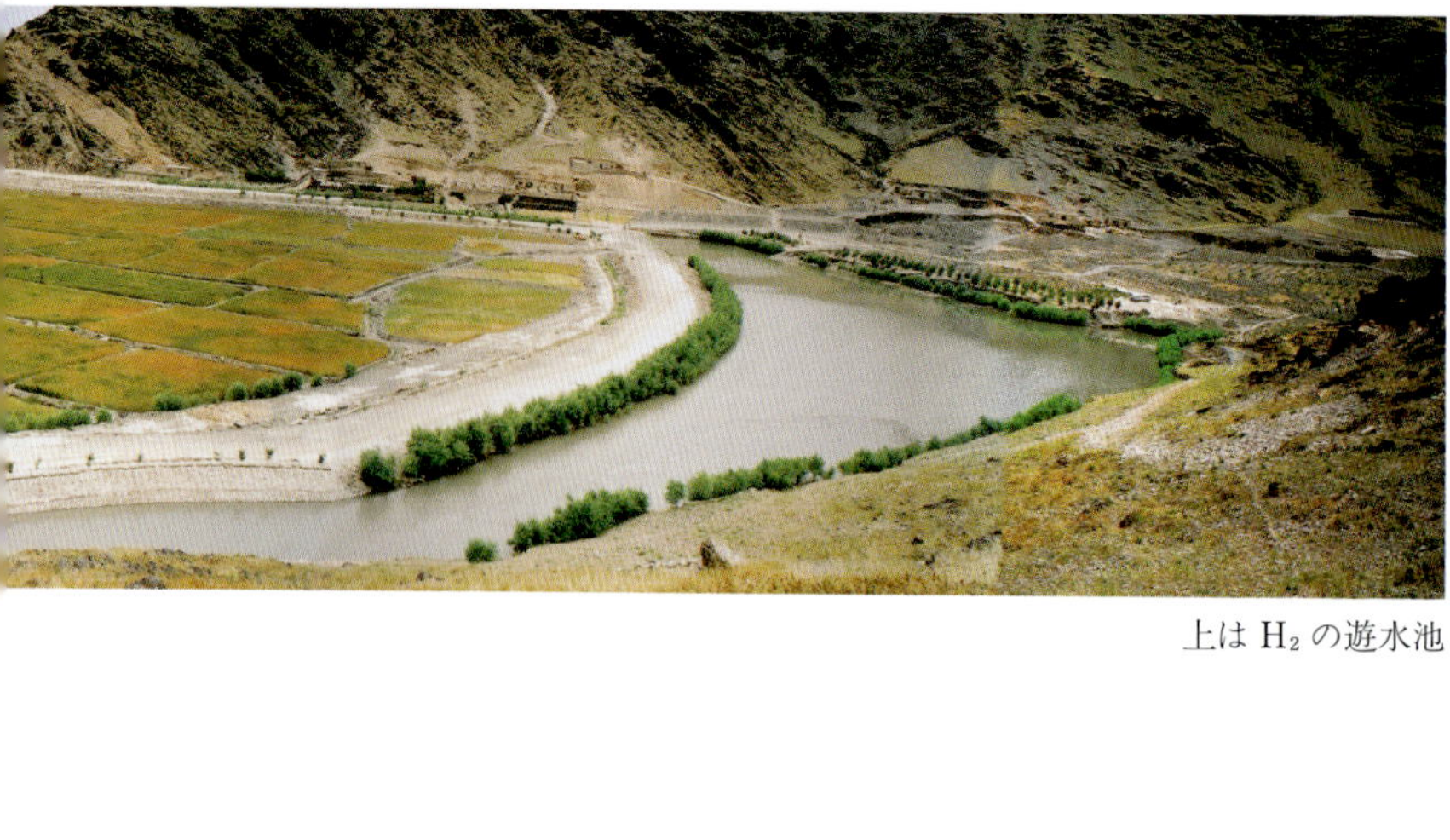

上は H_2 の遊水池

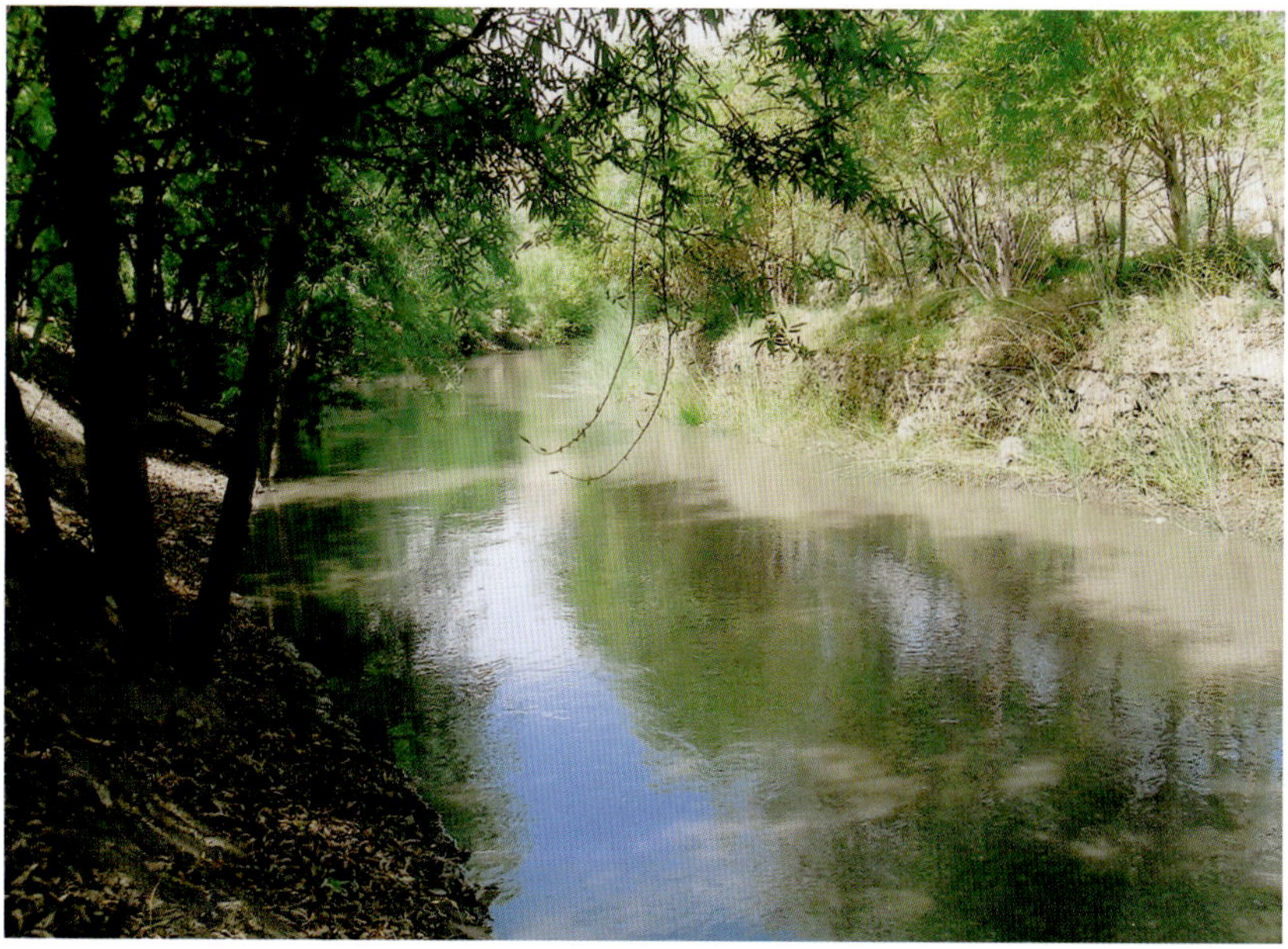

4年が経過し柳が陰をつくる用水路（B地区）

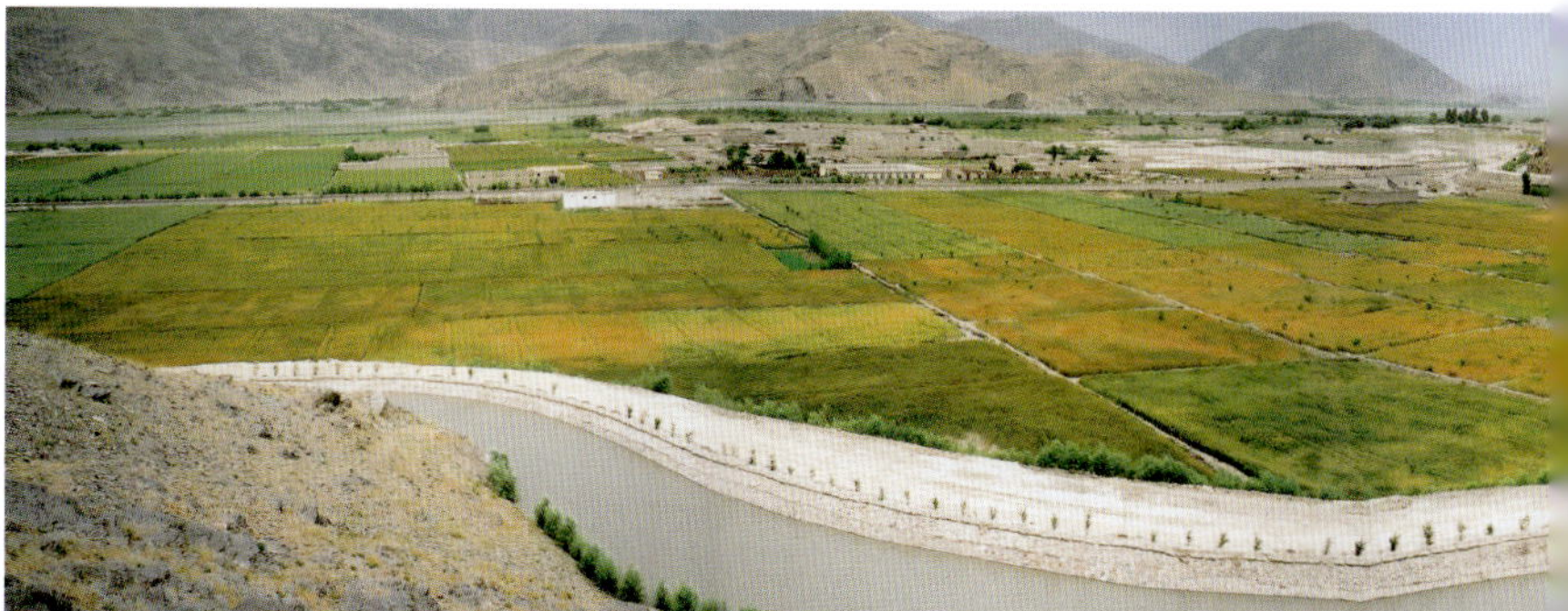

用水路によって、20年ぶりに甦ったスランプール（2007年4月）

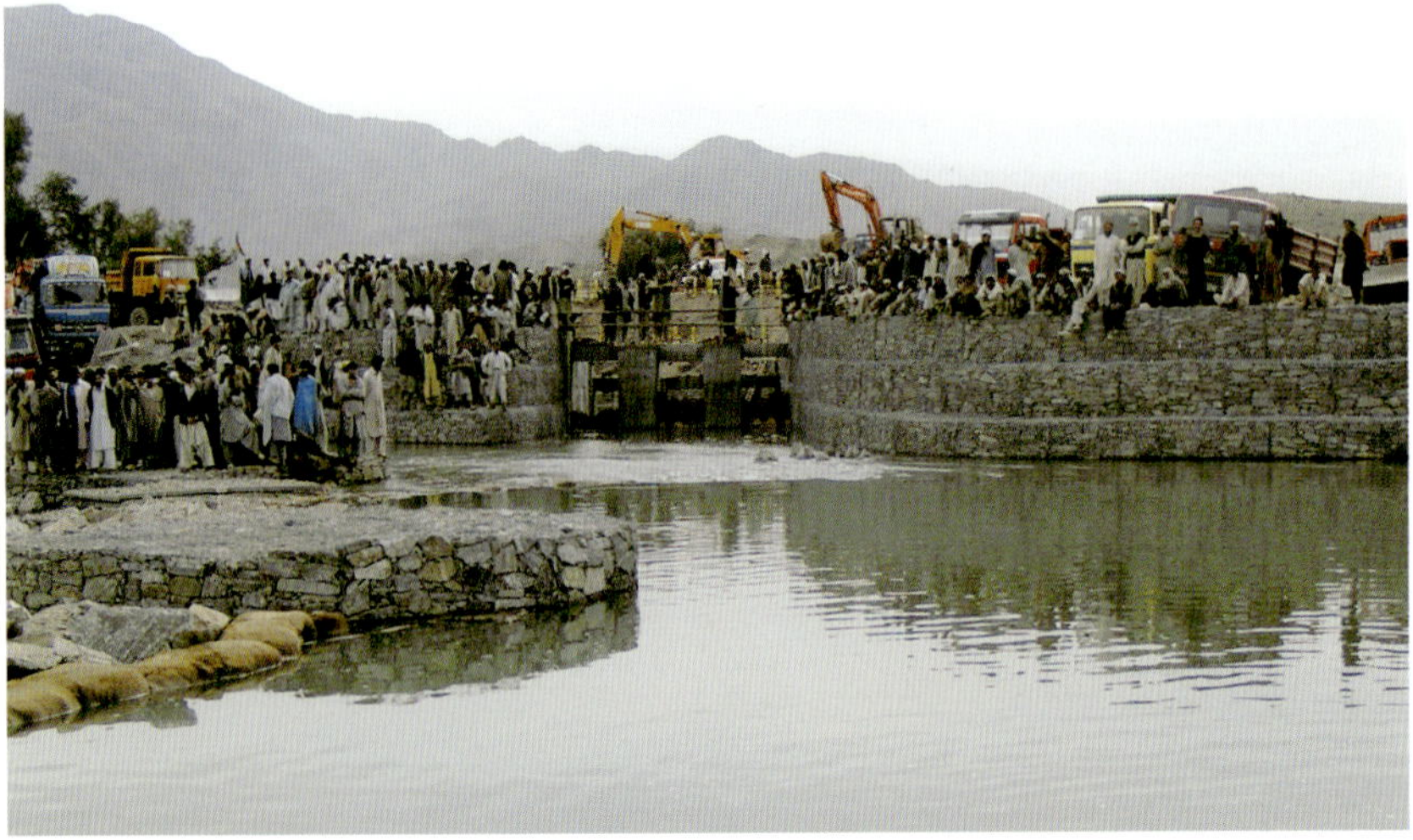

取水口に集まった現地の作業スタッフ

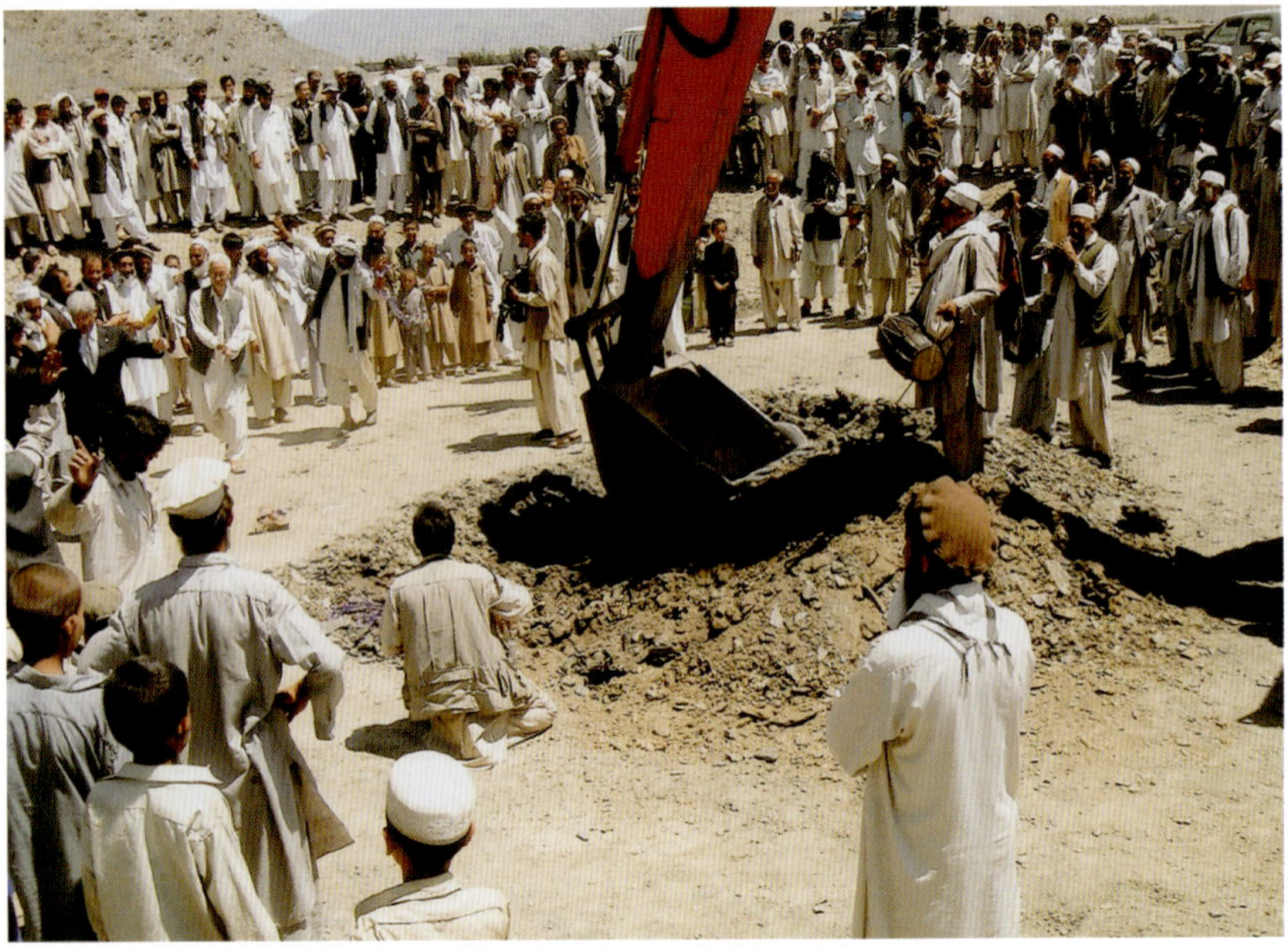

第２期工事の鍬入れ式、著者がショベルカーで行った（2007.4.23）

まえがき

本書は、ペシャワール会の過去六年の活動を報告したものである。これまで、ほぼ五年間ごとに記録をまとめて執筆してきたが、本書は過去二十四年間の現地活動のうち、二〇〇一年九月から二〇〇七年四月現在までを取り扱っている。「九・一一同時多発テロ事件」からまる五年半に相当する。この間、公私共に激変と言うのがふさわしく、様々な出来事に巻き込まれながら活動を継続してきた。だが、規模と深さにおいて、どの時期よりも大きく多彩で、どこまでを記述するか苦労した。

これまでの報告とやや異なるのは、二〇〇〇年夏からアフガニスタンを襲った大旱魃《かんばつ》以後、医療と並行して「水対策＝農業復興」が大きな比重を占めたことである。飢餓と渇水を前に医療人は余りに無力で、辛い思いをする。清潔な飲料水と十分な農業生産があれば、病の多くは防ぎ得るものであった。私たちは「百の診療所よりも一本の用水路」を合言葉に、体当たりで実事業に邁進してきた。

この水源事業を通して、自然と人間との関りが大きなテーマとなった。特に、二〇〇三年三月に用水路建設事業を始めてからは、そうであった。ほぼ全ての時間を現場で費やし、他のことを顧みる暇がなかった。この四年間は洪水、土石流、集中豪雨、地すべりなど、あらゆる自然災害との戦いに明け暮れた。自然はヒトの都合を待ってくれないので、こちらがそれに適合して動かねばならなかった。

これまで、漠然と「自然＝環境問題」を考えたことはあったが、これほど劇的な形で矢面《やおもて》に立たされるとは、思ってもいなかった。しかも、インダス河支流の規模は予想を超える大きさで、「河川」とつき合うのが決して長閑《のどか》なものでないことを思い知った。しかし、この用水路建設事業によって、自然と人間、人間と人間の関係について、より深く気付くものがあったと感じている。それをどこまで正確に伝え得るかは心もとないが、平和とは決して人間同士だけの問題でなく、自然との関り方に深く依拠していることは確かである。この記録から、少しでもそれを嗅ぎとって頂ければ、本書の目的を達せられる。また、自然環境や河川の問題と取り組んでいる方々には、一つの参考事例としていただき、ずぶの素人なるが故の認識不足をご指摘くだされば幸いである。

二〇〇七年六月現在、アフガニスタン復興は未だ途上であり、戦火は泥沼の様相を呈している。

米国と同盟軍の兵力は四万人を超え、初期の三倍以上に膨れ上がっている。欧米の識者も、いったいテロリスト捜しにこれほどの浪費と人命の犠牲が必要だったのかと疑問を投げかけている。米国に擁立された他ならぬカルザイ政権自体が、「三〇〇億ドルの軍事費が復興に使われていたら、もっと復興が進んだだろう」と、批判的な意見を公然と述べたと言われる。

内外がきな臭い風潮となり、人為の驕慢と錯覚に報いるかのごとく天変地異が世界で頻発する。呑気に「人類の進歩発展」を謳歌する時代は終わった。アフガニスタンでの体験は、この印象を強烈に裏づける。いったい、私たちはどこに向かおうとしているのか、どうすればよいのか、誰も確たる答を主張できないまま、流されてゆく。

だが他方で、時流から距離を置き、より良い世界を真剣に模索する心ある人々も、あらゆる分野にいる。私たちが持たなくてよいものは何か、人として最後まで失ってはならぬものは何か、私たちのささやかな実践が、それに想いをいたす機縁となれば、苦労も報われると思っている。武力とカネが人間を支配する時代にあって、私たちの軌跡そのものが、平和を求める人々に勇気と慰めを与えればこれに過ぎる喜びはない。

医者、用水路を拓《ひら》く

アフガンの大地から世界の虚構に挑む

◎目次

目次

目次

主要関連地図

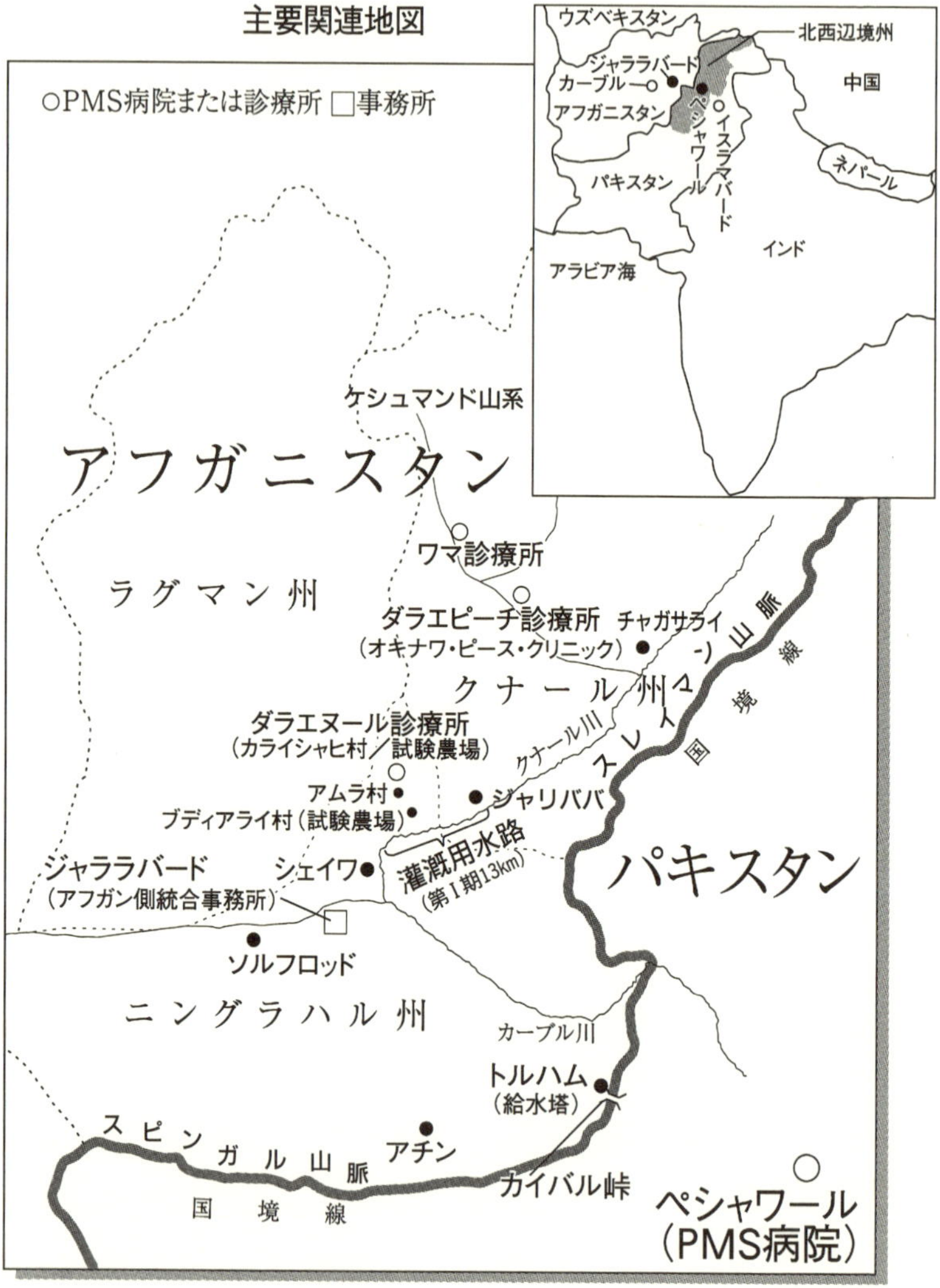
○PMS病院または診療所 □事務所
ウズベキスタン
北西辺境州
ジャララバード
カーブル
中国
アフガニスタン
ペシャワール
イスラマバード
パキスタン
ネパール
インド
アラビア海
ケシュマンド山系
アフガニスタン
ワマ診療所
ラグマン州
ダラエピーチ診療所
（オキナワ・ピース・クリニック）
チャガサライ
クナール州
クナール川
ダラエヌール診療所
（カライシャヒ村／試験農場）
アムラ村
ブディアライ村（試験農場）
ジャリババ
スレイマン山脈
国境線
灌漑用水路
（第Ⅰ期13km）
ジャララバード
（アフガン側統合事務所）
シェイワ
パキスタン
ソルフロッド
ニングラハル州
カーブル川
トルハム
（給水塔）
スピンガル山脈
アチン
カイバル峠
国境線
ペシャワール
（PMS病院）

序章　九・一一事件とアフガン空爆

アフガン大旱魃

二〇〇〇年五月以来、PMS（ペシャワール会医療サービス）のダラエヌール診療所は多忙を極めていた。ダラエヌールは、アフガン東部最大の都市・ジャララバードから北東へ三〇キロメートルにある大渓谷で、約四万人が居住するといわれる。その年の春、かつて豊富な水で知られた渓谷は、異常な渇水で人々の生活を脅かした。

渓谷の川の源流は、「ケシュマンド山系」と呼ばれるヒンズークッシュ山脈の支脈で、最高峰はクンド山（標高四三〇〇メートル）、いつもなら万年雪を戴き、春先に激しい雪解け水が押し寄せる。水は年間を通じて途切れなく流れ、農耕を支え、多くの人口を擁してきた。しかし、この年は雨季の冬に降雨・降雪がほとんど見られず、主食である冬小麦の収穫は大打撃を受けた。特に渓谷中流域のカライシャヒ村、下流域のアムラ村、ソリジ村、ブディアライ村は惨憺たる状態となった。

緑の広大な田畑が土漠の原野に帰し、木々が立ち枯れ始めた。農民たちは一斉に村を退避し始め、ブディアライ村では二軒を残して無人化した。診療所で多かったのは、赤痢などの下痢症で、不幸にして救命できぬことが稀ではなかった。時には数日かけて幼い児を胸に抱きしめてやってくる若い母親たちの姿があった。

大旱魃《かんばつ》である。同年六月、WHO（世界保健機関）の発表は、私たちを震撼させた。

「ユーラシア大陸中央部に進行する未曽有の大旱魃は、イラン、イラク、アフガニスタン、パ

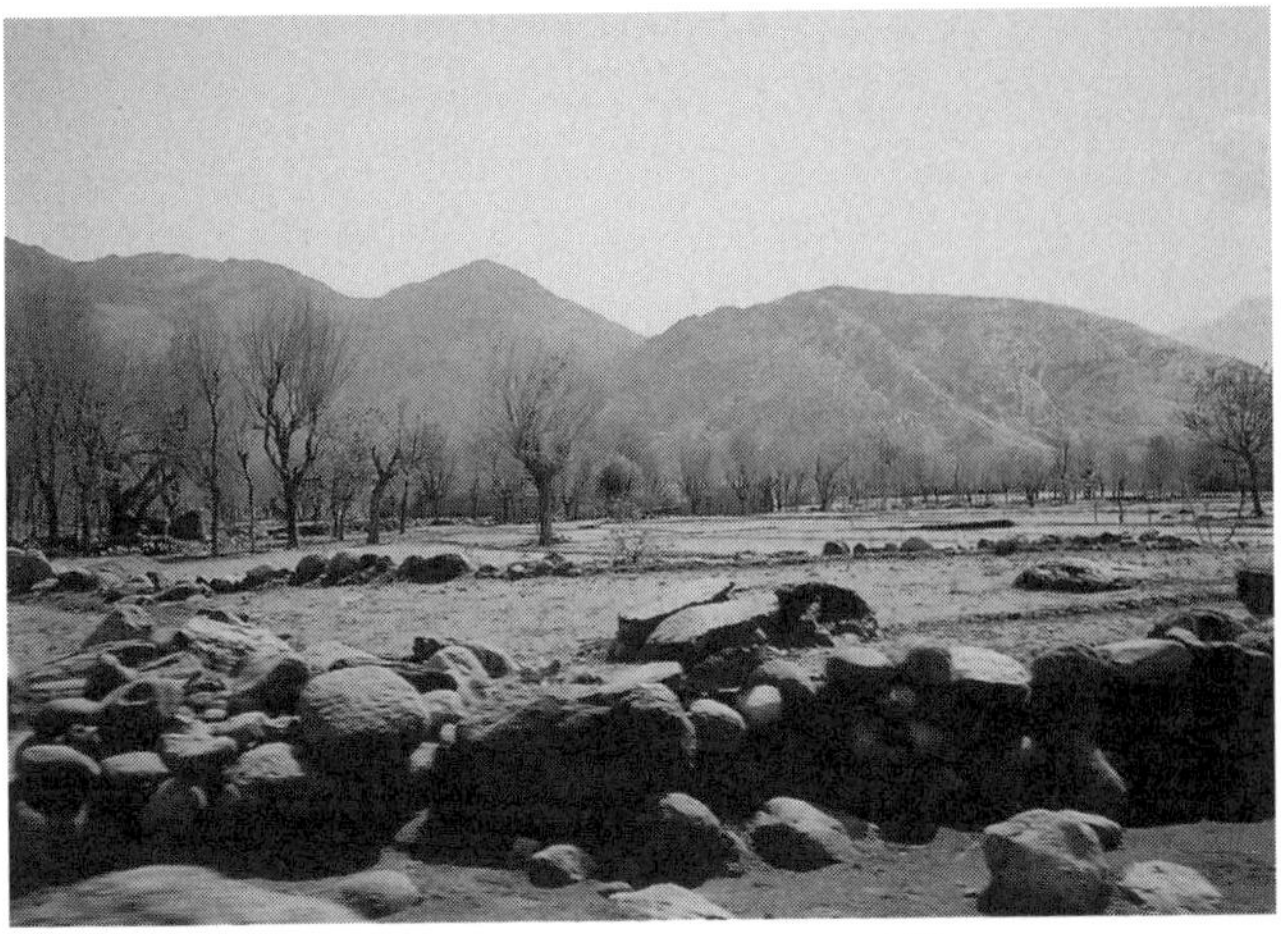

旱魃で無人化したブディアライ村

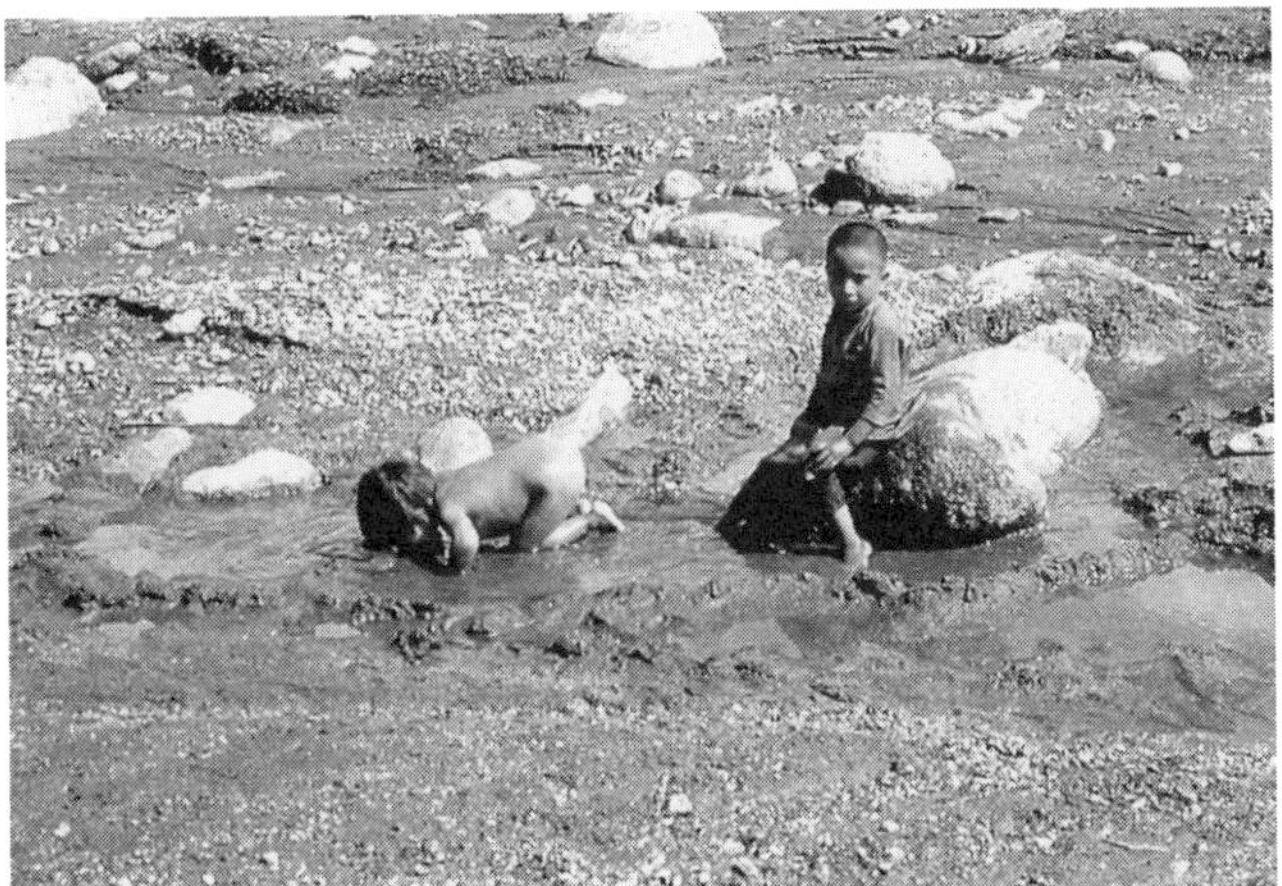

干上がった川床の泥水を飲む子供

キスタン、インド北部、中国など広範囲に及び、被災者は七〇〇〇万人と見積もられる。最も激烈な被害を受けたのはアフガニスタンで、一二〇〇万人が被災し、飢餓線上の者四〇〇万人、餓死線上の者一〇〇万人と推測される（WHO・二〇〇〇年五月）」

アフガニスタンを襲った大旱魃は、診療所付近だけではなかったのだ。一〇〇万人が餓死線上にあるという数字は誇張ではないと思った。実際、診療所付近で落命する患者たちは、ほとんどが小児であった。栄養失調で弱っているところに汚水を口にし、赤痢にかかる。健康なら簡単に死ぬことはないが、背景に食糧不足と脱水があると致命的である。子供だけではない。多くの病気は十分な食糧と清潔な飲み水さえあれば罹《かか》らぬものであった。

流民化した村人たちが続々とジャララバードやペシャワールに難を逃れ、修羅場を現出した。二〇〇〇年七月、ダラエヌール診療所は、残った村人を集め、飲料水源確保に全力が注がれた。これが我々の「水源確保事業」の発端であった。

その後の展開は、「激動」と呼ぶにふさわしい。大混乱の中にあっても、私たちの活動は休みなく継続された。

タリバーン政権下の活動

二〇〇一年一月、アフガニスタンへの国連制裁が発動された。これが分岐点であった。きっかけは二〇〇〇年十月、ペルシャ湾で米国駆逐艦が自爆攻撃で大破、米兵が死傷したことに始まる。

この犯行をおこなったのがアルカイダという組織で、これを匿《かくま》うタリバーン政権が制裁の対象となっていたのである。

タリバーン政権は、国土の九割以上を実効支配する一方、国際社会で認知されようと、外国勢力を刺激せぬよう極めて慎重な態度をとっていた。政権内部でもはじめは穏健派が主流であった（当時のムタワキル外相は「国連制裁によって一転、急進派の意見が主流になった」と、数年後に証言している。タリバーン勢力に批判的であった「謎の原理主義集団――タリバーン」の著者、アブドゥル・ラシードも、同様のことを述べている）。

タリバーンとアルカイダとの結びつきは、同床異夢であって、もともと両者の体質は異なるものがあった。「国際イスラム主義」の世界制覇を唱えるアルカイダに対して、タリバーンの諸政策は「攘夷」を掲げる「アフガン＝パシュトゥン国粋主義」に近いもので、その構成員も雑多であった。わずか二万人足らずの軍勢が、短期間に国土の大半を支配できた秘訣はここにあった。概して彼らの方法は、地域の伝統的な自治組織（ジルガ＝長老会）と政治交渉を重ね、地域の治安維持と綱紀粛正を約束し、慣習法による自治を保障、合意が成立すると兵力を進駐させるものであった。タリバーンの発祥地カンダハールは、「生粋のパシュトゥン」であることで知られる。固有言語のパシュトゥ語はカンダハール方言が標準語で、アフガン社会の中では一目置かれる存在である。

地縁血縁を中心とするパシュトゥン人社会の間で、当然彼らが力を得る土壌があった。また、それまでの旧イスラム主義諸勢力の抗争で、治安が乱れ、国土の統一と安定を求める声が各層から上がっていた。また、隣国パキスタンにとっても自国の「アフガン化」が憂慮され、中央アジアの豊富な石油資源を窺う国際石油資本もアフガニスタンの安定を欲していた。当時、ソ連邦が崩壊した直後で、国際社会の関心は東西冷戦構造消失後の混乱——東欧諸国の独立、東西ドイツ統一、ユーゴスラヴィア内戦らに釘づけにされ、「アフガン問題」はその陰に隠れていた。凡そこのような背景も、タリバーン政権出現に有利に作用した。

タリバーン（神学生の意味）勢力の精神的中核は、確かにパシュトゥン部族の若い神学生たちで、ソ連軍と戦った「ムジャヘディン（聖戦士）」諸勢力の次世代であった。しかし、構成は雑多で、少なくとも初期の頃の支持層の中核は、概ねアフガン農村の伝統的価値観を保持する生真面目な農民たちだったといえる。欧米諸国から支援を受けて権力闘争に明け暮れ、モラルが低下した旧政治勢力に対し、多くの層が反発したと考えてよい。事実、旧共産政権下の将兵、パキスタンの北西辺境州住民が加わり、その背後では、ＩＳＩ（パキスタン軍統合情報部）、中央アジアとの通商で利を得る人々、さらには、初期の頃、米国ＣＩＡやサウジアラビアまで、タリバーン勢力結成に関わっていた。

引き上げる諸外国の援助

ともあれ、繰り返すが、国連制裁が転換点であった。その上、四百万人が飢餓線上（二〇〇〇

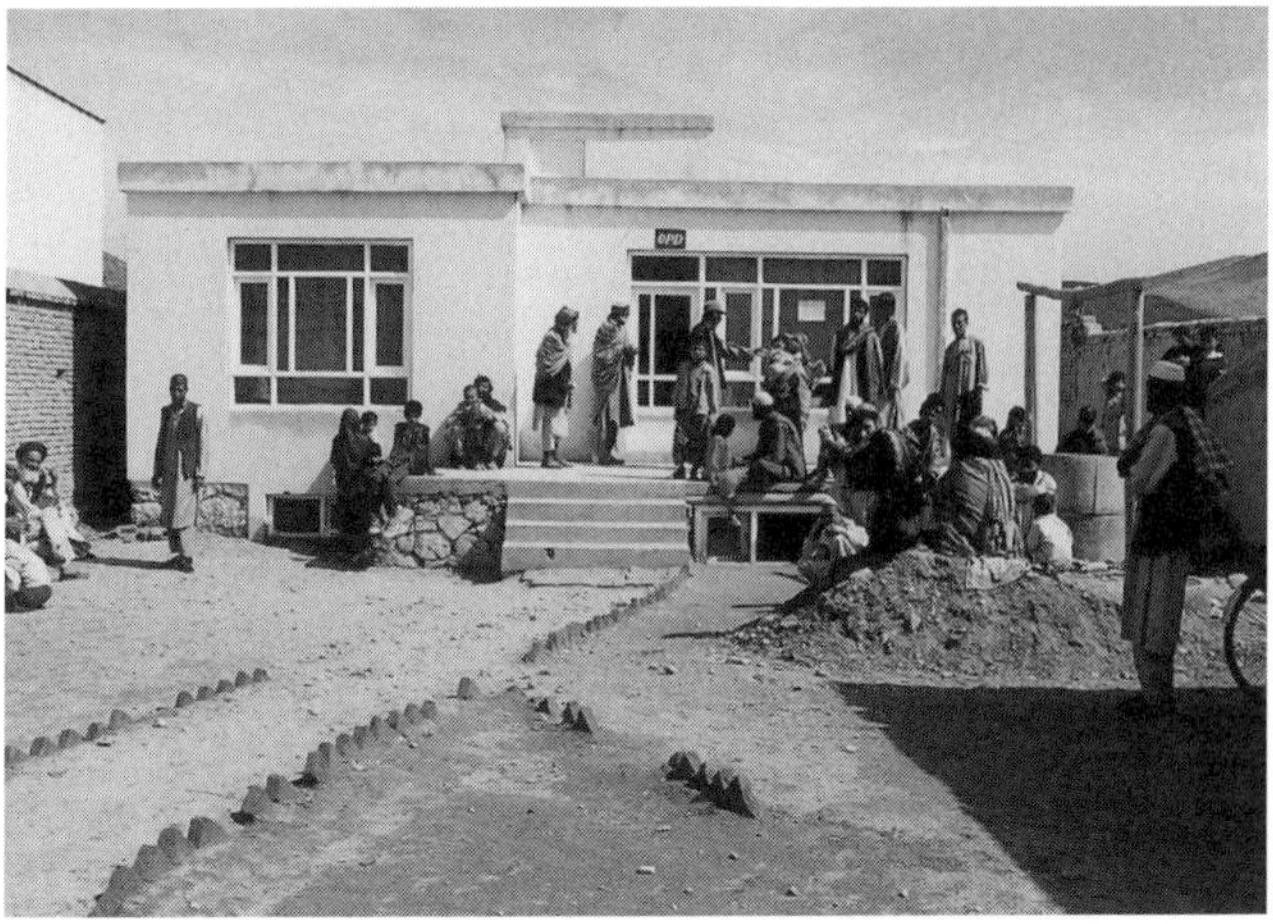

各国NGOが撤退する中、カーブルに臨時診療所五ヶ所を開設

年五月・WHO）という時に、食糧まで絶とうとしたから、人々の反応は推して知るべしである。タリバーン政権内部で過激な主張が主流となり、同年三月のバーミヤン石仏の破壊、更には九月、反タリバーンの北部同盟指導者・マスード将軍の暗殺、九・一一テロ事件と、事態は破局の方向へ向かっていった。

後になって、各国NGOから「タリバーンのせいで活動を制限された」という声が聞かれたが、これは言い訳に過ぎない。国連制裁が発動されたとき、非国連団体なら活動が保障されていたはずだ。しかし、人々の困窮を尻目に、欧米各団体が続々と撤退していったのである。カーブルの流民に等しい旱魃避難民の群に対して、国際支援は急速に縮小し、百数十万の流民であふれる首都カーブルが無医地区になってしまった。市内では、東部と同様、井戸の水位が急速に下がり、水欠乏が至る所で見られていた。特にハザラ族の多く住むダシュテバルチーなどの地域は、人口が密集し、不衛生による赤痢などの腸管感染症、リーシュマニアなどの皮膚感染症が圧倒的に多かった。三月、農村を中心とする診療を続けてきた私たちPMSは、「これは座視できない」と判断、撤退する欧米諸団体とすれ違うように、異例の措置で市内五ヶ所、ダシュテバルチー、チェルストン、ミクロヤーン、カルガ、カラエザマーンハーンに「臨時診療所」を開設して対処した。ペシャワールに居て何かと心苦しい思いを抱いていたアフガン人医師たちは、喜んで参加した。

二〇〇一年八月、水源確保事業は更に活発化して、それまで誰も手をつけなかったトルハム国境（アフガン領内）に及んだ。同地域は、国境紛争問題も絡んで、水無し地獄の最も激しかった地域の一つである。しかも、パキスタンとの最大の貿易拠点であると同時に、カーブルからペシャワールを往来する人々の宿場町でもあった。沿道には食堂や多くの店が立ち並び、自動車の中古部品の最大の集積場があり、アフガン・パキスタン両国からやってくる商人と旅人でごった返していた。

二〇〇〇年七月に水源確保事業が開始されて以来、トルハム国境を通る度に、私たちは心痛む光景に出くわしてきた。パキスタン側が大量の難民流入を制限しようと、徒歩でやってくる者を鞭でたたいて追い返す光景は普通であった。パキスタン側も水不足に悩み、アフガン側に送水するゆとりがなかった。ダウード政権時代（一九七三～一九七八年）、国境事務所の北側の丘をパキスタン側がとり、その代償にアフガン国境側に給水を約束することで決着した経緯があると言われている。国境紛争を両者とも蒸し返したくなかったので、腫《は》れ物を扱うように振舞ってきた。そこに、私たちが知らぬが仏の体で突如現れ、井戸を掘削して国境のバザールを潤した。もちろん、微妙な政治問題があることは熟知しており、両国のしかるべき筋の黙認を得た上であったが、何年も渇水に悩む人々の大きな励ましとなった。

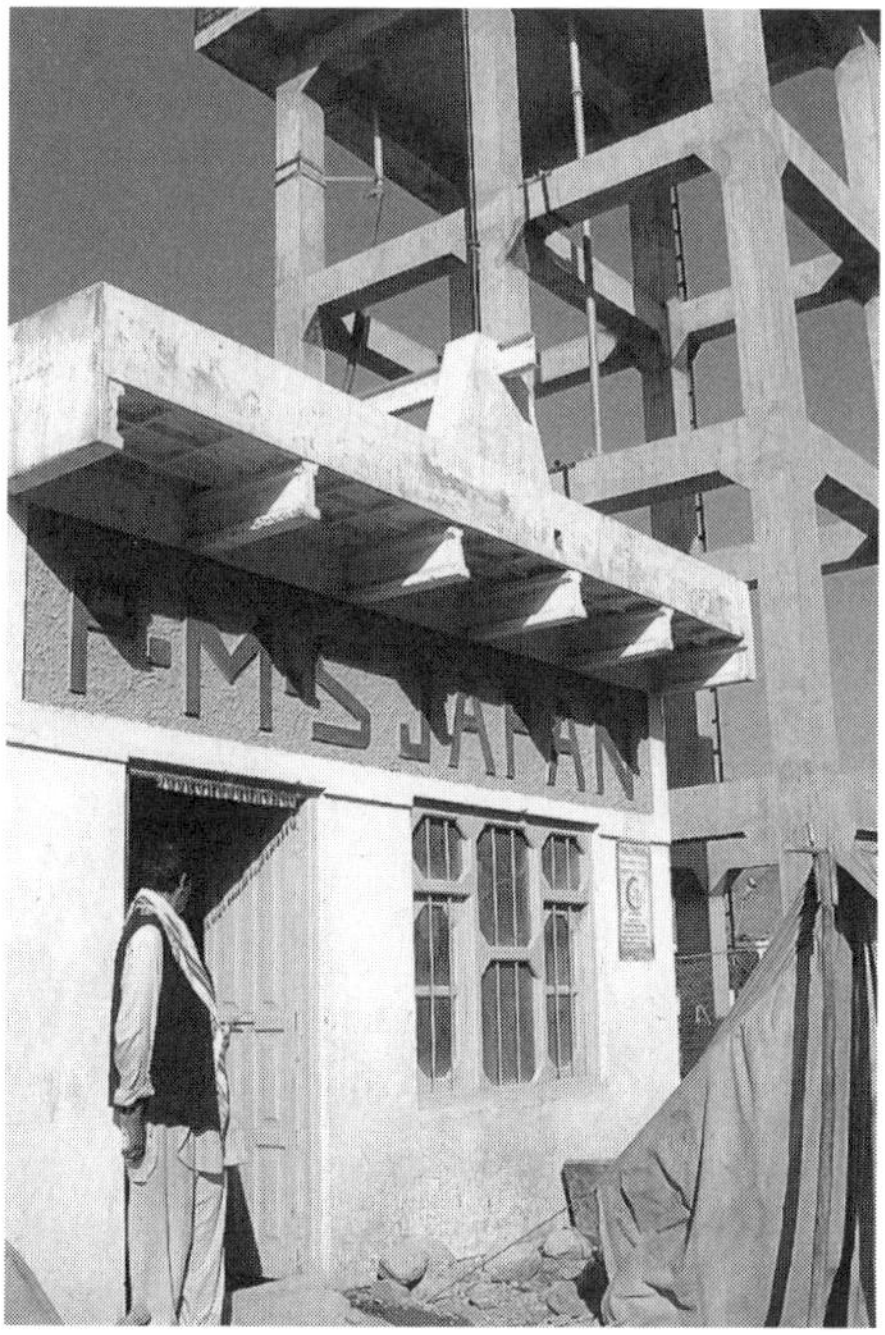

トルハム国境に井戸を掘る

同時多発テロ事件

二〇〇一年九月十一日の米国での同時多発テロ事件が発生したのは、その矢先であった。

カーブル市内五ヶ所の臨時診療所では焼け石に水であると、年内に十ヶ所に増やすべくお膳立てを整え、完成した六六〇ヶ所の水源を更に一〇〇〇ヶ所に急増するよう指示し、一旦ペシャワールに戻ったのが九月十日であった。ところが、翌十一日の朝、ジャララバードから緊急の電話があり、米国でのテロ事件を伝えられた。ジャララバード近郊は、過去一九九八年、米国によって巡航ミサイルが打ち込まれたことがある。このときは、ケニア、タンザニアの米国大使館爆破の報復攻撃であった。犯人と目されたアラブ系団体の訓練基地があるとされたからである。

だが、今回のニューヨークの事件は、はるかに規模が大きく、「第二の真珠湾攻撃だ」とブッシュ大統領が叫び、アフガニスタンへの報復をほのめかす声明が直後から出されていたのである。当方としては、「空爆があってもジャララバード市内、及びアラブ人の基地トラボーラ辺りが標的だろうから、山間部の作業地に影響はなかろう。それに、攻撃準備には時間がかかるはずだ。作業を続行するように」と伝えた。井戸事業を担当していた蓮岡、目黒の両名も、直ぐにアフガンを出る気は全くなかった。地元ジャララバードも、戦乱、空爆には慣れている。海外のニュースが伝えるほど混乱がなく、平静であるはずだ。

狼狽した反応は、日本側から届けられた。イスラマバードの日本大使館は、「邦人保護」の立場から、アフガン内の日本人の退去を要請してきた。担当官は私の立場を知っていたので、同情の気配が感ぜられた。当方としては、「事件の報道直後にあわてて逃げるとあっては日本人の沽券に関わる。今後の現地活動のこともある」旨を伝えた。だが大使館の立場も汲み、「一時退避しても良いが、『大使館の命令で一時仕方なく退去する』と公言してよいか」と尋ねると、「それで構わない」との返事だった。目黒・蓮岡の家族や、ペシャワール会員も心配しようから、ここは我慢であった。

九月十三日、ジャララバードに急遽戻り、八七名の職員を集め、今後の方針を説明、蓮岡らには三日以内に準備を済ませ、ペシャワールに移動して待機するよう伝えた。

以下は、その直後に私が書いた記録である。

――大規模な軍事報復を予想して、車両・機材を安全地帯と思える場所に移動させ、薬剤はPMS診療所があるダラエヌール渓谷に移し、数ヶ月の篭城に耐えるように指示した。五ヶ所に診療所をもつカーブルには伝令を送り、ペシャワールに家族のある職員はペシャワールに戻らせ、カーブル市内に家族のある者はその意思に委ねた。

旱魃対策の要であった水源確保の事務所はジャララバードに置かれており、若い日本人ワーカーたちもここに寝起きしていた。「PMS・水対策事務所」の職員七四名は、金曜日の休みであったにもかかわらず、同日午前七時に異例の召集をかけられて終結していた。

意外に町は平静であった。黙々と日々の営みが行われていたが、それは事情を知らないからではない。相変わらずBBCはパシュトゥ語放送で米国の動きを伝えていたし、職員の誰もが日本人大衆よりは驚くほど正確に事態を判断していた。実際、ジャララバードには三年前にも米国の巡航ミサイル攻撃が集中した。今度は更に大規模な空爆が行われるだろうとは百も承知の上のこ

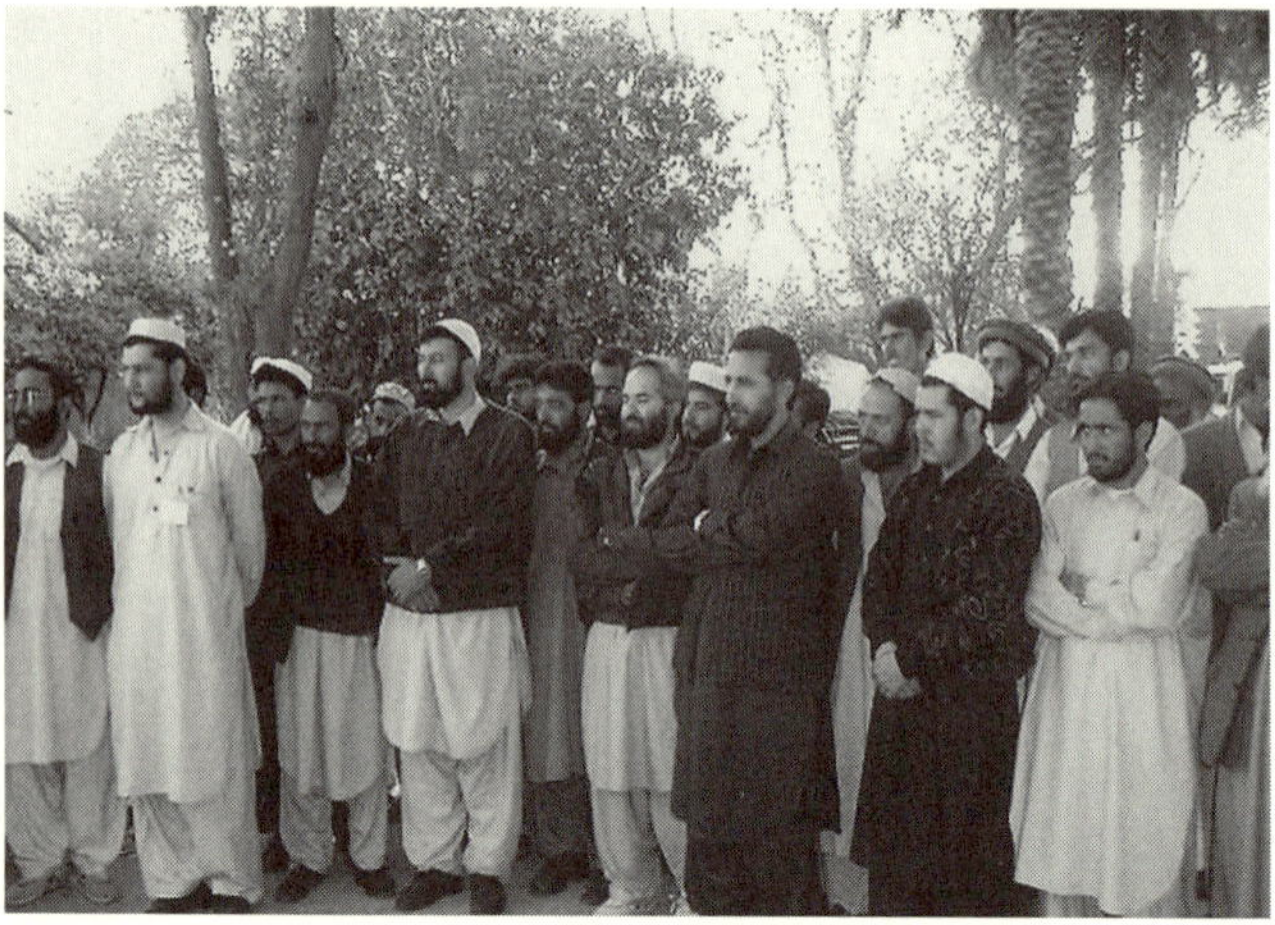

水源確保事業の現地スタッフ

とである。

粛々と何かに備えるように――といっても、「米国憎し」と戦意をたぎらすわけでもなく、ただひたすらその日を生き、後は神に委ねると述べるのが正確であろう。緊迫した決意であっても、そこに騒々しい主張や狼狽はいささかも感じられなかった。

私は集まった職員たちに手短に事情を説明した。「日本人ワーカーを帰すべき言い訳を述べ、かつ士気を保つように」との水源事業担当の蓮岡の求めだったが、より感傷的になっていたのはおそらく私の方だったろう。

「諸君、この一年、君たちの協力で、二十数万名の人々が村を捨てずに助かり、命をつなぎえたことを感謝します。すでにお聞きのように、米国による報復で、この町も危険にさらされています。しかし、私たちは帰って来ます。ＰＭＳが諸君を見捨てることはないでしょう。死を恐れてはなりません。しかし、私たちの死は他の人々のために意味を持つべきです。緊急時が去ったあかつきには、また共に汗を流して働きましょう。この一週間は休暇とし、家族退避の備えをして下さい。九月二十三日に作業を再開します。プロジェクトに絶対に変更はありません」

長老格のタラフダールが立ち上がり、私たちへの感謝を述べた。

「皆さん、世界には二種類の人間があるだけです。無欲に他人を思う人、そして己の利益のみを図ることで心がくもった人です。ＰＭＳはいずれか、お分かりでしょう。私たちはあなたたち日本人と日本を永久に忘れません」

これは既に決別の辞であった。

家族をアフガン内に抱える者は、誰一人ペシャワールに逃れようとしなかった。その粛然たる落ち着きと笑顔に、内心忸怩たるものを感ぜずにはおれなかった。再会する可能性がないと互いに知りつつ敢えてカーブルへと旅立つ一人の医師を、「神のご加護を」と抱擁して見送った。

帰国してから、日本中が沸き返る「米国対タリバーン」という対決の構図が、ひどく作為的な気がした。淡々と日常の生を刻む人々の姿が忘れられなかった。昼夜を問わずテレビが未知の国「アフガニスタン」を騒々しく報道する。ブッシュ大統領が「強いアメリカ」を叫んで報復の雄叫びを上げ、米国人が喝采する。湧き出した評論家がアフガン情勢を語る。これが芝居でなければ、みな何かにとり憑《つ》かれているように思えた。私たちの文明は大地から足が浮いてしまったのだ。

全ては沙漠の彼方にゆらめく蜃気楼の如く、真実とは遠い出来事である。それが無性に哀しかった。アフガニスタン！　茶褐色の動かぬ大地、労苦を共に水を得て喜び合った村人、井戸掘りを手伝うタリバーン兵士たちの人懐っこい顔、憂いをたたえて逝った仏像――尽きぬ回顧の中で確かなのは、漠漠たる水なし地獄にもかかわらず、アフガニスタンが私に動かぬ「人間」を見せてくれたことである。「自由と民主主義」は今、テロ報復で大規模な殺戮を展開しようとしている。おそらく、累々たる罪なき人々の屍の山を見たとき、夢見の悪い後悔と痛みを覚えるのは、報復者その人であろう。瀕死の小国に世界中の超大国が束になり、果たして何を守ろうとするのか、素朴な疑問である。（二〇〇一年九月二十二日）

操作されるアフガン情報

かくて米英の主張する「アフガン報復爆撃」はヒステリックな様相を帯び、日本政府もイージス艦をインド洋に派遣して後方支援を即座に実施、さらに「テロ特措法（テロ対策特別措置法）」を成立させて自衛隊派遣を決定、進んで米英に協力を申し出るなど、事態はあらぬ方向へ展開していった。「反戦」を叫ぶ側もまた、問題がないではなかった。正確に事情が伝わらぬまま、抽象的な議論に終始する傾向は否めず、平和を求める声は、繰り返し流される「ニューヨーク・ツ

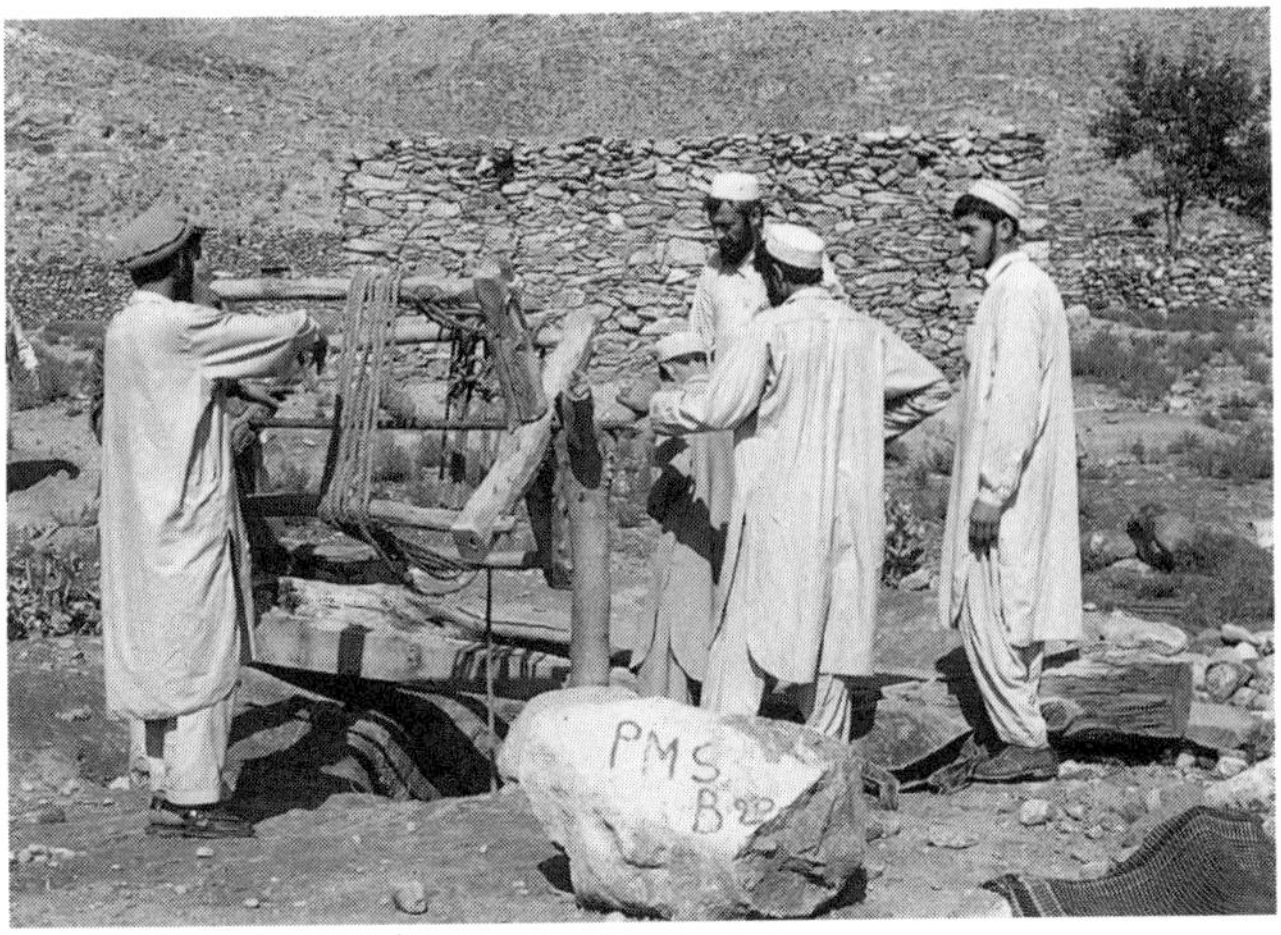

空爆下でも続けられた井戸掘り

インタワー崩壊」の映像に押されがちであった。

　余りに一方的な米国への同調に反発する動きはあった。当時民主党の錦織、社民党の阿部代議士らが、国会議員の研究会などで私を招くなど、超党派で実情を聞こうとする人たちも少なくなかった。話を聞いた議員の中には、自民党の元幹事長・野中氏や松浪氏の顔も見られた。

　この頃、日本全体が異様な雰囲気に包まれていて、みな何かに憑かれたように見えた。特に米軍の空爆が始まってからは、普段は日本人が聞いたこともないアフガン諸都市、カンダハール、ジャララバード、ヘラート、などの名を諳《そら》ずるほどの人も少なくなかった。「あんなひどい事をするなら、アフガニスタンがやり返されて当然」という一種の対米同情論が支配的であった。だから、日本も軍事力の海外派遣さえ辞さず、「湾岸ショック」の汚名を雪《そそ》ごうという不可解な論調さえ横行した。

一国の首相たる者が、自らブッシュ大統領の許に赴いて、貢献の立場を強調するなど、独立国としてあるまじきことだと思われた。戦時態勢の国家との協調がいかに危険なものか、一国の政府が他国に軍事力を及ぼすことがいかに重大であるか、みなが深刻に事態を考えていたとは到底思えない。当のブッシュ大統領自身が「日本には日本の立場があるから」と述べたのに、「ショウ・ザ・フラッグ（旗幟鮮明に）」の発言を、恰《あたか》も日本が軍事協力することを要求されたかのように報ぜられた。しかも、「ブッシュ大統領の発言は説得力のあるものだった（小泉首相談）」という一事で、対米軍事協力を促す国策が動き出すのは、正気だとは思えなかった。

第一章　爆弾よりパンを

ペシャワールに集まる国際諸団体

ペシャワールには、九月から続々と各国NGOが詰めかけつつあった。中には日本の団体もあって、しばしば接触を求めてきた。当時、皆が信じていたのは、「空爆が始まれば、難民たちが国境を越えて大挙してペシャワールに逃れてくる。その支援が必要だ」という見解であった。実際、日本の自衛隊派遣の話も、この見解を根拠として、「難民に紛れ込んでくるテロリストからNGOの救援活動を保護するため」とされたのである。また、アフガニスタン国内で働いていた国際団体の中には、本当は国連制裁に同調し、怖がって引き上げたのに、まるでタリバーンに追い出されたかのように公言する者も少なからず、不快な思いを抱いた。

他団体と応対していた蓮岡は、さすがに疲れた様子だった。ある団体で、「いや、この業界も狭いもので、以前にコソボやソマリア、カンボジアなどで出会った人たちとも出会いましてね……」という会話を耳にし、憮然として戻ってきた。「『業界』などと、とんでもない。この世に人を助ける商売があるのか。どうして皆話題のある所にだけ集まるのか」と、憤りを隠さなかった。まるで世界中が避難民が出るのを期待している雰囲気だった。「何を今更、九年前に何故引きあげたのか（一九八九年のソ連軍撤退時にも世界中のNGOが押し掛けてきたが、数年を待たず引きあげた）。大旱魃《かんばつ》の時に何故駆けつけなかったのか」と言いたかったが、無用な摩擦を避けるために黙っていた。

私たちの見方は、当時横行していた意見と全く異なるものであった。事実、多少裕福な中産階級の市民は既にペシャワールに逃れており、カーブル市内は国内避難民であふれていたと言ってよい。即ち、他に逃れることのできない地方の飢餓避難民が大部分であった。彼らは空爆があっても国外へ逃げ出せないだろう。本当に緊急な支援が必要なのは今！　アフガン国内なのだ。米軍の空爆を前提として国外で避難民を待つよりは、避難民を出さない努力、即ち暴力的な報復爆撃を止める努力が必要だった。

食糧配給計画の発動

一方、ペシャワール側に退避させられた蓮岡、目黒らの日本人ワーカーたちは、歯軋りをしながら事態を見守っていた。井戸掘りの作業は続行されていたが、アチン郡のボーリング作業、トルハム国境の給水計画は頓挫したままである。アフガン人職員に命じて、比較的安全なダラエヌール渓谷に作業を集中させていたものの、心配でたまらない。職員はデジカメを持たされ、定期的に現地の様子をペシャワールに送っていた。主力の医療チームは、何事もなかったかのごとく、三つのアフガン東部診療所、五つのカーブル臨時診療所の運営を続けていた。

九月下旬、なにものかが自分の中でふっ切れて、指示を出した。

「残ったカネをはたいて食糧を買い、空爆前にカーブルで配給せよ。医療関係、水関係を問わず、PMS（ペシャワール会医療サービス）総力をあげて実行されたし」

やけくそと言うよりは、最前線の部隊が最後の吶喊《とっかん》を敢行、「せめて刺し違えてでも」という

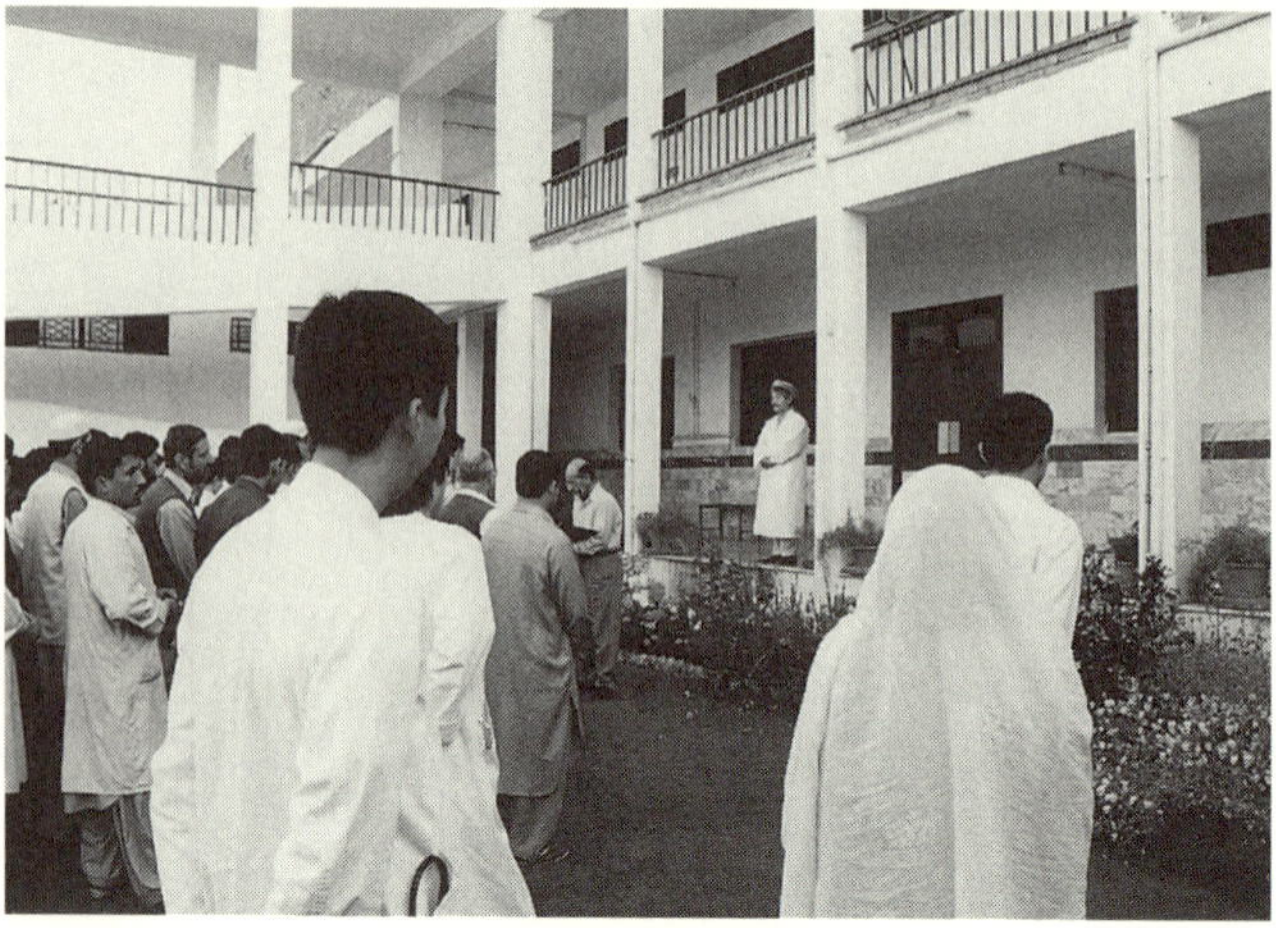
PMS病院で職員に訓示する中村

心情に近かった。世界中が寄ってたかって「アフガニスタン」を論じている間にも、飢えた人々が彷徨《さまよ》い、病人が死んでゆく。「国際世論の愚かな騒ぎに付き合っている暇はない」と思わざるを得なかったのである。

だが、この「食糧緊急支援」の指示は、パキスタン・アフガニスタン両国籍の職員の心に灯をともした。それまで、テレビやラジオのスイッチを押せば、いつ空爆が始まるか、どこがやられるか、イスラムの非民主性や後進性、米国民の怒りなど、元気の出ないニュースばかりが流される。イスラム教徒であることがまるで罪人であるかのような錯覚さえ持たされる。自分たちはこれからどうなるのか、いったいどうしたらよいのか、不安と迷いが支配していた。反米義勇軍に志願したり、外国に逃亡したりする者も後を絶たない。——こんな中で、一つの明確な大義と指針を得た気がしたのである。

正義・不正義とは明確な二分法で分けられるものではない。敢えて「変わらぬ大義」と呼べるものがあるとすれば、それは弱いものを助け、命を尊重することである。それなのに、世界中が何かに気兼ねして、当たり前のことが公言できない雰囲気である。あの状況下で、「院長命令で」、その大義を堂々と掲げて実施できる、そのことに皆の気持ちが束ねられたのである。

こうしてペシャワールとジャララバード現地で、職員たちの猛烈な活動が始まった。

私はと言えば、当面の全精力を資金調達に注ぐことが使命だと信じた。政治的と取られるスローガンを一切掲げず、ひたすら「命の尊さ」を訴えることである。「わしは犯罪以外なら、何でもやる。君らは送られるカネでひたすら食糧を買い込み、速やかにカーブルへ送れ」と厳命して、再び日本へ発った。

テロリストのかなしき心

「九・一一同時多発テロ事件」の反響は大きく、連日紙面を飾っていた。空港でも、「ニューヨーク・テロ事件の発生に伴い、危険物の検査を厳しく行っております。お客様方のご協力をお願いいたします」というアナウンスが嫌というほど流された。どこに行っても、同じセリフが流され、「テロリスト対策」と言いさえすれば、何をやっても皆が納得するような雰囲気があふれていた。「テロ対策」でアフガン空爆を強行する米国の軍事行動、そしてそれを支持する日本の協力が、あたかも自明の理のように受け入れられていた。「テロリスト」という言葉の響きが、変ったのである。社会全体に狭量で自由な発言を許さぬムードが支配していた。

かつて詩人石川啄木が詠んだ詩（「ココアのひと匙」）がある。

われは知る、テロリストの
かなしき心を——
言葉とおこなひとを分ちがたき
ただひとつの心を、
奪はれたる言葉のかはりに
おこなひをもて語らむとする心を、
われとわがからだを敵に擲げつくる心を——
しかして、そは真面目にして熱心なる人の常に有つかなしみなり。

「非民主的」であったはずの戦前の日本でさえ、このような詩も自由に世に出回ることができた。今、同じ主旨の発言があれば、日本の世間は容赦しないだろう。「アフガン報復爆撃」がアメリカ下院で採択された際、ブッシュ大統領は述べた。

「いまや世界には二つの立場しかない。我々と共にテロリズムと戦うか、テロリストに加担するかである。これは吾が十字軍の戦いである」

これも可笑《おか》しな理屈で、自分に賛成しないものは皆敵だということである。このことを指摘する者は皆「反米的だ」とされるような雰囲気となり、日本の世論の主流を成した。心あるものは黙っていた。第一、「十字軍」などという物騒な言葉は、聖書のどこにも出てないもので、巷には「文明の対決」、「キリスト教対イスラム教」という奇妙な議論が横行したが、私のような普通の一キリスト教信徒にとっては、迷惑千万だと思った。

かくて、「自由とデモクラシー」は死語となり、戦争の合理化の小道具に変質した。現地女性の伝統的外出着ブルカでさえ、女性差別の象徴とされ、「ブルカ着用令」を出したタリバーン政権非難の材料とされた。

当時ペシャワール会は、郵政省の「国際ボランティア貯金」を、財源の四分の一に当てていた。それまでペシャワール会は、「基金使用の優等生」だったので、郵便局では会の広報の便宜を快く図ってくれていた。しかし、アフガン空爆に私が異を唱えてから、対応が微妙に変った。

母校の中学はミッションスクールで、米国人である院長自身が「暴力的報復」に反対、何かと私たちに協力を惜しまなかったのに、日本人父兄の一部から「自粛ある発言」を求める声が上がっていた。

国会参考人質疑

冷静さを欠く狂気と興奮が当時の民心を支配していたと言ってよい。「悪のタリバーン」のキャンペーンが世界中を駆けめぐり、中世ヨーロッパの「魔女狩り」を髣髴《ほうふつ》とさせるものがあった。メディアはこぞって、「タリバーンの圧政」を伝えた。タリバーンとマスードの対立はアフガニスタンの内政問題である。私たちの堅持していたのは、内政不干渉と政治的中立であった。しかし、報道の洪水の中で、いくら私が説明を尽くしても、「一つのユニークな意見」として相対化され、事実を伝える声は細りがちであった。果ては、私を「タリバーンの同調者」と呼ぶ者まで現れ、情けない思いをした。いつの間に日本は変わってしまったのか、狐に抓《つま》まれたようであった。

私の意図は、目前にした事実を伝え、平和を願う意志を理屈から力に転化することであった。観念の戦いは不毛である。平和は戦争以上に積極的な力でなければならぬ。空疎な主義主張の衝突や、憶測の正否、時流に流されやすい世論から距離を置き、何かをしたいが……と思う日本人の健全な感性を食糧配給に結びつけたかった。

そこに思わぬ話が舞い込んできた。政界でも「安易な軍事力派遣」に異を唱える声があった。当時民主党は、まだ「護憲」の立場をとる者が少なからず、国会の参考人として私を立て、「テロ対策特別措置法（以下テロ特措法）」成立を牽制しようと図った。二〇〇一年十月十三日、かくて私は縁もゆかりもなかった日本の政治中枢たる国会の特別委員会で、話をすることを迫られたのである。政治の世界に接点を持つのは、ペシャワール会の禁じ手であったが、食糧配給計画をアピールするには千載一遇の機会だと考え、快諾した。これについては、事務局内部から「政治的中立性を損なう」という声が上がったものの、私の考えは変わらなかった。信じがたい狂気の支配する時であればこそ、正気を対置して事実を伝えるべきである。

初めて入る国会の委員会は緊張に包まれていた。と言うのも、ニューヨークのテロ事件の興奮が覚めやらず、「テロ特措法」で自衛隊がどこまで海外の軍事活動に関わるか、国民的な関心が集中していたからである。これまで、曲りなりにも「専守防衛」という名目で自衛隊の存在が認められていたが、アフガン難民を支援するNGOの安全を保証する名目でパキスタンに自衛隊を出動させることで、軍隊不保持、軍事不介入を謳う憲法九条が有名無実となり、戦後平和主義は、なし崩しに空洞化されようとしていた。

だが、私にとっては自衛隊が軍隊であるかないかという議論は、どうでも良いことであった。――世界第二位の軍事予算が自衛のために必要であるわけがない。自衛隊は十二分に実質的な軍隊である。自衛隊という言葉の詭弁を取り払う一段階のために、「アフガン難民」を理由に、既成事実を作ろうとしているだけだ。「人道支援」を名目に姑息なやり方で自衛隊を海外に派兵することが、いかに危険で不毛な結末に終わるか、余りに浅慮だ。しかも、それが全くの憶測や事実誤認に基づいて行われるなら、これほど怖いことはない。少なくとも、本当にアフガン国民のためを思う国際協力とは無関係である。

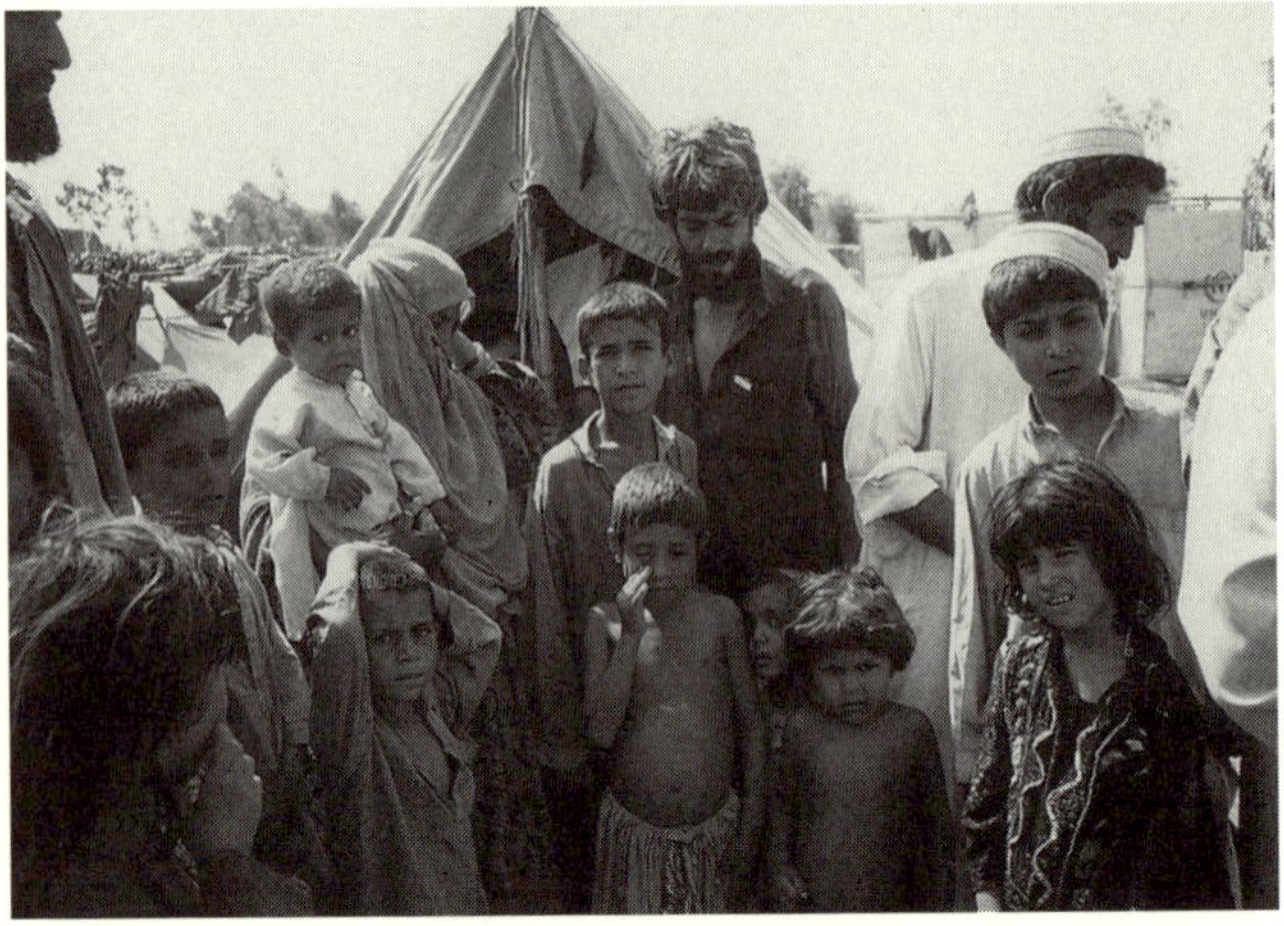

難民キャンプの子供たち

現地の情況は末期的であった。まるで死にかけた牛に、大国がよってたかって大砲で止めを刺すようなものである。おまけに時期も悪い。飢餓地獄の巷に凍てつく冬将軍が迫っていた。

「今緊急なアフガン問題は、政治や軍事問題ではない。パンと水の問題である。命の尊さこそ普遍的な事実である」。これが私の言いたかった全てである。

自民党推薦の参考人はニューヨークで被害を受けた商社の役員で、テロによって物心共にいかに被害が大きかったかが述べられた。社民党、共産党は、軍事専門家を立て、自衛隊派遣の違法性を強調した。私の番になった。何を言うべきか、事前に事務局の福元と打合せをしていたものの、やはり緊張した。持ち時間は二十分、抽象的な議論は一切せず、アフガンの現状、特に大旱魃による人々の惨状とアフガン難民の実態を述べ、自衛隊派遣よりも飢餓救援を訴えた。派遣支持派の論拠は「難民キャンプで救援活動するＮＧＯらを守るために自衛隊を派遣する」というものであった。「偽装難民のテロ組織が妨害するから」などという議論が横行して、ほとんどデマに近い噂がまともに取り上げられる状態だった。

「有害無益」発言

実際のところ、カーブルで見てきたのは、大半が農村からの流民とも呼べる人々であった。元からいた中流市民層は既にペシャワールなど、パキスタン側へ難を避けて久しかったのである。つまり、国外へ難民として逃れることさえできぬ人々がひしめいていたと言ってよかった。それに、「武装勢力」などといっても、現地では一家に数丁の自衛用の武器があるのは常識である。兵農未分化のアフガン農村では、住民たちがライフルを携行して集合する場面は、珍しい光景ではなかった。

私は参考人として述べた。

「こうして、不確かな情報に基づいて、軍隊が日本から送られるとなれば、住民は軍服を着た集団を見て異様に感ずるであります。飢餓状態の解消こそが最大の問題であります」

「よって自衛隊派遣は有害無益、飢餓状態の解消こそが最大の問題であります」

この発言で議場騒然となった。私の真向かいに座っていた鈴木宗男氏らの議員が、野次を飛ばし、嘲笑や罵声をあびせた。司会役をしていた自民党の亀井（善）代議士が、発言の取り消しを要求した。あたかも自衛隊派遣が自明の方針で、「参考人の意見聴取」はただの儀式であるかのようであった。

「ご発言の中で、どういう理由でアフガン空爆が行われているか分からないという意味の話をしている。更には、難民支援、今度のこの法案（テロ特措法）の中にも、自衛隊が憲法の枠内でそれなりの努力をするということをやる訳で、そういう面で、自衛隊の派遣が有害無益で何の役にも立たない旨の発言を耳にした。これについては、ぜひお取り消しいただきたい（国会議事録より要約）」

つまらない論議だと思った。「デモクラシー」とはこの程度のもので、所詮、コップの中の嵐なのだ。しかし、コップの中の嵐とい

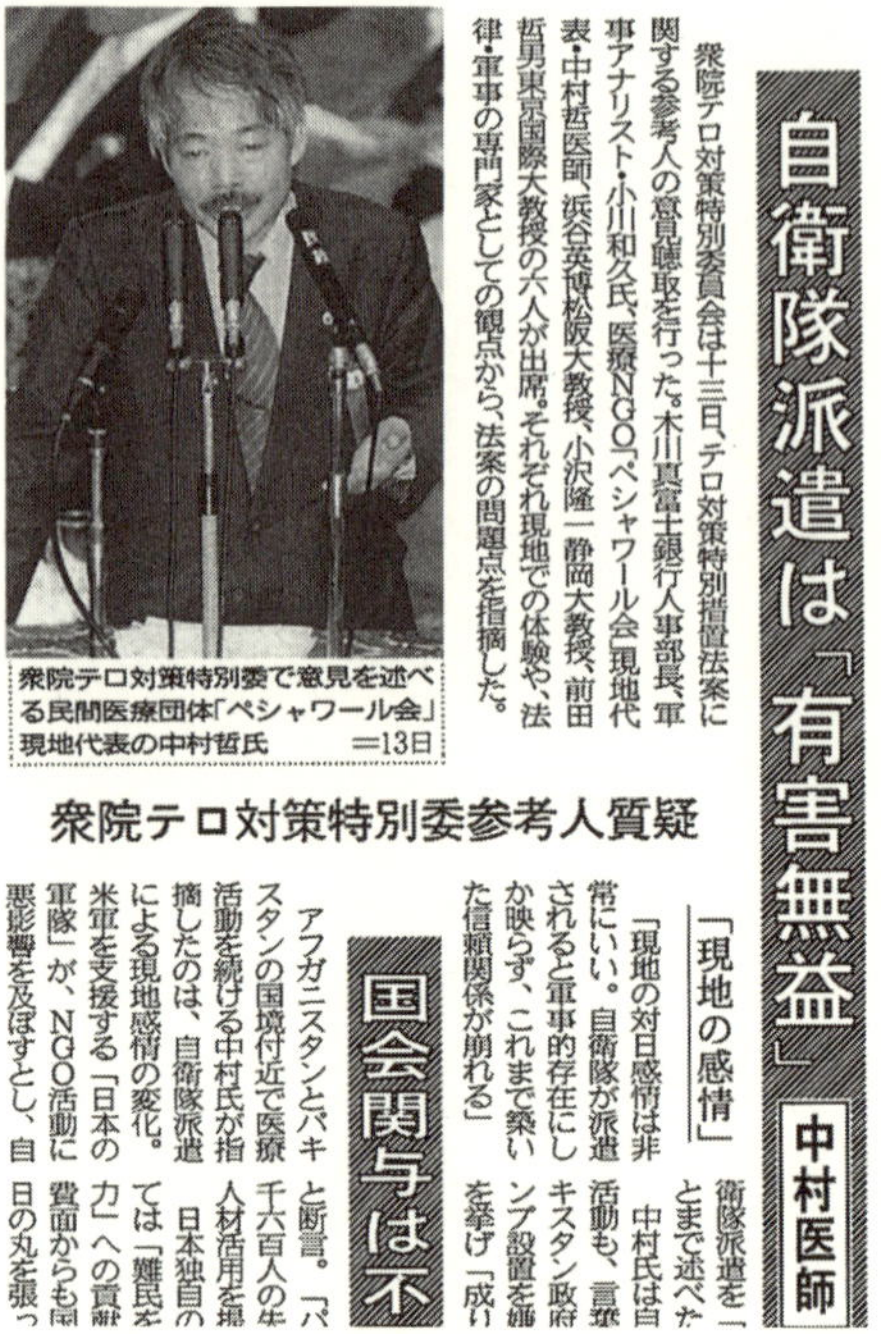

自衛隊派遣は「有害無益」

中村医師

衆院テロ対策特別委員会は十三日、テロ対策特別措置法案に関する参考人の意見聴取を行った。木川真富士銀行人事部長、軍事アナリスト・小川和久氏、医療NGO「ペシャワール会」現地代表・中村哲医師、浜谷英博松阪大教授、小沢隆一静岡大教授、前田哲男東京国際大教授の六人が出席。それぞれ現地での体験や、法律・軍事の専門家としての観点から、法案の問題点を指摘した。

衆院テロ対策特別委で意見を述べる民間医療団体「ペシャワール会」現地代表の中村哲氏 ＝13日

衆院テロ対策特別委参考人質疑

「現地の感情」

「現地の対日感情は非常にいい。自衛隊が派遣されると軍事的存在にしか映らず、これまで築いた信頼関係が崩れる」

国会関与は不

アフガニスタンとパキスタンの国境付近で医療活動を続ける中村氏が指摘したのは、自衛隊派遣による現地感情の変化。米軍を支援する「日本の軍隊」が、NGO活動に悪影響を及ぼすとし、自

国会での発言を報じる「西日本新聞」
（2001年10月14日）

えども、それが一国民の命運を左右するのであるから、空恐ろしい話だとも思った。百年の大計などないのだ。実のある政治指導者なら、「有害無益」の理由をもっと尋ねるべきであった。

それに、「発言取消し要求」など、偽証ならともかく、理屈の上でもあり得ないことである。悲憤を抑えて私は述べた。

「自衛隊は（『自衛』のための武装隊ではなく）侵略軍と取られるでしょう」（野次あり）「人の話を静かに聞いていただきたい。どんなに言い張っても、現地の英字紙にはジャパニーズ・アーミーだと書いてある。憲法の枠内だの何だのというのは内輪の論議であって、米国同盟軍としかとられない。罪のない者を巻き添えにして政治目的を達するのがテロリズムと言うならば、報復爆撃も同じレベルの蛮行である」（野次と罵声あり）

「理不尽な武力行使は敵意を増すばかりである。命の尊さにアメリカ人、日本人、アフガン人に変わりがあろうか。対日感情は一挙に悪化するだろう。これは過去先輩たちが血を流して得た（平和主義という）教訓を毀《こぼ》つものである」という旨の発言で応えた。

最後に、「自民党だとか共産党だとかを問わず、一人の父親、母親としての皆さんに訴える。くりかえすが、大旱魃と飢餓対策こそが緊急課題である」と、食糧支援計画をアピールして、締めくくった。

アフガンへの軍事的関与は、百年前の義和団事件を想起させた。暴徒鎮圧、国際協力を名目に各国軍が送り込まれ、自分にとって都合のいい中国を作ろうとした動きに似ている。私たちが現地で堅持していたのは、内政不干渉、政治的中立性であった。実際、長く私たちと行動を共にしてきた部下には、パンジシェール出身者でマスードを崇拝する者もいたし、パシュトゥン人でタリバーンの支持者もいた。しかし、それで医療チームが分裂することはなかった。私たちに結束を与えていたのは、非政治性に加え、日本への親密感であった。アフガン人の大半は、「日本とアフガニスタンの独立が同じ日だ」と信じている。これは意外に知られていない。

どんな山奥に行っても、日本人であることは一つの安全保障であった。私が単に日本人だというだけで、命拾いしたり、協力を得られたことは数知れない。そのため、私たちは車両や診療所に必ず日章旗を掲げていた。彼らが日本について連想するものは、日露戦争、ヒロシマ・ナガサキである。日露戦争についていうと、一〇〇年前のアジア世界は殆どが欧米列強の植民地・半植民地であり、日本とアフガニスタンが辛うじて独立を維持していた数少ない国であった。そこに極東の小国・日本が時の超大国ロシアを撃退した。「小さくともどんな大国にも屈せぬ独立不羈《ふき》の日本」というイメージが、欧米列強支配にあえぐアジア民衆に励ましを与え、アフガニスタンでも代々語り継がれた。

ヒロシマ・ナガサキは、単に大量殺戮への同情だけではない。その後、あの廃墟から立ち直って技術立国として見事に繁栄を築いた。そして肝心な点は、「繁栄する国はたいてい戦争をするが、日本は半世紀にわたって他国に軍事干渉をしなかった」という賞賛、「平和国家・日本」のイメージである。東アジアと対照的に、対日感情の良さは圧倒的で、半ば外国人扱いされなかった

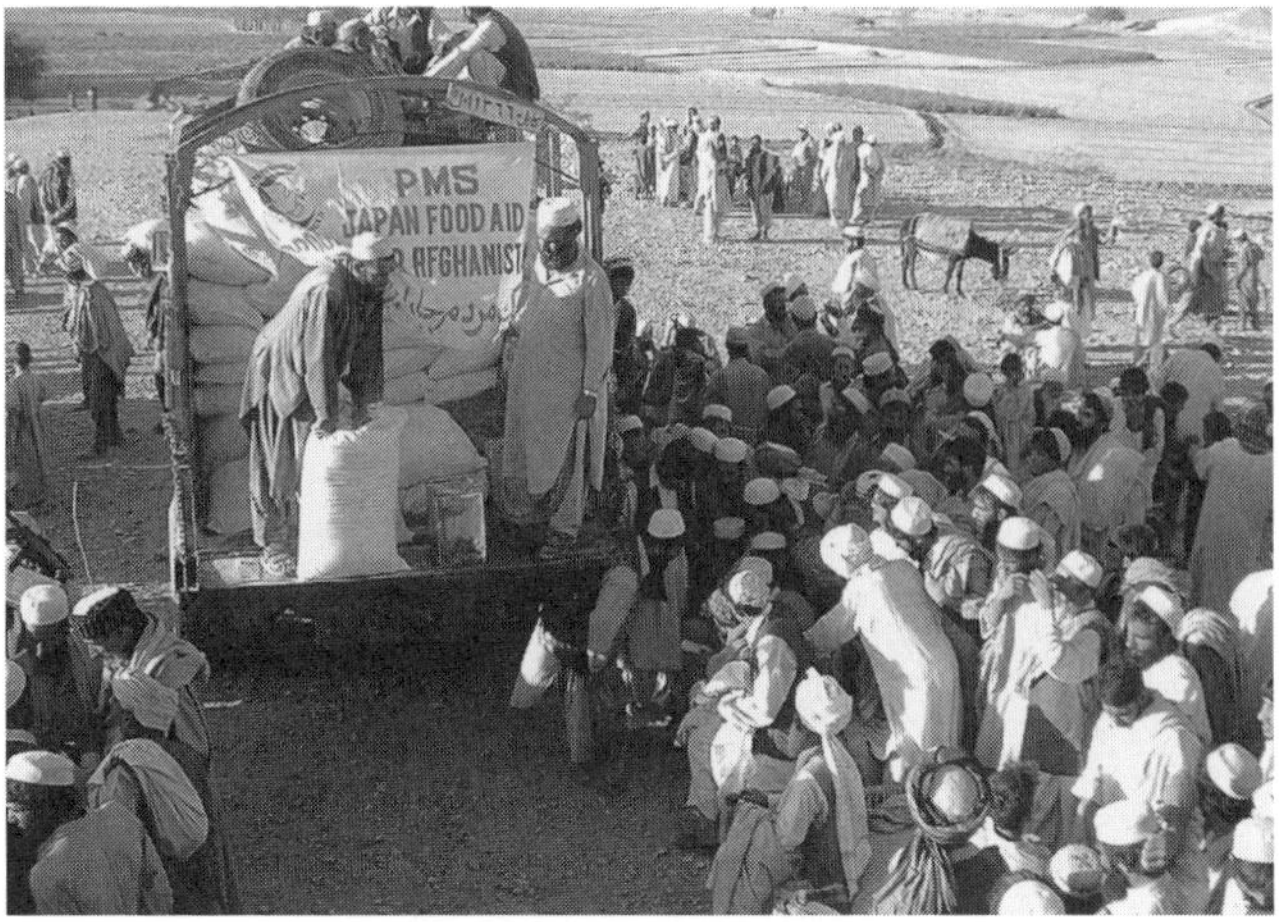

食糧配給するＰＭＳ職員

のである。この親日感情が一方的な誤解を含んでいたにせよ、他国による干渉に苦しんできた人々にとって、それが望まれる国の姿や理想を示していたのは疑いなかろう。「戦争で儲けない国・日本」は、彼らの間で大いなる好感をもたれていた。十分に美しい存在だったと言わざるを得ない。

昨今の「国際貢献」や「国際社会に伍して」という主張は、これらを自ら葬り去るものであった。人々の実情をよそに進む抽象的な議論は、平和主義も現実主義も空疎であった。

空爆下の食糧配給

実際、戦争協力を厭《いと》い、本当は何が起きているのか耳を傾けてくれる人々も、大勢いたのである。ペシャワール会が「緊急食糧支援」を訴えると、かつてない反響が巻き起こった。当初、「一、二億円もあれば当面の餓死者は減らせる」との私の公の発言に、財政担当の梶原が大いに驚き、「先生、二、三〇〇万円というならまだしも差は少ないですが、一億と二億では……」と絶句したが、これは杞憂だった。十月末までに目標額の二億円以上が寄せられ、翌二〇〇二年一月には六億円に迫った。会の事務局は例年より二桁多い寄付で殺人的な事務作業に追われた。専従なしの有志の集まりが、ここまで出来るとは誰も考えなかった。

賛同者は様々で、知識層から主婦・学生、ジャーナリスト、弁護士会、後には経営者団体、果ては天皇・皇后両陛下さえ耳を傾けられたのである。宗教団体では各地の仏教・キリスト教会、金光教会などが教理・教派を超えて同情を寄せた。平和団体はもちろん、日本と韓国の生協、農業団体、学校、病院、地域諸団体など、こぞって協力を惜しまなかった。米軍基地を抱える沖縄での講演は熱狂的に迎えられ、噴出した多くの人々の平和への願いを知ることが出来た。

中には、同時多発テロ事件の犠牲者の親族から募金が寄せられたこともある。戦中に青春を過ごされた方で、印象的なメッセージが添えられていた。

「――犯人たちがただの殺人鬼でなかったことを願うばかりです。息子を亡くしたことは悲しいですけれども、自分も特攻隊の青年たちのことを思えば、いくばくかの同情を禁じえません。補償金の半分をテロ事件の犠牲者に、半分を貴会に献じます。アフガニスタンで犠牲になる人命のため、お役立て下さい」

おそらく、これが日本人の健全な心情を代表するものであった。

「決死隊」

かくて財政基盤は磐石の備えを固め、「予算を気にせずどんどん食糧を送れ」と檄を飛ばして十月十八日現地にもどった。肝心の緊急食糧支援の計画は、ペシャワール側で既に小麦粉と食糧油の買付け、輸送の段階に入っていた。できるなら空爆が始まる前に大量に送り付けたかった。しかし、ＰＭＳでは内部事情で足並みが乱れがちであった。これは主にジャララバード（アフガニスタン側事務所）とペシャワール（パキスタンＰＭＳ基地病院）との連絡が途絶えがちで、病院関係者と水源確保事業職員が対立、指揮系統が乱れてスムースな連携ができなかったこともあった。蓮岡、目黒らの思う統制がつかず、一方、ペシャワール側の食糧の大量買付け、輸送の準備は思ったより難航し、じりじりと時間が過ぎていった。

加えて、当時のタリバーン政権がどれほど協力してくれるか分からぬ。そこで、副院長のジア医師が直接カーブルに赴いて行政との折衝、輸送地区、配布方法を準備し、ペシャワール側では、イクラム事務長、藤田看護部長（現院長代理）が中心となり、蓮岡、目黒らが飛び回り、事実上のお膳立てを進めた。

だが、もたもたしているうちに、とうとう空爆が始まり、十月八日、ジャララバードが空襲されていた。カーブルの本格的攻撃は時間の問題であった。この中で誰が配給に携わるか、多少不安があったが、二十名の職員が志願し、副院長のジア医師がその指揮を執っていた。遅れの一因は指揮系統の混乱であった。「ジア医師に全権一任」というときに、日本人ワーカーがペシャ

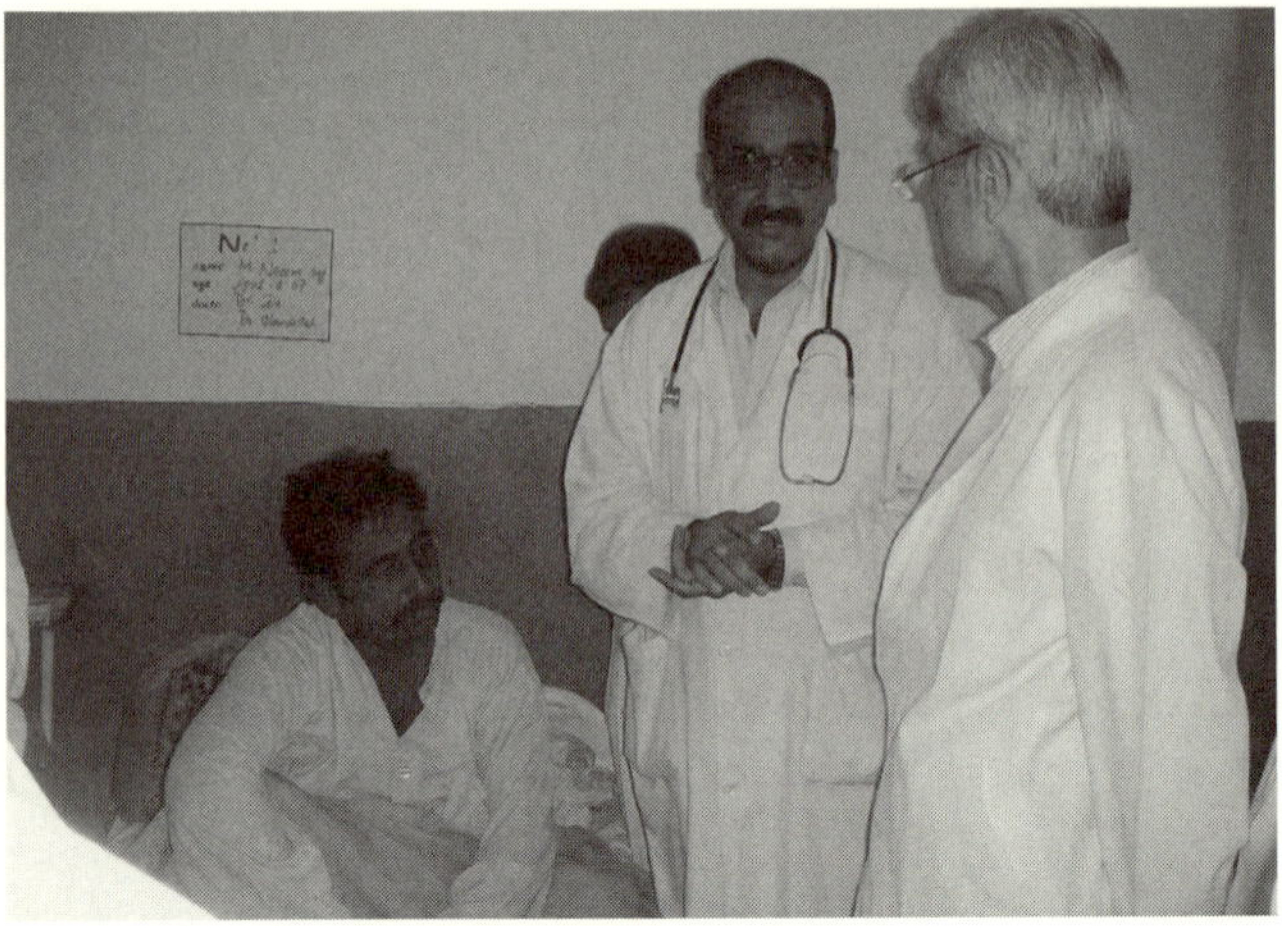

PMSで診療中のジア医師

ワール側から指示めいた連絡をするので、足並みが乱れがちである。こんな時に、アフガン内部での蓄積場所や配布方法を外国人たる日本人スタッフが指示できる状態でなかった。戻った私は、「この非常時に未熟な君らが指導者づらして、口を出してはいかん」と怒鳴りつけた。日本人ワーカーはペシャワールでひたすら小麦と食用油の買い付け・輸送のみに徹し、アフガン内の行動の全権をジア医師に委託するよう改めて指示、やっとカーブルでの食糧配給が始まることになった。

人は土壇場に立つと、にわかに変る。普段は温厚な者が別人のように精悍になり、逆のこともある。四十歳のジア医師はカーブル大学出身、旧ソ連や東欧諸国の留学歴がある。病院の中では穏やかで、とても勇ましい人間には見えない。お人好しで気が弱く、身びいきでひんしゅくを買うこともある。しかし、PMS病院に勤務して十年、あまり表には出ないが、診療の傍ら非常時には常に地元の人々との良き交渉役を演じ、井戸事業も彼の活躍抜きに語れなかった。今また、自ら率先して危険な任務を果たそうとするのである。ジア医師の指揮下、二十名の有志職員は文字通り決死隊であった。空爆をものともせず、任務を敢行するのである。十月十五日、病院職員一同が整列し、一行を敬礼で見送った。こんな状況下では人は寡黙になる。悲壮な決意表明や勇ましい会話はなかったと思う。彼らの行動そのものが、万の言葉よりも雄弁であった。

「家族は心配してないか」と問うと、ジア医師いわく、

「こんな時こそ、同胞のお役に立つべきだと、家内に尻を叩かれましてね。いやはや、かみさんは怖いもんです。アフガン人が女性を虐待するなど、とんでもない。これでは男性虐待だ」と、私を苦笑させた。私たちはひたすら、無事を祈りながら見守っていた。

彼はカイバル峠で一時待機、第一陣の五〇トン積みのダンプカー十二台の国境通過を確認し、これを誘導して直接カーブル市内に乗り込んだ。国境では、アラブ系のNGOなどがやはり食糧支援で待機していたが、規模は小さかった。市内に入ると、予想通り、厳寒と飢餓に脅える市民たちがあふれていたが、秩序はよく保たれていた。この報を得て、直ちに第二陣、第三陣と、断続的に大量の食糧がペシャワールから送り込まれた。

爆撃下のカーブル

飢えた人々が殺到する食糧配給には、多くの困難がある。誰が本当に困っているか、見分けがつかない。また、日本でまことしやかに報道された「ピンポイント攻撃（テロリストの場所だけを攻撃して市民に被害を与えない）」の実態は、無差別爆撃であった。ただし計画的に爆撃地区が選ばれたのは事実で、一地区を集中的に襲って人々が逃げると、今度は安全と思われた別の場所が襲われる。市民たちは徒歩、タクシー、馬車で市中を日夜逃げ惑い、神経をすり減らした。無論、多くの死傷者が出た。唯一残って空爆の報道を続けるアルジャジーラ放送局も壊滅した。

有志職員宿舎が一発の爆弾で全滅すれば、配給が不可能になる恐れがあった。そこで、配給部隊を市中の三ヵ所に分宿させ、一チームが壊滅しても残る二チームが任務を継続するように伝え、ハザラ族の住むカーブル郊外のダシュテバルチーを中心に、三方面から配給を開始した。ミクロヤーン地区に配属されたチームの宿舎の至近距離に爆弾が落ちて市民多数が死傷したが、わが配給部隊はひるまずに任務を継続、五ヶ所の診療所も休みなく仕事を続けて人々を励ました。

タリバーンの兵士たちが無秩序な群集を整列させ、配給は秩序整然と行われた。お礼に兵士たちに小麦を一袋だけ与えると、喜んで礼を述べ、快く協力した。国際赤十字や国連関係の事務所はタリバーン政府によって守られ、激しい空爆下にも拘わらず、治安が保たれて略奪は一切なかった。唯一、カンダハールでＷＦＰ（世界食糧計画）の穀物倉庫がタリバーンによって開かれ、飢えた群衆に配られた。「タリバーン政府による略奪を西側筋が非難」と報道されたが、これは飢餓地獄を知らぬ者のコメントである。カーブルでは、あの飢餓と空襲の修羅場の中で、当時の市長が再三、食糧配給を赤十字に求めたが拒否され、豊富な食物倉庫はついに開かれなかったのである。私はタリバーンと一線を画していたものの、さすがに西側の仕打ちに心よからぬものを感ぜざるを得なかった。

この無差別爆撃で、上空から明らかに識別できる国際赤十字の施設も直撃弾で大破した。ジア医師が爆弾を避ける工夫を考え、（敵でない「日本の団体」であることを示すため）日の丸の旗を大きく宿舎の天井に描いてもよいかと問い合わせがあった。私は、

「そんなことをしたら、返って危ない。ブッシュ大統領は同時多発テロを『第二の真珠湾攻撃だ』と言っておる。米軍パイロットは喜んで標的にするだろう」

と苦笑いしてやめさせたが、ジア医師以下のアフガン人職員は、どうも「真珠湾」の意味をよく理解できなかったようである。

現場から送られてくる証拠写真は、眉をひそめるようなものが多かった。例えば、クラスター爆弾がある。これは、空き缶ほどのサイズの小さな爆発物を多数詰めて落下させる爆弾で、着弾すると四方八方に飛散、建物などの破壊力は小さいが、人間の殺傷率は高い。一部は不発弾として残るように作られており、焼け跡で手に取った子供らが不用意に扱うと炸裂する。おまけに、「市民の食糧も投下する」として落とされた包みが、同じサイズ、同じ黄色のものであった。食べ物かと思って拾い、死傷した子供の犠牲者も少なくなかった。

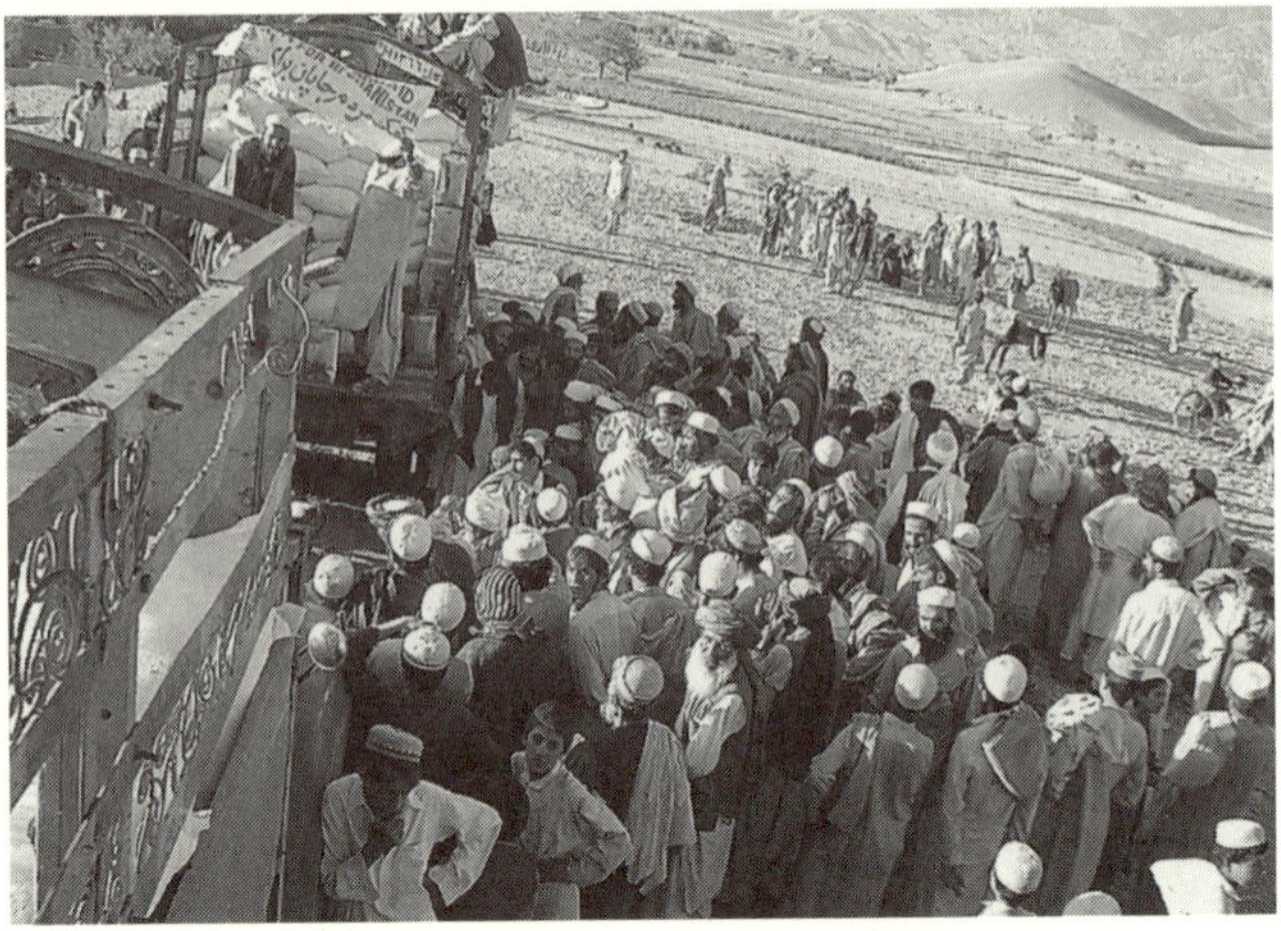
アフガン東部での食糧配給風景

ともあれ、かくて食糧配給は勇敢なアフガン人職員たちの決死の覚悟で、敢行されたのである。タリバーン政権が崩壊するまで、二ヶ月間に一八〇〇トンの小麦と食糧油二〇万リットルが送られ、餓死に直面していた市民十五万人が冬を越せるだけの食べ物を得た。

日本でこの話をしたとき、印象的なやり取りがあった。私が敢然と食糧配給に携わった職員たちについて誇らしげに述べると、意外な質問に出くわした。

「『一チームが全滅しても敢行する』というのは、軍隊の論理ではありませんか」

そうかも知れぬ。だが、ここに平和を唱える動きの弱さがあるような気がした。

「あなたは、お子さんがいますか」

「はい、います」

「もし、わが子が溺れかけていて、他に誰も助けようとしなかったら、あなたはどうされますか。父親は命がけで水に飛び込まないだろうか」

「…………」

「もし父親がおぼれても、皆それをとやかく言うだろうか」

現にアフガン戦争中、前線でわが身をさらして弾除けになり、私を守ろうとした部下たちを知っている。人は犠牲の意義を感ずると、自分の生命さえ捧げることもあるのだ。更に、私の十歳の次男が悪性の脳腫瘍にかかり、死期が近かった。二回の手術に耐え、「あと一年以内」と言われていたのである。左手の麻痺以外は精神的に正常で、少しでも遊びに連れて行き、楽しい思いをさせたかった。だが、この大混乱の中、どうしても時間を割いてやることができない。可愛い盛りである。親の情としては、「代りに命をくれてやっても――」とさえ思う。この思いはアフガニスタンでも米国でも同じはずだ。それは論理を超えた自然の衝動に近いものである。旱魃と空爆で命の危機にさらされる子供たちを思えば、他人事と感ぜられなかった。

カーブル陥落と「解放軍」の進駐

十一月十三日夜、タリバーン政府筋から速やかにカーブルを退去するよう勧告があり、翌十四日、タリバーンの部隊、政府関係者は忽然と市内から姿を消した。明らかに計画的な行動であった。実際、空爆前に拘束されていたキリスト教宣教団体やジャーナリストの外国人たちは、この

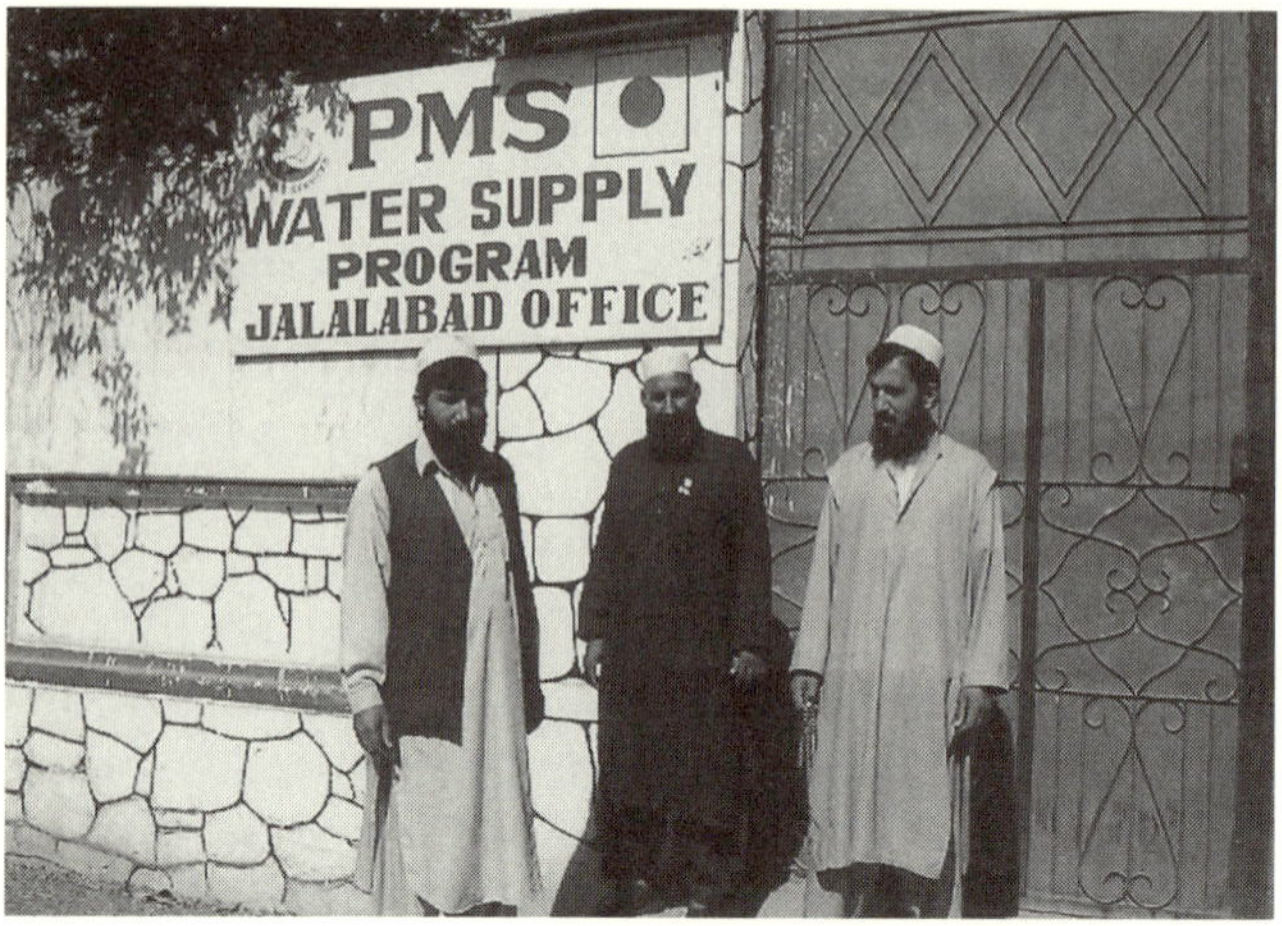

ジャララバードのPMS水源確保事業事務所

直後にトルハム国境で申し合わせたように解放されている。

米英軍進駐近しと考えた私は、タリバーン支持層と目されるパシュトゥン人が迫害を恐れて東部、ジャララバード方面に逃げると予測、拠点を移すよう指示していた。ジア医師の方では、指示を待つまでもなく、大混乱が起きると判断、カーブルから移動を開始した。事実、ジャララバード方面は逃げてゆく人々でごった返していた。米軍ヘリが避難民の列を至近距離で機銃掃射した。ジア医師は白旗をふって医療関係者であることを示して難を逃れた。この途中、サロビという宿場町でわがＰＭＳの車両二台が強奪された。

しかし、ジャララバードでも、遅れてやってきたのは猛烈な略奪であった。主に北部同盟軍兵士たちで、特に国連・国際赤十字の施設などは、ガラス窓に至るまで綺麗さっぱりと奪われた。貧乏な傭兵たちの報酬は略奪品で賄われるから、少しでも金目のものはみな持ち去られるのである。略奪を免れたのは、DACCAR（デンマークの井戸建設団体）と私たちPMSのみである。だが、わがPMSの食糧倉庫も一時狙われた。頭目は故マスード将軍の部下、ハザラテ・アリーとその配下のグルカリームである。しかし、私は彼らとは面識があった。二〇〇〇年九月の「ダラエヌール攻防戦」の折、わが診療所をはさんでタリバーンと北部同盟の両軍が対峙、一進一退の攻防が一ヶ月続き、ハザラテ・アリー率いる北部同盟が一時シェイワ郡の一部まで占拠した。そのとき、挨拶に来たのが彼であった。

私は日本で動きがつかなかったので、腹心のサルフラーズ看護士が交渉に臨んだ。アフガン社会を律する政治力学はイデオロギーではなく、複雑に入り組む血縁・地縁関係である。彼はダラエヌール下流ブディアライ村に住むサーフィー部族のパシュトゥン人だが、北部同盟に属するハザラテ・アリーのパシャイ族とも姻戚関係があり、人々の信望も厚く、適役であった。おかげで略奪は止んだが、今度は飢えた住民たちの統制がつかなくなり、大混乱の中で配給は終息した。（翌二〇〇二年二月、職員が負傷するに及んで食糧配給計画を完全停止した。）

これと前後して日本に帰国した折に報ぜられた「アフガン情勢」は、目前にした事実と余りに異なるものであった。最も誤解を与えた映像は、「タリバーンの圧政から解放され、北部同盟軍の進駐を歓呼して迎える市民たち。ブルカを脱ぐ女性たちの姿」である。これがテレビで繰り返し流された。この映像を見た福岡市の米国領事は、「アフガニスタンの解放に感銘を覚える」と語ったが、これは錯覚だった。わずか五年前の一九九六年九月、タリバーン軍がカーブルを陥として進駐した時も、同じカーブル市民が歓呼して迎えたのである。ジャララバードでも同様で、私はその場にいた。殆どの市民たちにとっては、「争いません」という意思表示以上のものではなかった。米軍進駐の後、地域によっては、カルザイ政権の旗、北部同盟の旗、タリバーンの旗が仲良く並んで立てられていた。空爆で多くの肉親が殺された市民にとってアメリカの後盾のある政権が面白いはずがない。むしろ冷ややかな目で見ていた者が多かったのが真相だろう。私もその一人であった。世界が錯覚で成り立っていることに愕然とせざるを得なかった。

第二章　復興支援ブームの中で——医療活動の後退

アフガン復興支援ブーム

二〇〇二年一月、東京で「アフガン復興支援会議」が開かれ、NGOの関与が話題となり、日本中が「アフガン復興ブーム」で沸いた。米国に擁立されたカルザイ暫定行政機構議長、各国外相レベルの要人が集まり、援助額などが取り決められた。総援助額四五億ドルのうち、五億ドルを日本が拠出すると報道された。NGOの出席をめぐって当時の田中真紀子外相が更迭される事件もあって、官民あげて大きな話題となった。

しかし、復興の青写真には素直によろこべないものがあった。「自由とデモクラシー」という錦の御旗の下、まるで未開の蛮族を文明化してやるような驕りが、先進国側になかったとはいえない。米国は「日本占領をモデルにする」と明言し、日本の民間団体までもが、「アフガニスタンのあるべき教育」などを論じていた。私は屈辱的な思いで眺めていた。いかに善意の動機であっても、敗戦直後のGHQ（連合軍総司令部）の縮小版に皆が共感を抱いているようで、馴染めなかったのである。最も不満だったのは、沙漠化による農村の崩壊が等閑視され、外国のアイデアが重視されたことだった。都市化された空間で育った先進諸国民は、飢餓の辛さを体験したものが少ない。電気や電話はどこにもあって、カネさえあれば何とかなると思っている節がある。——罪のない子をたくさん餓死させた上、ご丁寧に爆弾を振りまいて殺傷し、いまさら教育支援だの、医療支援だのあるものか。人の命を何と思っとるんだ——これが偽らざる心情であった。かろうじて自制しながら、現実的な手段の準備を始めた。

既述のように、アフガニスタンは農業国で、八割の農民と一割の遊牧民で九割を占めるといわれる。所得こそ少ないが、決して貧しい国ではなかった。当然、食糧自給率は一〇〇パーセントに近かった。それが砂漠化の進行で耕地が極端に減り、主に農村部から出稼ぎ難民が急増していた。二〇〇〇年以降自給率は六〇パーセントを割った。「アフガン難民問題」は、簡単に言えば、みなが食えなくなったということである。決して政治体制や教育の問題だけではなかった。今回の復興ブームも八九年のソビエト軍撤退後に起きた「アフガン難民帰還、復興援助ラッシュ」の再来に過ぎない。いきおい私のコメントは、そっけないものとなった。

「何が何でもまず生きることを可能にすることだ。アフガン問題は忘れ去られるだろう。しかし、これまで我々の方針に変更はなかったし、今後もないだろう」

復興ブームと合わせるように、二〇〇二年春、UNHCR（国連難民高等弁務官事務所）が始めた「難民帰還プロジェクト」は、かくて一種の政治的ショーとならざるを得なかった。パキスタンに居た「二〇〇万人の難民を一年間一〇〇万人のペースで帰す」と発表され、米国に擁立されたカルザイ政権は「衣食住を保障する」と約束した。

これまでの長い関わりから、多少は事情に明るいUNHCRの心ある職員自身、性急な難民帰還の危うさを知っていた。同年三月、ある担当官が「話がしたい」と、ジャララバードの宿舎に訪ねてきた。意図はよく分からなかったが、敵に回す必要もないので、会ってみた。

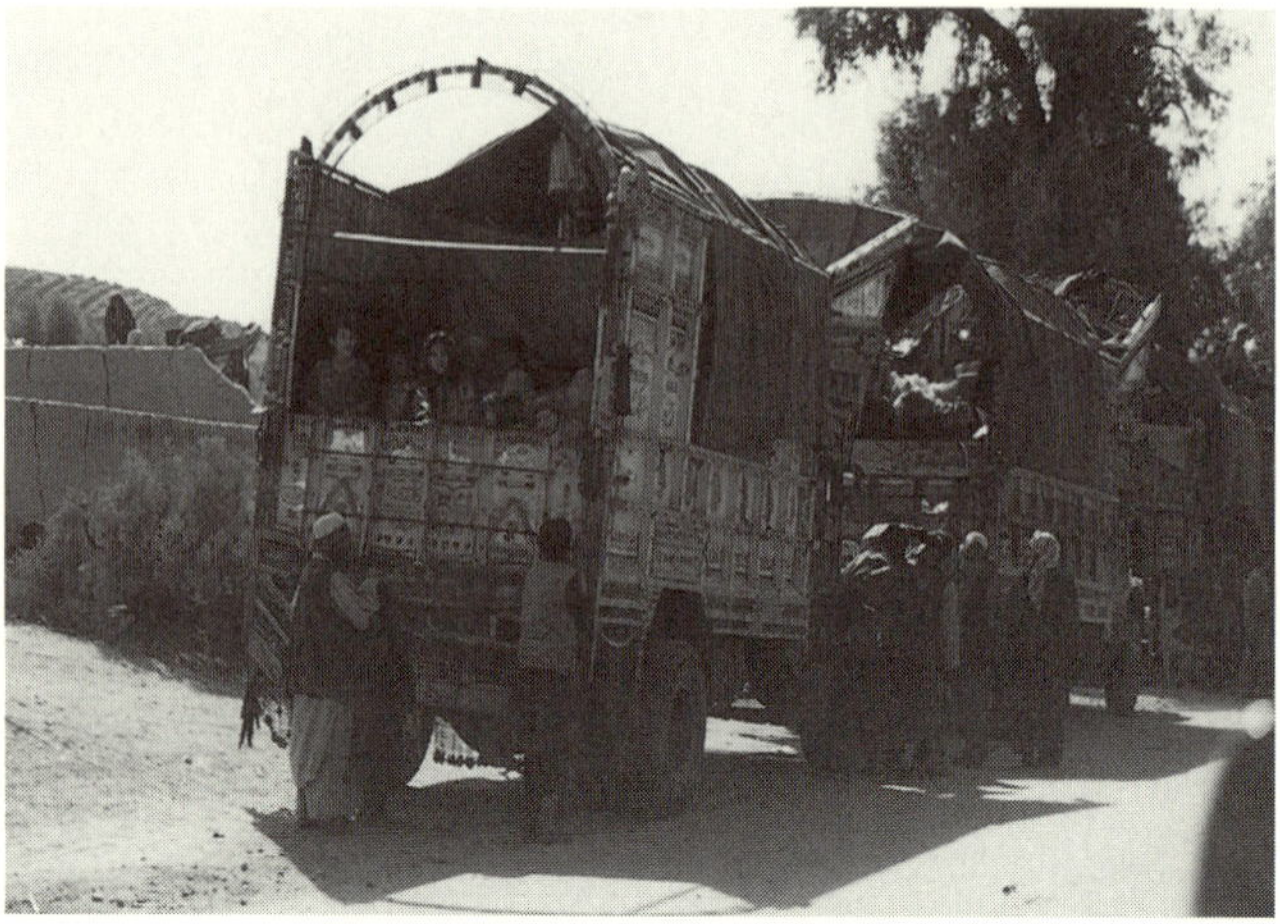

帰還難民のトラックの列

三十歳前後の女性で確かに東洋系らしかったが、日本語がうまく通じないので英語で話した。彼女としても無謀な「難民帰還計画」に内心途方にくれていたらしい。

「今回の難民帰還プロジェクトについては、私も言いたいことが沢山あります。でも何もないよりは……。そうでしょう？」と、のっけから言い訳のような会話で始まった。

「それで、この沙漠化した耕地に、どうやって難民たちを帰すのですか」

「その辺りは、住居を手配したり、飲料水源を確保したり、手を打つつもりでおりますが、いろいろと政治的思惑が絡んで調整が大変なのです」

それ以上の話はなかったが、その後、小さな小屋が無人の荒野に建てられたり、川からの汲み上げポンプが各村に配られたりしたのを見た。公式発表の数字は実情を語らない。人目を引く道路沿いに「灌漑《かんがい》プロジェクト」、「住宅プログラム」などと、大きな看板が競うように立てられたものの、住民は屈辱的な思いで眺めていた。

UNHCRは一年後の二月、「予想を上回って二〇〇万人中、一四〇万人が帰還した」と発表したが、結末は数字が雄弁である。〇五年になってパキスタン政府が「三〇〇万人のアフガン難民の存在」を訴えた。即ち、この三年間で多くの帰還難民がUターンしてパキスタンに戻り、さらに一〇〇万人が新たに難民化したことを示している。UNHCRは〇六年に二〇〇万としたが、結局、難民の数は増えこそすれ、ほとんど減らなかったということである。

それでも、UNHCRの立案自体を非難する気にはならなかった。彼らの計画は、少なくとも「生活」を視野にしたものであった。多くのNGOの活動は首都カーブルに集中し、学校教育のあり方、男女平等の徹底などを論じ、人々の失笑を買っていることを知らなかった。アフガニスタンで唯一、先進国側の意図を実現できる場所があるとすれば、カーブルだけである。また、米軍に協力して進駐したISAF（国際治安支援部隊）四〇〇〇名は、一歩もカーブルを出ることがなかった。

治安が悪化して各地に強盗が出没、特にパキスタンとの国境地帯はオサマ・ビンラーディンなど「テロリストの主要メンバー」が隠れているとされ、米軍は戦火を拡げていた。学校、モスク、何でもない民家の爆撃が日常化し、人々の反米感情がますます陰にこもって拡大していった。アフガン戦争中、ソ連軍がいたときでさえ、これほどひどくはなかった。そして、大多数のアフガン人の心情はついに国際社会に伝わらなかったのである。

カーブルからの撤退

予想通り、大半のNGOがペシャワールからカーブルへ移り始めた。

「皆が殺到するなら誰かがやる。誰もが行きたがらぬところへ行け、誰もがやりたがらぬことを為せ」というのが私たちの基本方針である。わがPMS（ペシャワール会医療サービス）では、殺到する外国NGOとは逆に、二〇〇二年四月にカーブルの五つの臨時診療所を閉鎖、東部地区農村地帯に活動を集中する方針を固めた。

「復興支援ラッシュ」は大きな打撃を私たちに与えていた。先ず物価高騰である。ものがない所に外国諸団体が気前よく大金を落とすから、カネだけがだぶつく。インフレは甚だしいものがあった。カーブルの事務所家賃が四〇〇ドルから二五〇〇ドルに跳ね上がり、外国人が困るならまだしも、基本物価の甚だしい上昇は、ただでさえ貧しかった人々を更に苦しめた。カーブルの臨時職員も、これまでの給与では満足しなくなり、賃上げ要求の団体交渉さえ起きた。

次に人材の流出である。特に医師層や技術者は他のNGOや国連組織に高給で引き抜かれ、診療所の維持が危機に瀕した。多くはカーブルで五倍、十倍の給与を提示され、私たちの許《もと》を去った。PMS病院で重きをなしていた医師たちの少なからぬ者が、JICA（日本国際協力事業団）で十倍以上の給与で雇われるという、笑えぬ話もあった。

オキナワ・ピース・クリニック

二〇〇二年八月、ペシャワール会に対して、第一回沖縄平和賞、二〇〇三年八月にマグサイサイ賞「国際理解部門賞」が私に与えられた。猛々しくもうっとうしい世相の中で、これが心ある人々の回答であった。私たちは「平和賞」の意を受けて、賞金一千万円をアフガン国内の三診療所の改築に当てた。特に戦乱の及ぶクナール州のダラエピーチ診療所は、「オキナワ・ピース・クリニック」と名づけ、軍事介入への対決姿勢を明瞭に打ち出した。改築は同年九月に正式に始められ、二〇〇三年十月に移転する見通しとなった。二〇〇二年九月、私はクナール州のダラエピーチ診療所に赴き、診療所の拡充を住民に伝えると、みなは大喜びであった。

わがPMS（ペシャワール会医療サービス）は、名前の通り、医療団体である。二十数年の活動の下地と人々の信頼を得てきたのは、長い医療活動の歴史にあった。らい（ハンセン病）診療に始まり、八六年からアフガン難民診療に従事してALS（アフガン・レプロシー・サービス）を発足させた。この難民診療の経験で、レプロシー（らい＝ハンセン病）だけを扱う診療は僻地《へきち》では不可能と判断された。ハンセン病の多発地帯は、同時に他の感染症の多発地帯であり、アフガニスタンの山岳地帯の寒村に多いことを知った。そこで、これら寒村に一般診療所を開設、「らい（ハンセン病）を特別視せず、一般感染症と同様に扱い、かつアフガニスタン東部山村で無医地区の診療モデルを確立する」方針へ大転換した。

活動は、アフガン戦争末期の一九八八年に準備を開始、実行に移された。八九年にソ連軍が撤退すると、アフガン東部のダラエヌール、ダラエピーチ、ワマに次々と診療所が開設された。その後、ＡＬＳは紆余曲折を経てＰＭＳ（ペシャワール会医療サービス）と改称、今も継続されている。現在でこそ水源事業が大きな比重を占めているが、それを支える底力は、実は医療活動によって培われたのである。いや、水源事業そのものが「医療」を出発点とし、かつその延長であったと言ってよい。

アフガン東部山岳地帯は、当時誰も寄りつかず、ＰＭＳは高い評価を住民から受けていた。平和賞の賞金の多くを割いて、奥地診療所の充実を図ったのはこのためである。「復興に武器は要らない。尊重すべきは生命である」という平和賞の意を呈し、ダラエピーチ診療所を敢えて「オキナワ・ピース・クリニック」と名づけた。いわば、私たちの活動拠点の強化であり、暴力主義に対置して、「平和と人命の尊重」という旗幟を鮮明にし、私たちの牙城を守ることを意味した。

新診療所建設は翌二〇〇三年十月発足を目指し、二〇〇二年秋にサルフラーズ看護士だけを伴って建築の準備に出かけた。彼はＰＭＳの最長勤務者の一人で、十数年間、私と命運を共にしてきた。典型的なパシュトゥン人で、ＰＭＳの診療員養成コースの第一期生である。アフガニスタンに診療所ができる時は、必ず彼が率先して偵察診療を助けた。普段は温厚な人柄で、敬虔なイスラム教徒である。小柄な体つきもあって、猛々しさを感じさせないが、おそらくＰＭＳの中

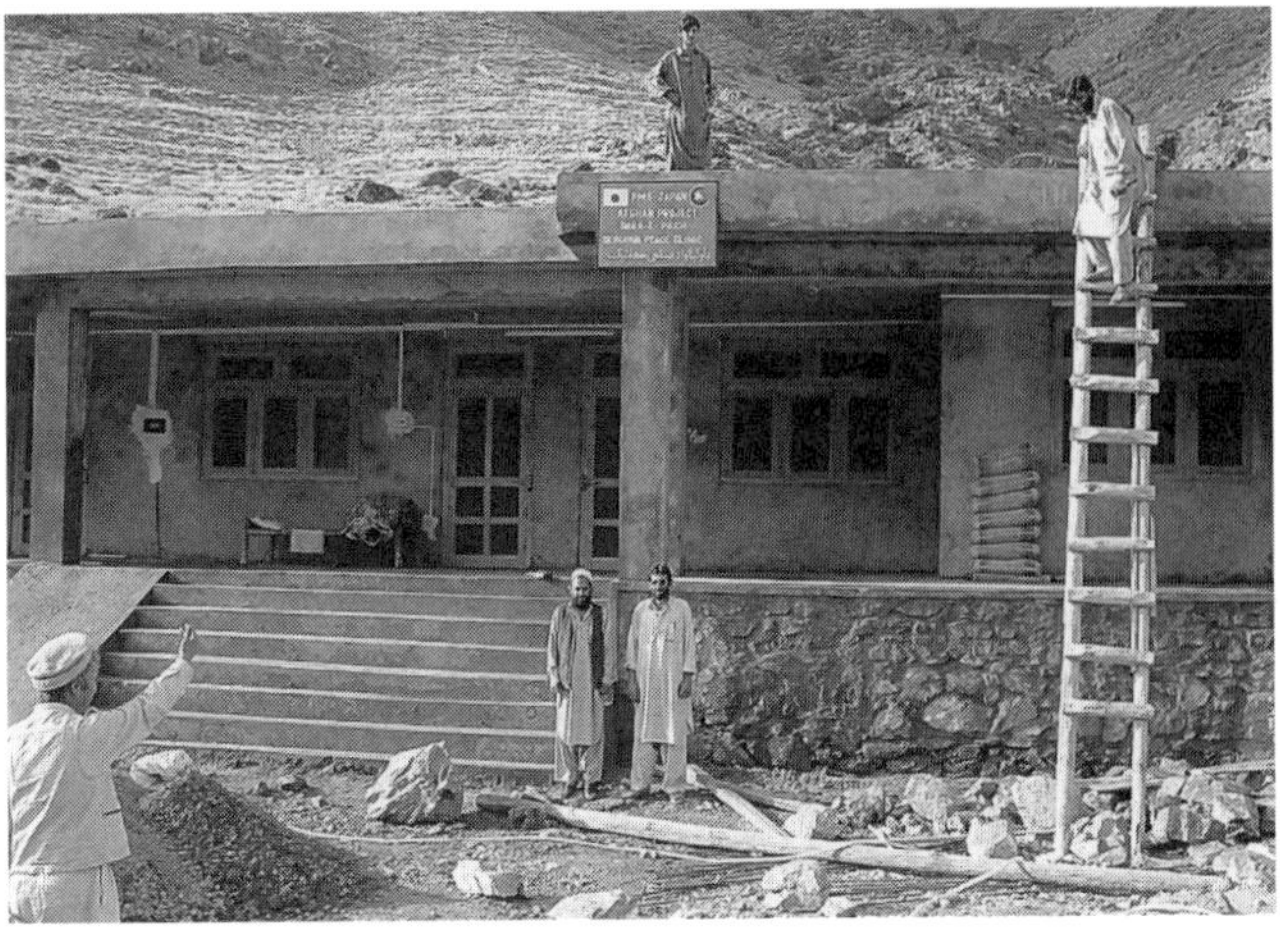

建設中のオキナワ・ピース・クリニック、正面左がサルフラーズ

では最も勇敢である。危機に臨んで沈着冷静、弾の中にあっても慌てず、的確に行動する。かつてブディアライ村がソ連軍に攻略されたとき、村を守って戦った経歴がある。時には私の前に躍り出て弾よけになることさえ辞さなかった。今回改修されるのは、私と共に自ら守ってきた奥地の診療所である。喜んで同行した。

途中米軍のジープが多数すれ違い、兵力が山奥にまで増強されていることを感じた。

ついでにヌーリスタン地区のワマ診療所に足を伸ばすと、村の長老たちがやってきた。当時、ヌーリスタンは反タリバーンの「北部同盟」に属していたが、独立した動きをしていた。「中立」という方が正しかった。ワマに行く途中のバザール、ゴーサラック村では、タリバーンの白い旗、北部同盟の青旗、カルザイ政権の三色旗が仲良くならんで立っている。

ある長老に米軍は何をしているのだと尋ねると、新政権に反対するアフガン人が近くの村に逃げ込んで隠れていると、捜索しているのだという。

「最近、医者になりすました米軍が探しにやってきて、『隠れ家』を確認しました。数日後にヘリコプターが飛来して家を爆撃したのです。でも、死んだのは家にいた関係のない人で、本人は逃げました」

「タリバーンのメンバーですか」

「ヌーリスタン人は表向きタリバーン政府と対立していましたが、身内にはいろんな人間がいます。タリバーンでも、新政権でも、同じヌーリスタン人であれば、快くもてなします。ここはアフガニスタン、当たり前じゃあないですか」

その通り、これがアフガン農村なのだ。長老は少し笑いをこらえながら続けた。

「米軍の部隊が昨日やってきました。『犯人捜索』だそうです。でも村に入らず、路上だけを見回って帰りました」

別の村人が話しに加わり、「路上を車で行っただけだって。あれがテロリスト捜索活動だって。世界の王、アメリカ万歳」と、嘲けるように大笑いした。だが、爆撃で死んだ村人の話に及ぶと、怒りを隠さなかった。

「あれはない。同じ戦でも仁義というものがありますぜ。タリバーンだってあんな真似はしなかった」

サルフラーズが面白くなさそうに、うなずいた。

クナール州ダラエピーチの路上では、村民たちがライフルを上空の爆撃機に向けて射撃していた。もちろん、弾が届くはずがない。サルフラーズが、たしなめた。

「おーい、何をやってるんだい。ミサイルじゃないと届かないぞ」

「お前さんらに言われなくとも、分かっている。こうでもしなきゃあ気が収まらねえ。アフガン人を馬鹿にしやがって」と、激しい怒りを顕わにした。

最後の訪問

二〇〇三年十一月十日、ダラエピーチの「オキナワ・ピース・クリニック」がついに新装移転となり、地域の長老会メンバーを各村から集め、「開所式」がとり行われた。折から戦火が同地にも及んでいて、外国NGOの車両が盛んに襲撃されるようになっていたので、私が一人、サルフラーズ看護士を連れて列席した。

開院式では、新政府に新たに任命されたダラエピーチ郡長と、三十名ほどの長老たちが集まって静かに祝われた。ダラエピーチの住民はパシュトゥンのサーフィー部族だが、タリバーン政権時代、北部同盟に属するヌーリスタン部族との「緩衝地帯」として戦火を免れていた。この方式も優れてアフガン的なものであった。ダラエピーチの住民にしてみれば、隣のヌーリスタンとの関係が良くないと物騒だし、婚姻関係を含めて交流が多い。タリバーンの方でも山奥まで犠牲を

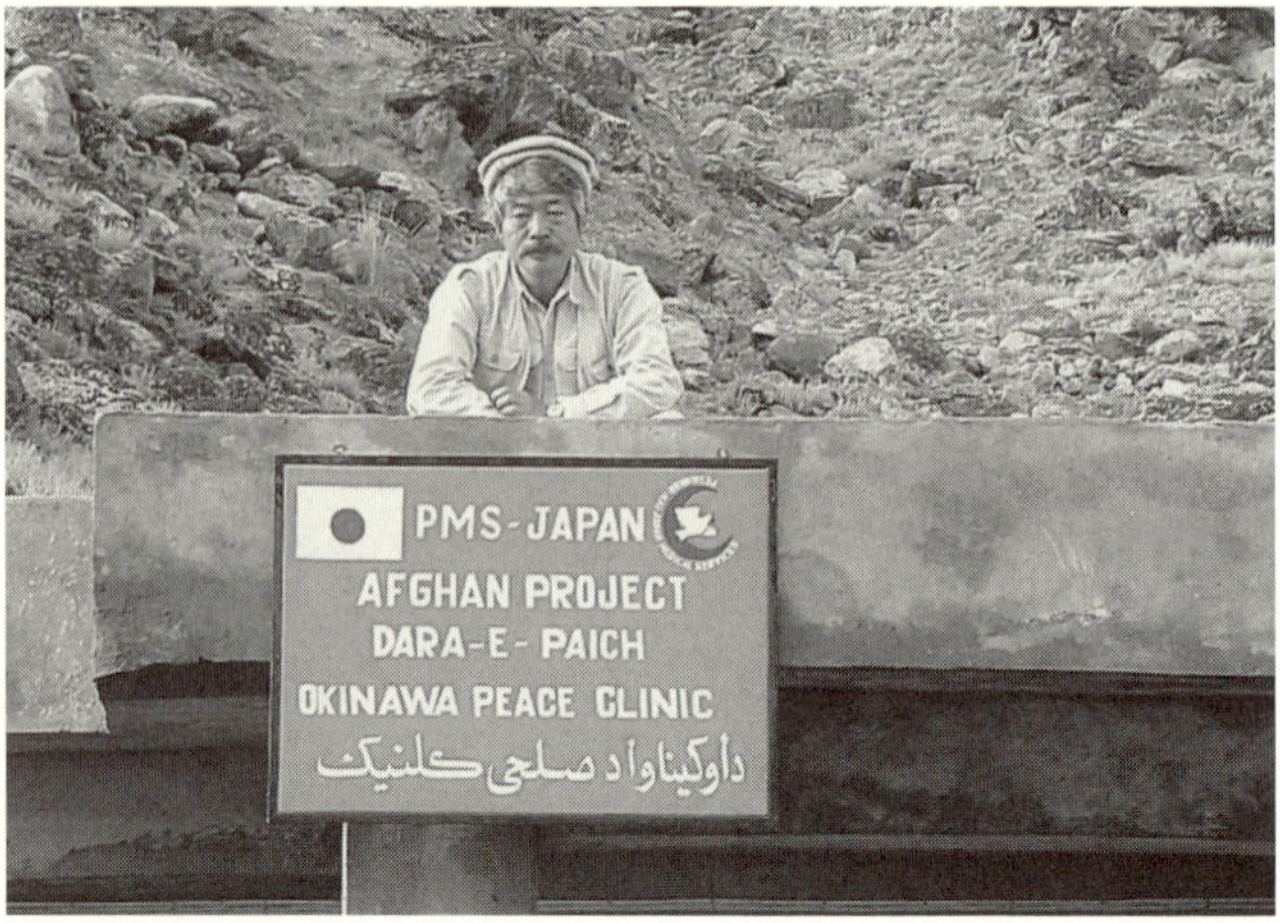

ダラエピーチのオキナワ・ピース・クリニック

払って追撃すれば、同じパシュトゥン人のダラエピーチ住民からひんしゅくを買う。ヌーリスタン側でも、敵の政権が事実上攻撃をしかけないのに、犠牲を払うことはないと、示威的な威嚇声明の応酬だけで済んでいた。要するに、八百長的な抗争であった。一般住民の間では出入りが自由、私たちも農民たちに手を振って挨拶しながら、往来に支障はなかった。

開所式は形どおりに行われたが、最後に新政権から派遣された郡長が演説した。年のころ四十歳前後の男盛り、中肉中背のがっちりした体軀、典型的なパシュトゥン農民指導者の風貌で、十名ほどの兵士が護衛していた。顔はいかついが、話すと善良そうな人柄である。こんな所で日本人の私が現れるとは思っていなかったらしい。シャルワール・カミーズ（現地服）を着てアフガン帽をかぶり、パシュトゥ語を解するのが嬉しかったようだ。新政権の威光を誇示するかと思ったら、意外にも激しい外国人攻撃の演説であった。

「この山中で日本の診療所が十年も続けられてきたのは奇跡である。諸君の中には、PMS（ペシャワール会医療サービス）に対する大きな要求と期待が見られるが、先ずこのドクターに感謝せねばならない。私は、多くの外国NGOにも勤務した経験がある。しかし、彼らはアフガン人を心から信じないし、我々を見下している。ナカムラ・ドクターは抱擁を交わす挨拶を平気でするが、こんな外人はいなかった。昔、あるNGOの上司は、私とまともに握手さえせず、直接手を触れずにポケット越しにジェスチャーをするだけだった。こんな風に」と、その仕草をして見せた。

「アフガニスタン万歳！　日本万歳！　こんな友人たちもいるんだ」

帰路、米軍兵士を乗せた装甲車の車列と何度もすれ違った。まだ二十歳過ぎの兵士たちは童顔で、緊張しており、山奥でPMSの日章旗を見て安心するのか、我々に敬礼する。ダラエピーチ渓谷の広大な農地は、ケシ栽培が隅々まで広がっていた。谷全体が赤い絨毯で埋め尽くされたようである。つい一年前まで、この渓谷にケシはなかった。二〇〇二年一月に「麻薬条項制裁の解除」が行われてから、爆発的に拡がったものである。

この直後、チャガサライでダラエピーチ渓谷上流の領主、マティウラ・カーンの部下が「米軍の検問を無視した」と、背後から銃弾を浴びせられて二名が死亡する事件が起きた。マティウラ・カーンは知り合いで、九二年にダラエピーチ診療所を開設したとき、協力してもらったことがある。彼は、旧王家（ザヒール・シャー）の遠い親戚に当たり、共産中国と関係があると噂されていた。だが、王家の血統を引くこともあって、地域では一目置かれる存在であった。住民の米軍への敵意が強くなるのは必至だった。

ダラエピーチ渓谷下流は、かつてアフガン戦争末期（一九八〇年代後半）、アラブ系の「反ソ義勇軍」が勢力を張っていた。いわゆる「アラブ・アフガン」の根拠地である。アラブに多い「ワッハーブ派イスラム教徒」が圧倒的多数を占めていた。そのために、米軍が「怪しい」と目をつけたのだろうが、実体はないと言ってよかった。少なくとも一般住民の間では、「同じイスラム教徒だ」という以上の意識はなかった。

同渓谷中流域のニングラム村は、ヌーリスタン・ウェーガル地域からの支流の分岐点で、渓谷では最大のバザールがある。ここには、また別の勢力があった。九二年にわがPMSの車両が強盗に遭遇して略奪された場所である。私たちを襲ったのは、ナジュブディンというまだ若い「ヘズビ・イスラム」党員で、当時カーブル攻撃のため、車両を調達しようとしたのである。結局、PMS職員のヤコブ、サルフラーズらが同一部族のサーフィーを動員して、ナジュブディン一味を追い詰め、車両を奪回した。その後、彼はサーフィー部族とPMSを敵に回すのは不利と見て、表向きは和解していた。

九六年にタリバーンがチャガサライとダラエピーチ下流を制圧すると、治安が保たれるようになり、身の危険を感ずることはなくなっていた。ナジュブディンは緩衝役として振る舞った。「反タリバーン」のヌーリスタン部族は北部同盟に属していて、彼は両者から金品を受け取っていると噂されていた。二〇〇一年十一月、タリバーン政権が崩壊すると、彼はカルザイ新政権からダラエピーチの「治安責任者」に任命された。

チャガサライのクナール州庁舎で彼と久しぶりに会ったのは、二〇〇二年三月、保健省との交渉におもむいた折であった。

「やあ、ドクターサーブではありませんか」と、気さくに声をかけてきた。

「お前も偉くなったもんだな。PMSが守られる立場になったのか」と冗談を述べると、照れくさそうに、「何でも手伝えることがあったら言って下さい」と答え、豪華な昼食に招かれた。

しかし、その一年後、オキナワ・ピース・クリニック落成式の帰路、チャガサライによると、ナジュブディンは辞職させられていた。消息が分からないという。サルフラーズが噴き出しそうな顔で述べた。

「盗賊が治安担当など、そもそもが、おかしな話じゃありませんか」

「何でまた、一年も経たないのに、米軍に追われる身になったんだ」

「これがアフガニスタンです」と、からからと笑った。

ナジュブディンの辞職の背景には、ダラエピーチ渓谷下流、ニングラム住民の反米感情の高まりがあった。二〇〇三年夏の時点で、度重なる米兵による捜索活動が住民のひんしゅくを買っていたのである。同年春、米軍がニングラム村で行った「テロリスト捜索」は、夜間に女性の部屋にずかずかと踏みこむなど、現地の慣習を無視した非常識な行動が目立っていた。サルフラーズの推測では、「無礼なアングレーズ（英米人）の手先」と思われたくなかったのではないか、とのことであった。

その後、これを裏づけるように、米軍の挑発的な軍事行動がクナール州に拡大してゆく。二〇〇四年春、チャガサライ上流で米軍が小学校を誤爆、学童七名が死亡した。反米感情は一挙に広がった。「アフガニスタン」が再び世界から忘れ去られようとしていたとき、戦火は拡大の一途をたどっていた。二〇〇二年当初、米軍一万二〇〇〇名・同盟軍四千名であったものが、三年後には計四万一千名の大兵力となり、戦争は確実に泥沼化してゆく。そして、私もまた、このサルフラーズとの旅が最後のクナール州のPMS診療所行きになるとは、考えてもいなかったのである。

PMS奥地診療所の一時撤退

二〇〇五年一月、オキナワ・ピース・クリニックの落成からわずか二年、来るときが来た。一九九二年以来十三年間活動を続けていたアフガン国内診療所のうち、クナール州のダラエピーチ診療所（オキナワ・ピース・クリニック）、ヌーリスタン州のワマ診療所の二つを放棄せざるを得ない事態に追い込まれたのである。これは大きな精神的打撃であった。これら二つはアフガニス

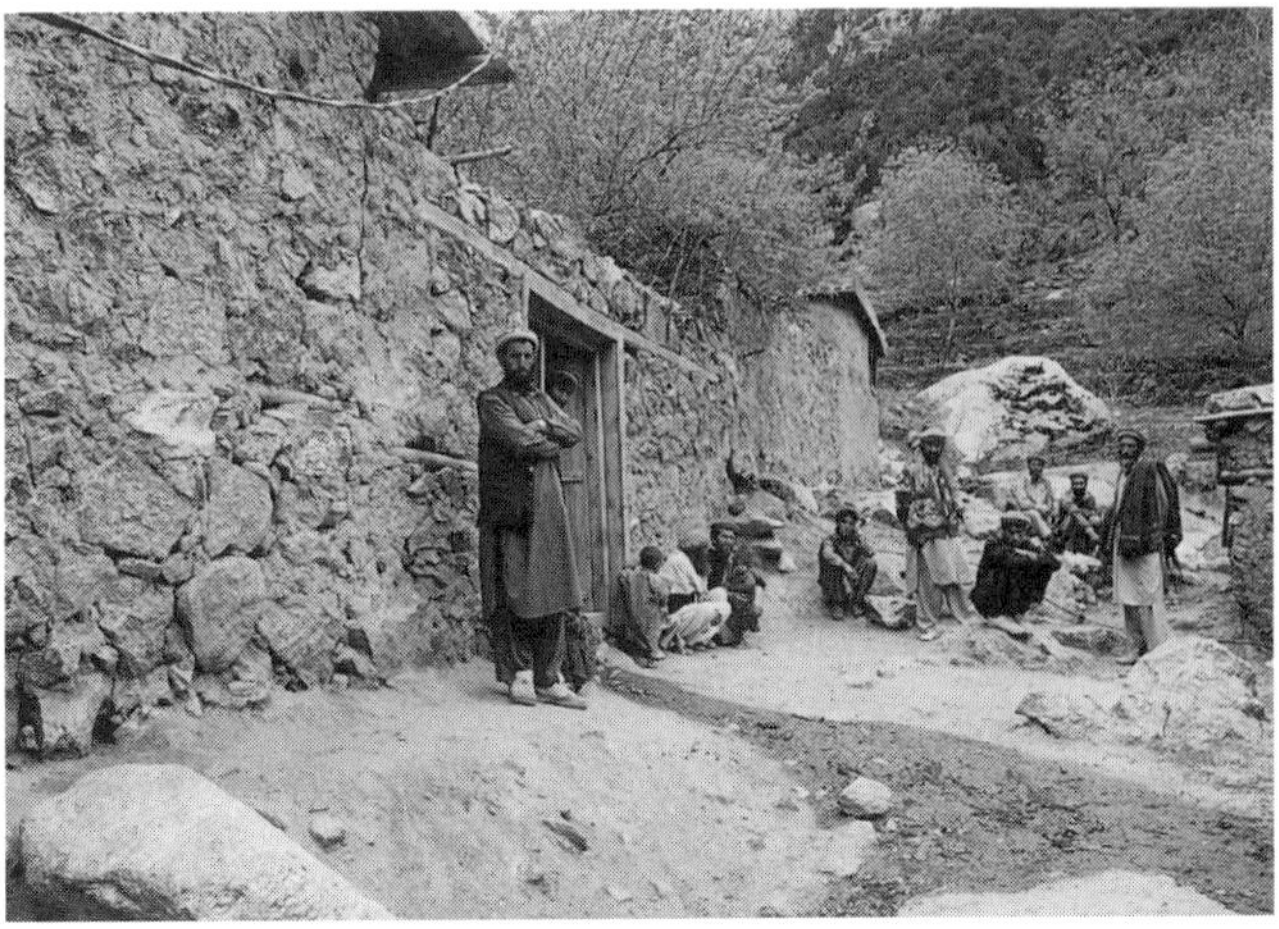

ヌーリスタンのワマ診療所の前で診療を待つ患者たち

タンでも最も奥地にあり、まともな医療設備が皆無の地域にある。そのため、地元住民から頼りにされる存在であった。

しかし、タリバーン政権崩壊後医師層が次々と辞職、高給を求めてカーブルに移り、二〇〇四年十二月までに十八名が去り、四名を残すだけとなった。古参の検査技師たちも同様であった。新規採用を行っても、若い医師たちは僻地勤務を嫌がって辞めてゆく。人材不足で管理困難に陥った。

奥地の診療所閉鎖は人材不足だけが理由ではなかった。新政府の場当たり的としか思えぬ方針、米軍とその同盟国の軍事活動が及ぼした影響は計り知れない。先ず「アフガン復興支援」の一環で、医療設備の拡充が企図されたのは良いが、カーブルに集中するNGOと新政府との間の取引で事が運ばれたのが問題であった。

ＩＳＡＦ（国際治安支援部隊）と同様、カーブルをほとんど出ないＮＧＯに対して、新政府内部でも批判の声が上がり、二〇〇四年九月の新組閣の直後、外国ＮＧＯ担当の財務大臣が約二千団体の活動停止処分を行った。この強硬措置に諸外国や利を得る団体が反発したのか、選ばれたばかりの財務大臣が突然辞任してしまった。カルザイ政権は、「復興支援資金」の七割以上を外国ＮＧＯや国連団体を通して与えられ、政府は官吏の給与にさえ窮していた。そこで医療福祉拡充を急いだ政権は、外国医療ＮＧＯに地域を割り当てて活動を命じたものらしい。わがダラエピーチ診療所（オキナワ・ピース・クリニック）のあるクナール州は、ＥＵの出資するＡＭＩ（国際医療支援会）という団体に割り当てられ、ＡＭＩが政府の規定に従って全ての医療機関を統括することになった。ＰＭＳ診療所は、その傘下で新規定に基づいて活動することが求められたのである。しかし、診療時間が午前八時から十二時まで、医療職員は地元出身者を雇用することが決められた。これは私たちには到底受け入れられぬ条件だった。ＰＭＳ診療所は午前八時から午後三時まで診療、急患は夜中でも診ていた。また、一ヶ月ごとに医療職員の交代を行い、ペシャワール基地病院での定期研修で質の向上を義務づけていた。これらが認められなくなったのである。

更に、米軍のクナール州やヌーリスタン州での「タリバーン討伐作戦」が次第に活発化し、それには米軍民生局が関与していた。外国団体に意図がなくとも、米軍の住民懐柔を目的とする作戦の一環に、事実上組み入れられることは火を見るよりも明らかであった。これを裏づけるように、二〇〇四年秋から外国団体が路上で襲撃される事件が相次いだ。

かくて二〇〇五年一月、内憂外患の中でも続けられていたPMSのダラエピーチ、ワマの二診療所は、遂に一時撤退を余儀なくされた。何れも新築改装した直後である。殊にダラエピーチ診療所は、沖縄平和賞の賞金を当てて一新し、「オキナワ・ピース・クリニック」と名づけた程である。AMI＝新政府に譲渡・移管という形をとったものの、まともな診療が行われないことは分かり切っていた。

最後のチームをペシャワールから送り出したとき、十五年間の労苦に思いを馳せ、生木を裂かれるような感情をぬぐえなかった。同時に、心ない軍事活動や外国団体の場当たり的なやり方に嫌悪感を抱かざるを得なかった。住民たちは悲しみ、PMSによる診療所再開を求める陳情が、ひっきりなしにジャララバード事務所に届けられたが、「今は待て」としか言えず、内心穏やかではなかった。その後、まともな診療が行われないまま、戦乱の地と化し、診療所が放置されていることを地元住民から聞いて、現在に至っている。

第三章　沙漠を緑に——緑の大地計画と用水路建設の開始

弔いを果たせ

人は思いもせぬ事情に遭遇し、流されてゆく。摂理は推し量りがたい。時代は、私たち個々の運命と交差しながら、模様を織り成して流れてゆく。

自分も例外ではなかった。一連の激しい変化の渦中に、その後の身の回りを決定する出来事があった。二〇〇二年十二月、脳腫瘍で死期が近いことを宣告されていた次男の容態が、急速に悪化し、十二月四日、急遽帰国した。帰途、イスラマバード空港でその一年前のことを思い出す。あれほど多くのジャーナリストが殺到した空港が、嘘のように静かである。不愉快な情景がよみがえる。あの頃、みなテレビにかじりついて空爆の映像を見ていた。花火のように閃光が映し出される度に、その直下で多くの者が、そして多くの幼い子らが殺傷されているだろう……わが子の姿を重ね、まるでゲームを観戦しているような態度が面白くなかった。人の生死さえ、評論の対象でしかなかったのだ。

次男はまだ精神状態が正常だった。前年の二〇〇一年六月に脳腫瘍（悪性神経膠腫）と診断されていた。（これは小児には稀な病気だが、二年後の生存率はゼロに近く、死の宣告に近かった。）折悪しく、旱魃《かんばつ》対策、アフガン空爆、食糧配給など自分の人生でも最も多忙な時期に当たった。現地と吾が子と、まるで爆薬を二つ抱えているようで、精神的な重圧になっていたのである。現地事業が多数の人命に関るとはいえ、人間はそれほど非情になれるものではない。死ぬまでの元気な時期をできるだけ一緒にいてやりたかった。だが、それも果たせず、かろうじて親としての分が尽くせたのは、死の際《きわ》に近くなってからだった。

四肢の麻痺で体を動かせなかったが、私の顔を見ると、「お帰りなさい！」と明るく目を輝かせた。病院の集中治療室での死だけは嫌だったので、自分自身が脳神経の専門医であることもあり、死期が近いと判断して覚悟を決め、自宅に置き、全ての約束を断り、家族ぐるみで看病を続けさせていた。寝たきりでも頭はしっかりしていて、相変わらず冗談を飛ばしてみなを楽しくさせた。しかし、いくら病状をひた隠しにしているとはいえ、子供心に死期が近くなっているのを知っていたとしか思えない。「どうせ人間は一度は死ぬのさ」とぽつりと述べ、私をぎょっとさせた。そして、およそ子供らしくない気遣いが、却って不憫に思われた。

人は行き詰ると、藁をもつかむ気になる。当時入手したかったのは「サリドマイド」である。同薬は奇形児を生む危険薬品で、WHO（世界保健機関）は禁止している。しかし、ハンセン病の施設では「らい反応」に劇的に効くので、特効薬として特別に許可されていた。最近見直され始め、骨髄腫やベーチェット病にも有効が確認されている。さらに、「神経膠腫」に効くという記載があり、入手に奔走した。

だが過去の副作用の悪名の高さで、病院は処方をためらう。子供の方は、やがて関節痛で歩けなくなり、普通の鎮痛剤が効かない。普段なら我慢強い子が七転八倒しているのは耐えがたかった。サリドマイドは炎症性の激痛を速やかに鎮める。一刻も早く欲しかった。合法的に販売している英国の会社に問い合わせると、「二週間ほどで着く」という。しかし、一日一日が地獄のようだ。ペシャワールまで即刻取りにゆき、後で戻そうと思ったが、子供の容態を考えると、家を離れることができない。

それでもトンボ返りでペシャワールに行こうとしていたところ、福元が「私が行ってきます」と多忙な中を申し出た。そこに、ペシャワールの藤田から連絡があり、「明日の便に乗り込んで持ってきます」という。地獄に仏とは、このことである。翌日の夕刻、長旅から到着したばかりの藤田からそそくさと薬を受け取り、挨拶もろくにせず大急ぎで帰宅して子供に与えた。帰宅すると、偶然、知り合いが八方手を尽くして奔走、同じ薬品を送ってくれていた。期待通り、翌日、激痛が嘘のようにピタリと止まった。死の二週間前である。せめて安らかに残りの命を過ごせたのはありがたかった。そして、このときほど人の情の暖かさが心にしみたことはなかった。

十二月二十七日夕刻、容態が急変、昏睡状態に陥り、深夜に呼吸が停止した。二分後に心臓が停止、瞳孔が開いて神経反射が完全に消失、往診で診てもらっていた豊増医師の立会いで「脳ヘルニアによる延髄圧迫・脳死」と判断された。享年十歳、親に似ず優しい聡明な子であった。家中に泣き声があふれたが、アフガニスタン現地の今後も考え、情を殺して冷静に対処せねばならなかった。

翌朝、庭を眺めると、冬枯れの木立の中に一本、小春日の陽光を浴び、輝くような青葉の肉桂の樹が屹立している。死んだ子と同じ樹齢で、生れた頃、野鳥が運んで自生したものらしい。

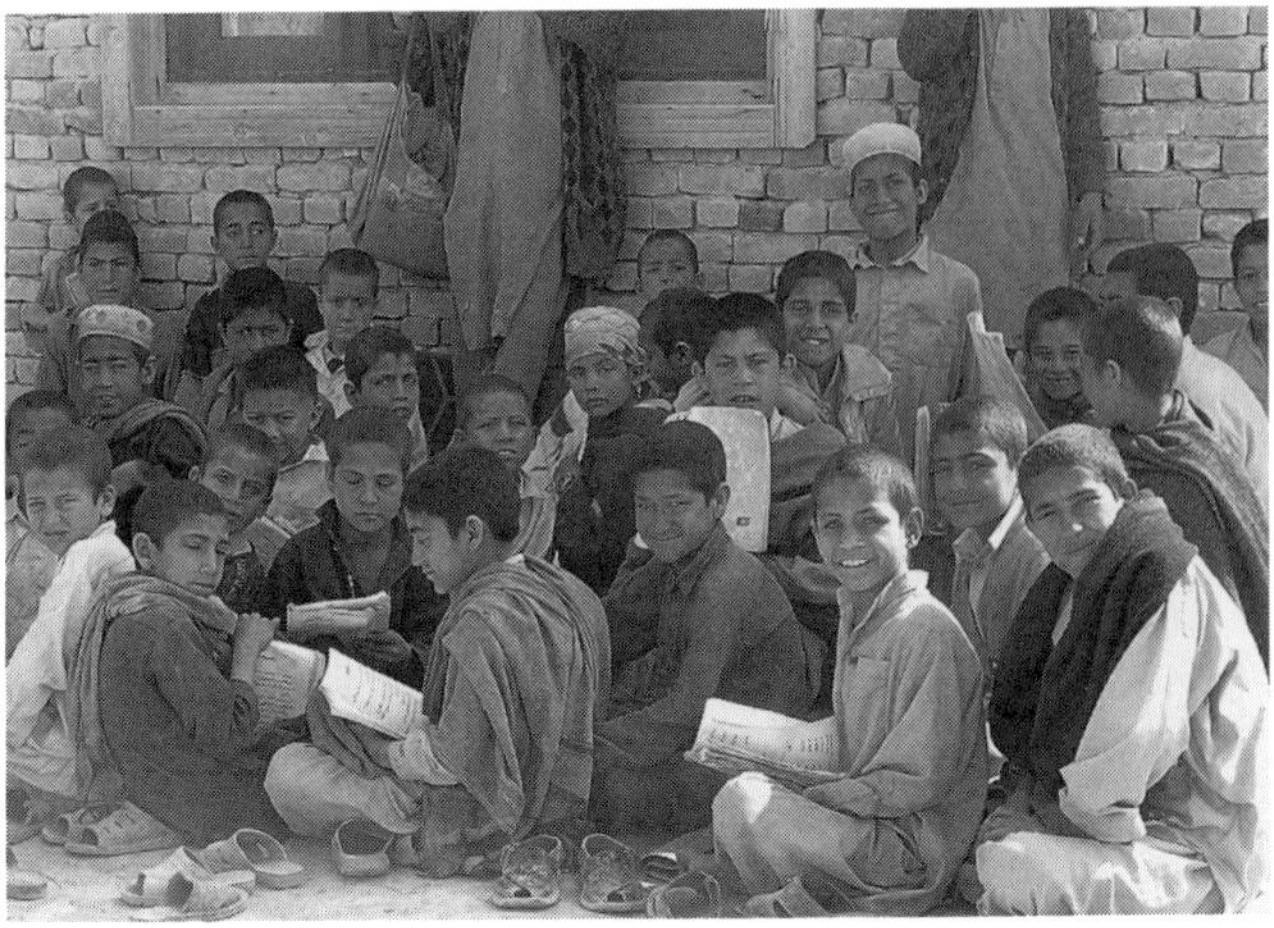

アフガンの小学生たち

常々、「お前と同じ歳だ」と言ってきたのを思い出して、初めて涙があふれてきた。そのとき、ふと心によぎったのは、旱魃の中で若い母親が病気のわが子を抱きしめ、時には何日も歩いて診療所にたどりつく姿であった。たいていは助からなかった。外来で待つ間に母親の胸の中で体が冷えて死んでゆく場面は、珍しくなかったのである。

「バカたれが。親より先に逝く不孝者があるか。見とれ、おまえの弔いはわしが命がけでやる。あの世で待っとれ」――凛と立つ幼木を眺めながら、そう思った。

幼い子を失うのはつらいものである。しばらく空白感で呆然と日々を過ごした。今でも夢枕に出てくる。空爆と飢餓で犠牲になった子の親たちの気持ちが、いっそう分かるようになった。人はしばしば自分でも説明しがたいものに衝き動かされる。公私ないまぜにこみ上げてくる悲憤に支配され、理不尽に肉親を殺された者が復讐に走るが如く、不条理に一矢報いることを改めて誓った。その後展開する新たな闘争は、このとき始まったのである。

進行する旱魃、拡大する「対テロ戦争」

旱魃は少しも収まらなかった。二〇〇四年五月に利用できる飲料水源（井戸・カレーズ＝伝統的地下水路）の確保が一〇〇〇ヶ所を突破、さらに増えつつあったが、その多くは地下水位低下のため再掘削を余儀なくされたものであった。二〇〇〇ヶ所を目指したものの、一四〇〇ヶ所あたりから伸び悩み始めた。地下水位の減少で維持作業に追われる上、医療活動と同様、技術者たちの流出で組織の停滞が危ぶまれるようになった。大井戸やカレーズの復旧による灌漑《かんがい》用水源にいたっては、ほぼ限界に達した。地表だけでなく、地下の水も涸渇し始めたのである。

カレーズの水量が激減したので、灌漑用井戸を十一本掘って、かろうじてダラエヌール下流のソレジ村、ブディアライ村の一部、計百数十町歩《ちょうぶ》に田畑を回復したものの、これは稀な幸運例だと言えよう。他地域では、進行する沙漠化に比例して難民となって流出する者が後を絶たなかった。しかも、地下水源を豊富に利用できる者がポンプを購入できる裕福な地主に限られており、水が高額で売買された。これが地域の地下水を少なくする原因のひとつとなった。二〇〇五年九月、カルザイ政権が異例の布告で、地下水による灌漑を禁止したのは、このような背景があった。

以後、私たちもまた、地下水に頼る灌漑の限界を知り、大きな方針転換を迫られた。

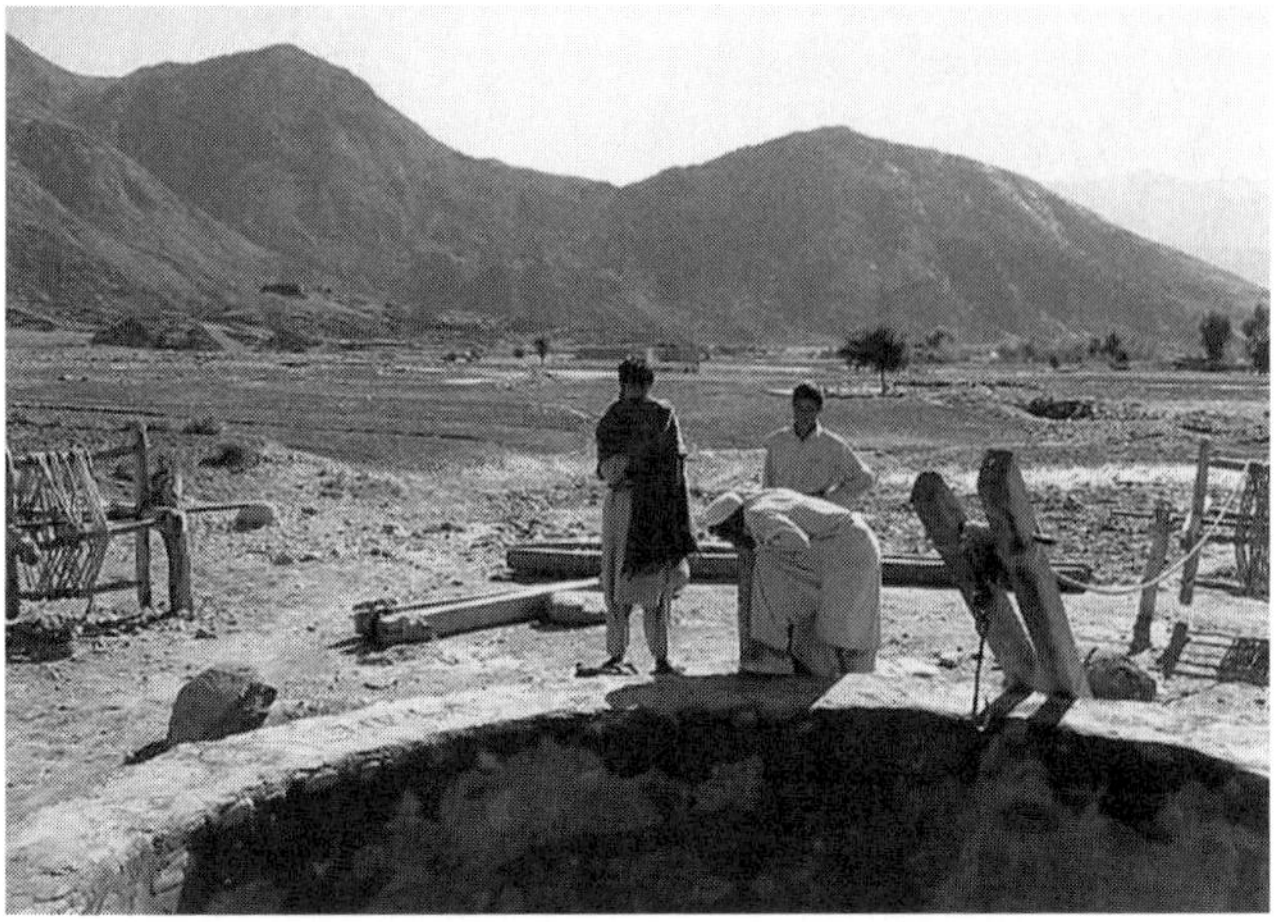

ブディアライ村の径5メートルの灌漑用井戸

東部アフガニスタンの中心都市がジャララバードである。この町があるニングラハル州は、かつて豊かな穀倉地帯をなしていた。州は北にケシュマンド山脈、南にスピンガル山脈をひかえ、両山脈に挟まれるような地形になっている。ダラエヌール渓谷はこのケシュマンド山脈の南面に相当する。何れも標高四〇〇〇メートル以上、その万年雪が夏に解けだして山麓を潤してきた。更に、インダス河支流、西からカーブル河、北からクナール河が注ぎ込み、これら大河からの取水で広大な田園地帯を擁している。

このうち、最も激しい旱魃にあったのは、スピンガルとケシュマンドの両山麓地帯である。すなわち、巨大な貯水槽を成していた万年雪が年々減少し、夏の雪線は四〇〇〇メートル近くまで上って枯渇寸前であった。これに少雨が重なり、水欠乏は極限に達した。それでも、降雨・降雪の絶対

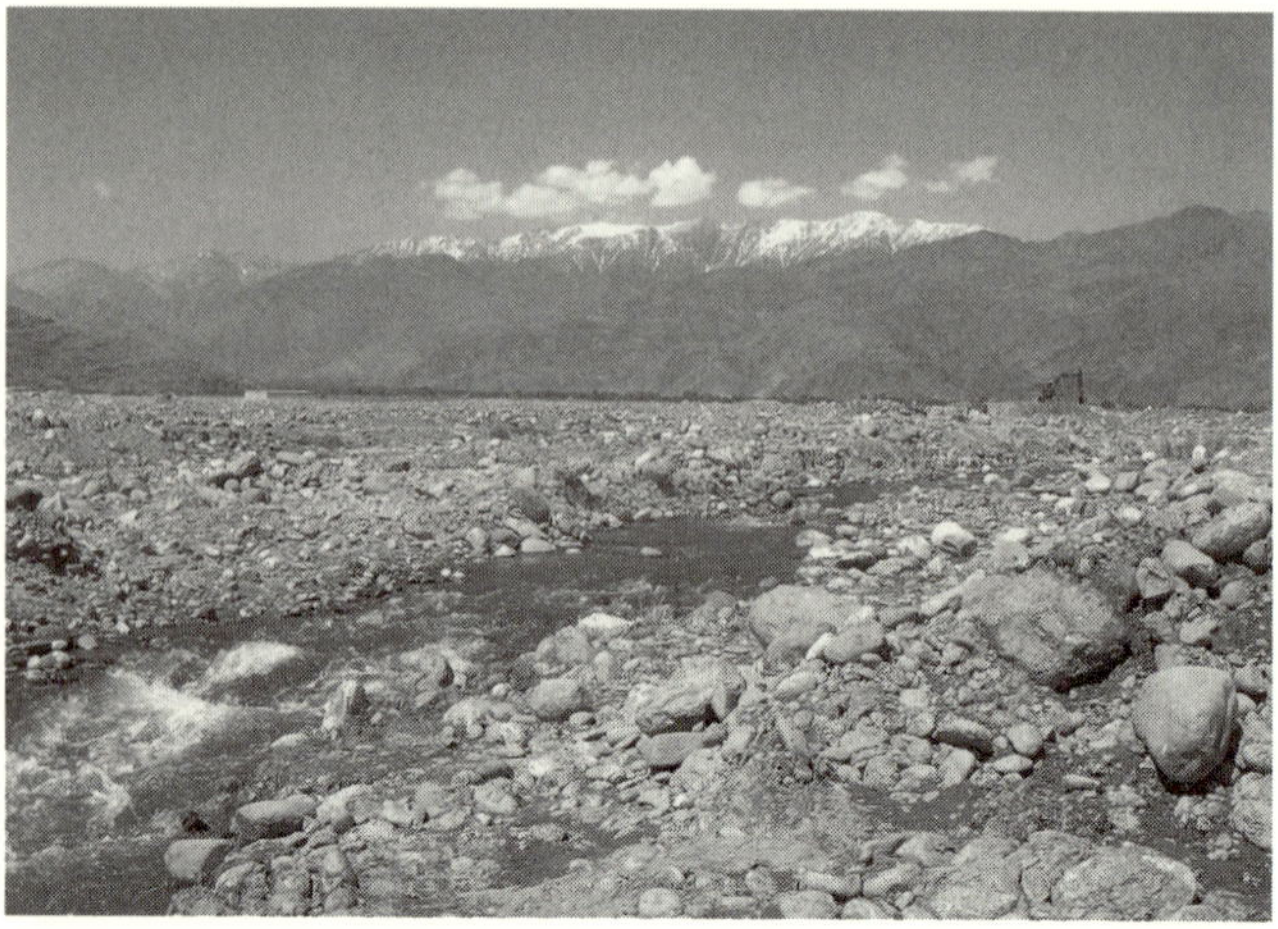

ダラエ・ヌール渓谷の背後に雪を被ったケシュマンド山脈と雪解け水

量が極端に減ったわけではない。年によっては、恰《あたか》も往時の白雪を取り戻したかのように思えることもある。問題は気温上昇であった。積雪の多い分だけ春から夏にかけて雪解けによる洪水が襲い、あっという間に雪が消えてしまうのである。

しかし実は、旱魃は私たちが水源確保事業に取り組み始めた二〇〇〇年夏に突然起きたものではなかった。ヒンズークッシュ山脈に隣接するカラコルム・ヒマラヤ山脈でも、雪線の上昇、氷河の後退が観察されて久しかった。ダラエヌール渓谷では、ＰＭＳ（ペシャワール会医療サービス）の診療所が一九九一年に開設されたとき、一年を通して流れる中河川が東西に二本あり、同山麓平野部の水の供給源をなしていた。これらと、クナール河からの取水、特にシェイワ、シギ、ベスードの三大用水路が、大旱魃にもかかわらず、ニングラハル州北部に豊かな穀倉地帯を保っていた。そして、これら用水路を補足するように山際の広大なベルト地帯は、ダラエヌール渓谷の豊かな水が潤していた。この渓谷からの水が年を追って涸れ、山麓側の沙漠化は目を覆うものがあった。さらに、クナール河の用水路は、初夏に来る大洪水が取水口を壊し、ジリ貧に農業生産が低下していた。

タリバーン政権時代にほぼ絶滅に追いやられたアヘン栽培が盛大に復活したのは、このためである。ケシは乾燥に強い上、小麦の約一〇〇倍の現金収入を得ることができる。水欠乏に窮した農民たちは、こぞってケシの作付けを行ったから、二〇〇三年末までに、アフガニスタン一国で世界の麻薬生産の七割を占めるに至った（二〇〇六年には九三パーセントに上昇、二〇〇七年には前年比三四パーセント増え、世界の麻薬を独占した。アヘンの主な消費地はヨーロッパとアメリカである）。

麻薬は以前から貧しい農山村で鎮痛剤として使われていたが、「家庭常備薬」程度で、いわゆる病的な中毒は稀であった。その証拠に、私たちが診療を行った地域では、住民の麻薬使用が激減した。爆発的に拡大したのは一九七九年、パキスタンの禁酒令の徹底、アフガン戦争（一九七九―一九八九年）以後である。その後、一九九六年にタリバーン政権が登場すると、厳しく取り締まられるようになり、大旱魃の最中でもほぼ絶滅に近かった。

それでもタリバーン政権が、初期に麻薬を資金の一部にしていたとされ、米国は「麻薬制裁」

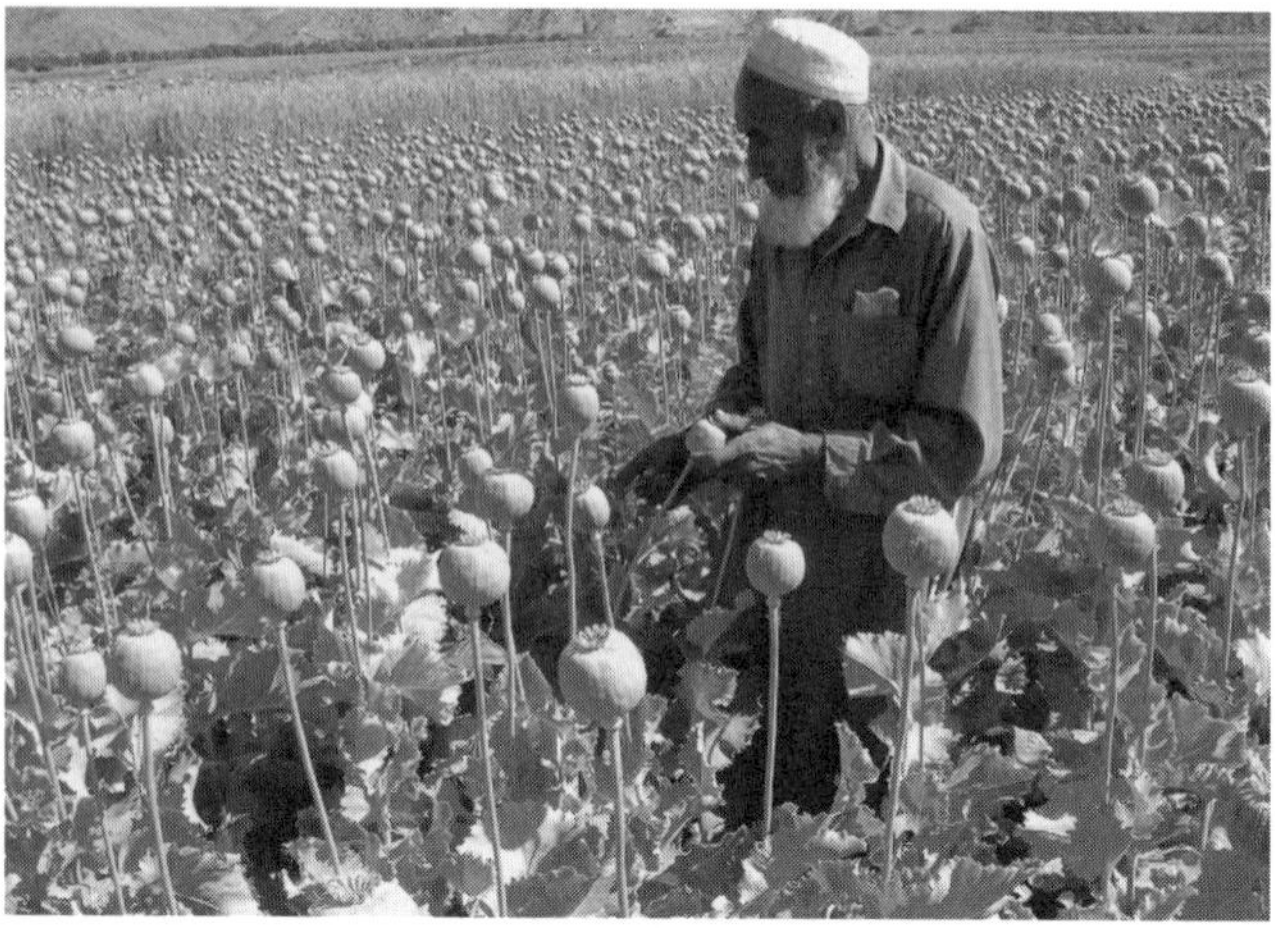

タリバーン政権崩壊後復活したケシ栽培

を課していた。だが、ケシ栽培の爆発的復活は、タリバーン政権崩壊後、同制裁条項が解除されてからであった。これにはいくつかの背景があるが、軍閥の台頭や農村部の貧困と無関係ではない。欧米国際社会が強要した「民主化」の副作用でもあろう。報道の仕方にも問題があり、「イスラム過激派の財源」という見方が強調されたが、事実は分からない。タリバーン側は「政府要人と外国人の関与がなければ国外に持ち出せない」とし、カルザイ大統領は「麻薬を使用する欧米社会も問題にすべきだ」と、論評した。

他方、首都カーブルでは、外国人相手の売春が横行し、空爆で稼ぎ手を失った寡婦たちの乞食が増えた。上流階級や外国人の間で華美な風俗がはびこり、多くの人々のひんしゅくを買った。高級ホテルの間近に広がる荒れ果てたスラムの海は余りに不釣合いである。空爆前のひどい状態は殆ど改善されてなかった。映像が報じた「アフガン復興」は、主に外国人が出入りしやすい首都の一角に過ぎなかったと述べて過言ではない。

治安は過去最悪となり、米軍の「アルカイダ討伐作戦」も、いたずらに反米感情を煽るばかりで実が上がらなかった。二〇〇二年十一月、隣接するパキスタン北西辺境州では、反米イスラム主義勢力が総選挙で圧勝、州の新政府は公然と米軍を非難し、アフガン国境の軍事作戦に非協力を宣言した。実際、米国の「討伐作戦」は粗雑なもので、モスクや学校の誤爆が後を絶たず、反感と復讐心を人々の間に増幅させた。二〇〇二年に一万二〇〇〇名だった米軍兵力は、二〇〇四年に一万六〇〇〇名、二〇〇五年に一万八〇〇〇名に増え、更に英国が四千名の増派を決定、それまでカーブル市内だけに留まっていたＩＳＡＦ（国際治安維持部隊）も地方に展開、外国兵力は計四万一〇〇〇名となり、戦火が次第に拡大した。米軍の地上移動を安全にするため、空からのヘリコプター・パトロールは増えこそすれ減ることがなかった。空爆の回数も年毎に増えている。

例えば二〇〇三年十一月に、私たちＰＭＳの用水路建設現場が米軍ヘリコプターに機銃掃射を受けたとき、米軍当局は「疑わしきは攻撃してから、確認する」と述べた（日本大使館説明による）。さらに、「戦死した戦友を思う気持ちを分かってほしい」と付け加えたという。こちらとしては、「空爆で罪もなく肉親を失った人々の気持ちも分かってほしい」と抗議したかったが、そんな発言をすれば「反米的、親タリバーン的」だと烙印を押されかねない雰囲気である。工事に差支えが出るのはまずいと思って、黙っていた。
米軍にとって最大の悩みは、敵と味方の見分けがつかないことである。「民主化」を叫び、法律を変え、タリバーン勢力の駆逐を図っても、タリバーン的な文化的土壌までは抹殺できない。二〇〇三年、米軍の最大の協力者であった北部同盟がジャララバードの実権を握っていたが、他ならぬ反タリバーン勢力が「新法律では治められない」として、事実上のタリバーン法を復活させた。二〇〇五年九月には、カーブル中央政府の法務省がこれに習った。

用水路開削への道

その頃、アフガン各地から流民の群が大都市を目指し、さらに国境を越えて続々と難民化していた。戦火も拡大の一途をたどり、私たちの活動地が外務省から「危険地帯」に指定されていた。「農村の回復なくしてアフガニスタンの再生なし」という確信を深めた私は、空爆下の食糧配給の訴えに寄せられた「いのちの基金」約六億円を投じて、農業復興に全力をつくす方針を固めた。計画の骨子は以下の通りである。

1、試験農場　乾燥に強い作付けの研究
2、飲料水源事業　現在の事業を継続、総数二〇〇〇ヶ所を目指す
3、灌漑用水事業　涸れ川になった地域の井堰《いぜき》・溜池《ためいけ》の建設、大河川からの取水、第一弾とし

てクナール州ジャリババからニングラハル州シェイワ郡高地まで十四キロメートルの用水路建設（後に十三キロメートルに修正、第II期工事七キロメートルを加えて総延長二〇キロメートル）。

二〇〇二年三月、以上を「緑の大地計画」と称し、速やかに準備を開始した。尤《もっと》も、これらの計画は、二〇〇〇年八月にジャララバード水対策事務所が開かれて以来、必然的ななりゆきだったと言える。新たに加わったのが試験農場だけで、飲料水源、農業用水の獲得はそれまでの事業の拡大発展であった。しかし、地下水さえもが涸渇し始めた以上、カレーズ（伝統的地下水路）などの地下水利用の灌漑は限界に達していた。残るは地表水の利用のみである。その頂点といえるものが用水路建設計画であった。

数千町歩灌漑をめざす用水路は、これまでPMS＝ペシャワール会が行ってきた事業の中で最大規模のものとなるだろう。しかも、用水路のルートは三十五年前、国家的な灌漑事業を各地で行った旧ダウード政権が計画段階のうちに大統領自身が暗殺されて頓挫、その後誰も手をつけなかった地域である。

理事会から危惧の声

予想はしていたものの、果たして日本側ペシャワール会の理事会から危惧の念が表明された。十四キロメートル、数千町歩の灌漑となれば、一大土木工事である。いくら基金があるといっても、日本なら専門家による調査と設計費用だけで数億円は消えてしまう。工費はさらに膨大であろう。半信半疑であったに違いない。現地事情は、わがペシャワール会事務局の人々でさえ伝わりにくいことを痛感した。だが、旧ソ連軍の精鋭部隊十万人が、粗末な旧式のライフルで武装した農民兵に撃破されたお国柄である。「日本人の常識を超えるものがある」という漠然とした確信だけが根拠で、私は返答にしばしば窮した。

「先生の計画予算はたいてい二倍以上かかっていますから……」と述べたのは財政担当の梶原である。また、市職員としての経験から、「水争いを下流側の住民と起こす可能性はありませんか」と質問した。

「クナール河の水量は膨大で、筑後川の数百倍はあります。特に夏は、毎秒数千トンを下らないでしょう。予定取水量は最大毎秒六トン、下流側にはほとんど影響を与えません。水争いは確かにありますが、河の上下流でなく、同一用水路内の流域で起きます。一般に取水量が少ないので、水路上流側から順に潤しますが、この分配をめぐって起きるのです。豊富な水量を送れば、水争いを減らせます」

「作った後の維持管理は誰がするのですか」

「アフガン農村では、地主だけでなく、日本にはない『水主制度』があります。一般に世襲制で、水路の維持管理に責任を持ち、地区の長老会と交渉して水の分配を決めます。農民側は水主の指示で浚渫《しゅんせつ》の賦役に応ずると共に、収穫の一～二パーセントを差し出します。政府は、大規模な改修工事や、紛争で治安維持が必要と認めるときだけ、介入します」

「福岡県では、ゲート式がほとんどですが、取水の水門はどうするのですか」

「巻き上げの堰板《せきいた》方式です。夏の濁流から底水を取れば、水路内が泥で埋まります」

環境への影響も、当然問題にされた。

「アジアやアフリカの干燥地帯では過去の灌漑用水路が塩害を引き起こしていますが、その危険性はないのですか」

「塩害を起こすのは、出口のない緩やかな流れの川です。アフガニスタン全体がヒンズークッシュ山脈の急峻な山岳地帯です。これまで、沙漠に消えるヘルマンド河以外に、塩害はほとんど聞きません。ただし、クナール河沿いの一部に塩類の蓄積は見られます。しかし、ナトリウム塩ではなくカルシウム塩で、出口のない小川、湿地帯で観察されます。いずれも澱んだ水の溜り場です。用水路が引かれて流水で土地が洗われ、流路を河に戻すように作れば、土中の塩類蓄積を逆に減らすでしょう。それに、これまで掘った約一千本の井戸からナトリウム塩は出ませんでした」（その後、これは実証され、カルシウム塩の溜まった畑は、流路を引くことで解消した。）

私は、「環境をいうならば、コンクリート三面掩蔽《えんぺい》を避け、蛇籠工《じゃかごこう》と柳枝工《りゅうしこう》の水路は最も先進的な、『環境配慮』のお手本となるだろう」と、大見得を切って力説した。

インダス河支流・クナール河の事情は日本で理解を得るのがなかなか困難であった。尤も、予算は梶原の予言どおりで、工事が始まると、「総工費二億円」はわずか一年目にして消え、第一期工事十三キロだけで最終的に九億円を計上した。

他方、ジャララバード水源確保事業事務所の職員は至って楽天的であった。水路担当になったディダール技師は、井戸掘り事業で活躍した叩き上げの職人で、カレーズや小水路の修復の経験を豊富に持っていた。弱冠三十二歳、正直一途、小柄で聡明な人物であった。いわゆる「現場人間」で、のみこみも早かった。

「ディダール、本当に自信があるのか」

「できます。ただし、いくつか難所があります」と測量したばかりの地図を広げた。

「取水口から四キロメートル地点の垂直の岩盤地帯五〇〇メートル、ダラエヌール渓谷下流のブディアライ村二・五キロメートルの通過です」

武器なき戦

もともと水路建設の話は、私が出したものであった。二〇〇三年二月にクナール州の診療所に出かけた折、ダラエヌールから北東部に広がる沙漠化した荒涼たる台地を眺めながら、同行していたジア医師とディダール技師が「最近のアフガン復興ブーム」を苦々しく論評していた。

「カーブル以外は何も変りはしないさ。外国団体が来たって、外人職員の給与で半分減り、テカダール（請負師）がしこたま儲けて支援金がなくなり、政府の有力者がピンはねする。涙金し

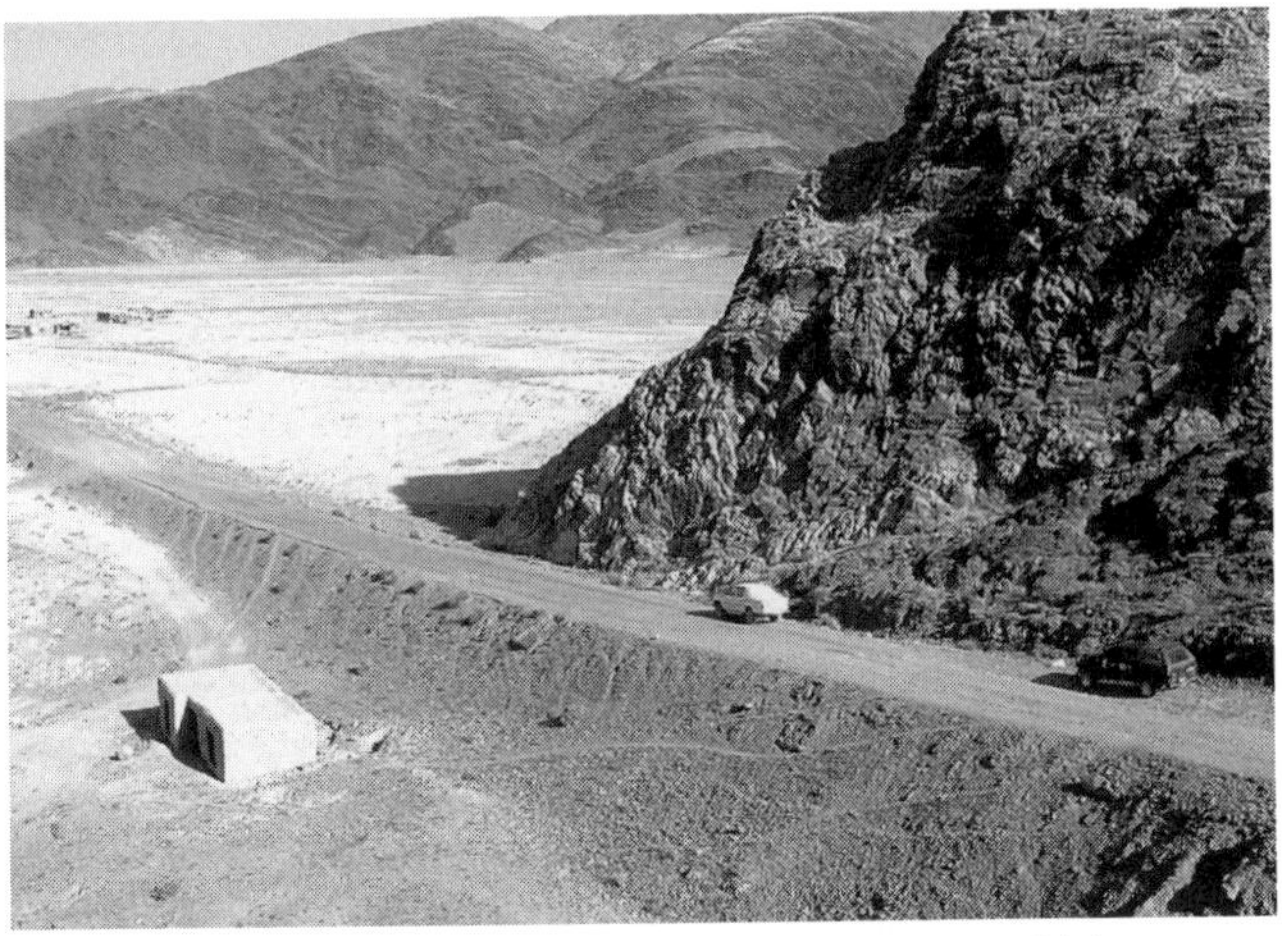

沙漠化した土地に国連の住居計画で建てられた小屋

か貧乏人には回って来ねえ。金持ちの外国移住と豪邸が増えるのが落ちさ」

ジア医師も全くだという表情で、「ドクターサーブ、あれを見て下さいよ」指をさすと、沙漠の中に小屋がぽつんとあった。

「あれは何の小屋だ。物置か」

車両を止めてみると、小馬鹿にしたようにちっぽけな小屋にそぐわぬ看板があり、「難民帰還計画・住居計画」と大書してある。

ディダール技師とジア医師が軽蔑の笑みを浮かべた。

小屋の直前に岩盤がそそり立ち、その頂から北西の丘側を見ると、一面の台地状の荒野が広がる。ダラエヌール渓谷から東へ五キロメートル、鬼気迫る光景に息を呑んだ。

「この辺りまで、かつてはダラエヌールからの水が潤していました。ダウード政権時代、用水路建設のマスター・プランがありましたが、この岩盤迂回が困難で出来なかったと言われています。でも技術的に不可能ではありません。みな、リスクをかけてやりたがらないのです」

「君ならやれるか」

「イエス、井戸掘りで巨礫《れき》を破砕してきた経験からすれば、岩盤に溝を通せばよいことです」

チャガサライまで約五〇キロメートル、道路はひたすらクナール河右岸に沿って走る。途中、私は適切な地形をした取水の場所を注意深く見ていた。すると、この岩盤から更に五キロメートル上流、ジャリババという所に、入り江状をした場所を見つけた。

次第に十年前の記憶がよみがえってきた。この光景は見たことがある。あの時も、確かこんな早春の季節だった。過ぎる一九八九年頃から、私はパキスタン側から対岸のスレイマン山脈を越え、地元ゲリラたちと共に、時には山中に身を潜め、何度もこの大河を筏《いかだ》で渡った。戦場を巧みに避けながら、職員のサルフラーズやヤコブを伴って、診療所建設の準備を進めていた。

全く無謀な挑戦ではないと考えた理由の一つは、クナール河からの取水口予定地ジャリババからダラエヌールまで、自分の足で、かなり地勢を把握していたからである。

それに、二、三ヶ所の難所を除けば、現地の用水路は岩盤沿いの素掘りが多く、ある程度の資金さえあれば、技術的な問題は現地の知恵に頼って実現できると思っていた。荒れ果てた広大な農地、流民の群、地下水利用の限界を目の当たりにして、六億円という手持ちの資金を前にすれば、当然、この豊富な水量を利用せぬ手はないと、食指が動いたのである。

こうして、その後の四年間、「川」にとり憑かれることになった。実際、この間の出来事を思い出そうとしても、水路事業以外の記憶があやふやである。また、それほど没頭せざるを得ない事情が次々と起きた。


二〇〇三年三月十二日、ジャララバード事務所の職員一同を朝礼に集め、計画を宣言した。

「諸君、この二年間、飲料水源確保、カレーズ再生、空爆下の食糧配給と、PMSの旗の下、多くの同胞たちが君たちの活動で救われてきた。今、米軍の進駐に伴って大きな変化がアフガニスタンに起きようとしている。多くの国際団体がやってくるだろう。

しかし、我々の活動は変化しない。どんな政治勢力がやってこようと、人々の厄災が続く限り、私は君たちと居るだろう。我々はこれまで方針を変えなかったし、これからも変えることはない。混乱が続き、多くの外国人が出たり入ったりするだろう。君たちの中にも、辞める者があるかも知れない。

しかし、勘違いしてはならない。これまでのPMSの仕事は手初めであった。今後、更に大きな挑戦に乗り出すだろう。今、周囲を見たまえ。どれだけのアフガン人が故郷で安心して暮らせるだろうか。食べ物はなし、職はなし、カネはなし、水さえもないのだ。

アフガン復興は、外国人だけの手に委ねられるものではない。君たち自身の手によらねばならぬ。干からびた大地を緑に変え、本当に実のある支援を我々は目指す。その大きな挑戦として、用水路を建設して豊かな故郷を取り戻す。議論は無用である。一致して協力し、復興の範を示すことが我々の使命である。これは、我々の武器なき戦である」

試行錯誤の開始

かくて二〇〇三年三月十九日、米軍のイラク攻撃の前日である。地方政府の要人、シェイワ郡長老会メンバー、PMS代表を集め、着工式がとり行われた。「ジャリババから約十四キロメートル（後に十三キロメートルに訂正）の用水路建設を二、三年で完成、沙漠化したシェイワ郡二千町歩を回復、用水路は『アーベ・マルワリード（真珠川）』と名づけ、毎秒六トンの水を旱魃地帯に注ぐ」と宣言した。もう後には引けなかった。

翌日、世界中の猛反対にもかかわらず、米英によるイラク侵攻が開始された。日本もまた、アフガン空爆のときと同様、日米同盟による「国益」を正当化し、同盟軍として事実上参戦した。政府はもちろん、国民の多くに「参戦」という意識は薄かった。一方では戦争による破壊的状況が拡大する中で、我々の事業は、戦争という暴力に対する「徹底抗戦」の意味を帯びた。

しかし、宣言にふさわしい力量があったとは言えない。この時、用水路関係のワーカーに指定した日本語の必読文献は、『後世への最大遺物』（内村鑑三）と『日本の米』（富山和子）で、要するに挑戦の気概だけがあった。自分からして、流量計算や流路設計の書物さえ理解できず、高校生の娘から数学の教科書を借りて、必要だが苦手な数学を再学習するありさまであった。この

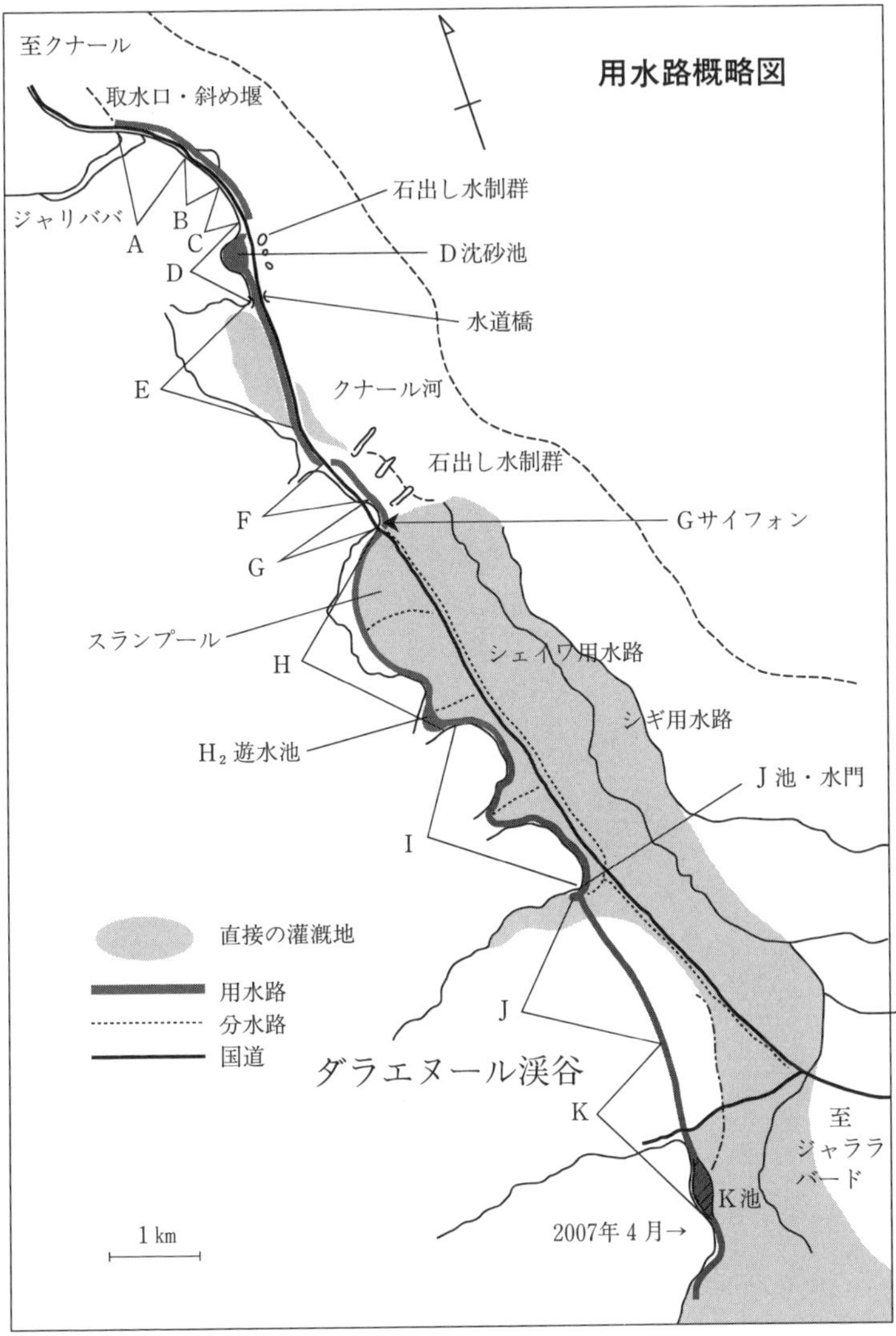
用水路概略図
至クナール
取水口・斜め堰
石出し水制群
ジャリババ
A
B
C
D
D沈砂池
水道橋
E
クナール河
石出し水制群
F
Gサイフォン
G
スランプール
H
シェイワ用水路
シギ用水路
H₂ 遊水池
J 池・水門
I
直接の灌漑地
用水路
分水路
国道
J
ダラエヌール渓谷
K
至
ジャララ
バード
K池
2007年 4 月→
1 ㎞

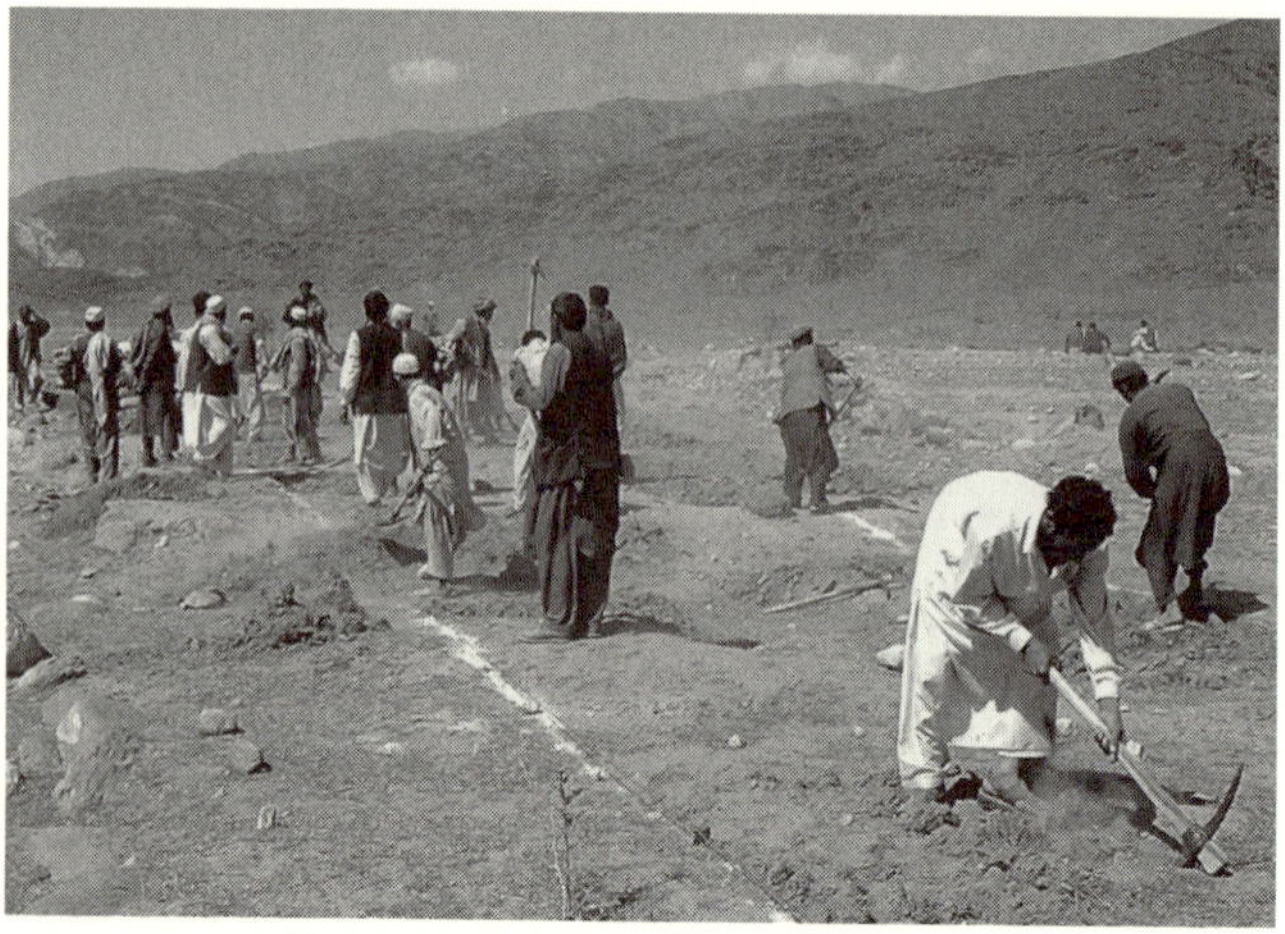

乾いた大地に用水路の掘削が開始された

とき、笑わずに協力してくれたのが、坂本紘二教授、小林正毅技師である。広報担当の福元が奔走して、学ぶ機会を作ってくれた。

両氏は何れも、流路設計に実際的経験を持つベテランである。まるで畑違いの医者である私の質問に対して、忍耐強く教示いただいたのが何よりも嬉しかった。専門家にしてみれば、ずいぶんと愚かな質問もあったに違いなく、きっと「大丈夫かな」と思われたであろう。

小林技師から頂いた資料は、農林省の「土地改良計画基準」（昭和六〇年）、「蛇籠」、「土地改良事業標準設計・鉄筋コンクリート用水路（図面集）」（昭和六十一年）などで、流量計算など、流路の構造、大きさ、傾斜を決め、サイフォンや水門を作る上で、その後座右の書になった。コンクリート構造物の設計は、かなり現地流に焼き直したものであるが、基本的なものは、ほぼこれを踏襲した。

　また、知人や親戚にも土木関係者がいて、基礎的なコンクリートの打設作業、セメントや鉄筋組みのイロハを快く教えてくれた。実際に工事現場にも足を運び、本当にゼロからの出発に近かった。

　しかし、現場を見ながら今振り返ってみれば、「自分が専門家だったら決して手をつけなかっただろう」と思えることばかりある。圧倒的な物量と機械力、精密な測量と理論的研究を誇る日本の公共土木技術は、世界屈指のものである。それだけに、専門分化が著しくて門外漢の入る余地が少なく、医療現場と似た点がないではない。しかし、だからといって日本の土木技師がやってきても、直ぐに役に立つとは思えない。文化や習慣はもちろん、技術力も機械もない現地では、勝手がずいぶん異なって、思い通りにならないのである。

　だが医療の場合でも、過去同様であった。日本で優秀な医療技術者といえども、豊富な診断機械と無制限に必要薬品が使える福祉社会に支えられた技術であって、診断ひとつとっても、聴診器や打鍵器など人間の五感だけが頼りでは身動きがつかない。医療も含め、「技術者」には、「モノのない現地に合わせて何とかする」訓練が不可欠で、年余をかけて自らを再教育せねばならぬことが多い。

　農業技術、小さな水利施設の場合は、自給自足で鍛えてきた農民の方が、都会育ちの「エンジニア・サーブ（技術者様）」よりも遙かに実際的で、呑みこみが良かった。いかに野暮ったくとも、「今ある手持ちの技術で、いかに切り抜けるか」という機転に長けていて、それを実行する。

机上論では文字通り食えないからである。過去の病院診療の経験から、不消化な知識が逆に災いすることが少なくないことは身にしみて知っていた。しかし、今回はこちらも机上論からの出発である。試行錯誤は必至だ。それなら、近代的な機械力や技術に過度に頼らず、地元農民の手で作業ができ、維持や改修が可能なものを目指すべきだ。ともかく、灌漑施設として自分で手がけたものは、現地のちっぽけなカレーズの改修くらいのもので、「水路」と呼べるものはなかった。

「川」の再発見

そこで現地はもちろん、帰国して暇さえあれば水利施設を観て歩いた。近辺の小川や堤から始め、「昔から残っているもの」に照準を当て、福岡県の筑後川、矢部川、熊本県の菊池川、緑川、球磨川沿いなどを散策した。いったい昔の人々はどうやって自然の河川から水を取り込み、どうやって水路を作り、多くの開墾地を開いたのか、身近なところから見て回った。もちろん、アフガニスタンにも多くの用水路や取水口があって、人々が暮らしているのだから、こちらの方も大いに参考にした。しかし、取れる所からは取水し尽くしているので、現地ではこれまでできなかったものを作る必要がある。現地方式に新たに何かを加えなければ見通しが立たなかった。

だが、これによって、新しい世界が開けた。それまで漫然と見ていた田園の光景が一変した。人は見ようとするものしか見えない。一見平地に見える筑後平野の勾配はどのくらいか、どうやって水量を決定したのか。どの経路を経て導水し、季節の水量調節をしたのか。車窓から田圃や川が見えると、食い入るように見ながら考えるようになった。私の家は福岡と熊本の県境、大牟田市三池の山手にあり、山を隔てると熊本県である。五〇〇メートルほど林道を抜けると熊本県南《なん》関《かん》町、こちらは別の水系（菊池川支流）である。これまで、県境がどうして決められたか考えたことがなかったが、やっと分かった。人々の暮らしの単位と言える村落は、当然、異なる水系で隔てられるからだ。そういえば、ブラジルという国の形はアマゾン河の流域そのものだし、アフリカのコンゴもそうだ。まさに、川を中心に人の営みが開けたのだ。こんな当り前のことに気づくほど自分が無知だったことを知った。

　また、我が家の周りは標高三六メートル、三池山群の麓に当たり、西に有明海を望めば長崎県島原半島が真正面に姿を見せる。段々畑が多く、大きな川がない。その代わりに溜池がやたらに多い。

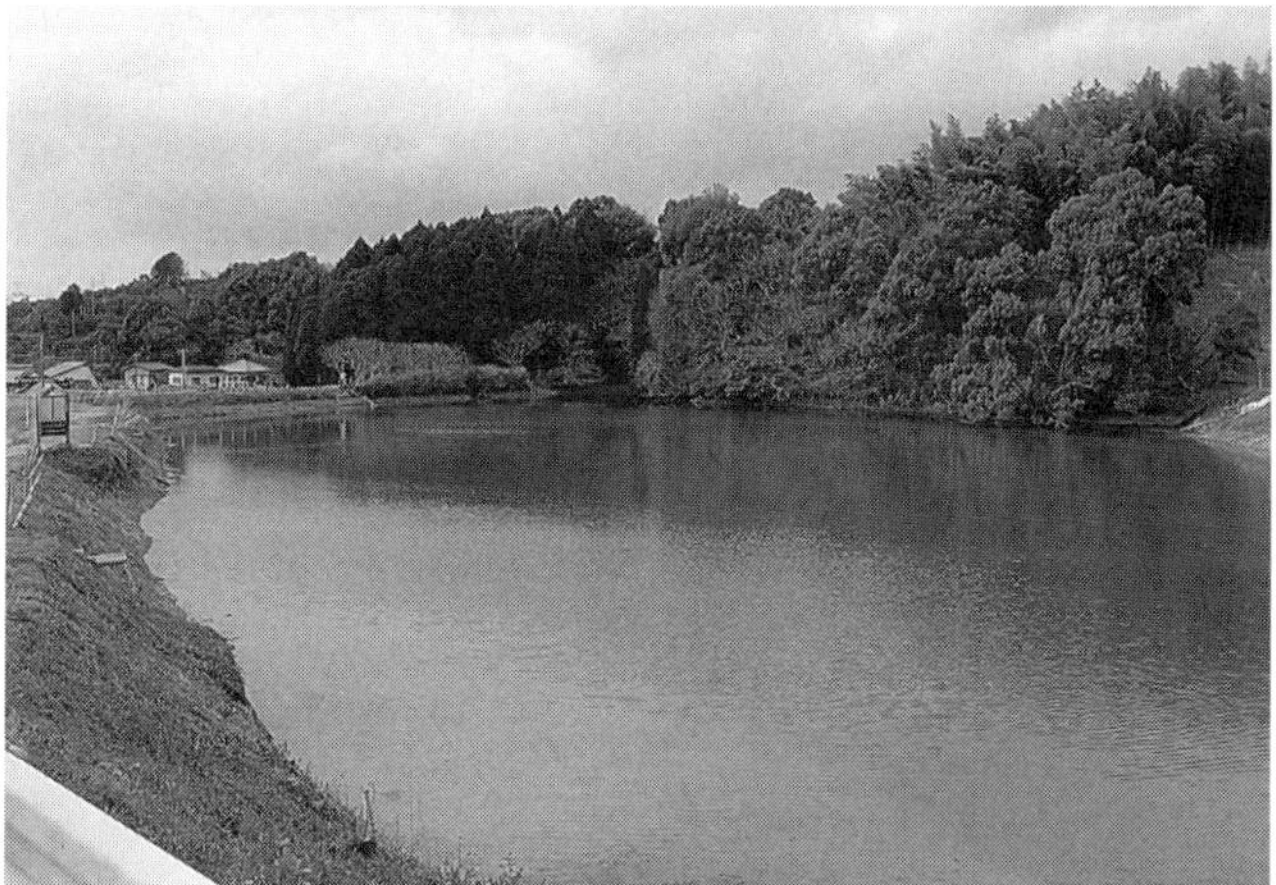

大牟田市三池の堤

自宅から周囲半径五〇〇メートル以内に十一ヶ所もの堤《つつみ》がある。いつ頃から人々が開墾して農地を開いたか明らかではないが、堤にはそれぞれ名前があって、「六人堤」と呼ばれるものがある。郷土史によれば、徳川家光によるキリシタン弾圧の時代には既にあったらしい。幕府の代官に見初められた若い娘が、禁制になったばかりの「キリシタン」で、代官の求めを拒み、一家五人と娘の許婚とが計六人、身を投げて自決したという。とすれば、四〇〇年ほど前には既にあったわけだ。三池には大きな川がないので、人々は昔から梅雨時に水をため、夏や秋の渇水期に放流したという。

こういった水利施設には、稀ならず古い石碑があって、幾世代にもわたって村人たちが自分で守ってきたことが分かる。昭和初期まで、建設・改修工事を行った人々の名に連ね、必ず「その他〇〇村の者多数、自ら志願して工事を助けた」と感謝の辞が記してある。連綿と続く農業生活の基盤は、村人が結束しないとできない。現在のアフガニスタンがそうで、取水口や主水路の浚渫や整備は、村人総出で行われる。

地理条件の類似と相違

日本とアフガニスタンとの地形や河川を見ると、類似点がある。それは、河川の勾配が急であること、季節の水量の変動が大きいことである。日本列島は山が海岸から近く、山間部の河川は急流が多い。また、夏になると集中豪雨、台風などで急激に増水する。明治時代に治水事業で招

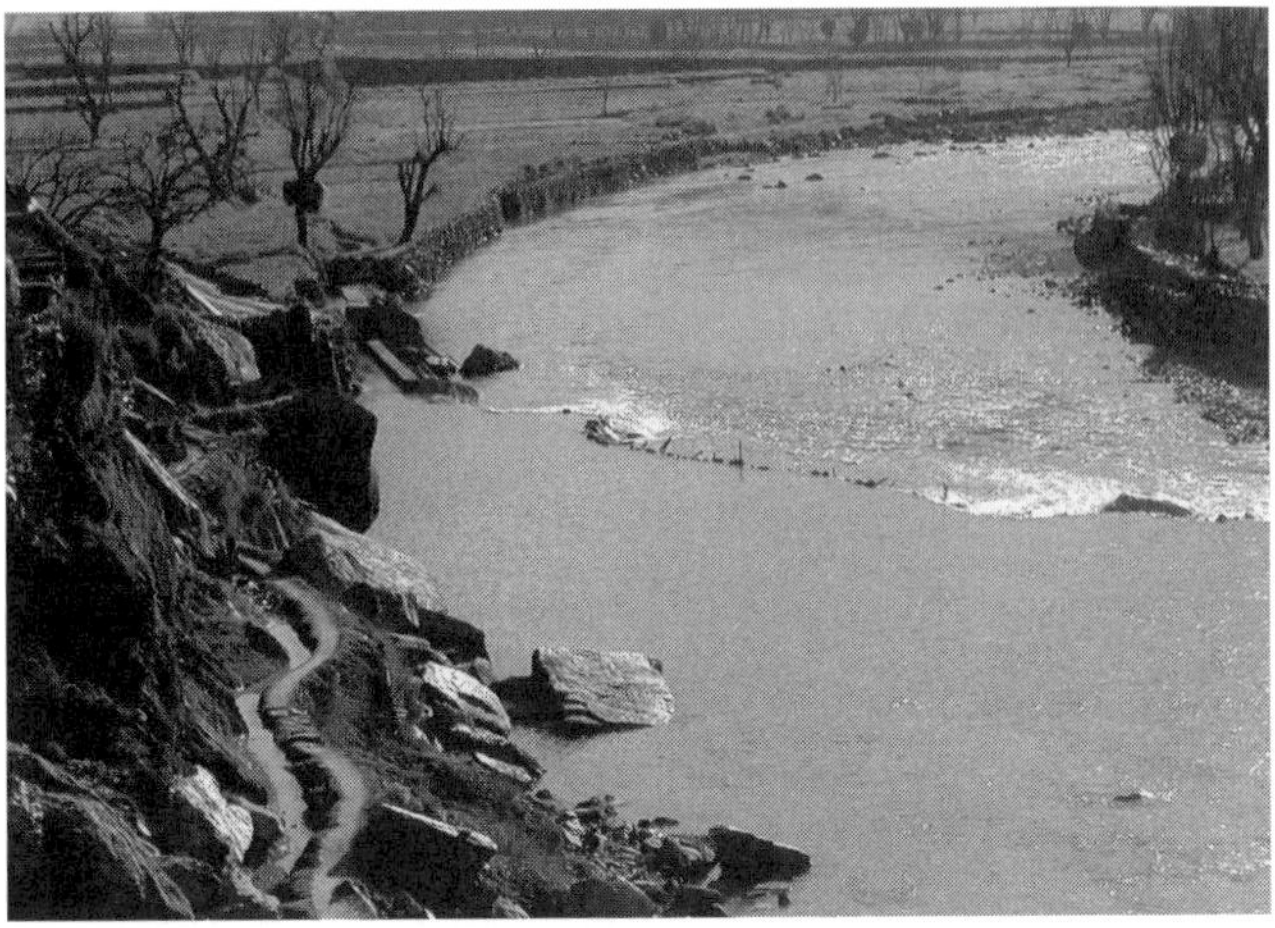

ダラエ・ピーチの斜堰と取水口（左手）聖牛で堰き上げる

かれたオランダ人技師デ・レーケが、日本の河川を評して、「これは川ではない。滝だ」と述べたのは有名な話である。アフガニスタンもこの点は同じで、七〇〇〇メートル級の山々を戴くヒンズークッシュ山脈が国土の大半を占め、一気に数千メートルの落差を下ってくる。従って、農業用水の取り方や村落形成に多少似たところがある。

ただし、決定的な相違は、やはり自然の規模と降雨量である。日本の河川は、確かに「滝だ」と思わせるところがあるが、海岸近くでは比較的緩やかになり、広々とした平野部も少なくない。アフガニスタンでは、「高原」はあっても、日本のような沖積平野が稀である。すなわち、国土全体が日本の山間部の地形をバカでかくして、海岸部の平野を除いたものと考えてよい。耕作ができる柔らかい土壌の平野がわずかにあっても、洪積層にシルト層（砂泥）が堆積したもので、事情がずいぶん違う。

さらに、雨の降り方も異なる。日本では、麦やトウモロコシなど、乾燥に強い作物ならわざわざ川の水を引かなくとも、雨水だけでまかなえる畑地が少なくない。アフガニスタンは違う。天水に頼る麦作は至る所に見られるが、やはり渇水期の灌水が保障されないと、生産性が著しく低い。川のないところは「岩石沙漠」と呼ぶのがふさわしく、山々がむき出しの岩石で、放置すれば自然に緑の山になるような日本のような地域ではない。

私の育った福岡県は、かつて産炭地が多く、分けても筑豊炭田は北九州工業地帯を支えて盛んに採掘が行われた。三十年前まで、「ボタ山」と呼ばれる石炭採取の残骸が至る所で見られた。これは地下の炭層を掘り出して選炭した後、純度が低い「ボタ」と呼ばれる石が捨てられて出来たもので、高さ数十メートルの茶褐色の小山になる。閉山後撤去されたものもあるが、かなりの数が放置された。驚くべきことは、この無機質のボタ山に植物が自生し、付近の雑木林の山と区別がつかないくらい、短期間に緑化したことである。初めは荒地に生えるイタドリやクズ、セイタカアワダチソウなどの雑草が生え、それによって腐葉土が堆積、岩石の風化作用と相俟って保水性を増し、徐々にカシやナラなどの広葉樹の林ができた。このようなことはアフガニスタンでは、考えにくい。

アフガニスタンの山肌はむき出しの岩石塊である。降雨のときに保水力がなく、すさまじい土石流が発生しやすい。岩の隙間に小さな灌木が生える程度で、植生が広がらないのである。また、絶対的な降雨量が少ない上に、五月から八月にかけて、短時間に気まぐれな局地的豪雨が襲う。洪水と土地の乾燥が極端な形で同居する。

変動が激しいとはいえ、比較的一定した水の源は、ヒンズークッシュの高山の雪である。これが解けて川となり地下水となって流下し、里を潤すのである。雨は確かに恵みではあるが、所によっては一集落全部を流し去るような激流となり、空しく大河に消えてしまうことが稀ではない。高山では特にそうである。従って、万年雪の少ない四〇〇〇メートル級の山々の中小河川と、一年を通して残雪が消えない七〇〇〇メートル級の山々から下る大河川とに分けて、水利用を考える必要がある。

また、自然の規模がまるで異なる。インダス河はパキスタン北部のカラコルム山脈に源を発し、アトックでカーブル河と合流して本流を成す。このカーブル河は西方から下る本流に、北方から下るクナール河が、ジャララバード付近で合流して水量を増す。いずれも、ヒンズークッシュ山脈の降雪が水源であるが、規模の上からはクナール河の方が大きく、カーブル河本流は四〇〇〇メートル級、クナール河は六〇〇〇～七〇〇〇メートル級の高山から流下する。従って、クナール河の方が流量も多く、万年雪の分だけ安定していると言える。アフガニスタンでは、ヒンズークッシュ山脈北側のアム河に次ぐ大河で、その流域はパキスタン北端のチトラールから同山脈の北東部全域に相当し、九州、四国がすっぽり納まるほど広大である。

取水口の工夫

さて、アフガニスタンの山間の田舎でしばしば見かけるのは、「ジューイ」という人工の小川である。ヒンズークッシュやカラコルム山脈の谷を歩いたものなら、岩石沙漠とインダス河支流に沿う小さな村落がいかに苦労して水を引いているかが分かる。これら人里をかろうじて潤しているのがジューイで、たいていは泉や上流の河から、山腹を這うように延々数キロの小川を引く。比較的川に近い平野の村落で見られる大きな水路も、規模が大きいだけで基本的に同じである。

山間部の川沿いの村々は、乾燥地に点在するオアシスというのがふさわしい。何故そんなに離れたところに水を引くのか、年来疑問に思っていたが、水を得て利用する人々の立場で観察してみて初めて納得した。滔々たるインダス河支流の大河川は、人々にとって恵みであると同時に恐怖の対象である。クナール河の場合、夏冬の水位差は川幅が広いところでも一・五メートル以上、狭いところは三メートル以上、毎年大洪水が起きると考えてよい。やや低いところは、夏の増水が少しでも多いと、容易に濁流に呑み込まれ、人が住めないのである。従って、取水口が人里と離れているのが普通である。実は、これは日本も同じで、人々は洪水と戦いながら取水の工夫を積み重ねてきたことも知った。

現地の平野部農村では、夏の水位上昇の時、水位が高いだけ、広範囲で多くの水量が得られ、米作も可能になる。問題は、夏の大洪水と共に、秋冬の低い水位である。現地の主食であるナンは、冬に育つ小麦から作られる。従って、冬の取水は大切であるが、余り取水口を大きく深く取

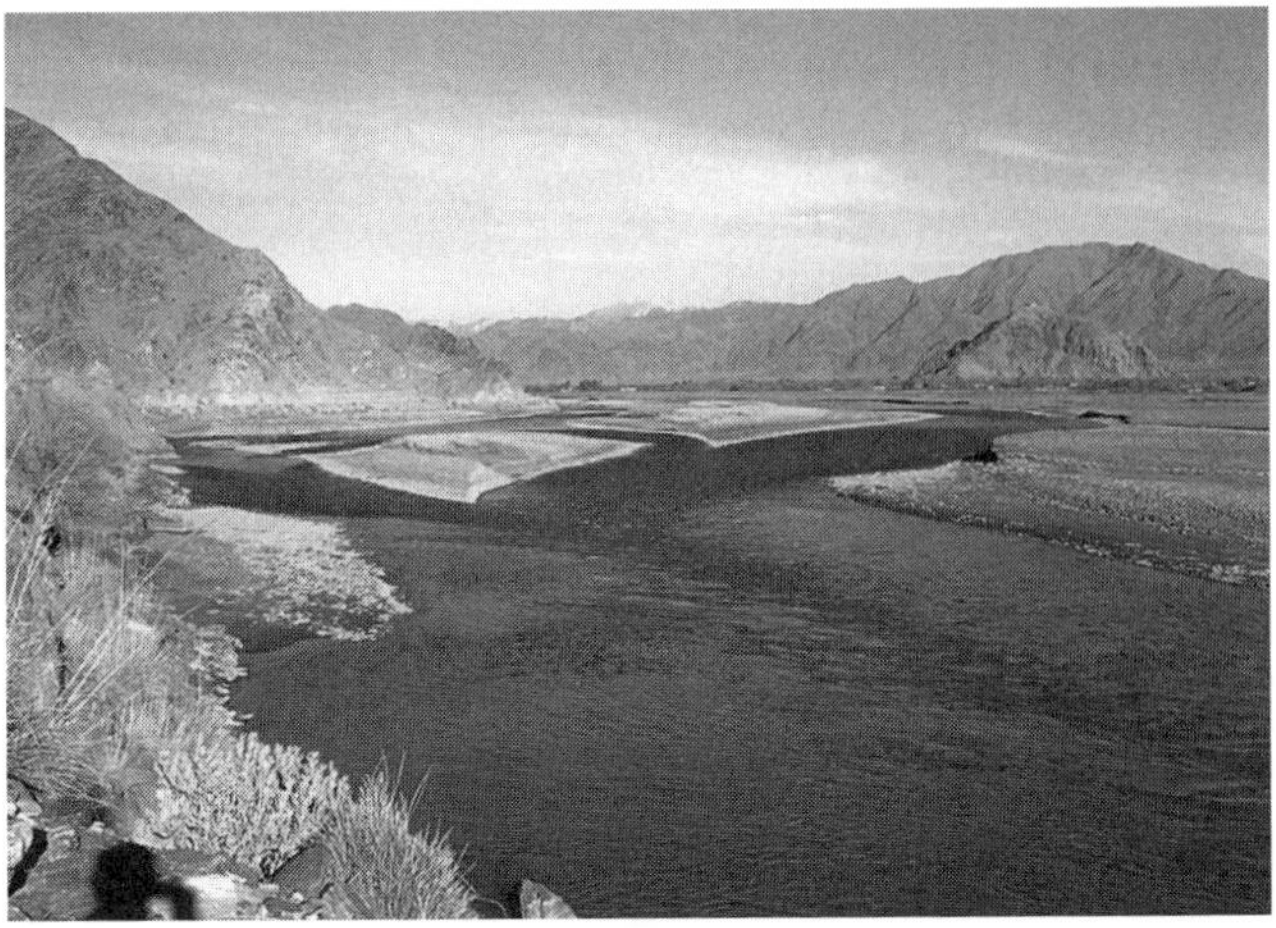

春のクナール河

ると、夏の洪水に脅えなければならない。クナール河の夏の濁流はヒンズークッシュ山脈の氷雪が解け出し、大小の支流域の土砂を一緒に運んでくる。雨と重なれば、川一面が水というよりも泥土のコロイドというべき状態となり、流路内に入って堆積、水路を浅くするからだ。

　これは特に取水口に近い水路ほどひどく、浚渫作業が農事の相当な部分を占める。秋になって水位が下がり始めると、毎日数百名の村の男たちがシャベルを握って取水口付近の土砂を浚渫する。そこで、農民たちは澄んだ水にあこがれている。浚渫の手間を少なくできるなら、その分の労働を田畑の農作業に回せるのである。

　日本の川の水はアフガニスタンほどに濁ってはいないが、人々は同様な問題に遭遇したに違いない。川や池の上水《うわみず》を取る技術が、全国に行き渡っている。コンクリートが入ってくる以前、堤の出口はほとんどが堰板を重ねて作られていた。これは現在のコンクリートに埋め込まれた鉄製スライド式ゲートと異なって、低コストで簡単に作れる。水量調節に上段から順に抜いてゆけば、泥土を含んで比重が高い水は当然下に沈むから、上澄みの余り濁っていない水を取り入れることになる。堤に沈澱した泥土は、村を上げて定期的に浚渫した。昭和三十年代以前に子供時代を田舎で過ごした者なら、堤を干すと聞いて手伝いに出かけ、フナやコイなどが取れるのを楽しんだ記憶があるだろう。

起源は分からぬが、豊富な木材に支えられて日本全土で堰板方式が行き渡っていた。もちろん、堰板の主な目的は水量調節で、流水を静水である堤の池に導いて貯水するから、相乗効果で土砂を池の中に沈澱させることができたのである。

だがこれは、貯水池から出てくる水の話であって、取水口の本質的な機能は、必要一定水量を川から引き込み、洪水を取り込まないことである。そのためには、適度な川の堰上げをいかに確保するかだ。しかし、事情が許せば土砂流入はできるだけ避けたい。

俄然、取水口の研究と設計が最初に課せられた宿題になった。

斜め堰――先人たちの知恵と力作

福岡県朝倉市に山田堰という取水口がある。斜め堰はかつて全国に見られたらしいが、その原型を留めるものが筑後川流域の山田堰である。筑後川は九州の三分の一を占める流域を持つ大河

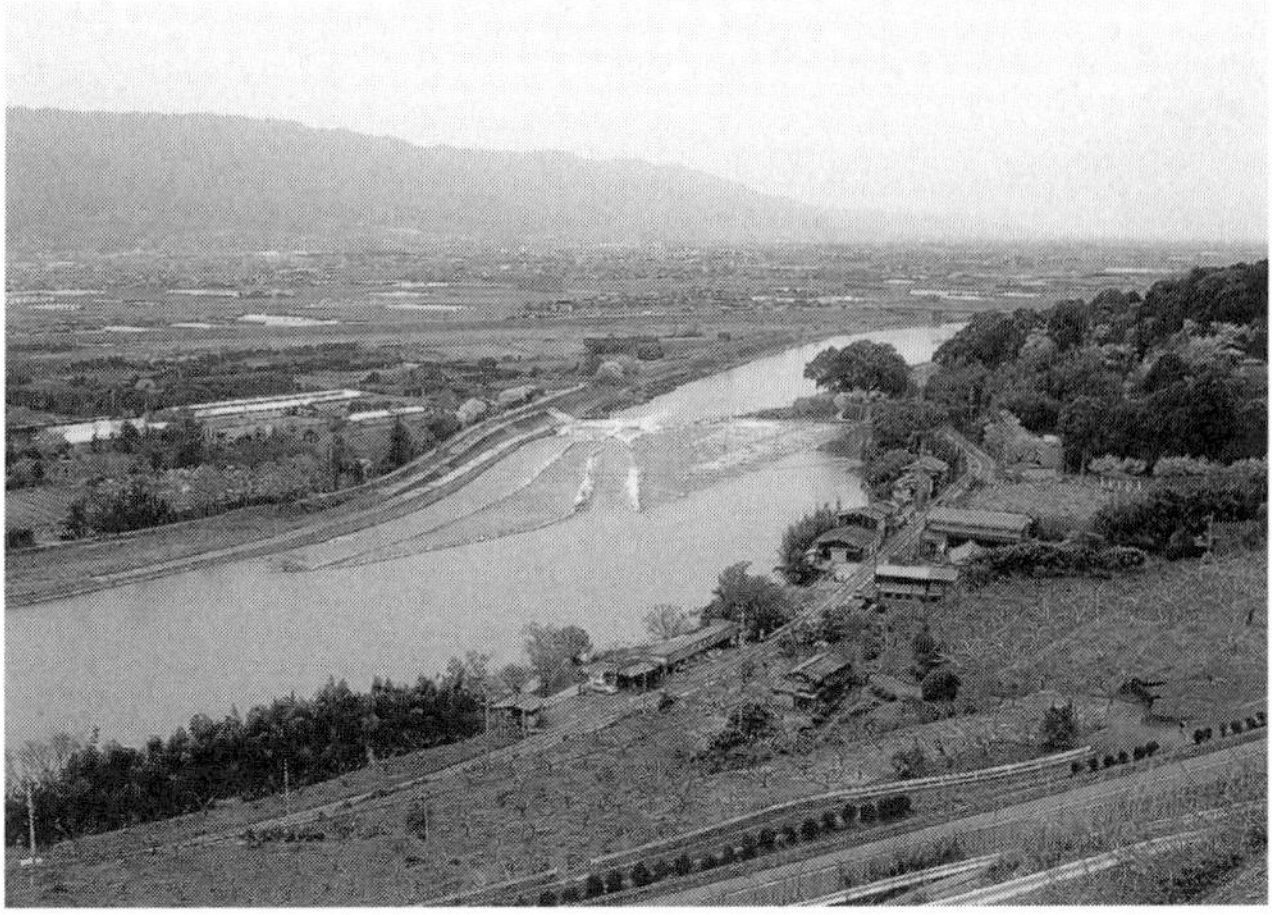

福岡県朝倉市の山田堰

川で、九州の穀倉地帯、筑後平野を潤してきた。広大な水田地帯を車窓から眺めると、かつては牧歌的な光景に浸ることができたが、今はそれどころではない。この田圃を潤す水の源はどこか、どうやって取水し、洪水を避けてきたか、傾斜をいかにとって灌漑面積を拡げたか、土地争い水争いを如何に切り抜けたか、その工夫を考える。

「私たちの取水口予定地と地形が非常に似ている古い堰がある」と連絡してきたのは、同じ頃帰国していた鈴木学である。工事が始まって間もない二〇〇三年八月、電話があり、「先生、そっくりの場所が九州にあります」と告げられた。私はちょうど揚水水車の設置を考えていて、「朝倉三連水車」を見に行くところだと言うと、同じ福岡県朝倉郡（現・朝倉市）だという。何のことはない。山田堰から引いた用水路「堀川」の中に「三連水車」があったのだ。ぜひ見ようということになり、翌日鈴木がわざわざ東京から飛んできて、早速二人で出かけた。

確かに驚くほど似ている。わがマルワリード用水路の出発点、ジャリババの場合、右岸の岩盤に阻まれた流水は、隣接する硬い玉石の堆積層を半円状に抉《えぐ》り、左岸方向へ川幅を広げ、ちょうどカタツムリのように湾曲した小さな入り江状になっている。川底には、沢庵石ほどの自然の巨礫が絨毯のように敷き詰められている。その下流側には堆積した砂浜が延びている。

山田堰の場合も、右岸に岩盤が突き出ている。これが水を跳ね返して酷似した地形になったのだ。「切貫関門《きりぬき》」と呼ばれる取水口は、この岩盤をくりぬいて作られたものであった。この水を導くのが「堀川」と呼ばれる用水路で、六八〇町歩の美田を潤し、寛文三年（一六六三年）に作られた。岩盤を貫く工事は享保七年（一七二二年）、更にこの水位を一定に保つべく堰の大改修が行われたのが寛政二年（一七九〇年）と記されている。その大きさは幅一〇〇メートル、長さ二〇〇メートルにわたり、巨石を斜めに並べて川全体を数メートル堰《せ》き上げ、冬期の増水に対しては堰の中に数本の「水抜き川」が作られて過度の水位上昇を抑え、夏の大増水に対しては余水が巨石の上を越えてゆく。尤も現在は、平成十年の改修工事で、石をコンクリートで固め合わせている。だが、重機も何もなかった時代に、切り出した石を牛馬で運んで並べる様を想像し、驚きを通り越して畏敬の念にうたれた。

だが何故、斜めの堰なのか、その答えは工事を開始して納得ができた。私たちもまた、洪水、渇水、水路決壊、洗掘による対岸の破壊や取水口の水位低下に幾度も見舞われ、改修に改修を重ねて、これまた驚くほど類似した構造となった。その後四年間、この山田堰との長い付き合いが始まる。この堰によって、先人たちの得た「水の理」を学ぶことになった。

第四章　取水口と沈砂池の完成――〇四年三月から〇五年四月

人海戦術

二〇〇三年五月、測量を完了した後、計画が実働し始めた。「水路が来る」という噂が広まり、近辺の農民たちが馳せ参じてきた。掘削の主力はシャベル、ツルハシを手にした農民たちで、岩盤周りは専らダイナマイトの発破作業によった。かろうじて「機械」と呼べるものは、二十年前の型式のロシア製小型ダンプカー一台、農業用トラクター二台、発破作業用の削岩機二台だけであった。

作業員は全て近隣農民で、地面掘削は取水口から四キロメートルまで手作業であった。多いときは七〇〇名を超え、もろい岩盤も「ジャバル」と呼ばれる鉄棒を岩の隙間に入れて上手に岩をはがして落とし、私を驚嘆させた。「近隣農民」といっても、主力はダラエヌールのブディアライ村、シェイワ、シギなど、水不足が深刻な地域が多かった。これらは、「ジャパーニー（日本人）が

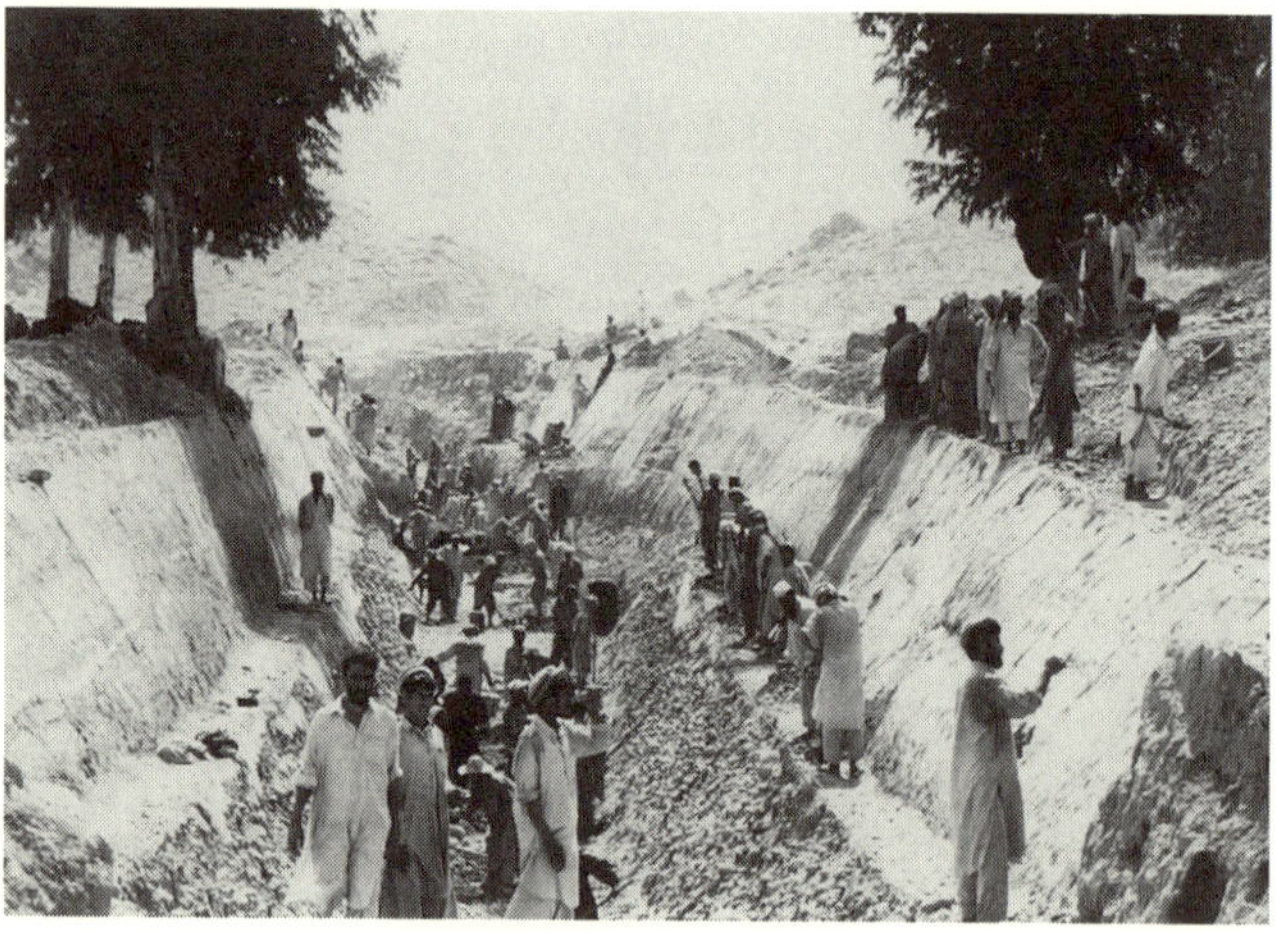

人海戦術での用水路建設

大規模な用水路を作り始めた」という噂を聞き、やがて沙漠化した自分の村に水が来ると思い、パキスタンの難民生活を捨てて故郷に戻った者が多かった。

素人雑炊部隊

初期の用水路計画の陣容は以下の通りである。

中村哲　　総指揮・PMS（ペシャワール会医療サービス）院長兼務
ヌールザマーン　　用水路総責任者
ディダール技師　　用水路技術責任者
目黒丞《すすむ》　　飲料水源責任者・ジャラランバード事務責任者
パチャ・グル　　現場宿舎責任者

以下、アフガン人技術者十六名であったが、実際には、私の忠実な手足となって任務を遂行したのは、看護士のサルフラーズ、運転手のモクタールである。この二名は、PMSのアフガン国内活動が開始されて以来十八年間、私を裏切ることがなかった。主従関係に近い信頼で結ばれていたと言える。分野がどうあろうと、危険地帯であろうと、命ぜられたことは確実に実行した。

ヌールザマーンが最年少で二十四歳、用水路の総責任者としたのは、彼の誠実さと、意気に感ずる心根を買ったのである。文学青年のような、繊細な面影がある。文学部出身で英語が達者なので、日本人ワーカーとの意思疎通ができることもあった。しかし、目黒がまる一年間、井戸事業でダラエヌールに居たとき、「懐刀」と評して手放さなかった。実行力と責任感の強さは現地では稀とも言うべきであった。若いが故のもめごとは絶えないが、欲得や利に敏いところがなかった。短気なのが欠点で、彼の「辞職願い」が定期的に出されたが、私が許さず、揉まれた挙句、徐々に成熟した人物になった。最近では、激怒した私の方が諌められる程である。

パチャ・グルは三十五歳、タリバーン政権時代に国境の役人をしていた。米軍に擁立されたカルザイ政権が現れると失業し、就職を願い出たので、私が雇用したものである。それまで国境通過の際に何かと好意的な便宜を図ってくれたから、こちらも「困った時は御互いさま」と思い、恩返しということもあった。また、一般にタリバーンの同調者に、政治性や狂信性がある訳ではない。その地域の価値観を強く身につけた正義漢が多い。他のアフガン人に比べて潔癖で不正が少なかったので、信用できると考えた。

「技師」については、これまでの病院での経験から、絶対的な信頼を置くことはなかった。一般に、事業の初めに夢を語るときは勢いがよいが、困難に遭遇すると言い訳を繕って辞めてゆく。彼らに当方の命運を賭けるような責任を受け持たすことはできない。相当の脱落者が出ることは必至である。それを覚悟での人選だったが、その後の経過は、その通りになった。

だが如何せん、経験・知識不足である。農民、医療関係者、そして井戸掘り事業時代の自称エンジニアたちからなる寄せ集め集団である。エンジニアといっても、高等教育を受けただけの「現場監督」で、井戸掘り作業で活躍したザルマイに至っては、ただの「爆破マニア」である。

派手な発破作業が好きなだけだ。多少土木作業の経験があるのは、ボーリング作業を指揮していたディダール技師くらいのものである。日本からワーカーを志願して助っ人に赴いた者も、当分頼りにできない。用水路工事の発足当時、日本人十名が手伝いで居た。

目黒丞（三十歳）	元会社員	ジャララバード事務所担当
鈴木学（二十四歳）	新卒	蛇籠《じゃかご》工房、コンクリート担当
宮路正仁（二十五歳）	フリーター	井戸関係から測量へ
鈴木祐治（二十四歳）	元ボクサー志願	医療事務から現場監督へ
橋本康範（二十九歳）	元教員	農業担当
清宮伸太郎（二十五歳）	元会社員	車両、重機関係
進藤陽一郎（二十五歳）	農業研修	農業担当だが一時現場協力
近藤真一（二十三歳）	大学中退	医療事務から植樹担当
伊藤和也（二十七歳）	農業研修	農業担当だが一時協力
川口拓真（二十五歳）	元会社員	会計担当
長嶋透（四十三歳）	元造園業	会計担当、のち重機

このうち、橋本、進藤、伊藤は先に発足した試験農場、目黒、近藤、川口、鈴木祐治は医療事務、これでは、即戦力にならない。おまけに現地語を解さず、シャベルを握ったことさえない者ばかりである。かろうじて工専・工学部卒の鈴木学が下水工事と測量の経験があり、長嶋透が重

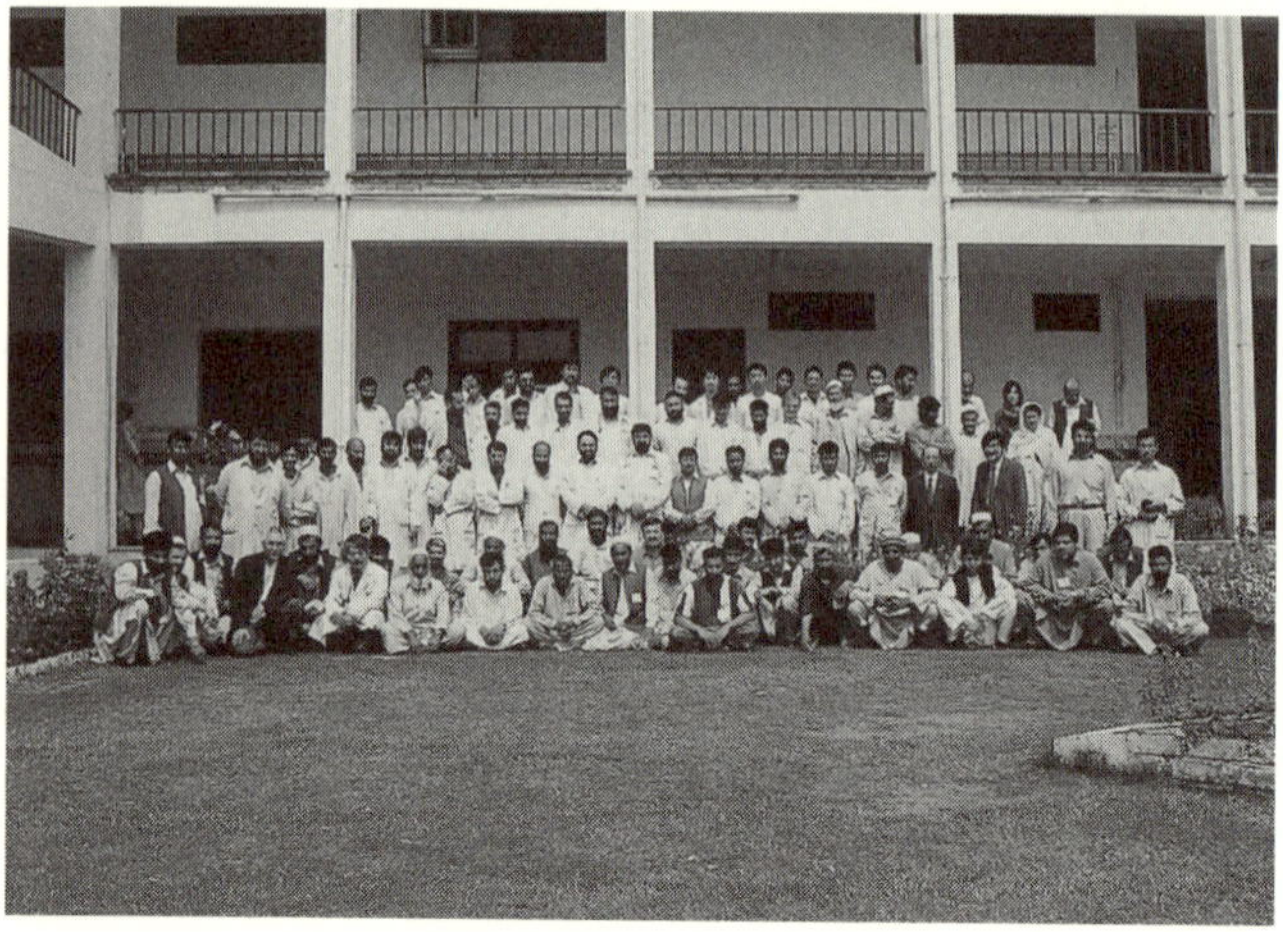

PMS病院のスタッフ一同

機の操作ができた。総指揮者の私が医者、水路責任者のヌールザマーンが文学部上がりの青年、推して知るべし、素人の雑炊部隊である。

だが、その後の成りゆきを考えると、これが良かった。日本の土木専門家なら、手持ち予算と機械力を見るだけで、初めから諦めていただろう。敢えて計画実施に踏み込んだのは、現地での医療活動の経験があったからである。

日本で技術を学んだ医師、看護士、検査技師が現地に来ても、まともな医療活動はできない。近代的な診断・治療技術は、豊富な物量と進んだ器械、高価な薬品など、周辺の分厚い医療産業に支えられたものである。現地では、CTスキャンやMRIはおろか、単純なレントゲン写真さえ、まともに読影できない医師が多い。第一、農村に行けば、器械を動かす電気がないのが普通である。住民たちは、治療し得る病気なら、薬屋と相談して自分で治す。治らなければ諦める。大都市には医学校もあり、医師たちは知識として色んな技術を知ってはいるが、概ね実践性はなく、「知っている」というプライドだけがある。そこに外国人医師が行くと、先ず診療は難しい。器械がない。薬がない。あっても高価で手が出ない。おまけに、現地の医療従事者から口でやり込められる。

過去ＰＭＳ病院では、やっと単純レントゲン撮影、胃内視鏡、心電図、脳波計、原虫検出の顕微鏡検査、簡単な染色技術らを導入したが、これとても日本では四〇年ほど前のものである。そこで、過度に精密さにこだわらず、聴診、視診、触診らの五感を使った診察を重視し、最低限できる簡単な検査で診断の裏づけをとる。治療も効果にさほど差がないなら、より安くて副作用の少ない薬を選ぶ。誤診率はもちろん増えるが、先ずは悪性マラリア、腸チフス、細菌性肺炎など、致命的な病気に照準を当てて診療する。こうすると、それまで死亡していた多くの患者を救うことができる。

悪性腫瘍や難病は別として、病気の圧倒数を占める感染症に関する限り、わが病院・診療所は、決して日本式の診療に引けをとらなかった。たとえば、悪性マラリアの場合、海外渡航者が日本で発病して死亡する例は年間三名ほどだと言うが、私たちの診療施設が過去十数年間で六万名以上を治療、死亡した例は四名のみである。

土木技術も、現地に適したものを考慮すれば、似たようなことが言えると考えた。特に農業土木は、大部分が農民であるアフガニスタンで医療よりも更に身近であるから、「それなりのものがある」と確信していた。現に、カネはなくとも、二〇〇〇万人が自給自足で生活してきたのである。事実、その後の経過は、これを実証した。

珍案「渡し舟」

とはいっても、所詮素人は素人、初めの頃は珍案が続出して、名案が笑い話で終わることが少なくなかった。

図面上で最も設計が容易な堰《せき》は川に対して直角に横切る堰き上げである。日本では現在、これが普通である。両岸から工事を伸ばしてゆき、しっかりした鉄筋コンクリートの構造物の上に油圧式の倒伏式水門を設ける。また、水量はコンピュータで制御され、自動的に一定の適切量が流下するように設計してある。水門の会社で尋ねると、中河川のもので一個が数億円の代物である。

こんな真似はできない。私たちには制約がある。第一、電気がない。両岸の住民をつなぐ行政の力がない。圧倒的な機械力と物量、財政力の差は如何ともしがたい。石やコンクリート構造物を沈める大型クレーン車など、このアフガンの山中に搬入するのは夢のまた夢である。二十年前の型式の中古掘削機（ユンボ）一台を調達するのに半年を費やすありさまである。次に、対岸に資機材を渡すには、延々三〇キロメートル下流のベスード橋を渡り、さらに悪路を二〇数キロメートルの道程である。おまけに、対岸住民同士は一般に仲が悪く、協力を得られないことが多い。勢い、右岸片側からだけの工事にならざるを得なかった。

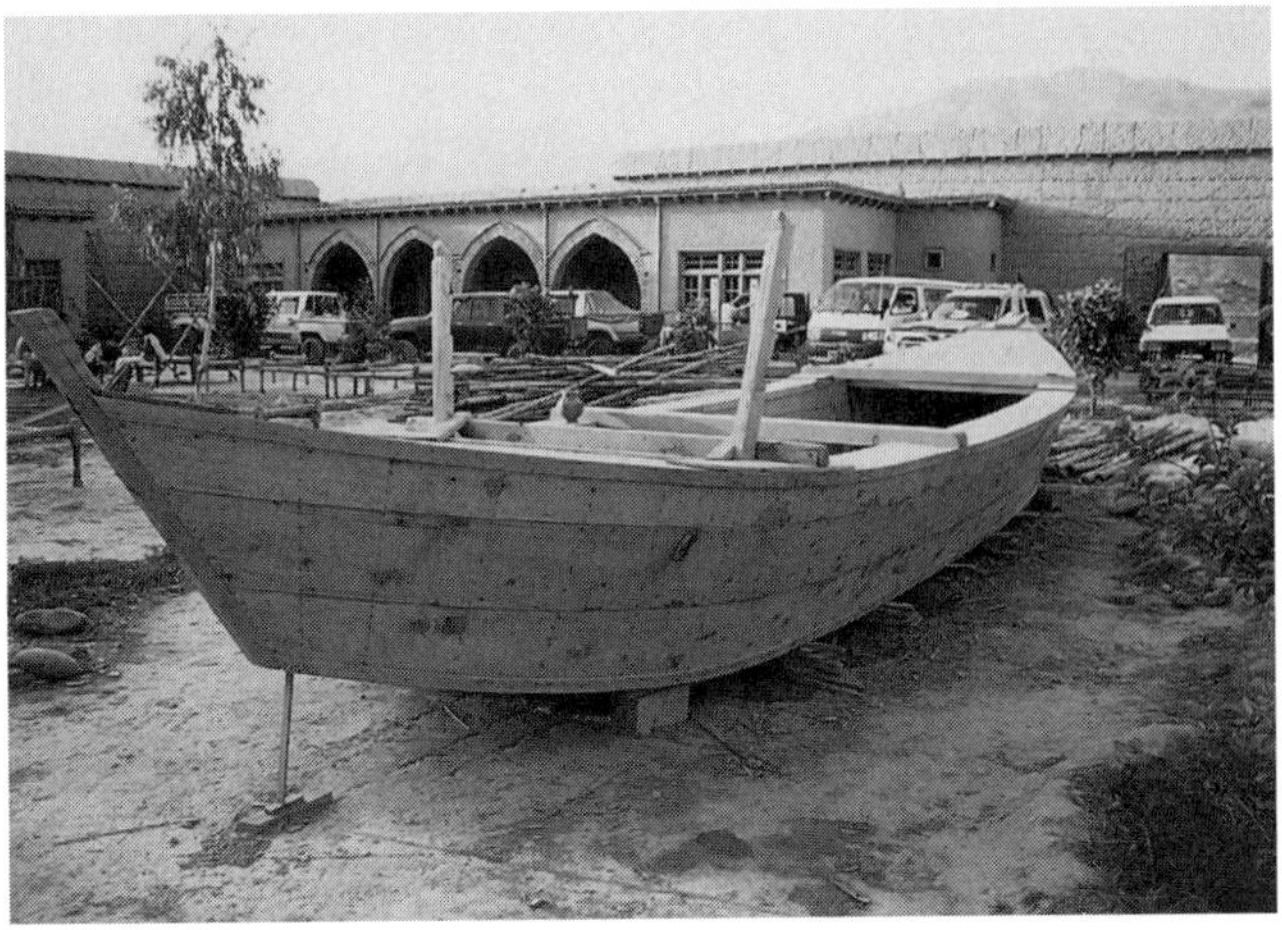

河に浮かぶことのなかった舟

単なる川の水位の堰き上げなら、巨石または蛇籠の列を厚く水底に敷けばよいと無邪気に考え、対岸にケーブルを渡して舟の上から沈めてゆく計画だった。確かに理屈の上では、石の重さ数トン分の排水量の小舟で十分である。

だが、船大工がアフガニスタンにいなかった。山の中に船大工など居るものかと思っていたら、二〇〇三年三月、目黒が目を輝かせて報告に来た。

「先生、ラールプールという所に大きな渡し舟があります。自動車でも渡せます」

早速見に行くと、見事なものである。排水量数一〇トンはあって、悠々と大量輸送できる。よく考えたもので、斜めに頑丈なケーブルを渡し、舟の舵を流れに逆らわせると上流側に進み、流れに沿わせると下流側に下る。これだ、これだと一同狂喜し、同じものを作ることになった。「この舟さえ出来れば」と皆信じ、船大工を探し回った。

結局、パキスタンのカラチで経験を積んだ大工を、ペシャワールPMS病院側が八方手を尽くして捜し出し、工事現場で作ってもらった。これがまた大変で、大工が納得する材木を、わざわざチャガサライまで買出しに行かねばならない。アフガン政府はヌーリスタン地方の木材の伐採を制限しており、ジャラランバードでは材質が悪く値段ばかりが高いものが出回っていた。八方手をつくして免税措置をとり、材木卸し市場で船大工に良質のものを選ばせ、七月まで四ヶ月を費やし、長さ五メートル、幅三メートルの舟をやっと仕上げた。

こうして渇水期の冬に備えていたところ、真夏になって容易な事態でないことを思い知った。夏のクナール河の中心流速は、平年でも毎秒約三〜四メートル以上、十二トン級テトラポットを軽々と流す、黒四ダム下流域に匹敵する。川底の少々の巨石など、押し流される。私たちの「川底堰き上げ計画」は猛烈な激流を一目見た途端、四ヶ月の苦労が僅か一分で、あえなく夢と潰《つい》えた。

今考えると笑い話だが、その時は真剣だった。それほど無知だったのだ。「窮すれば通ず」と言えば響きがよいが、「試行錯誤の連続、真剣な珍道中」という方が正しい。

安全基準の神話

だが、素人であることは利点もある。先入観にとらわれず、素朴な疑問を抱く。日本で信じ切っていた河川工事の安全基準が、いかに心もとないか、逆に知ることにもなった。例えば、河川護岸の「余裕高」がある。私たちは、水路内はもちろん、取水口で洪水時に対処できるよう、一応住民の話と最近の夏の水位観察とを総合して水門と堰の高さを求めていた。日本の基準はもっと厳しく正確だろうと考え、こちらも当たってみた。だが、意外なことに、川の等級と洪水の大きさの確率によって、高さが決められている。一級河川で「要注意箇所」は六〇年に一度の大洪水、中小河川では十年に一度の洪水、という具合である。では、百年に一度の洪水の場合は、無防備だということになる。そして、「何年に一度の……」と述べても、それは過去の記録に基づく平均値であって、定期的に来るわけではない。明日突然やってくるかもしれないし、百年後かも知れない。更に、「要注意箇所」でない所は、素材が指定されていない。赤土や砂を積んで基準値だけが満たされる場合が少なくない。

それでも、何もしないよりは遙かに安全だから、決して基準を批判しているのではない。要は、皆の信ずる「安全」が、いかに根拠のない仮定の上に成り立っているか、余りに認識不足だったということである。現に私たち自身が、わずか四年間に、予期せぬ緊急事態に次々と遭遇して肝を冷やし、改修に改修を重ねた。

取水口では、堰き上げの高さを決める時、水門部の水位を夏の洪水以下になるよう当然設計された。住民の話では「これなら五〇年に一度の洪水に耐える」と言われたレベルである。しかし、早くも取水口完成一年後の二〇〇五年六月、この水位に達して肝を冷やし、五〇センチメートル嵩《かさ》上げした。二〇〇七年三月、例年なら低水位が続いている時に、突然集中豪雨があって川の水位が上昇、二〇〇五年夏の洪水レベルに達した。このとき、住民は「一〇〇年に一度だ」と言った。彼らが口からでまかせを述べたかと言うと、そうではない。実際、水路沿いのクナール河で、多数の家屋流失と行方不明者を出した。彼ら自身が予測できず、「安全」と信じて住んでいた所が濁流に呑まれたのである。日本の安全基準も似たようなもので、案外「思い込み」で私たちは安心している節があると言わざるを得ない。そして、思わぬ水害で国家の不備だけを責めるのは、何だか割り切れぬものを感ずる。それだけ、私たちは自然から遠ざかっているのだ。

経験不足

二〇〇三年夏、私は取水口予定地で濁流を毎日眺めていた。対岸の島状の中洲の葦原は一面に水に浸かり、並みの増水ではない。計画を立てた頃、春のクナール河は穏やかで、いろいろと長閑《のどか》な夢をめぐらせ、まるで夏休みの工作気分であったことは否めない。用水路内なら、自在に設計変更ができるが、直接生《なま》の自然と対峙する取水口に至っては、認識不足といわざるを得なかった。基本的な観察、年間を通じた水位や水量、流速や流方向の変化を十分に把握してなかったのである。これが立案上、致命的だった。

轟々と音立てる激流が、流域の土砂を押し流して白く濁り、容赦なく河岸を洗ってゆく。葦原の砂洲が消え、河川敷いっぱいに流れる幅一キロメートルもの大河は、さながら怒れる巨龍の如く、人の無力さを感じさせる。アフガニスタンの山々はむき出しの茶褐色の岩石で、まるで月面に洪水が起きたようだ。確かに雪解け水だ。強烈な陽光と対照に、川沿いを吹き降ろす風はひんやりしている。

私もまた、寒々とした気持ちであった。こんなところに取水口を作るとは、我ながら無謀な計画に踏み出したものだと正直思わざるを得なかった。ディダール技師は余りに楽観的であった。彼は、幅三メートル前後の小規模な堀川を考え、小さな水門を簡単に設置できると思っていただけで、水位変動は余り考慮していない節があった。

「この激流にワイヤーを伝って舟が行けるのか」

「冬場なら大丈夫です」

「堰き上げをどうするのだ」

「問題ないです。秋になれば水量が落ちて、堰は簡単です。上流の分流にだけ一時流して、川底を干してダンプカーが入れるようにし、巨石や蛇籠をたくさん置きます」

「水門を支える構造はどうするのだ」

「巨石で護岸してコンクリート構造につなげます」

彼の声は不安げに、少しどもっていた。

私はといえば、ディダール技師と話してから更に不安になり、人力に頼ってできた昔の水路の散策に及んでいたわけである。日本の古い水利施設を食い入るように見て歩いたのは、切羽詰った事情があったからだ。

妥協なき水路

測量の不正確さもあった。数え切れぬくらいの会議を重ね、三〇〇〇ヘクタールを潤す流量を算出、用水路の幅とルートを決定した筈である。だが、取水口から一キロメートル、B地点の掘削は難航していた。同地点は高さ三〇メートルの岩山の麓にあり、巨礫《れき》が堆積して出来あがったものである。結局、一万発以上の発破作業で岩盤を高さ八メートル切り崩し、さらにその下の巨礫層を深さ七メートル、長さ七〇メートルにわたって掘り崩したが、出鼻をくじかれる難工事となった。測量技師である鈴木学が「妥協なき水路だ」と感嘆したが、これが何と、測量ミスによるものであった。担当のアフガン人技師が、測量計の三脚をしっかり固定せず、確認を怠っていたという事実が後で判明した。水路底レベルが計画より何と七メートルも高く誤って算出されたものである。余りにお粗末であった。作業に従事していた農民たちの方が勘がよく、「日本の進んだ技術でトンネルを掘るのかと思っていた。自分たちだけでやるなら、少し流路が長くなっても丘の迂回路をとる」とはっきり述べた。

アフガン人技術者の限界を思い知った私は、日本で測量の実習経験のある鈴木学を、蛇籠生産から現場の測量、コンクリート構造物造成の責任者にすえ、流路の設計は自分で行うことにした。水路担当主任のヌールザマーンや現場監督、作業員が「技師」たちを信用しなくなっていたのだ。この「B岩盤・誤測量」の椿事《ちんじ》以来、ディダール主任の面目はまるつぶれだった。彼の指導力が低下して現場監督が従わなくなった。やむを得ず私が施工責任者として、設計から現場指揮まで

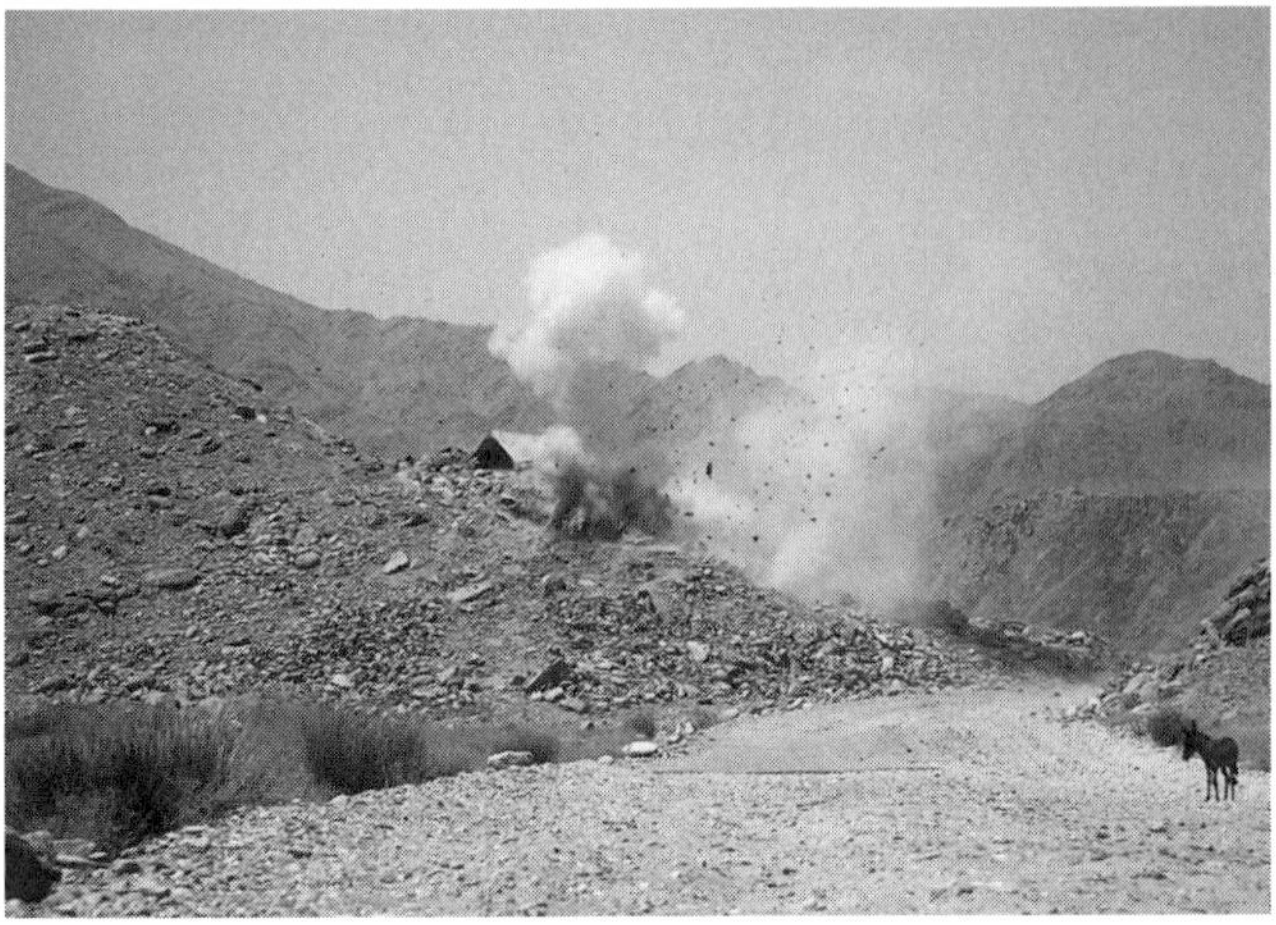

発破中のＢ地点

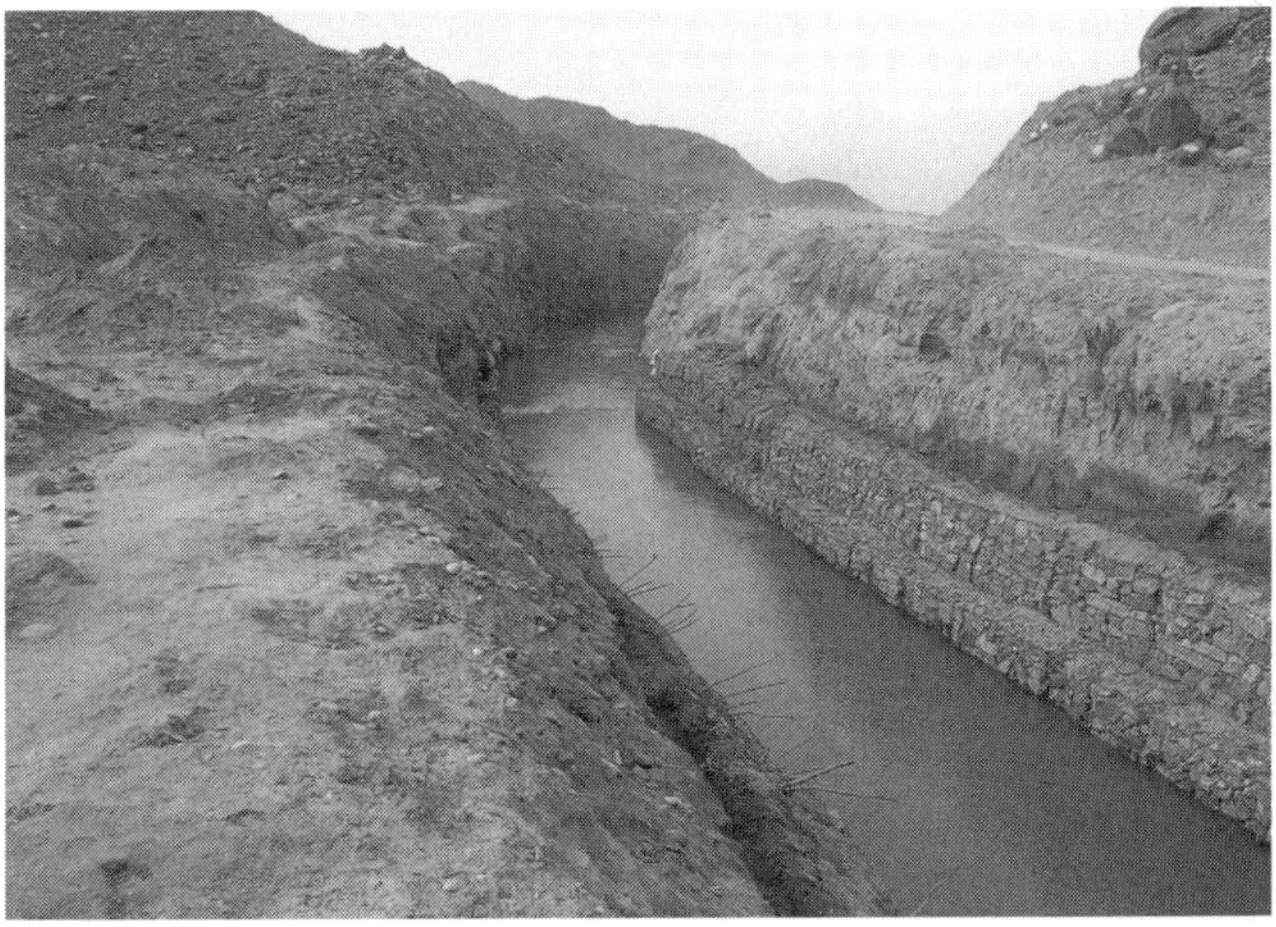

通水直後のＢ地点

をヌールザマーンと協力して行うことにした。

しかし、設計図を見せても農民上がりの現場監督には分からない。そこで、鳥瞰図や絵図面、透視図に描きなおし、寸法だけを書き入れて示す。蛇籠の配列、傾斜の石組み、完成図などを農民たちに見せると、驚くほど忠実に再現して作りあげた。

施工の監督も、自らの手によらなければ設計どおりのものを建設するのは難しかった。みな、今まで見たことがないものを作るのだから、無理もない話である。二〇〇三年秋以降は、ほとんど水路現場で過ごすことが多くなってきた。航空写真などないので、川沿いにある丘を至るところ縦走して高所から地形を観察、ルートや水路構造の設計を大幅に修正した。さらに人海戦術だけでは限られた工期内の完成が不可能と見て、重機を徐々に導入することにした。

二〇〇三年六月、長嶋が旧式の掘削機を探すため、東部アフガニスタン、パキスタン中を駆けずり回り、それでも入手困難と見て、日本からの輸入に力を尽くした。これを皮切りに、徐々に機械力は増強された。二〇〇四年春までに、ユンボ（大型掘削機）二台、ローダー二台、ダンプカー六台をPMSが保有していた。また、「アフガン復興ブーム」で米軍の道路工事が増えたせいもあり、地元レンタル会社が輸入した中古重機を豊富にレンタルできるようになったので、仕事量を飛躍的にこなせるようになった。

だが初めの頃、重機を購入しても、長嶋以外に運転できる者がなく、日本人ワーカーの公募に、「ユンボの操作できる男性」という見出しが出された。五十一歳の石橋がやって来たのは間もなくで、〇三年十二月のことである。彼は、鉄工所経営の合間を縫って操作技術を習得、現場で初の重機操作となった。現在重機操作に従事する運転手たちは、石橋から手ほどきを受けたものである。日本人ワーカーの中にも、習熟する者が現れ、大いに力になった。

白衣を脱ぐ

問題は用水路工事の設計から施工までを一貫して行うのは、初め考えたほど簡単でなかったことだ。地元との渉外も、ヌールザマーンがまだ若いこともあって、年長者の私が何かと矢面《やおもて》に立たねば進まぬことが多くなった。井戸の場合はまだ蓮岡・目黒らの指導に任せることができたが、用水路はそうはいかない。工事の種類も千差万別、道路工事、護岸工事、架橋、湿地帯処理、土石流対策、植樹、河川流路の変更……水周りのことなら何でもあった。しかも自然の大河が相手で、天災と人災の連続だから、文字通り流れる水のごとく、臨機応変に対処せねばならない。設計やルートも頻繁に変えた。現場を離れるのは無理である。以後四年間、病院の仕事と両立させることが不可能となった。

この空白を埋めてくれたのが、十二年間ペシャワールに滞在していた藤田看護師、ジア副院長以下、古参の現地PMS医療職員たちである。私は年に数回だけ手術に行くだけで、本来の医療活動は全て彼らの肩にかかっていた。殊に藤田は、それまでの現地経験を買われて「病院長代理」を務め、診療を行いながらも、現地医師たちの管理、訪問者の接待、日本との連絡、ワーカーの教育と相談役、人間関係の調整、果ては工事に必要な物品調達に奔走、驚嘆すべき仕事量をこなした。その働きなしに、おそらく水路工事は不可能であったろう。おまけに、古参の医療職員が少なからず水路工事、診療所建設工事にひきぬかれ、「アフガン復興」あおりで医師たちが続々と辞めてゆく中である。

どうしても最大の事業である用水路建設と「中村医師」の名が目立つが、現地でも日本でも、水面下で動く膨大な努力と協力の集積が事業を可能にしたことは述べておかねばならない。私はその頂点で指揮を取っていたに過ぎない。

ともあれ、こうして「ドクター・サーブ」は「エンジニア・サーブ」に変身できた。新しいワーカーの中には、私が診療する姿を想像できず、病気にかかって診察され、医師であることを初めて実感する者もあった。

斜め堰の採用

二〇〇三年十一月になり、さしもの激流も穏やかなせせらぎとなった。河川敷に中洲があちこちに見え始め、沈んでいた葦原が広がった。そこで、取水口予定地を完全に乾し上げるため、やや上流の分岐点で川床を堰きとめ、一時的に傍流に流そうとした。翌年一月に予定されていた取水口工事は、干された川床で鼻歌まじりにできるだろう、と誰もが思った。ところが、これも失敗、八〇メートル以上埋め立て、あと十数メートルほどで対岸に届きそうになったが、堰を伸ばすごとに狭められて急速となる流水は、対岸の巨石層を洗掘し、投入した蛇籠も巨石も、軽々と流し去ってしまう。河川の流水圧の威力をまざまざと見せつけられた。取水口の堰は、右岸側だけから伸ばす工事で何とかせねばならなくなった。

こうして追い詰められた挙句、改めて浮上したのが、九州・筑後川の山田堰である。これであれば、河を完全に堰きる必要はないと、当時考えた。そう言えば、アフガニスタンでも、この斜め堰の原型が至るところに見られた。冬の渇水期に水位が下がって取水が困難になると、数本の丸太の先を綱で束ねて組み、川原の砂利に三角形に立てて設置する。形状は日本の聖牛《せいぎゅう》と同じで、これを数珠つなぎに上流へ向かって斜め方向に並べると、流水の堰き上がりが起き、その水を取り込んで畑に引く。農民たちは、こうして必要な取水口の水位上昇を図る。川に直角に丸太群を伸ばすと、先端に激しい流れが起きて崩れやすいので行われない。

斜めの堰は、先端に激突する流水圧を減らすので工事が容易なのである。だが、丸太による堰上げはあくまで一時的なもので、夏には流失する上、地形によっては困難である。我々が目指したのは、主要河道底全体に堰を敷設して長く耐えうるものであった。だが、むやみに堰上げると洪水レベルになってしまう。

なぜ斜めの堰なのか、決定的なのは、川幅を広くすると越流する水位上昇を抑える効果があることに気づく。このことは、台所の茶碗洗いの桶を見て、はたとひらめくものがあった。家内が買い物に出かけていたとき、飲みかけのコーヒーカップを流しに持っていったことがあった。流しには洗いかけの茶碗が桶の中につけてあり、上から水道の水が垂れていた。いっぱいになった洗い桶から水がこぼれている。桶が少し傾いて低いところからあふれ出している。水道の蛇口をひねって水量を増せば、当然水は多くあふれる。そこで、水道の水を一定にしておいて、少し桶を傾けると、こぼれる水は幅が狭く、流れは急になる。流量が同じなら、流路の幅を広げると浅い流れになる。

理論的に水路の流量計算で知っていたはずだが、どうしても斜め堰とは結びつかなかったのだ。自然の川も同じである。狭いところでは堰き上がって急流となり、広いところでは水位が下がって緩流となる。斜め堰の最も大きな利点の一つはここにある。一〇〇メートルの川幅に二〇〇メートルの斜め堰を置いたとしよう。すると、流水のことだけを考えれば、川幅が二倍に広がる効果を生み、川の水位を半分に減ずることが出来る。即ち、洪水時の異常高水位に対して斜めの堰は有利に働く。専門家なら「当たり前のことを」と思うだろうが、素人にしてみれば、大いなる発見であった。

そう思って山田堰を思い出すと、先人たちが決して図上の理論でなく、実体験の蓄積で完成させたものであることが分かる。洪水と決壊と飢饉を数え切れぬくらい経て、真剣勝負で到達した結論だったに違いない。

二〇〇四年二月初旬、確信を深めた私は、斜め堰造成に切り替えた。その後改修を重ねながら

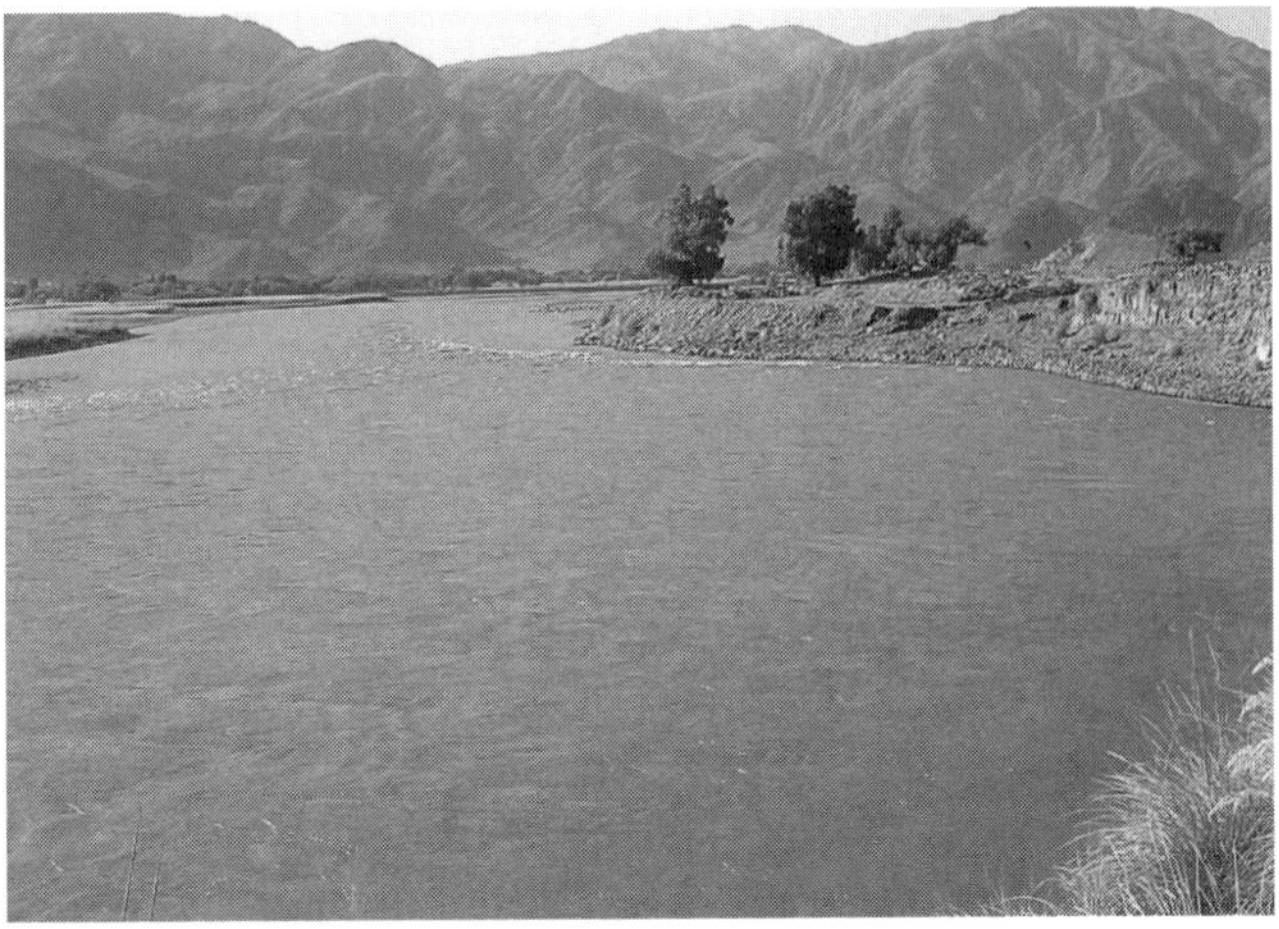

工事前の取水口付近（右手）

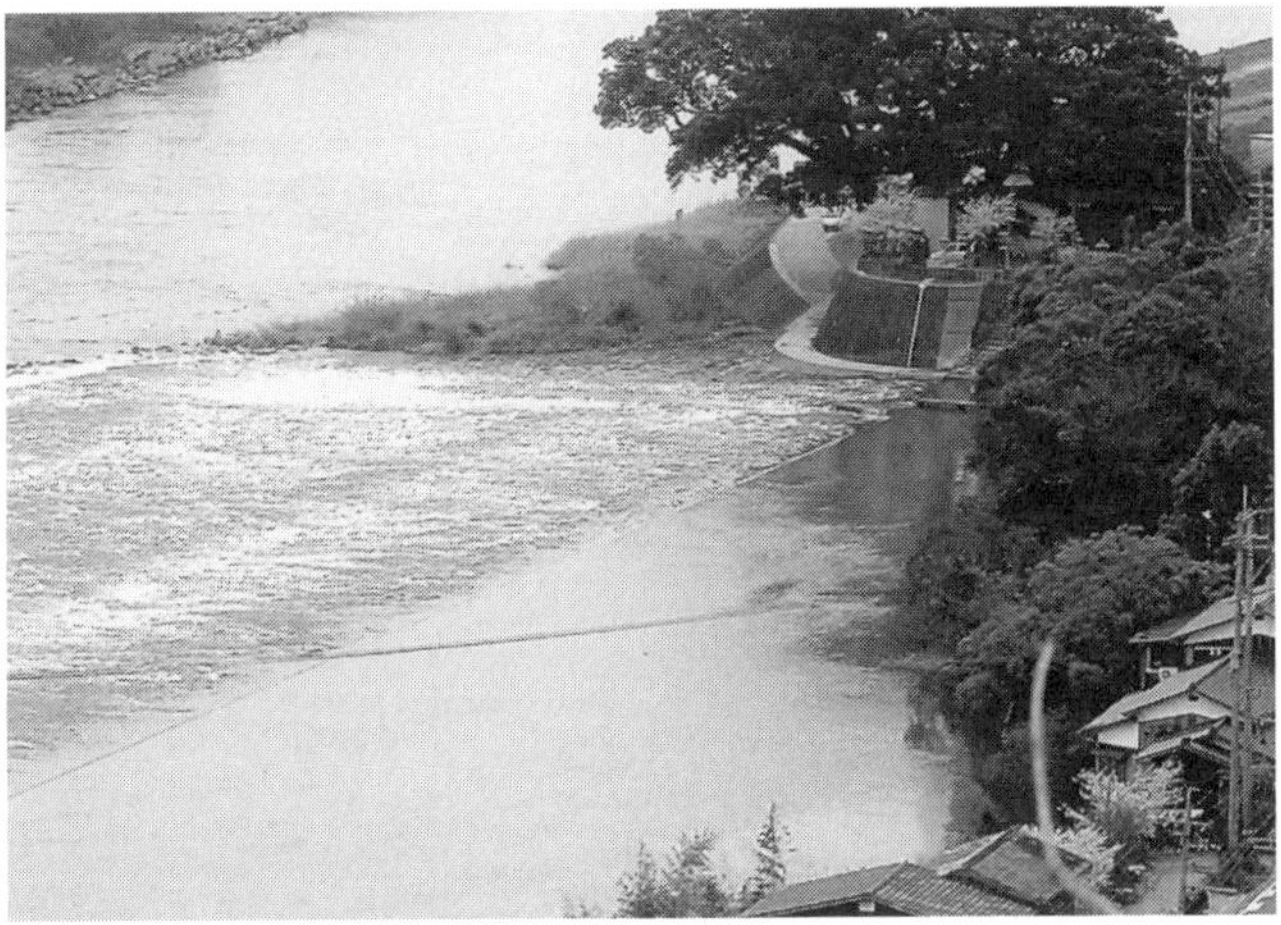

福岡県筑後川の山田堰、右手が取水口

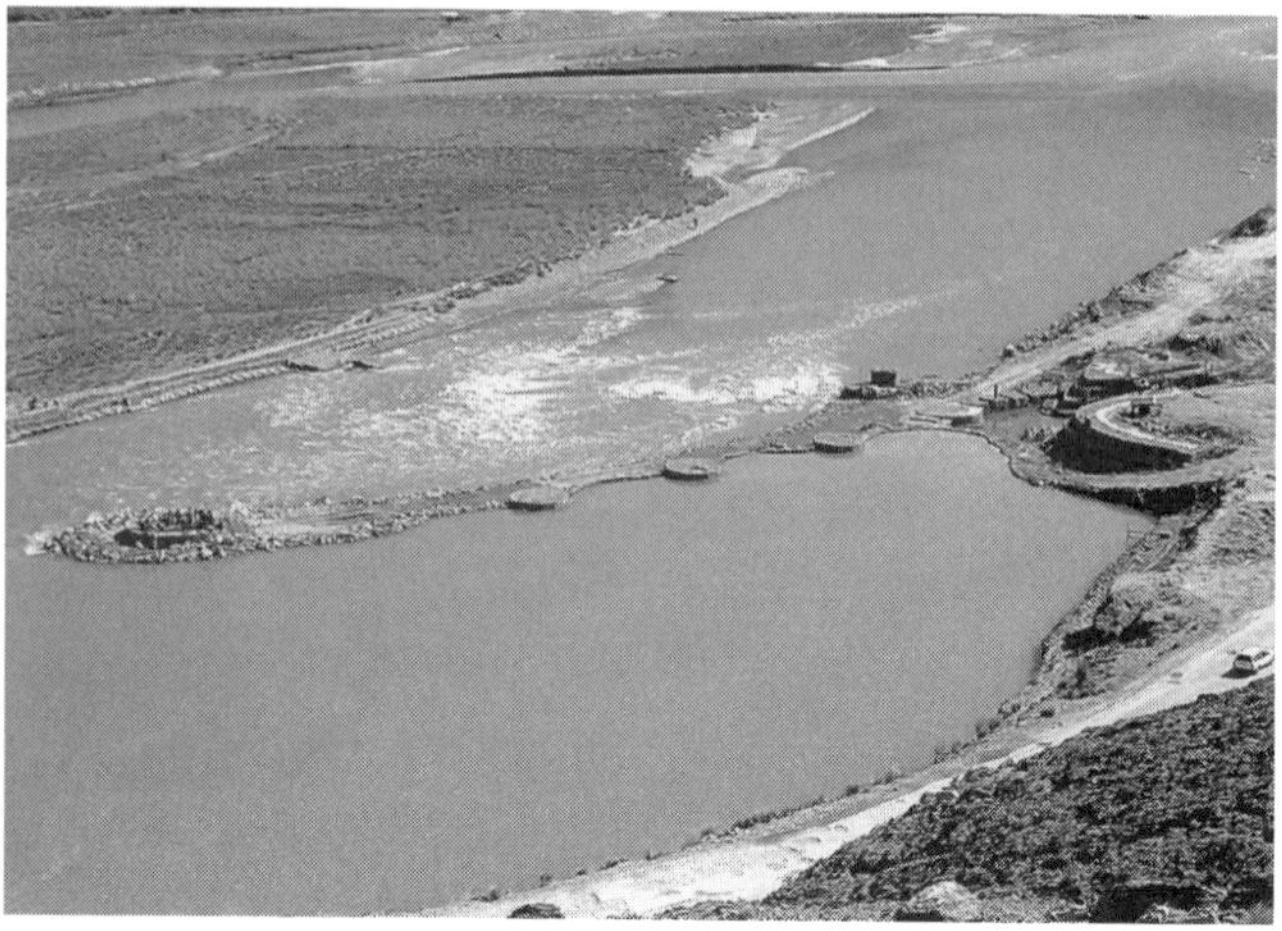

仮造成の取水堰（河は写真下から上へ流れる。右手取水口）

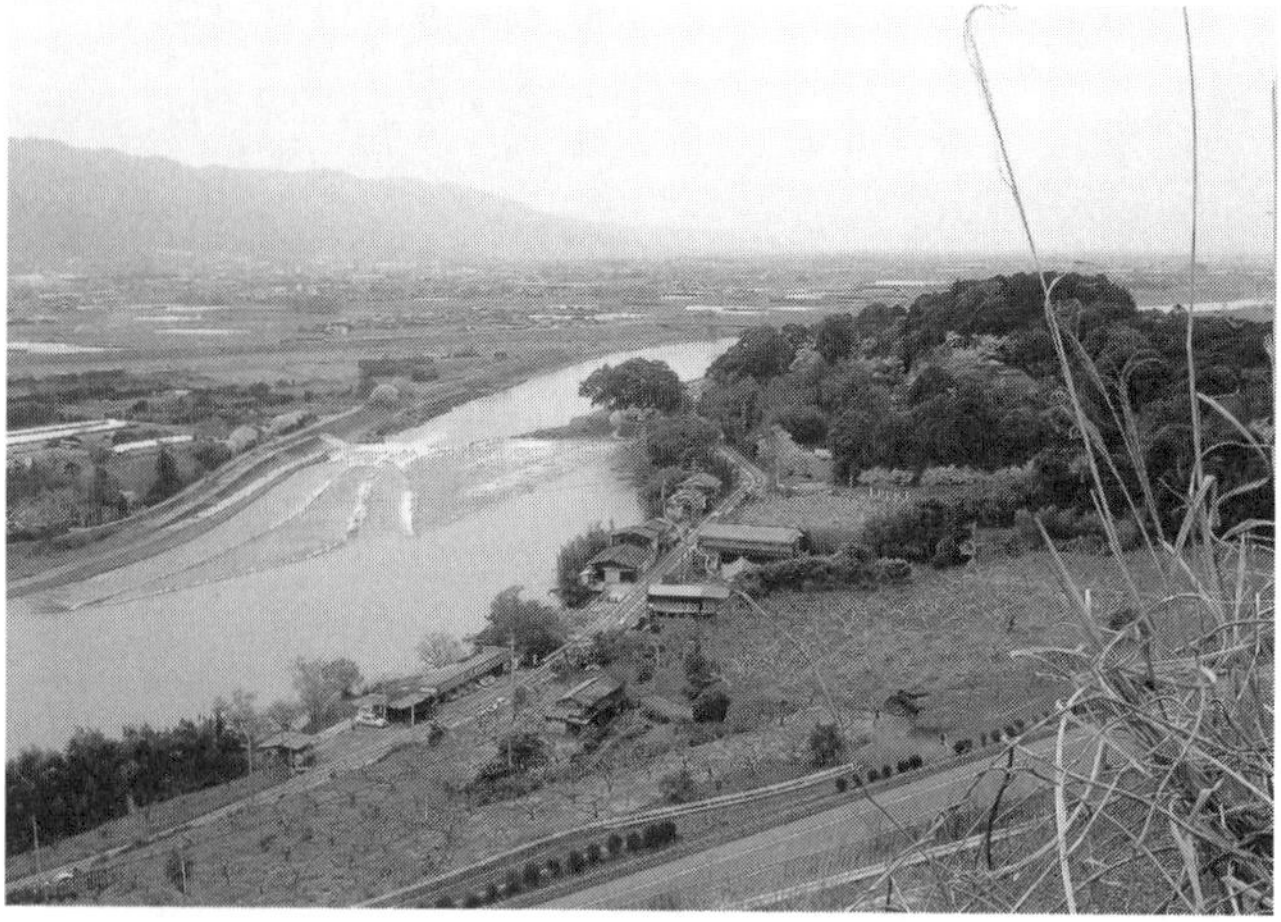

筑後川の斜め堰（河は写真下から上へ流れる。右手取水口）

も、未曾有《みぞう》の大洪水にも耐え、立派に機能している。四年を経て巨石列の堰の幅は、付け根部分で五〇メートル、長さ二二〇メートル、ダンプカーにしてのべ約一八〇〇杯分の巨石を並べて敷き、大工事となった。しかし、振り返ってみると、初めの頃、「斜め堰」の意義がどこまで分かっていたか疑問である。失敗を重ねて漸く理解を深め、本格的な対策が施工されるまで、さらに三年の観察期間が必要であった。

とはいえ、斜め堰の採用による取水口の工夫は、その後の河との戦い、自然との付き合い方の上で決定的な意味を持ったのである。二〇〇五年の出水、二〇〇六年ジャリババ渓谷の土石流による破壊を経て、二〇〇六年十二月の全面的な大改修で一応の落着を見るまで、実に多くのことを学ばされることになる。

浚渫の工夫

先述のように、川の上水を取る「堰板方式」も、アフガニスタンでは画期的なものであった。これによって夏の濁流は、完全でなくとも、上澄みの小さな砂や泥の粒子だけの取り込みに抑えることができる。それでも相当の濁り水である。そこで、これを一・六キロメートル先の沈砂《ちんさ》池に急流で導いて静水にし、更に池の出口で再び堰板方式の水門から流す。すると、直径三五〇メートルの大池を出る頃には、これらの粒子が池の入口（上流側）付近に沈澱し、びっくりするほど澄んだ水になる。沈砂池は、数年に一度の浚渫作業で済む。その上、狭くて長い水路内の浚渫より容易である。

この堆積土砂を処理する工夫は、私の独創ではない。実はネタがあって、加藤清正が熊本県白川上流で、わざと水をかき混ぜて火山灰が水路内に堆積せぬよう設計した、独特の水路（鼻ぐり井出《いで》）に示唆を得たものである。阿蘇山麓に源を発する白川は、火山灰土を多量に含み、取水すると用水路を埋めてしまう。浚渫の困難さで不作に悩み、農民は非常に困ったと云われる。慶長十三年（一六〇八年）、現在の熊本県菊陽町馬場楠で加藤清正はこの難問を解決した。わざと急勾配を選んだ水路に二〜三メートル毎の短い堰を置いて階段状にプールを設け、穴を開けて連続させる。すると、各プールに渦巻状の流れが発生、土砂がかき混ぜられながら下り、流路に堆積しない。

しかし、実際に見ると、白川の火山灰土はかなり目の粗いもので、マルワリード水路に流入する砂質はもっと粒子が細かい。単に流速を増すだけで流しだせる。そこで、標準勾配の約二倍半、〇・〇〇一五を傾斜とすれば、堆積しやすい細砂を流せることを確認、これを一・六キロメートル先の池に導いて沈澱させる方法を取ったのである。また、不測の事態に備えて、排水・水量調節を行う容量の大きな貯水池は不可欠と思われた。こうして、斜め堰・急勾配の水路・沈砂池・調節水門という一連の設計で建設が計画された。

この池の建設は、区分上から「D沈砂池」と称し、二〇〇四年四月から十ヶ月をかけて完成し

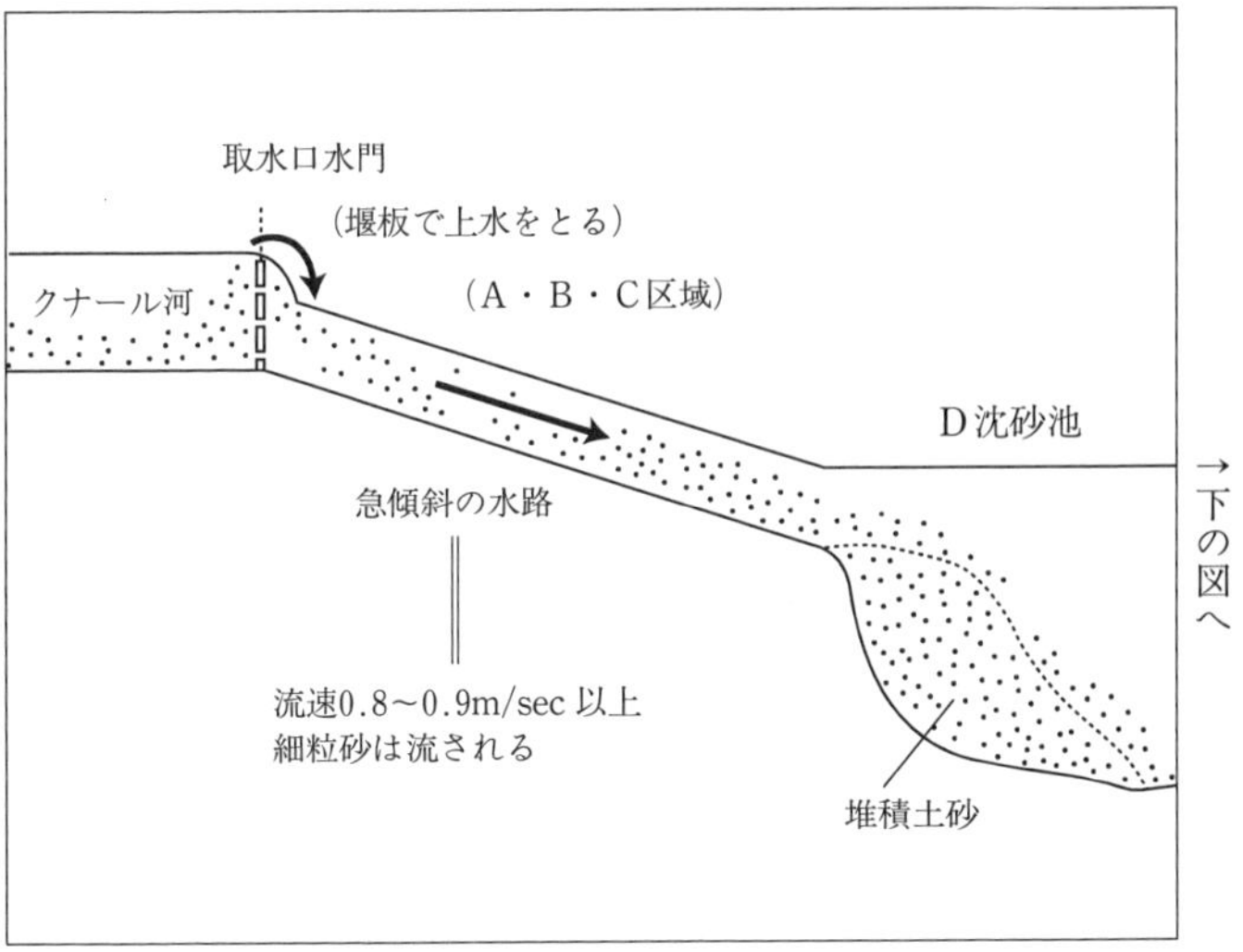
取水口水門
（堰板で上水をとる）
（A・B・C区域）
クナール河
D沈砂池
急傾斜の水路
流速0.8〜0.9m/sec 以上
細粒砂は流される
堆積土砂
→下の図へ

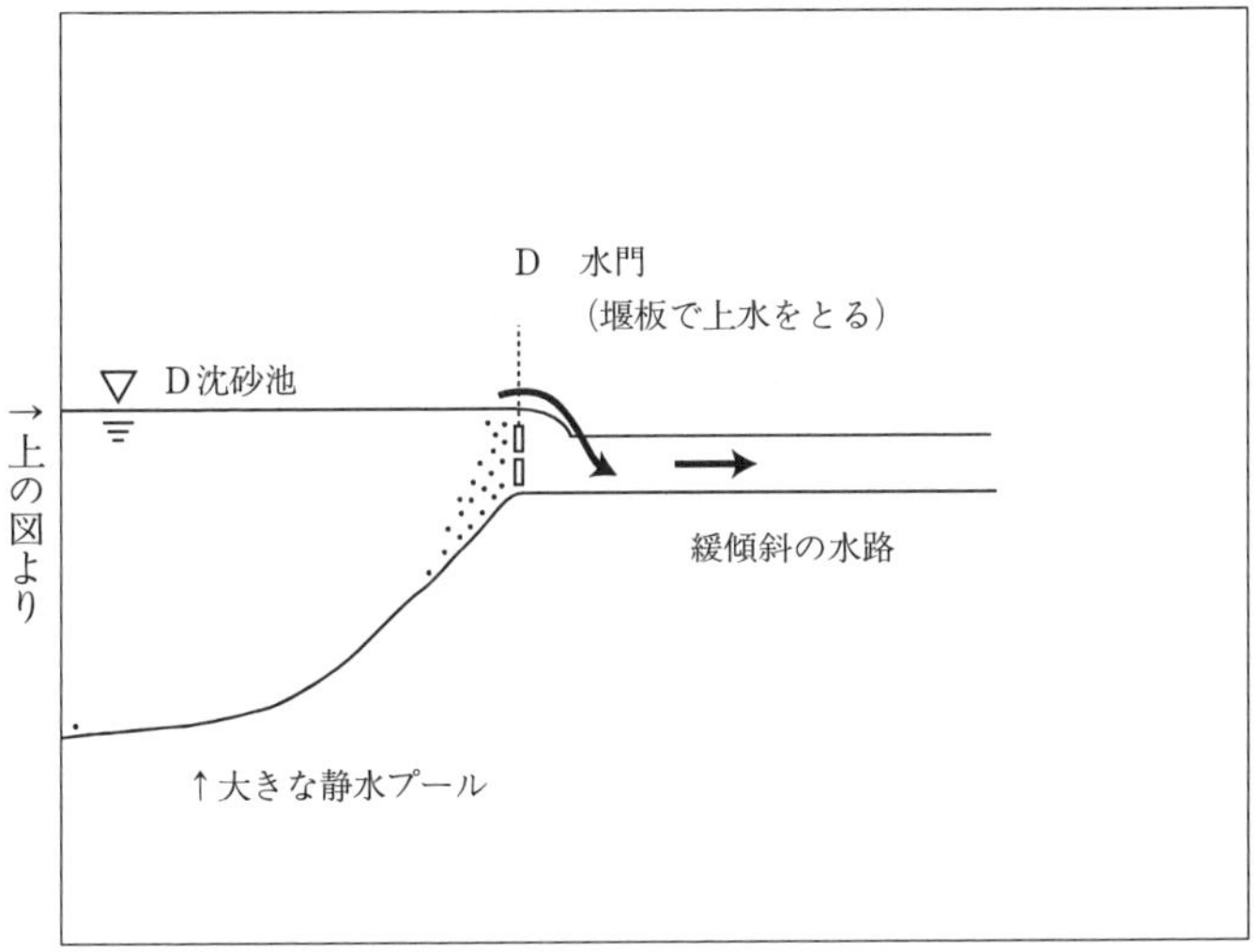
D　水門
（堰板で上水をとる）
D沈砂池
→上の図より
緩傾斜の水路
↑大きな静水プール

沈砂池の原理

た。基礎工事は私が手がけたが、程なく山岳会の先輩、鬼木稔が作業を引き継ぎ、心魂を傾けて美しいアーチ状の三連水門を造成、実現を見たものである。〇四年四月に帰国した折、鬼木は「定年後の人生」を相談に来た。彼の善良な人柄を知っていたので、「私でもできることがあるだろうか」と訊かれた際、「重機の操作でもできれば結構です」と快諾、二ヶ月後には現地に赴いて二年間滞在、その後も定期的にやってきて事実上仕事を続けている。元来、日曜大工が好きで几帳面な性質だったので、特に水門工事では実力を発揮した。アーチ状水門は、熊本八代《やつしろ》の十連樋門が原型であるが、鬼木が独特のアーチ造成法を考案、すばらしい出来ばえとなった。

この沈砂池建設は、アフガン人技師たちの猛反対を押し切って作られた。彼らの主張するルートは、自然の湿地帯であった周囲の岩盤沿いを蛇行して進むものであったが、これではゆとりのない水路である上、小さな蛇行が多いから流速にも影響を与える。それに、取水口に万一大洪水が押し寄せて水門決壊または越流が起きると、大変なことになる。中途で洪水を受け止めて、自然の川へ戻すルートがなければ、危険である。彼らに日本の溜池の写真を見せると、「素晴らしい！」とため息を漏らしたが、いざ作る段となれば不安になり、踏み切れなかったのである。

さらに、アフガニスタン東部にこれほどの造成貯水池はなかったので、雪の少なくなった地域での「溜池造成」が可能であることが実証された。この原型が日本でおなじみの「堤《つつみ》」で、自宅（福岡県大牟田市三池）近辺と、子供の頃昆虫採集に出かけた山（福岡県古賀市清滝）にあるものを参考にした。何れも、小さな谷を堰《せき》きってできた一種の「フィル・ダム」で、赤土を素材として

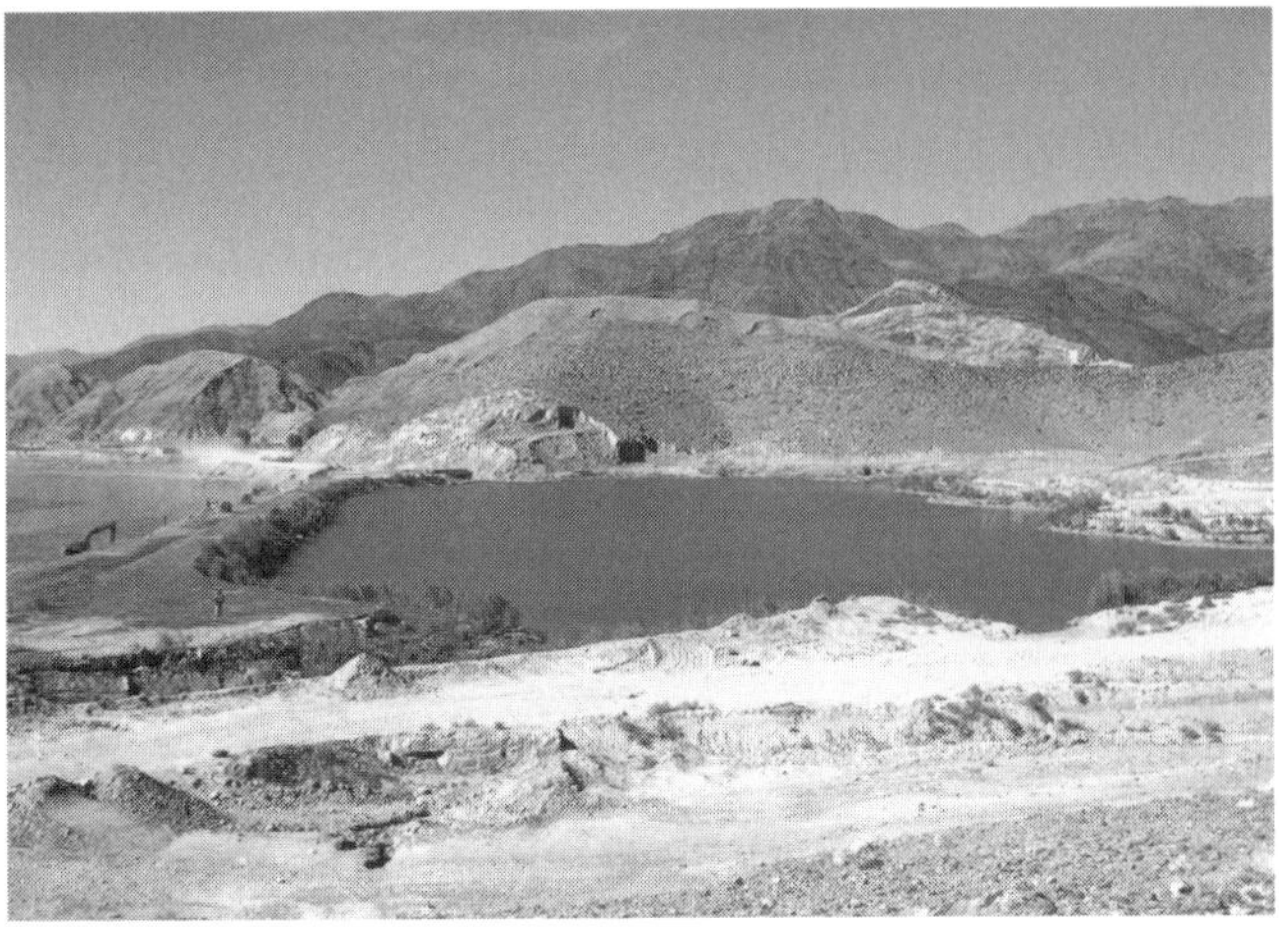

完成したＤ沈砂池、左がクナール河

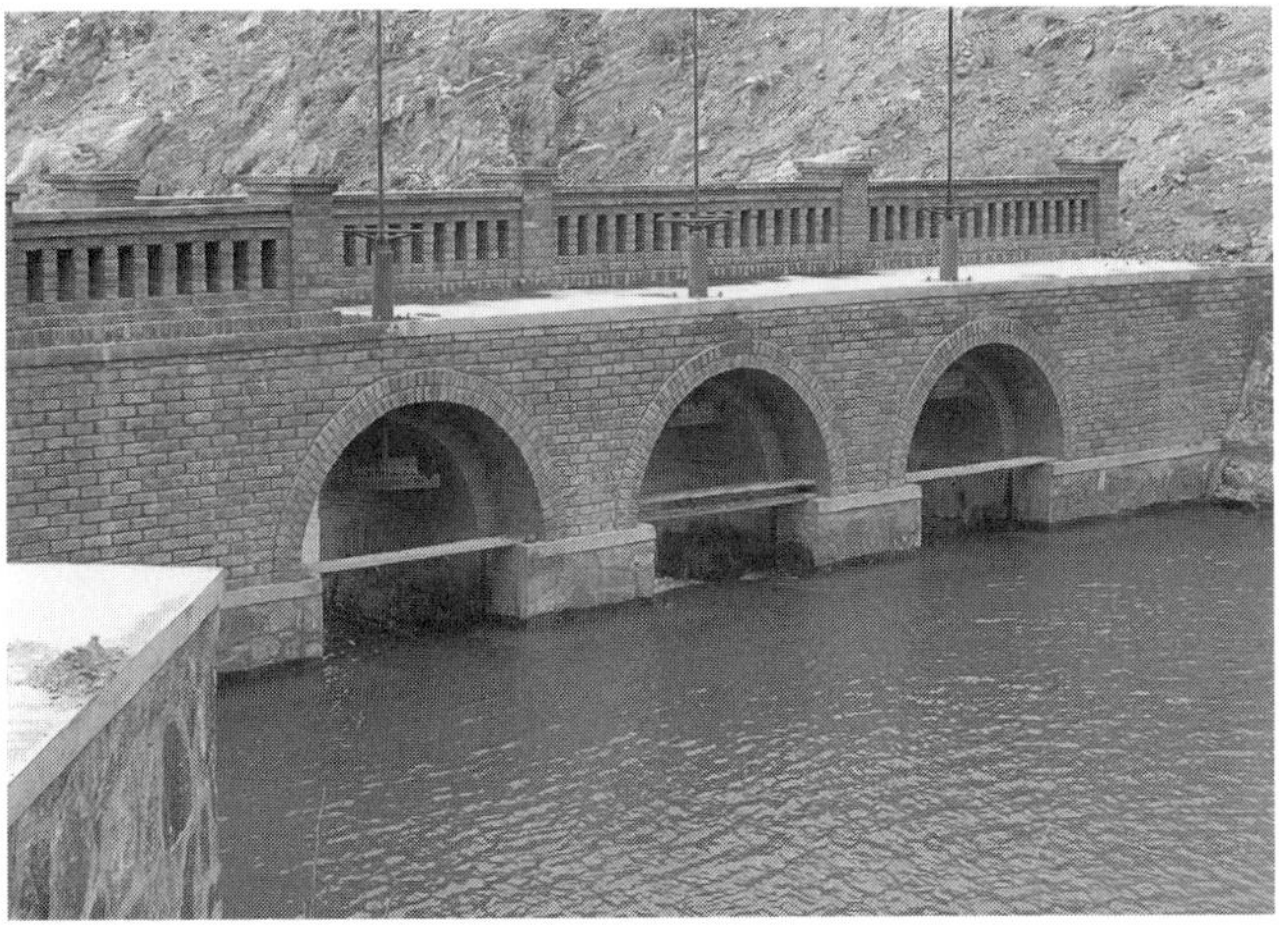

Ｄ沈砂池水門（三連）

植生の力を借りれば、かなりの量の水を湛えることができる。ただし、現地に赤土は少ないので、シルトの土層を厚くとり、岩石層で三重に覆った。更に、周囲約一二〇〇メートルにわたって四五〇〇本のヤナギを植えて強化し、泥土の崩落を防いでいる。少年時代、堤の土手に生えていたネコヤナギの群落でオオカメノコテントウとヤナギハムシの大発生を観察したことがある。その頃は気づかなかったが、植生をダテにはびこらせていた訳でなかったことを知った。

少し小高い丘から望めば、沙漠の中にコバルトブルーの水を湛える円形の池がぽっかりと浮かび、柳の木々が美しい緑の縁取りをなして、さながら一個の巨大な王冠のごとく、目を和ませてくれる。三年を経たヤナギが高さ四メートル前後に成長して根を張り、もはや堤防決壊を心配する者はいない。休みとなれば、ジャラランバードやカーブル市民の家族連れが見物にやってくる。

景観だけではない。後述するように、二〇〇六年七月に取水口を激しい土石流が襲った際、水路決壊の被害を食い止めたのは、この池のおかげであった。

蛇籠工

用水路の護岸は、蛇籠工（布団《ふとん》籠）が主流になった。

このきっかけは、コンクリート構造物に代わって長期間の使用に耐えうるものを考えていたとき、ダラエピーチ診療所近くの橋を思い出したからである。クナール河の支流のひとつであるダラエピーチ川は中河川とはいえど、急流である。わがＰＭＳ職員の看護士一名が、激流に飲まれ

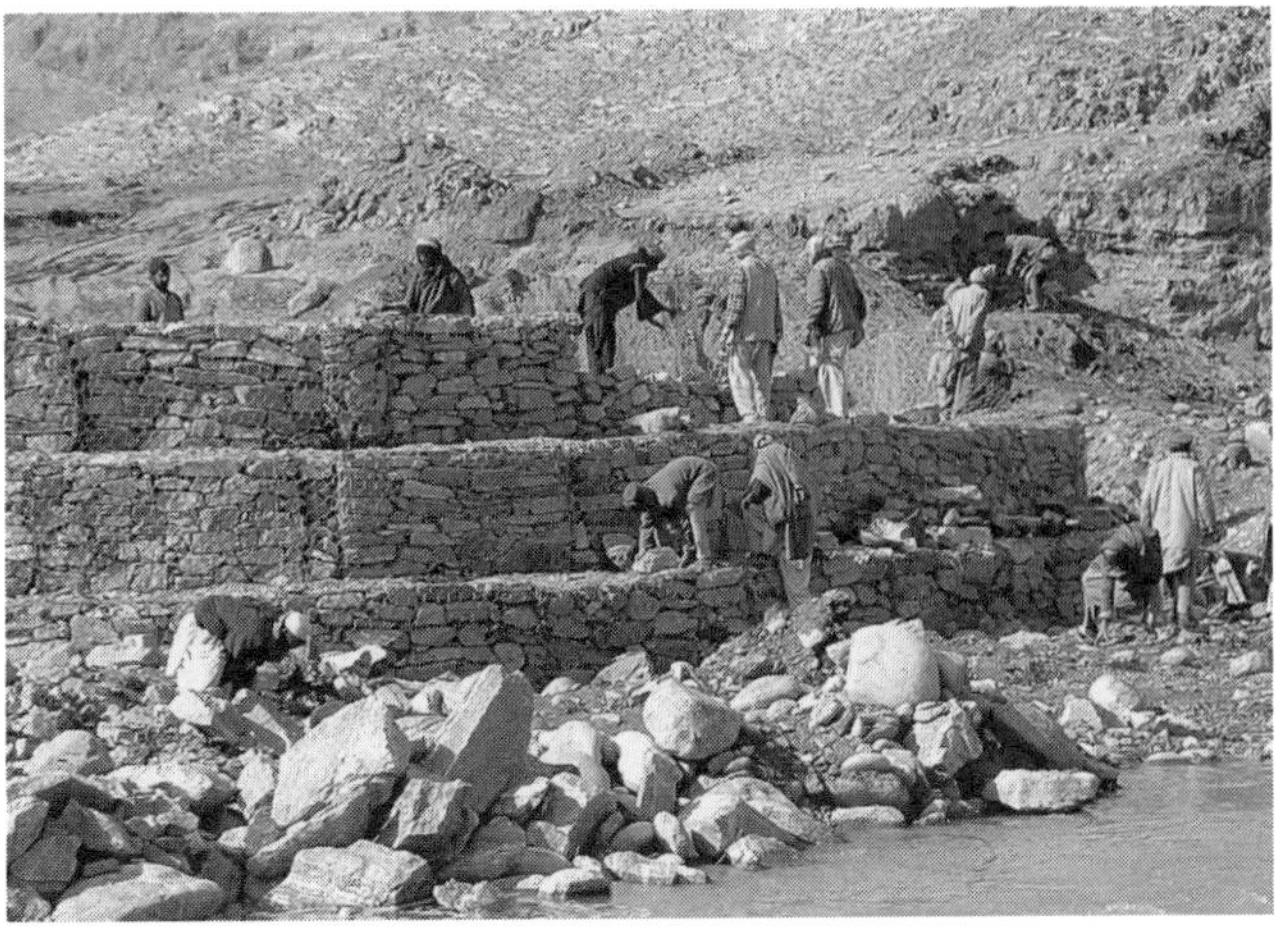

蛇籠を組み上げる

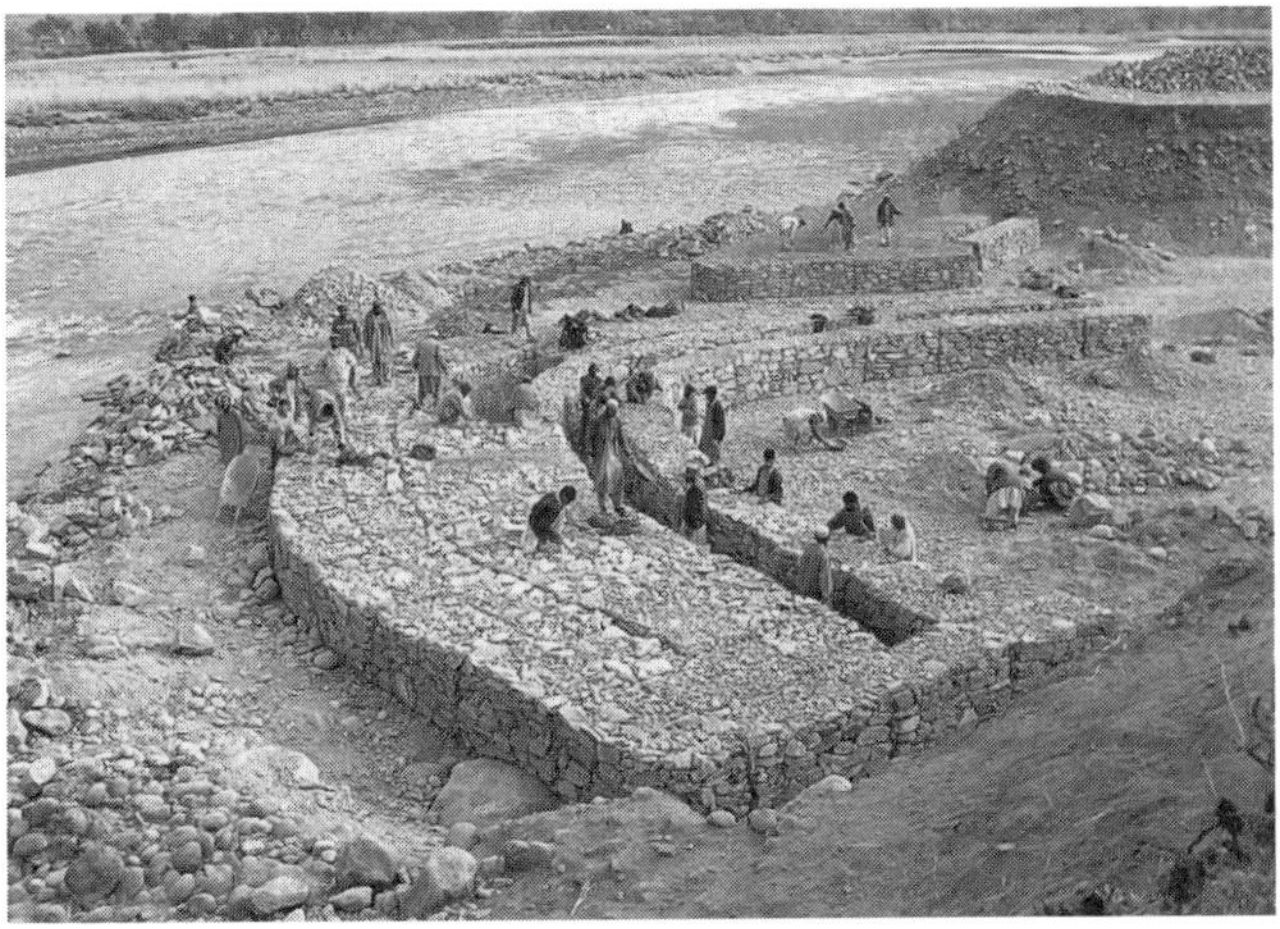

蛇籠による取水口水門部の基礎工事

て行方不明になっている。この十数年間、診療所に赴く度に、外国NGOが手をつけたコンクリート護岸工事が至る所で崩壊したのを見てきた。その中で、建設されて約十年間、ほとんど崩れていないのが、診療所のあるシンザイ村の橋であった。これは、デンマークの団体の支援で作られたが、二度、橋脚に洗掘が起きて倒れた。三度目に改修されたとき、橋脚全体を蛇籠で掩蔽《えんぺい》する工事が行われた。その時、鉄線籠の中に整然と並んだ石の模様が美しく、感嘆したのを覚えている。美しいだけでなく、実際に強靱であることは、この十年間びくともしないことで実証されている。

現地では、これをペルシャ語で「ガビヤン」と呼ぶ。英語のgabionと何れが先か分からぬが、かなり前から行き渡っていたことは確かだ。ただ、鉄線の籠が農民には高価な貴重品で、蔓植物や竹が自生しないので一般化せず、日本ほど洗練されたものではなかった。それでも、

1、どんな山の中でも輸送が楽であること
2、アフガニスタンのどこに行っても大小の石材が無制限に得られること
3、多少訓練を積めば現地農民なら簡単に作れること
4、コンクリート構造物よりは遙かにコストが安くつくこと
5、コンクリートのように割れず、形を自由に変え得ること
6、壊れても修繕が簡単であること
7、植物が繁殖しやすく、柳枝工《りゅうしこう》と組み合わせれば風情があること

これらが、大きな魅力である。長い将来の維持を考えると、なお更である。

さらに、小林技師から渡された「蛇籠」という冊子が確信を深めさせた。それによると、蛇籠の歴史は約二〇〇〇年前の中国・四川省に遡るらしい。昔は、植物の蔓や竹を編んで籠を作り、日本では近世まで竹籠と言った。渡来した蛇籠は、日本人らしく様々な形が工夫され、護岸、水制、聖牛の重石《おもし》など多方面で使われた。丸い筒状にして石を詰めた外観が蛇の胴体に似ているところからこの名称がある。箱状のものを正確には「布団籠」と呼ぶ。

明治になって鉄線蛇籠が登場、しばしば階段状に積み重ねて護岸や道路斜面保護に使われている。さらに用途が広がり、昭和三十年代まで「全国・蛇籠コンテスト」が開かれていたという。その後、コンクリート護岸が主流となり、次第に廃れていったらしい。石工職人が居なくなったことも大きな原因だったと言われる。

植樹の効用

しかし、私たちの狙いは当たった。特に、柳枝工との組み合わせは、個人的な趣味以上の効用があった。「風情」もバカにならない。現地に多いコリヤナギは、繁殖力が旺盛で、一年に二メートル成長、蛇籠の背面から水路底に細い根を無数に張り出した。蛇籠の石の隙間に侵入して「生きた網」となり、石をしっかり支えた。浚渫時に水路を乾すと、まるで絨毯を敷き詰めたように毛根が水路底を覆っている様子が観察された。また、落葉樹であるから、水路内や土手に膨

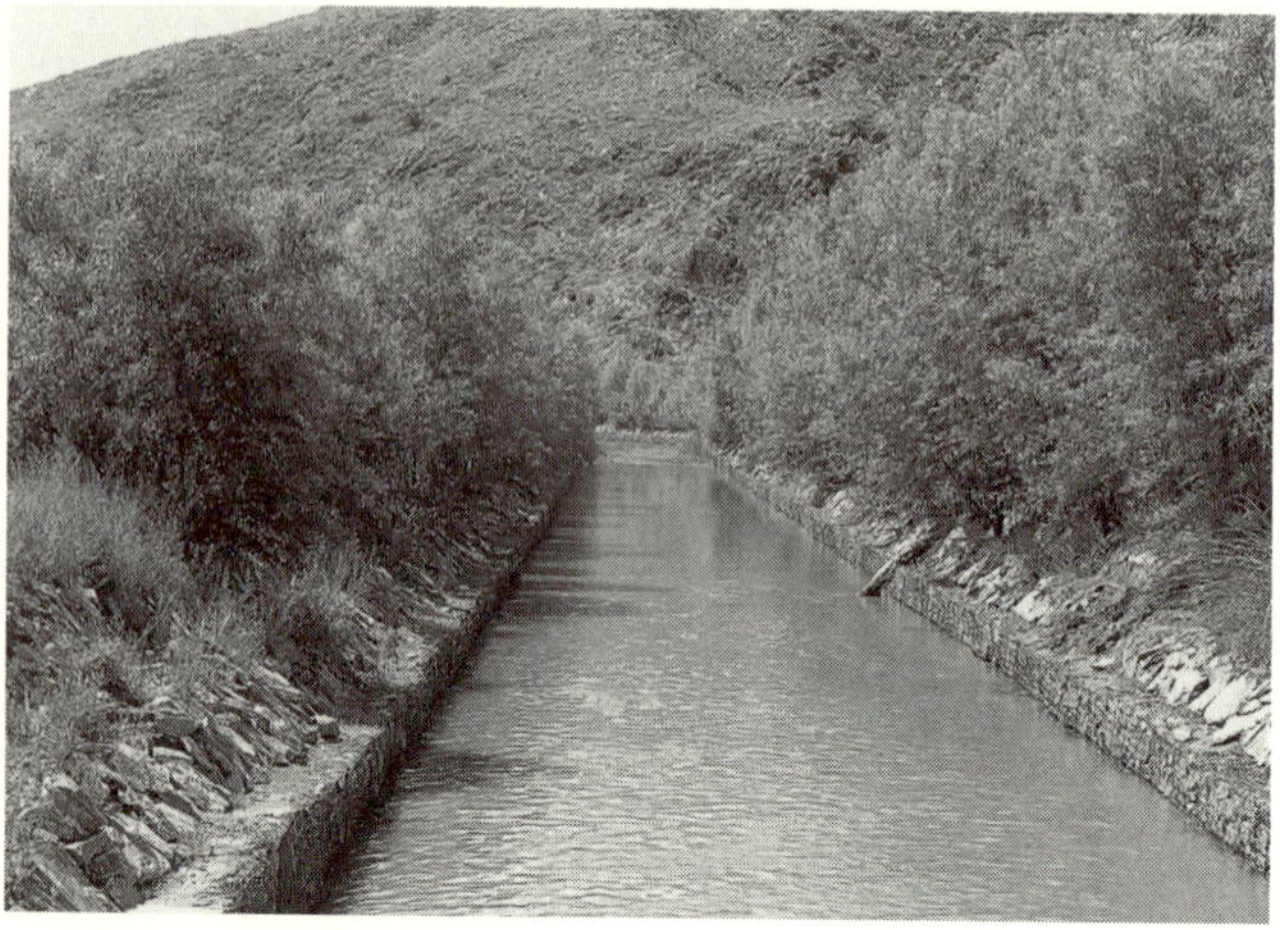

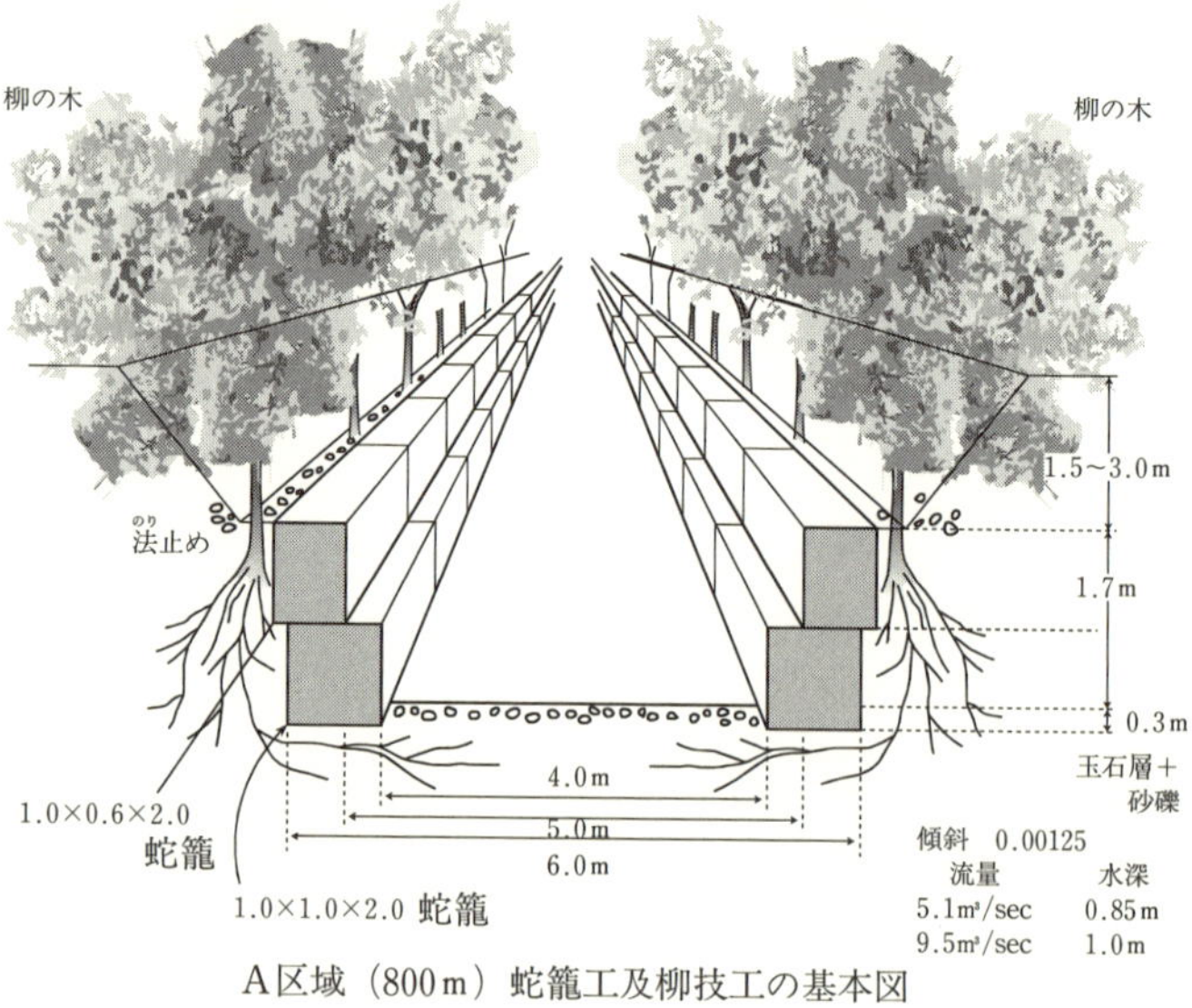

A区域（800m）蛇籠工及柳技工の基本図

大な葉が落ちて腐葉土が年々増し、「有機物の生産工場」としても機能した。四年後の第一期工事十三キロメートル完了まで、合計十二万本が植えられ、人々の目を和ませた。だが、当初はヤナギの取り扱いに慣れず、ワーカーの近藤真一が悪戦苦闘すること一年、「一に水遣り、二に水遣り、三、四なくて五に水遣り」だけが指針で、何とか活着した。この経験が生かされ、二年、三年と水路が延びるに従い大仕事になったが、ヤナギの挿し木については植樹担当者が熟知するようになって、「水辺の雑草」だと評するほど楽にこなせるようになった。

植樹は蛇籠に並んで重視された。四年間で植えられたヤナギは十二万本、その他にクワ七〇〇〇本、オリーブ二〇〇〇本、ユーカリ二五〇〇本である。クワは主に土手の外壁の強化に、ユーカリは土石流対策で遊水地の防災林造成に使われた。オリーブは、乾燥に強く地中深く根を張るので、高い土手の外壁に植えられた。

植樹で最も厄介だったのは、苗木が育つまでの世話である。植えるのは難しくないが、水遣りの工夫と動物対策に大変な労力をかけた。殊に遊牧民の下ってくる冬は、植樹時期と一致するから、虚々実々の戦いが繰り広げられた。遊牧民の伴う羊の数は膨大で、時には山の斜面が波打つように見えるほどである。幼木は大好物なので何度も泣かされた。羊が足をかけて口が届かなくなる程成長すると安全だが、ラクダになると防ぎようがない。バリケードをめぐらせたり、遊牧民と争ったり、植樹時期を遅らせたりで、植樹担当者は悪戦苦闘であった。

ともあれ、全体の水路設計は医者である自分が行い、コンクリート構造物を作ったのは、それ

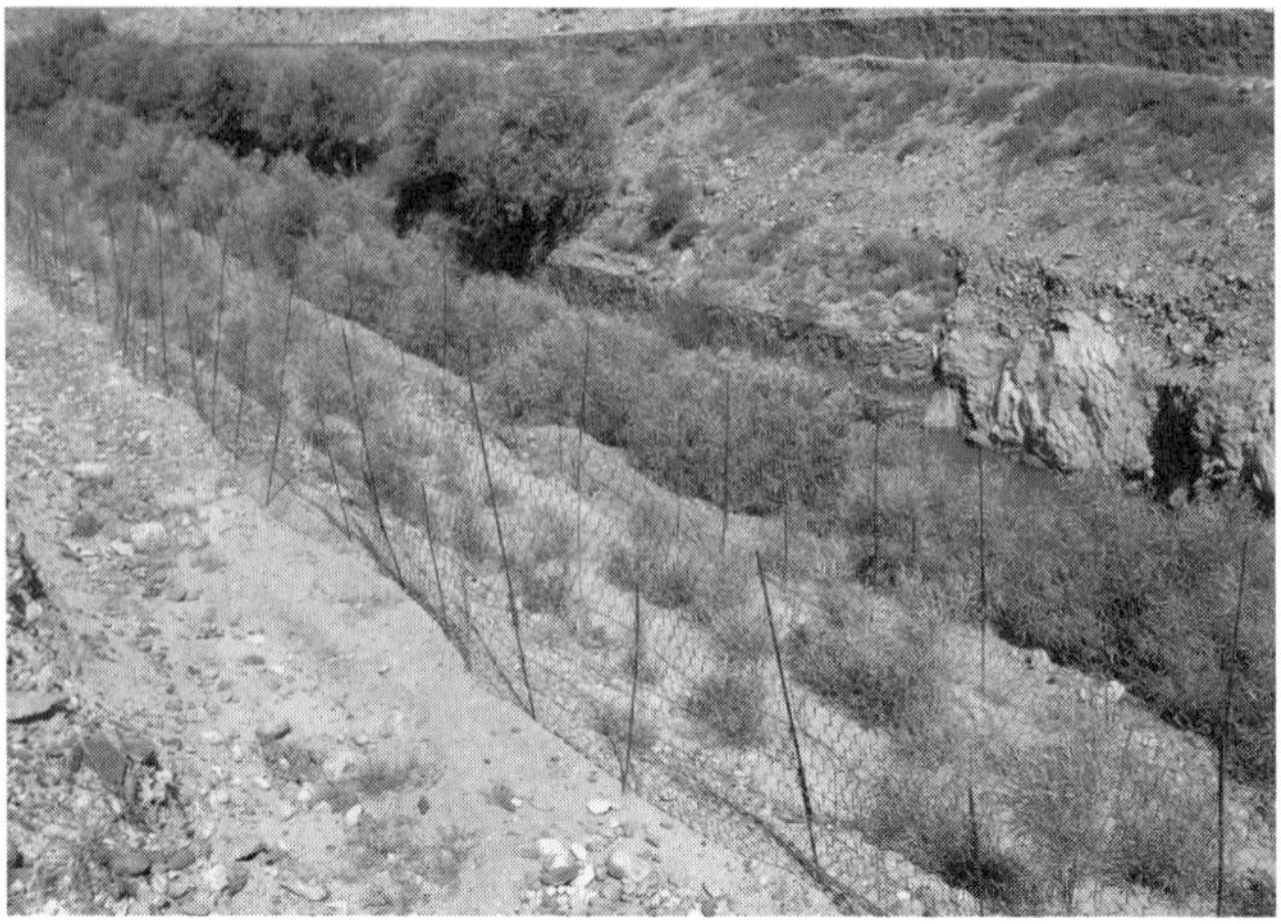

羊対策に防護網を施した

まで土木建設の経験がない若者たちを中心とする日本からの有志たちであった。「専門技師」と名乗る者たちは、ほとんどが工事半ばにして去っていった。残る現場職員たちは、ほとんどが近隣農村出身の現場監督である。要するに「素人」と地元住民が集まって知恵を絞り、汗を流して、行われた事業であったということができる。

蛇籠大作戦——量産態勢の確立

蛇籠工と柳枝工だけで延々十三キロメートルの水路内の護岸を行うのは、日本で疑問視する意見がないではなかった。そんな例がないのである。日本では近代になってコンクリートの三面掩蔽が一世を風靡した。確かに、流水量を確実にコントロールするのは便利で効率がよい。また水草の繁茂を抑え、淡水の巻貝を宿主とする肝吸虫などの感染を防ぐことができる。この結果、日本中で致命的な寄生虫症が激減したのは事実である。だが、これは私たちには採用できなかった。まず、コストの問題がある。延々十数キロメートルにコンクリートを使用するのは、セメントや鉄筋の量が膨大、これだけで巨額なものになる。

第二に、維持である。コンクリート構造物と軟らかい土質の間に隙間ができると、構造物が沈下したりねじれたりしてヒビが入りやすい。すると洗掘が起きて崩れることが稀ではない。日本でさえ、急流の中小河川で多くの残骸を見た。日本ならカネと技術を湯水のように注ぎ、圧倒的な土木建設力で補修できようが、貧乏な現地はそうは行かない。蛇籠は屈伸性があり、土の状態に応じて少々捻じれや凹凸があっても、割れずに土に密着する。破れると直せばよい。

第三に、環境への影響である。少年時代の昆虫採集で、コンクリート水路の弊害を恨めしく眺めてきた。ミズスマシ、ゲンゴロウ、タガメ、アメンボ、ホタル、トンボなどの水生昆虫は、農薬の普及とコンクリート水路によって絶滅に瀕した。水草の減少で淡水の魚介類が棲めなくなり、これを捕食する動物もいなくなるからだ。この傾向は、昭和四十年代の経済復興時代から顕著になり、バブル景気時代に頂点に達した。かつて田舎の風物を飾ったホタルが良い例で、人々は郷愁から幼虫を放流し、「ホタルの里」と銘打って都会人を喜ばせるが、その場限りであるから、ホタルは定着しない。尤《もっと》も、環境問題が最近ようやく大きな話題として取りあげられるきっかけの一つとなったことを考えると、「過去の風物への郷愁」も捨てがたい力であったことは否めない。

環境への配慮は、徐々に流れを増しており、少なくとも地方公共団体レベルでは主流になりつつある。具体的には、中小河川の護岸法の変化である。二〇〇一年の「河川審議会」は、「多自然型川作り」と「伝統工法の見直し」を提唱、川の浄化が問題にされて、生物が生息しやすい蛇籠工が明らかに復活してきている。敗戦直後の全盛期を過ぎた後、コンクリート工事で衰退していたが、最近再び見られるようになった。しかし、部分的工事であって、やはりコンクリート用水路が圧倒的に多い。日本で、現場の請負工事をしている作業員に尋ねると、最近では景観や環境への配慮を盛り込まないと、仕事が請負えないそうである。だが、石材と工賃が高価なため、コンクリート・パネルより高くつくそうだ。

さて、アフガニスタンでは対照的に、石材が無尽蔵に転がっている。日本と異なって山全体が石の塊だと言ってよい。問題は良質のワイヤーを使った蛇籠の大量入手である。計画では蛇籠を使用する水路区間が九キロメートル、長さ二メートルのものなら、両岸二段重ねで一万六〇〇〇個要る勘定になる。実際には、岩盤周りが片面、流速が弱くて安定した場所なら一段であるが、それでも約一万個は優に使う。更に品質も問題である。現地では日本のように機械生産でなく、総て手で編む。諸般の事情から、結局自前で量産態勢を敷くことになった。職員の中に蛇籠工場で働いた経験者がいたので、さっそく試作させてみると、なかなかの出来栄えであった。問題は、いかに量産するかだ。

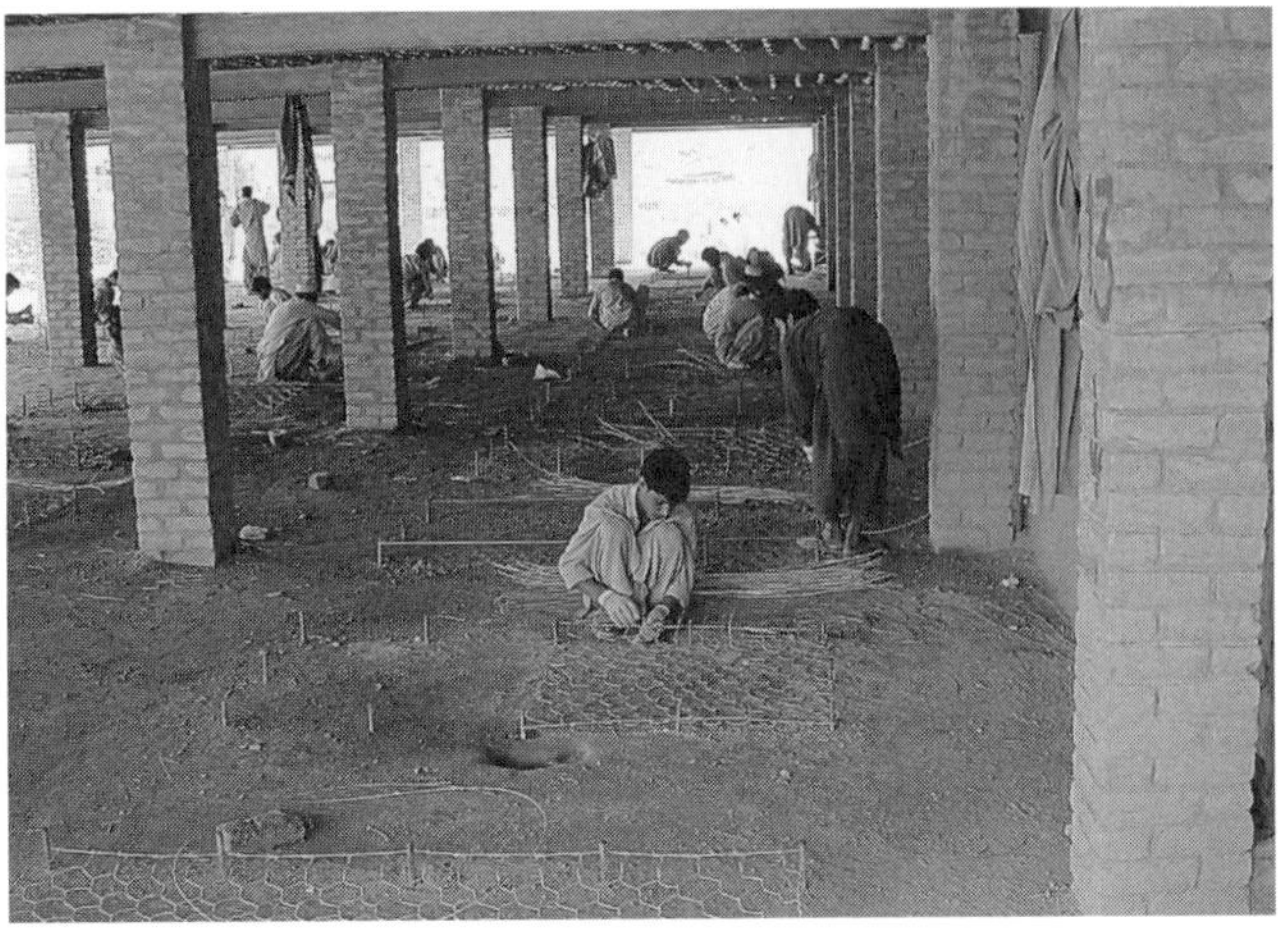

蛇籠生産工房

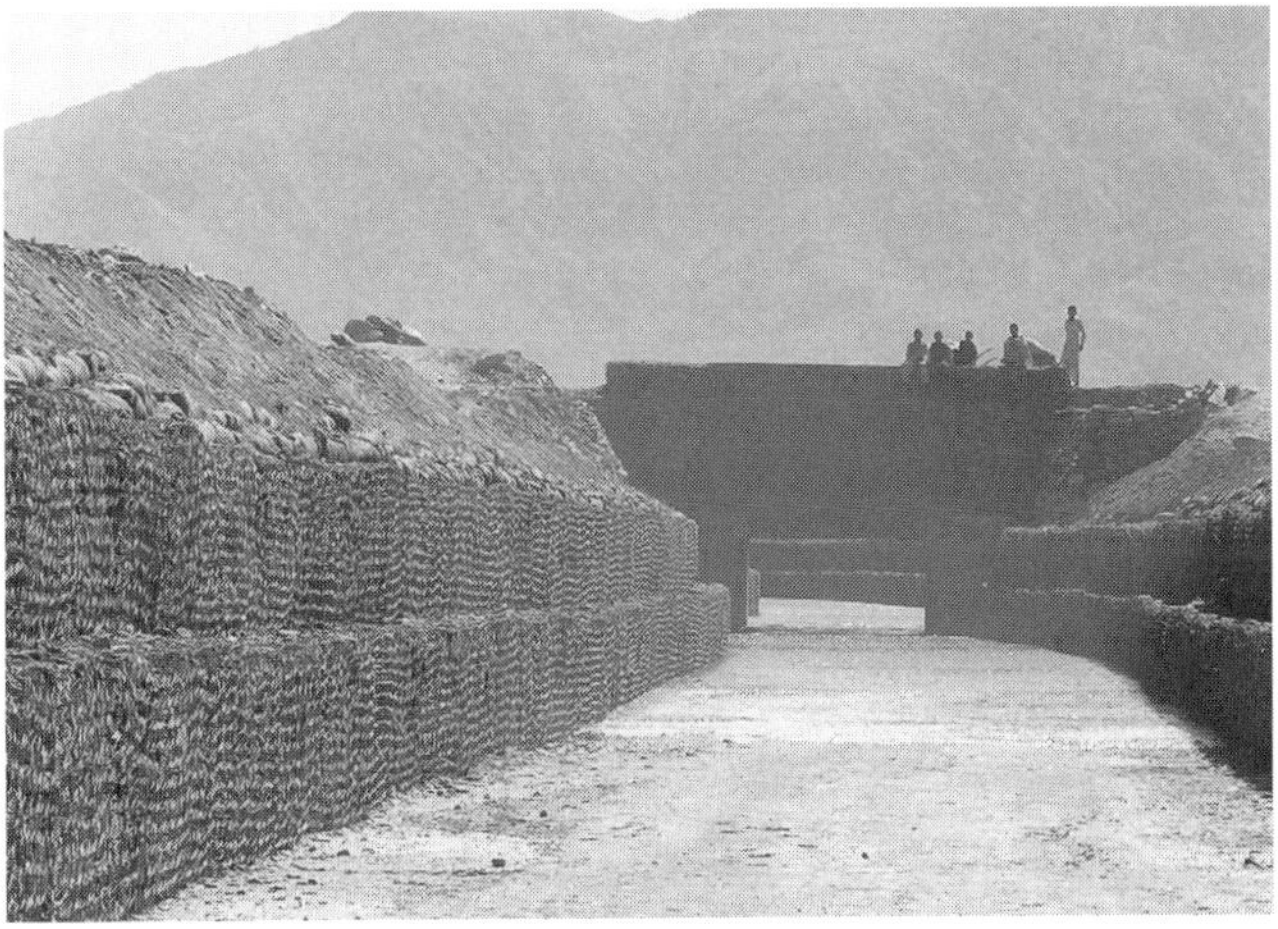

蛇籠による護岸

私たちがジャカゴ、ジャカゴと繰り返すものだから、日本側事務局の福元などは、「ジャカゴ大作戦ですな」と冗談を述べた。先述の「渡し舟」が完成したとき、舟に名前をつけてはどうかという話が出た折、近藤が「ジャカー号」にしてはいかがでしょうと言い出す始末である。その後、「ジャカゴ」の語は現地に根を下ろした。現場では現地語の「ガビヤン」は使われなくなり、みな「ジャカーゴー」と呼ぶようになった。二〇〇三年六月、工房を作業現場の宿泊施設に置き、来たばかりのワーカー、鈴木学が担当することになった。

規格は私の設計に基づき、一×一×二メートル、一×〇・六×二メートルと、二種類の布団籠を作成させた。初めは不良品が多い上、全くの素人だからサッパリ進まなかった。だが、鈴木学の管理下で、一日四個以上の速さで良質のものを作ると「熟練工」とみなして日当に差をつけるようにし、週給制にして同一労働者が訓練を毎日受けるようにしてから、めきめきと量産の実が上がった。

針金の補給も大変であった。アフガニスタンに生産工場がないので、パキスタン側の補給に頼った。針金は網枠部分が四ミリ、網目部分が三ミリで、亜鉛メッキのものである。（日本では五ミリ鉄線が使われるが、手作業で編むのは不可能である）。この買出しがまた大変で、ペシャワールのＰＭＳ基地病院側が奔走した。家庭用ならともかく、数百トンとなると、わずかの単位価格差が巨額になる。おまけにメッキの質も重要なので実際に店で立ち会ってから買いつけなければならない。日本のようにカタログを取り寄せて電話で発注という気軽なものではない。どんな不良品をつかまされるか分からぬ上に、足元を見られて値を吊り上げられる。院長代理の藤田以下、薬品の買い付けで鍛えられた医療職員が直接、生産工場があるラホールまで行って確認するやらで、おおわらわであった。

こうして蛇籠工房が軌道に乗り、現在に至っている。二〇〇三年から二〇〇六年末まで、六〇〇トンのワイヤーで一万五〇〇〇個の布団籠が生産された。縦に並べれば、三万メートルを編んだ勘定になる。この作業員も全て近隣農民で、今では熟練工と呼べるほどになっている。蛇籠を組む側である水路作業員たちの方でも、めきめきと腕を上げ、最近では一日で四〇個を組むのが普通になっている。ＰＭＳの蛇籠工は工事の早さ、強さ、美しさで現地でも定評がある。

石工の群

さて、石材は現場でタダに近いほど豊富である上、職業的な石工は要らなかった。作業員である近隣農民は、全て有能な石工なのだ。石の扱いはアフガン農民にとって日常で、家屋の土台、家や畑の隔壁、石を使ったクリークの開閉、棚田の石垣などは全て自分の手で作る。石の模様を巧みに見て場所を定め、大きなハンマーを打ち下ろして見事に割る。割れた平たい面を大小組み合わせ、実に美しい石垣に仕上げる。

石組み作業は、巧まずして農村生活に根づいた一つの文化である。パキスタンやアフガニスタンのバザールを歩くと、路傍の果物屋がきれいにリンゴやナシを積んでいる姿に出くわす。売れ

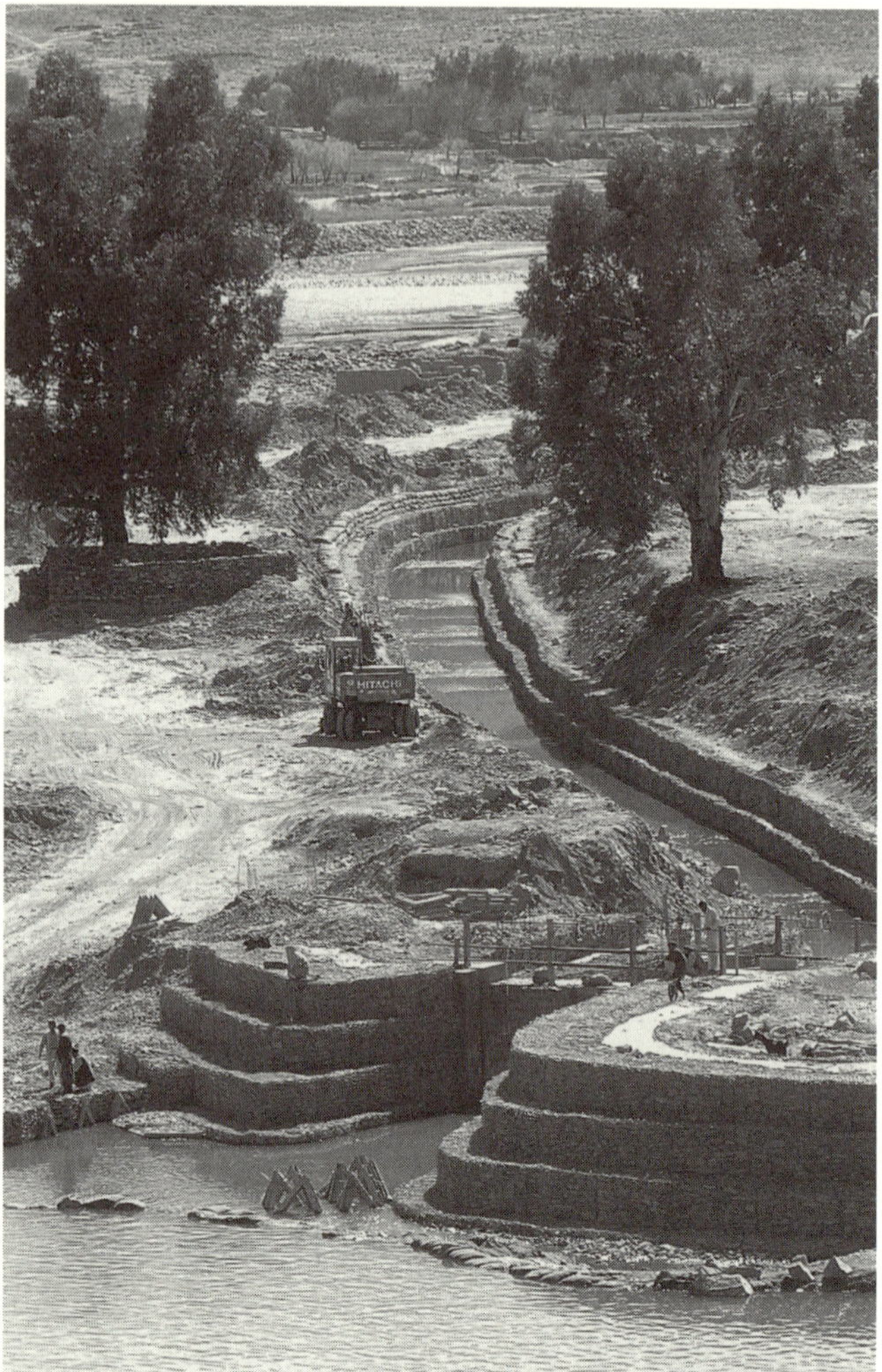

蛇籠によって組まれた取水口と用水路、手前の三角形の聖牛は後に撤去

ても売れなくてもどうでもよい。ともかくきれいに積むのが習性である。作業現場でも、村や年齢によって差はあるが、石積みならお年寄りを中心に時間を忘れて没頭している。「綺麗な石だなあ」と、石に見とれている光景も珍しくない。無類の石好きなのだ。日本人が材木の肌触りや木目の美に惹かれて、つい撫でたくなるような感覚なのだろう。ジャララバード出身の技師たちは、計画段階で「石工が足りない」と嘆いたが、工事を始めると、そんな憂いもなくなってしまった。都市化した技師の間では、「百姓の技術」はまるで技術でないかのように考える傾向がある。

日本で名のある古い水利施設を見て回ったとき、その構造や技術の素晴らしさを讃える文献は沢山あったが、どうやって作ったかという技術的な記録は殆どなかった。おそらく、当時は余りに日常的な伝承技術で、書き記すこともないと思ったのであろう。そういえば、ワーカーの日本人青年たちが鍋で米が炊けない、薪をストーブに入れて火を上手におこせない、シャベルを使えないと、驚くことがあるが、考えれば我々の世代なら何でもない「日常の技術」が、わざわざ伝える間もなく、消えていったのと同じだろう。さらに、西欧化の洗礼を受けた専門技術者が、土着の伝統技術を軽視する傾向があったことは、現地の技師を見ていて想像に難くない。「文化財指定」になる頃は、肝心の伝統技術が日常から消えた時である。

こうして、マルワリード用水路は、土と石と樹を三大素材とし、蛇籠工、柳枝工を大幅に取り入れ、自然の河川の護岸でも、石出し水制などの日本の伝統工法が大いに活躍することになった。

これは、財政・技術力の限界があったからだが、結果的に現地にふさわしいものになったと考えている。

流量と水路幅・傾斜の決定

一口に「毎秒六トン」と言っても、いったいどの程度の川幅で、どれくらいの勾配かを決めないと、設計ができない。水は高い所から低い所へ流れるが、問題は必要量を最小限の手間で一定の距離を流すことである。少し退屈かも知れぬが、数字の話になる。

一般に用水路の流量計算で最も信頼されているのが「マニングの式」と呼ばれるもので、世界中で広く採用されている。

> Q（流量）＝A（流水断面積）×V（流速）
>
> $V=\frac{1}{n}\times R^{\frac{2}{3}}\times I^{\frac{1}{2}}$（n；粗度係数、R；径深、I；勾配）

このうち、流水断面積（水に浸かる部分の横断面積）、径深（水に浸かる部分の内法と流水断面積の比）は、設計図から簡単に求められる。問題は勾配である。勾配は用水路の標高を決定するので、灌漑《かんがい》される地域と面積が自ずと決まる。高いところに水を引けば、当然、灌漑領域は広くなる。だが高ければよいというものでもない。勾配が緩やかになると流速が落ちてよどみ、結局流量が減る上、塩類や土砂が溜まりやすい。逆に急な勾配は急流をなして河床を洗掘、水路を壊す。だが、場合によっては、取水口から沈砂池までのルートのように、わざと急勾配で堆積を防ぐこともある。どのくらいが適切なのかは、案外決めにくい。これを規定するのが流路の「粗度係数」と「最大許容流速」である。粗度係数とは、要するに流水が当たる素材の「水の滑りにくさ」で、最大許容流速とは、「それ以上だと河床が壊れる速さ」である。使用する素材をも、十分考慮しないといけない。コンクリートや鉄管など、ある程度は経験的に知られているものも多い。しかし、教科書の値だけを鵜呑みにして設計すると大変なことになる。川の流れは、わずかな土質の変化や岸辺の形状で影響をうけるからだ。

この点について小林技師に尋ねると、「理論値と実際値はかなり違います。作ってみなければ分からんものです」というのが結論だった。そのとき、苦笑いして当惑したような表情をしておられたので、これはやはり経験を積んだ人だと思った。思わぬ要因で流速や流量は変化する。これは医者の診療と似ていて、マニュアルや公式だけで診断と治療ができないのと同様である。やはり、どんな世界でも年季というものがあるのだ。殊に水路底の土質は、アフガニスタンと日本では異なる。また、蛇籠工で両岸を固めると、ごつごつした石の分だけ抵抗が増し、岸の方は流れが遅く、中心は早くなる。こちらとしては、総合的にどうなるのかということが知りたい。「日本ではこうなるとしか言えません」というのが、本当のプロの意見であろう。

とはいっても、ある程度の目安は要る。計画流速と勾配は初歩的だが最も重要なものであった。

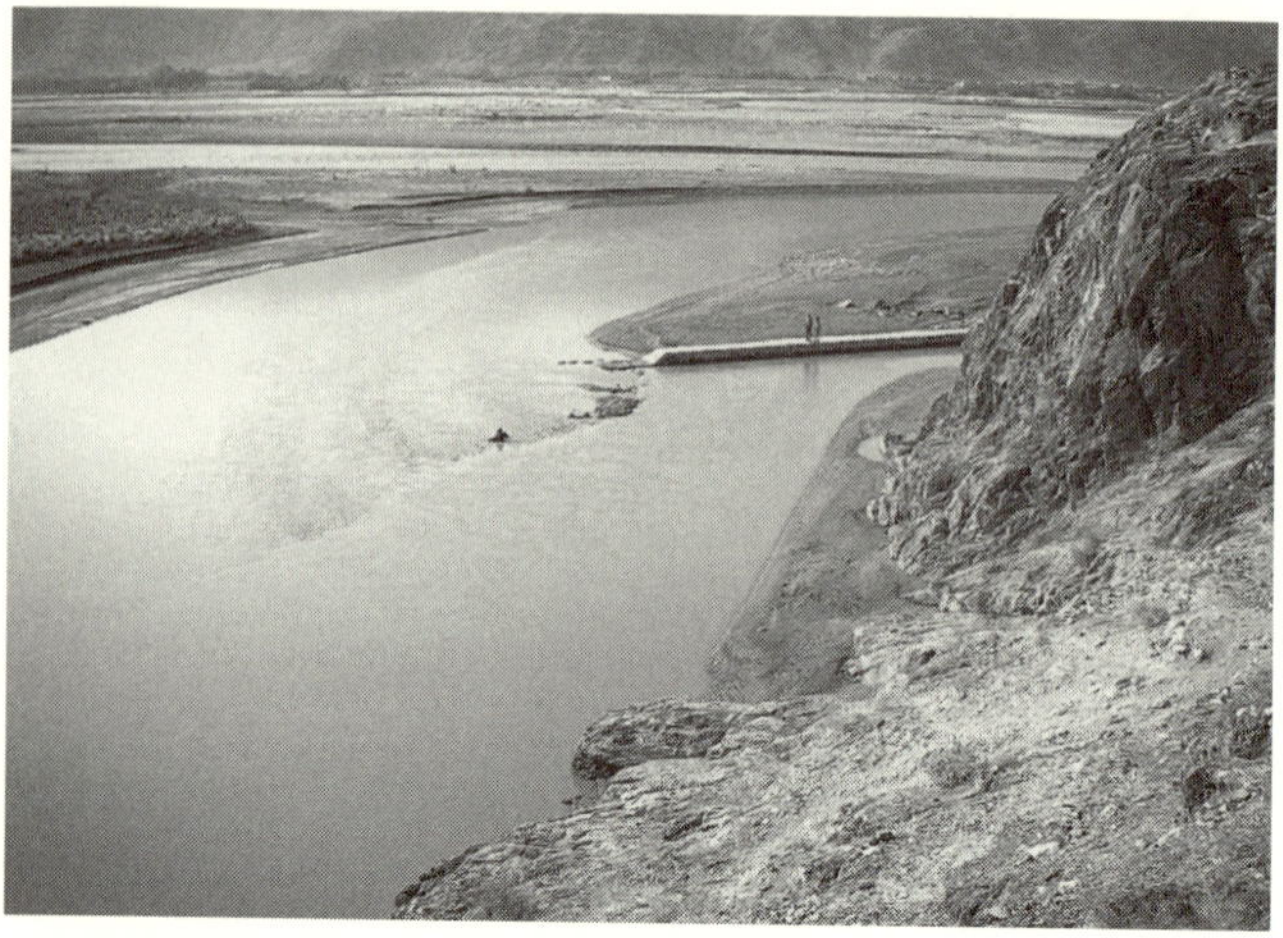

シェイワ水路の取水口

日夜考え続け、川や水路があればじっと眺めていた。すると、閃《ひらめ》きというものは確かにあって、当たり前のことにはたと気づいた。計画水量・予定灌漑面積が同じ規模で、長く機能している現地の用水路を調べると良いのだ！　コロンブスの卵である。

ニングラハル州北部を数百年潤している「シェイワ用水路」がある。全くの素掘りで、クナール河の小さな分流というのに等しい。小細工のない水路である。地元の農民に聞くと、何百年か分からないが、最低でも二〇〇〇、多い数字は五〇〇〇ヘクタール以上を潤しているという。さっそくディダール技師に指示し、同水路の最も安定した部分で、流速と水深、勾配と川底の形状を調べ、マニングの式から逆算して「粗度係数」を割り出してみた。

すると、最適の流速が毎秒〇・六メートル前後、勾配が〇・〇〇〇六（一キロメートルにつき、六〇センチメートル下降）、粗度係数〇・〇一六～〇・〇一八と出た。これに両岸が荒い石垣で覆われている場所なら、やや急流（毎秒〇・八～〇・九メートル）となって砂質が増し、粗度係数〇・〇一八で計算できることが分かった。

驚いたのは調査に当たったディダール技師本人である。それまで彼は、何かの教科書や文献をあさり続け、粘質ロームがいくら、砂質ロームがいくらと、慣れぬ専門用語辞書を片手に、頭をひねっていた。幅三メートル前後、水深七〇センチメートル以下のか細い水路が、二〇〇〇ヘクタールを潤すとは到底思えなかったのである。この秘密は、現地の農地に一般的な、「ハウラ」と呼ばれる土質によるが、これについては後で述べよう。ともかく、こうして設計の基礎がなり、この数値が後々まで我々の用水路の勾配と川幅を決める際の基準値に使われるようになった。

更に、用水路の護岸の基本は石垣と植樹（ヤナギまたはクワ）で、コンクリート構造物の多数介在した水路は何かと不都合が多いことも知った。住民が簡単に直せないのである。見た目は粗雑でも、長く維持管理が住民自身の手でできなければならない。

水路決壊

かくて「取水口―急傾斜の水路―沈砂池」という一連の工事が終了、初めの一・六キロメートルが完成したのが二〇〇四年二月であった。工事期間一年にしてはもどかしい距離であるが、先に述べた様々な準備のため、仕方がないことであった。何もかもが初めて遭遇することばかりで、ずいぶん回り道もあった。

二月二十七日、遂に取水口の水門を開き、沈砂池まで水を引き入れる日が来た。ペシャワールから資材調達に奔走した藤田初め、川口、近藤、中山らも駆けつけてきた。蛇籠工と柳枝工の水路壁のでき映えが試されるのである。結果によっては、今後の設計にも影響する。私は緊張して様子を見守った。午前十時、鈴木学が堰板を開き、水路内に滔々と水が注ぎ始めた。不安は、蛇籠壁と背面の土とのなじみ方であった。特に、岩盤沿いに埋め立てたC地点の様子である。しかし、その日は大した障害もなく、水は二時間をかけて無事に一・六キロメートルを流れ、池に注ぎ込んだ。金曜日であったので、見物は少なかったが、現場に寝泊りしている重機の運転手たちが駆けつけて、共に通水成功を喜び合った。

皆が喜んでいるとき、私は不安になり、もう一

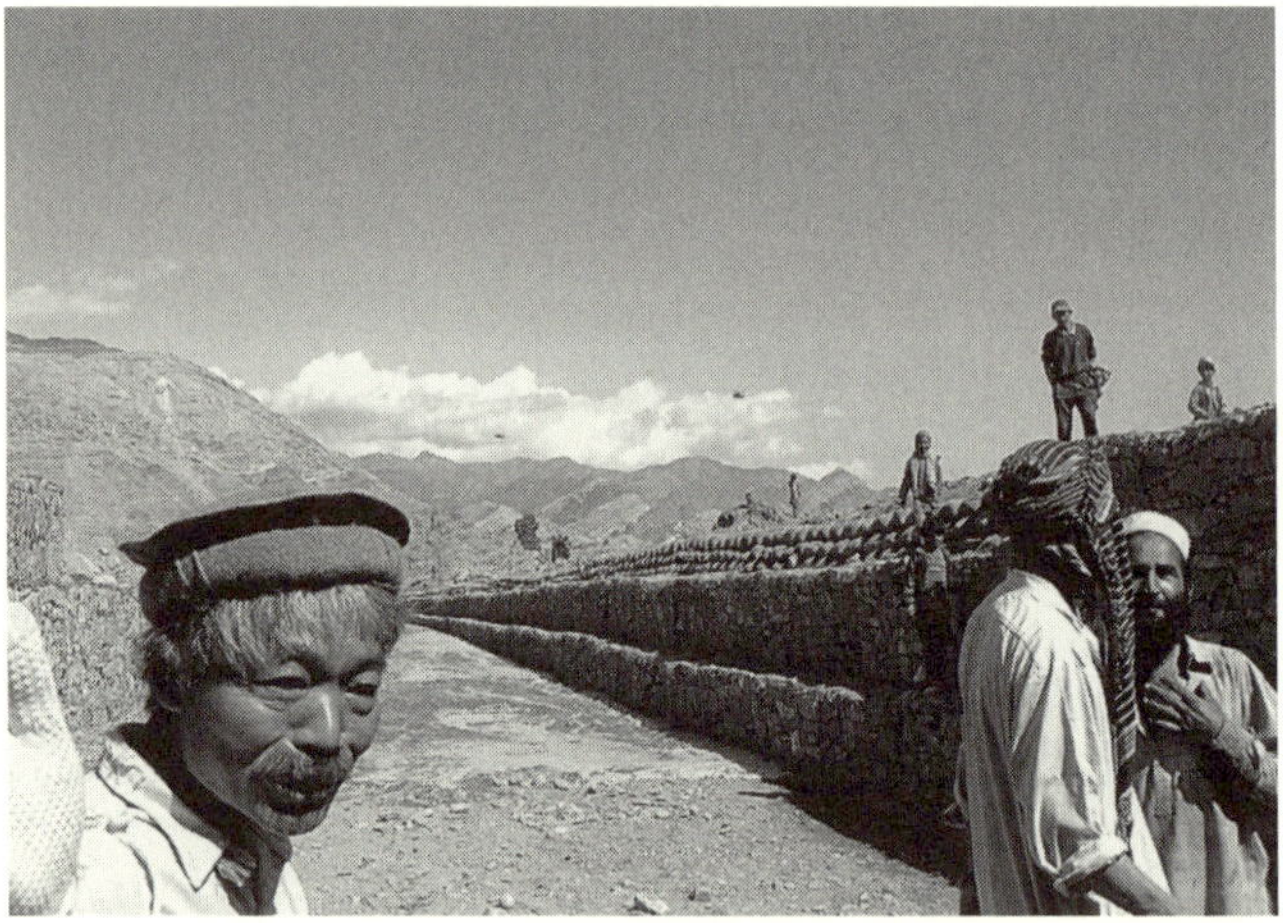

初めての通水

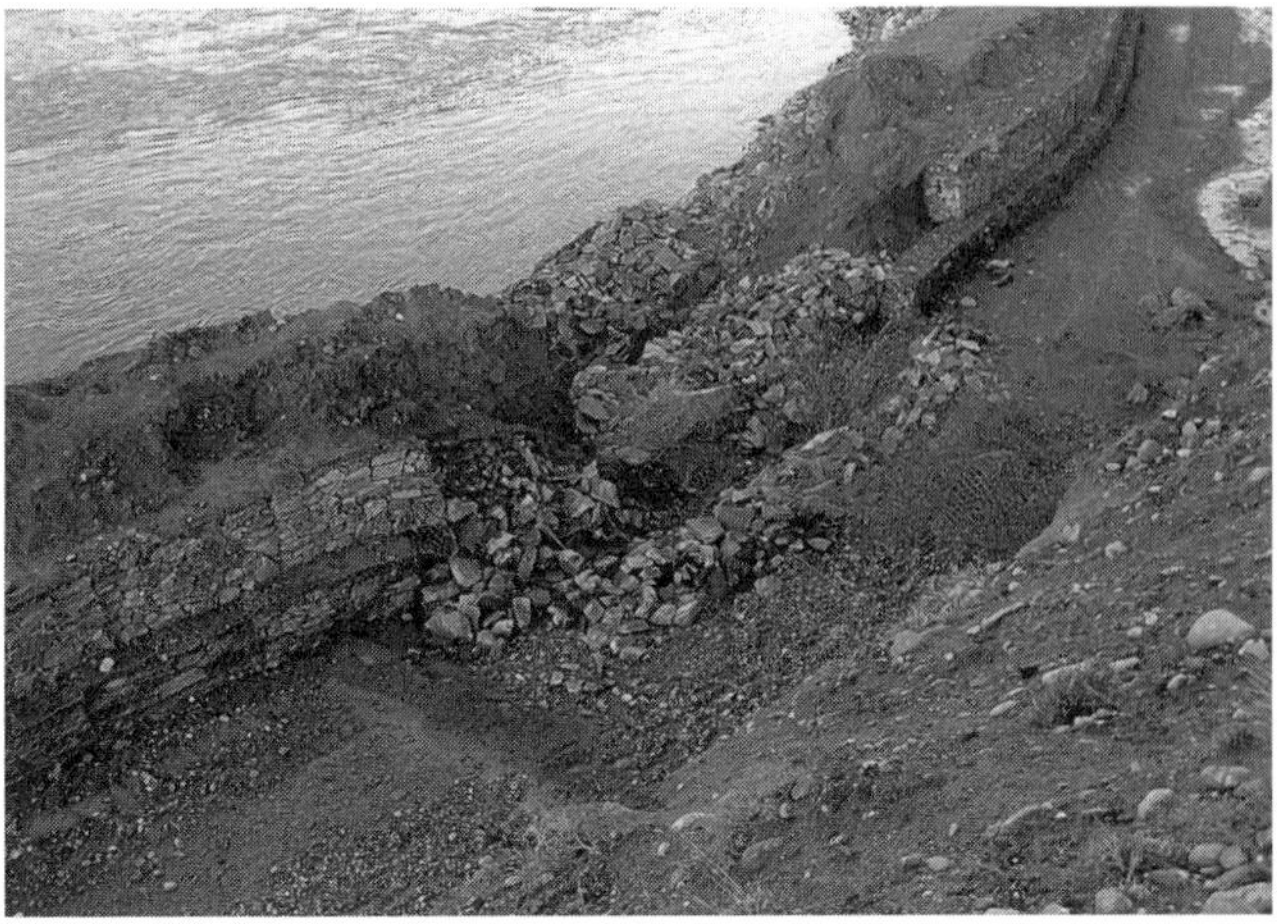

決壊したC地点の水路

度水路内を歩いて引き返し、水底と蛇籠の様子を調べた。すると、驚くことに、あれほど硬くなっていた水底がぬかるんで、著しく柔らかくなっている。当然だが、乾いた土と流水中の土とでは、表情がまるで異なるのである。小林技師は、「蛇籠背面の吸い出し現象」をしばしば警告していた。水が蛇籠壁を洗いながら流れると、石の隙間に侵入した水が背面の土を軟化させ、引圧で溶け出す現象である。水底の土と蛇籠背面は同じ土質である。以後の水路も同様な構造を予定していたので、最初の地区で起きることは、今後も起きる。

不安は的中した。取水口から一二〇〇メートル地点のカーブ（C地点）で、蛇籠底面から溶け出しが起き、翌二月二十八日、長さ一〇メートルにわたって決壊が起きた。同地点は岩盤沿いにあって、クナール河右岸を土石で埋め立てた場所である。軟化した地盤が蛇籠を潜ってクナール河へ溶け出した。大小の石を残して土が流れて消え、幅五メートルほどの土手が陥没、水が滔々と河側へ流出していた。これは、土質と地盤が流水によっていかなる変化をこうむるか、無知なために起きた失敗だった。

同地点は、岩盤の斜面に土石を盛り、外観上は一見強固な地盤ができたように見えたのである。乾燥した状態と流水に浸かる状態では、土石が全く異なる表情を示すのだ。何しろ初めての体験だったので、大いに驚き、思案していると、ヌールザマーンが作業員を率いて改修を始めた。途方にくれる私を尻目に、「これくらい問題ない」と、何でもなさそうに述べ、まるでアリが群がって巣を掘るように、ワイワイと威勢よく作業を進めた。水路底の柔らかい土層を取り除き、巨石を敷いて岩混じりの赤土で覆い、わずか三日で修復してしまった。

私は呆気にとられて見ていた。彼らは本能的に地盤の弱点を見抜き、改修のやり方を知っているのだ。流水と土石の性質を幼いときから会得し、この乾燥地帯で生きる術を身につけているとしか思えない。これは、大きな励ましになった。

もちろん、彼らの勘だけで仕事ができた訳ではない。完全な仕上げには、それ以上の労力を要した。この件で小林技師に相談すると、「土手の幅を思い切って広げ、透水層を遠ざけるべきだ」と示唆を受け、クナール河側を土石で一二メートル幅護岸して埋立て、蛇籠の背面を厚くとった。漏水が一時的に見られたが、その後ヤナギが根を張り、水路内に土砂が堆積してくると次第に止まった。しかし、現地農民の驚くべき勘と根気は、今後の作業を進める上で、大いなる自信を与えたのである。

第五章　第一次灌漑の実現へ

独自の「技術開発」

C地点決壊で苦杯をなめさせられた後、土質の研究と対処方法が大きな課題となった。これが今後の成否を分けるカギのひとつであった。

決定的な不安は、やはり埋立て部の地盤のもろさにあった。私はC地区で起きた決壊を忘れなかった。これは、土質に対する無知から来た設計であった。アフガニスタンで見られる土（現地では「ハウラ」と呼ぶ）は、日本の専門家に説明しても、なかなか分かってもらえない。粒子の細かい砂塵の堆積らしく、粒径の分類上はシルトと呼ばれる。乾燥した状態では淡いカーキ色の粉である。水で練れば粘土状になり、粘土を乾かすとカチカチに固まる。場所によっては、重機を使っても掘削できないほど硬い。日干し煉瓦の材料としても現地で繁用されているほどである。静水に対しては表面が軟化するが、透水性が悪く、工夫すれば防水壁になり得る。しかし、流水には極めて弱く、どんなに固まったものでも味噌汁のように溶け出してしまう。赤土や稲田の粘土を思わせるが、粘着性が少なく、流水に対する弱さは比較にならない。

問題は、蛇籠《じゃかご》背面の土の溶け出し（吸出し）であった。日本の山土ならば、蛇籠背面に栗石を詰め、「吸出し防止処置」を施すと、大抵うまく行くという。だが、ハウラは違う。小石を透り抜けた水で、いとも簡単に流れ出してしまう。また、日本と違って降雨がなく、自然の植生の力を借りることができない。

硬構造と軟構造の継ぎ目の部分は、必ず何か起きた。C地点の場合は、決壊した水路背面に土

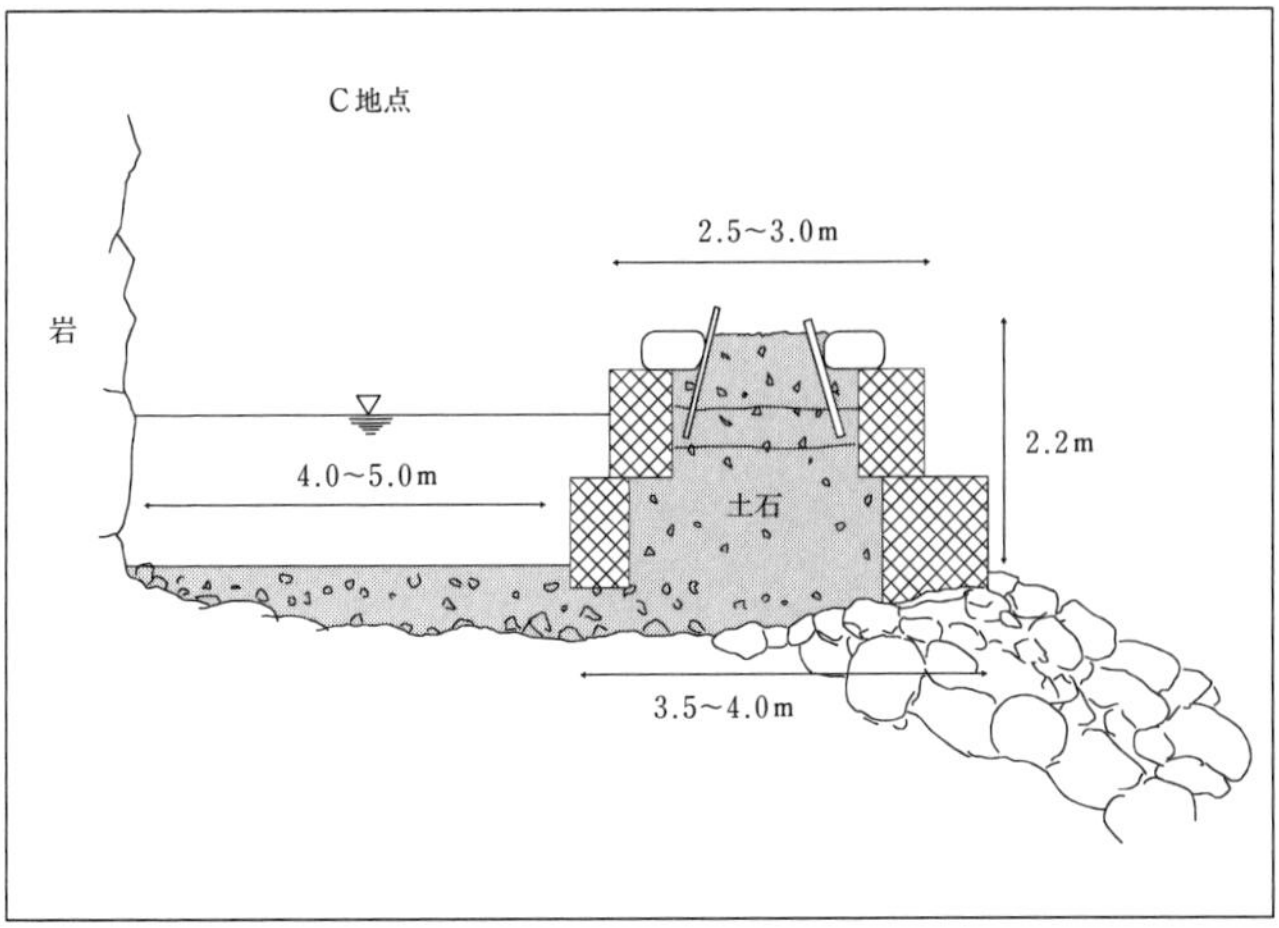

決壊部C地区の初期設計

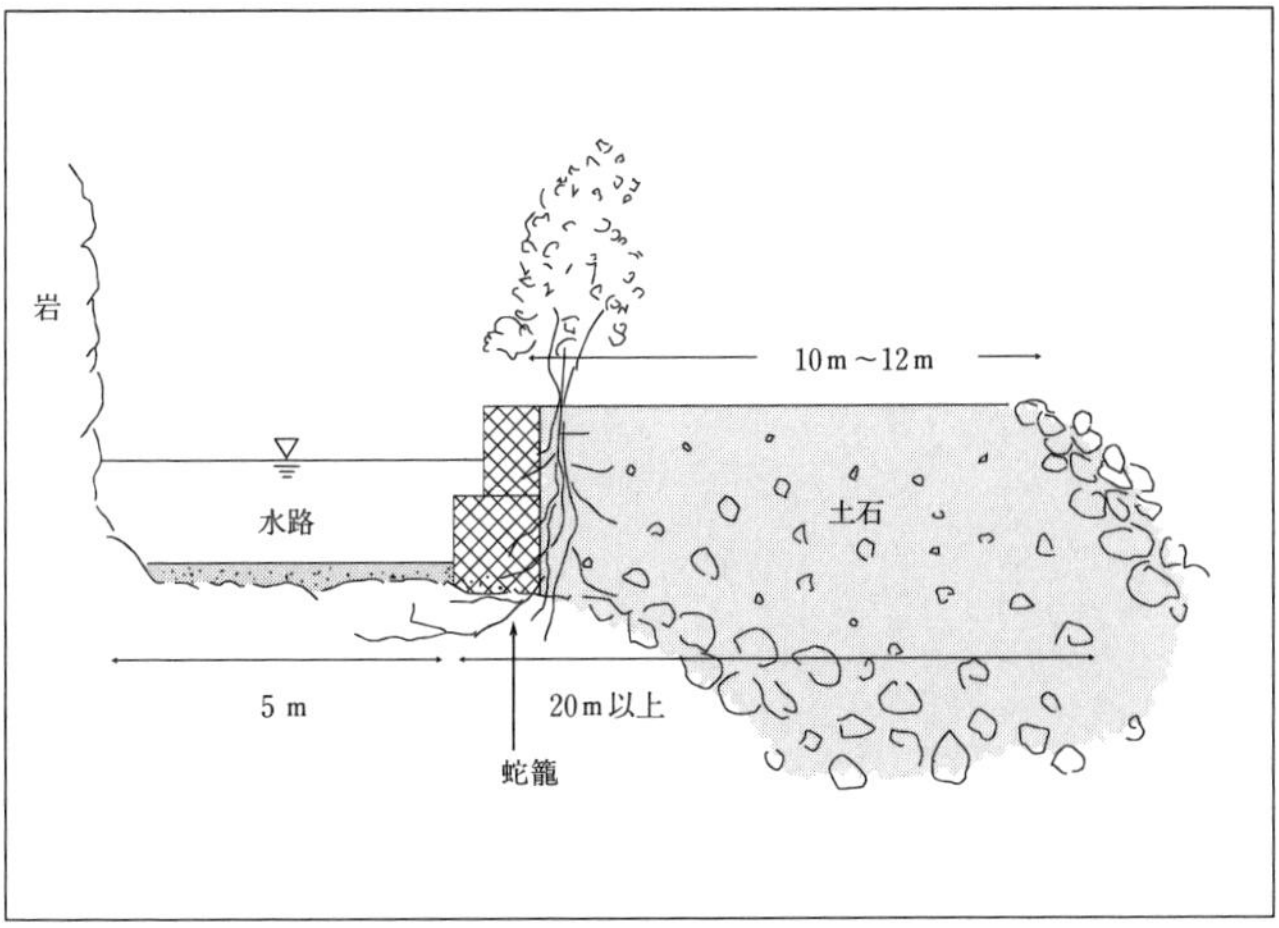

決壊部C地区の最終構造

石を投入して埋め立て、堤防幅を厚く取って透水層を遠ざけ、蛇籠の水路内面に土嚢《どのう》を積み上げて流水面を目詰まりさせ、切り抜けた。自然の地盤を掘削して蛇籠を置く場合（A地区）は、しばらくハウラ層の溶け出しが続いた後、砂や木の葉などが隙間を詰め六ヶ月ほどで安定した。さらに一～二メートル間隔で植えた柳が成長し始めると、根が張り、より強固になった。

だがこれは、間もなく予定されていたF・G区間では心もとなかった。地盤の強さが問題になる。C地区の場合は、決壊といっても、自然岩盤の上に盛り土したものであった。今度は全くの人工的な盛り土の塊で、しかも湿地帯の上である。

取水口からD池までは自然の急流に近い傾斜にして濁流を取り込み、遊水地を沈砂《ちんさ》池にした経緯は、先に述べた通りである。皮肉なことに、この濁流に含まれる土砂が水路の安定に貢献した。漏水箇所の修復は、期せずして自然の手で行われたのである。すなわち、濁流に含まれる土砂のうち、比重の大きい砂質は取水口水門の下部に堆積し、恐ろしい水圧で噴出してくる堰板《せきいた》の隙間を埋めた。中程度の粒子は非常に具合よく川底の漏水部を詰め、さらに細かい粒子は浮遊して側面壁に付着し、滲出＝漏水を止めた。蛇籠に接して置かれた土嚢は、腐食しかける頃を見はからって潰すと、そのまま岩石の隙間を埋めて硬い粘土塊の層を作り、急流の突き当たるカーブの部分は、断面が自然の弧を描いて安定した。しかし、これらは全て自然の地盤の上での出来事である。

「ソイル・セメント」

日本の赤土に似た素材はないかと、日夜考え続けていた。粘性がある程度あって簡単に溶け出さず、流水に強い土である。確かに日本の赤土も流水に弱いが、現地のハウラの類ではない。そこで油で練ったハウラ（油性粘土）を考えたが、やはり水につけると、いとも簡単に自然のハウラとの間に隙間ができて水が流れ込み、崩れてしまう。

ハウラを土嚢（麻袋）に入れると、当座はよいが、水を吸って、一昼夜と経たぬうちにタコの頭のように柔らかくなり、毎秒一メートル以上の流速だと、遂には土嚢の網目をくぐって流出してしまう。それでも小水路であれば、この土嚢入りハウラの流水面に石を貼りつけて並べると、水路底に砂や小石が堆積して硬くなり、比較的安定する。だが、水深せいぜい三〇センチくらいの小川ならよいが、流水圧が強い主水路では役に立たない。

次に考えたのが漆喰《しっくい》との混和物である。道路が洪水で決壊した際、アスファルトの屑のような灰色の塊があったので、手にとって見ると、紛れもなく土が岩のように固まったものだった。一般に現地の水質は弱アルカリ性で、多量のカルシウム塩を含んでいる。ペシャワールの病院に赴任した直後、普通の水で手術器具を煮沸消毒すると、金属器具の表面に白い粉が薄い膜を張るように付着するのに閉口した。家庭で使うヤカンは、何十回か湯を沸かすと、内側にカルシウム塩が付着して重くなってくる。それほど、多量のカルシウム分を含んでいるのだ。

水路近くの湿地帯で、地表に白い粉がふいていたので、塩かと思ってなめてみると、石灰の味

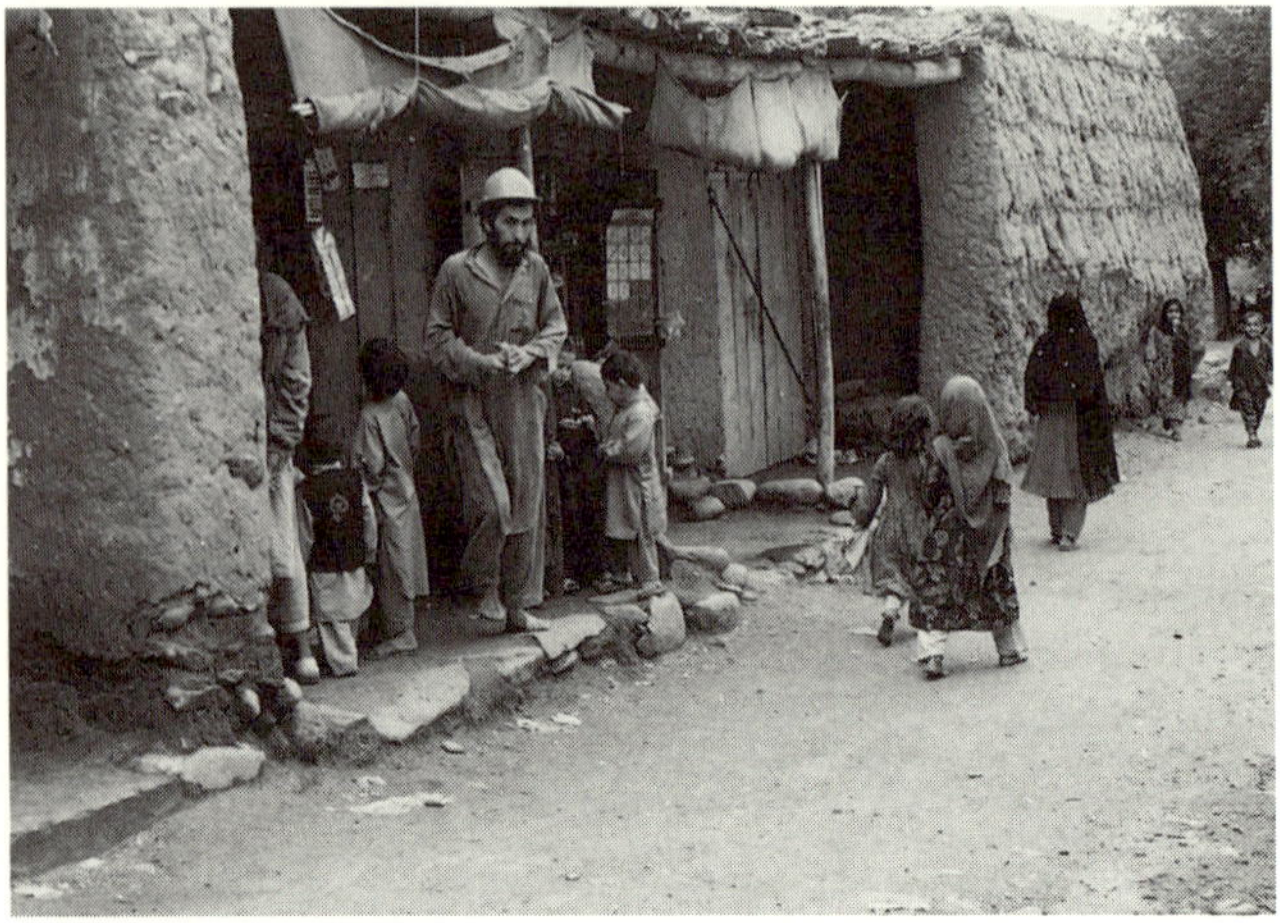

ハウラの壁で出来ている現地の家

がした。長い間にこの石灰分が表土に堆積していけば、先の「土の岩」となるのである。「ならば」と、石灰そのものである漆喰を混ぜたのだったが、高価な上、これも容易に水に軟化して全くだめだった。

そこで浮上したのがセメントとの混和物である。現地庶民の家屋はハウラの壁で出来ている。水で練った純粋のハウラを箱状に固め、数日間天日にさらすと、カチカチに固まる。これを厚い壁にすれば、コンクリートよりはるかに断熱性に優れ、夏は涼しく冬は暖かい。きわめて快適である。日本家屋の土壁と同じく、民家の壁はワラ屑を混ぜて強度を増す。欠点は、雨水に弱いことで、頻繁に補修せねばならない。

おそらく、そこで建築家が考えついたのが、セメントの混和である。後で知ったが、インドの建築の教科書に「ハウラ・セメント」が出ているという。ハウラに五パーセントのセメントを混ぜると、雨水に溶けぬ日干し煉瓦ができ、コンクリート建築よりはるかに経済的で快適だという。だが、これは地上構造物の話で、たまに降る雨水対策程度である。また、単に硬くて水に溶けないだけなら、コンクリート・ブロックと同じで、ひびなどが入って水が入れば、自然のハウラとの間に隙間ができ、そこから洗掘が起きるだけで、結果は同じである。水路の場合、ある程度土の性質を残し、自然のハウラに密着するものでなければならない。つまり自然の土と硬い構造物のつなぎ役になるものだ。配合比を変えれば使えるのではないかと、鬼木と話していたが、多忙のため棚上げになっていた。そこで「鬼木研究室」が気を利かせて、作業の合間を見て作成に及んだものである。

実験の結果は素晴らしいものだった。水道水をホースで吹きつけると、ただのハウラの板は一分と経たぬうちに柔くなって流れ去ってしまった。だが多少ともセメントを混和したものはびくともしなかった。そのうち、一パーセント、二パーセント、三パーセント、と細かく含有率を変えて調べてみると、一〜二パーセントが最適で、相当な流速にも耐えると共に、純セメント・モルタルのように硬くはならず、自然のハウラとよく密着して、流水面を保護する。その上、土の性質は都合よく残す。すなわち、干割れを生ずると、普通のセメントならば隙間から水が浸入して背面に空洞ができ、結局隙間が広がって水路壁が崩れる。これに対して、二パーセント・セメントハウラならば、ひびが入っても土のように水を吸って膨張、隙間を埋めつぶすのである。早速、このハウラ・セメントを採用、流水による土の溶け出し＝洗掘の防止に試用することになった。

しかし、実際に水路内ではどうなのか。全く「案ずるよりは産むが易し」で、この問題も直ぐに決着がついた。進藤、近藤、石橋がそれぞれの場所で実験的な施工を始めたところ、ダンプ一杯のハウラにセメント二袋、いや二袋半とおおざっぱになり、どうしても一定の正確な配合比が得られず、苦労していた。かといって、厚さ五〇センチ前後を、幅六メートル、長さ二・五キロメートルに及ぶ場所に敷くのだから、量が膨大である。いちいち体積を測って混ぜるのは不可能だ。結局、水路の底に田んぼのように水を入れ、人海戦術でシャベルで混ぜたから、濃淡は避けられない。それでも、ともかく始めたところ、しばらくして雨が降った。あちこちに水溜りができて、場所によってはプールのようになって水が何日も残り、保水性が実証された。これに嬉しいおまけがあった。セメントの含有量が過度に多い所では、セメントが浮き上がって表面に滲出、薄い膜を張っている。壊して断面を観ると、セメント濃度が奥になればなるほど低くなり、徐々に自然のハウラに移行していた。わざとひびを入れて水を注ぐと、期待通り、内部が水を吸って土膨れし、ひびを塞《ふさ》いでしまう。なぜセメントの粒子が表面に滲み出すのか、理屈は未だによく分からないが、ともかくそうなる。

「これはいける」との確信を深め、G地区の三月完成を急がせた。後になって知ったが、これは「ソイル・セメント」といわれ、かつては日本でも小水路や軟弱地盤の改良に使用されたらしい。

難攻不落の岩盤

D貯水・沈砂池が水路の心臓部だとすれば、次の二・五キロメートル区間は大動脈に相当する。この大動脈の下流側先端がG区間で、先述の崖地岩盤に沿って走るものである。技師や農民たちの不安は、幅六メートルの水路がこの岩盤周りを果たして無事に通過できるかどうかであった。C地点での決壊は比較的小規模だった。しかし、岩盤の上に立って眺めると、Gの山は規模が違う。南を望むと、足元から三〇メートルの崖下に湿地帯が広がり、その数百メートル先にクナールの大河が渦巻いて流れている。西側を望むと、最初の灌漑《かんがい》予定地、沙漠化したスランプール盆地とクズクナールの長大な台地が開ける。

長さも高さも十倍以上はある。C岩盤は長さ約六〇メートル、冬のクナール河水面から水路の高さ五メートルだったのに、G岩盤は長さ四一〇メートル、連続するF区域を入れると一一〇〇メートル、水路高はクナール河から約二〇メートル上である。二〇〇三年三月に工事が始まった頃、ディダール技師が「難関」と称した地区である。

D沈砂池が完成すると、俄然、G地点に焦点が当てられた。二〇〇四年四月、岩盤掘削の進行状況は、垂直にそそり立つ岩にやっとダンプ一台が通れるほどの小道が三〇メートル延びているだけであった。「これはダメだ」と思って、「一年かけてこれだけか」とディダール技師に問いただすと、自信のなさそうな返事である。

爆破マニアのザルマイが、「ドクター・サーブ、全部ぶっ壊して通しちまいますぜ」と胸をたたいたが、どうも意気込みだけのようだ。おまけに岩盤が固く、発破作業の効率が悪い。水路責任者のヌールザマーンが憮然として突っ立って、「ザルマイは私たちを喜ばせるためだけで……」と、途方にくれている。工事のいきさつを尋ねると、およそ以下の通りであった。

ディダール技師は、山間部の小川（ジューイ）程度のものを考えていて、斜面に急傾斜で幅二メートル掘り崩せばできると信じ、掘削を進めさせていた。しかし、岩盤は垂直にそそり立つ絶壁である。B地区の岩盤の場合はせいぜい長さ五〇メートルほどの斜面で、巨石と砂礫の堆積岩だった。それでも一時は諦めかけたほどである。しかし、長さ六〇〇メートルの変成岩の屛風岩は硬く、垂直に頂点から発破作業を行っても如何ともしがたい。岩山の頂点からジャックハンマーで両端から下に向けて平行に掘り崩せはできようが、これまた莫大な時間と費用がかかる。そこで彼は六〇〇メートルのコンクリート水道橋を提言したが、「技術・財政的に不可能」と私が判断して退けた。新幹線の高架鉄道以上に強靱さを要求されるコンクリート構造物は、圧倒的な物量と技術、豊富な財源がないと無理である。蛇籠の段組も案としてあったが、各高さ一メートル、十八段のステップは、各段を広く取らねば決壊しやすく、結局岩盤に沿った埋立て以外に方法がないと私は結論していた。しかし、三五度の急斜面で妥協しても、安定した地盤を得るのは約三〇万立方メートルの土石量が必要である。彼は諦めかけていたのである。

ヌールザマーンの方は文系の大学卒であったが、ダラエヌール渓谷の水源事業に目黒と共に二年以上山人と暮らし、実行力と実際的な勘を身につけていた。私は彼に上流側からの埋立てを命じ、細々と続けていたが、ダンプカーで一日三十杯ほどの土石では、これまた、すずめの涙であった。もともと文学青年で繊細な性格であったが、その後先頭に立って力仕事もいとわず、有能な「技術者」としての勘を身につけてゆく。

「埋立てすると膨大な量になります」と二人は口をそろえた。

「他に方法がなければ仕方ないじゃないか。半年かけても埋め立てろ」

この時点で、ディダールは計画を放棄して辞職した。実直に信じたのはヌールザマーンとタラフダール、水を求めて祈るように作業員として働いてきた農民たち、看護士のサルフラーズくらいのものであった。他の「エンジニア」と自称する者も、その後次々と去った。水路建設班は、鈴木学らの土木経験者を除けば、全くの素人集団となった。

この三十年前、ダウード首相時代の計画が頓挫したのも、このG岩盤通過が不可能とされたことがあったらしい。日本なら、六〇〇メートルのトンネルを岩山の中に掘るくらい造作なかろうが、そんなことは夢の中の夢であった。

「歴史的」埋立て工事

かくて二〇〇四年四月、「巨費をつぎ込んでも惜しくない」と判断、ダンプカー三〇台、ロー

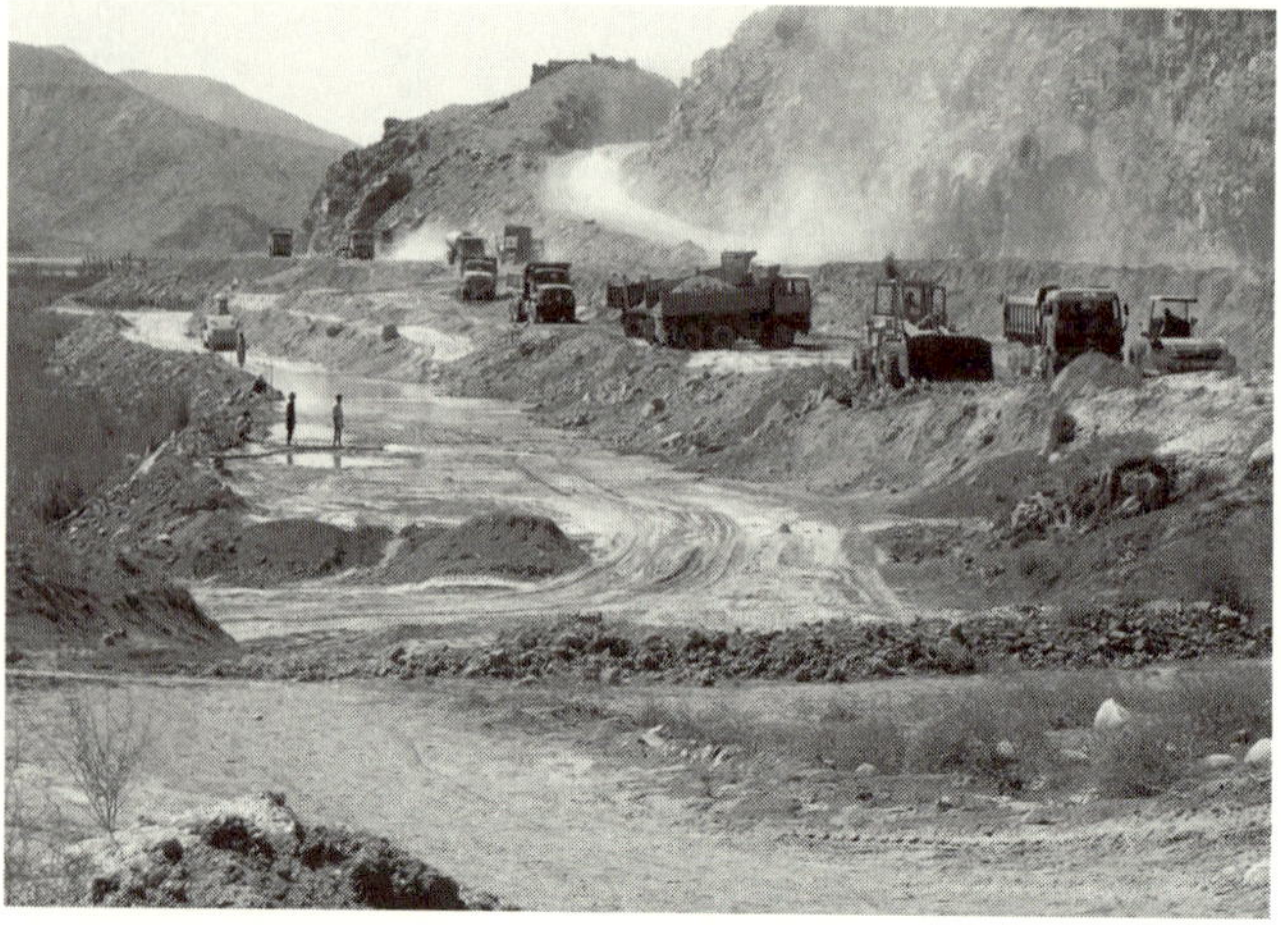

F・G間の埋立て工事

ダー三台、掘削機四台、ローラー三台を埋立だけに張りつけ、全力投球を命じた。埋立て材料の土質が問題になっていたが、近辺に岩まじりの赤土層が発見された。岩盤から一キロメートルの至近距離で、スランプール盆地の東側、「デリー」と呼ばれる場所である。インドのデリーと言う地名を連想し、不思議に思っていたが、その後土石採取現場から、壷や皿などの出土品が次々と発掘された。石の棺に納まった人骨まで出てきた。「時には金貨が出る」というので、宝探しに近隣農民がやってくる。

話がそれるが、かつて職員のヤコブという者が、この地域の出身であった。ある時カネに困り、金貨を持ってきた。日本で売ってきてくれと言う。母から貰った代々の形見で、「困ったときに使いなさい」と渡されたそうである。しかし、余りにきれいで錆《さび》ひとつない。偽物かどうか分からないので、日本の倉敷美術館で鑑定してもらった。すると、「貨幣に刻まれている人物は、バクトリア王朝の王子、ベルローザ二世で、金貨は本物だ。美術館にも同じものがあるが、こんなきれいなのは初めてだ」という返事であった。但し、いくら個人の財産でも発掘品の持ち込みや売買は厳禁だという。あわててヤコブに返し、「本物で高いようだが、日本では売れない」と伝えた。その後、タリバーン政権が出現すると、彼は熱烈な支持者となり、消息を絶った。空爆で死亡したか、米軍に連れ去られたか、心配したが、米国にいることを知ったのはずっと後のことである。実はヤコブの母親がスランプール出身だということが分かったのも、この工事中のことである。

話が本当だとすれば、アレキサンドロスの東征（紀元前四世紀）後、アフガン北部のバルフを都とするギリシャ系のバクトリア王朝（紀元前二世紀）の影響が、この一帯に及んでいたことになる。すると、私たちが使用した土石は二〇〇〇年以上かけて堆積した「歴史的地層」である。かつてシルクロードの時代、中央アジアの貿易拠点ペシャワールは現在よりも北の方にあったというから、どうも本当らしい。

さて、これは日本の赤土に似ていて粒子が細かく、柔らかい岩まじりである。湿らせて締め固めると、透水性が悪く、日本の赤土に似ている。その上、混入する石灰岩の塊がちょうどコンクリートの骨材のようになって、強靱な地盤となる。一旦固まるとツルハシでも容易に崩せぬほど硬い。また岩壁によく密着する格好のものであった。三〇センチ毎にこの土を敷き、散水車で湿らせてローラーをかける。こうして次第に層状に高くしてゆき、高さ約二〇メートル、長さ一・

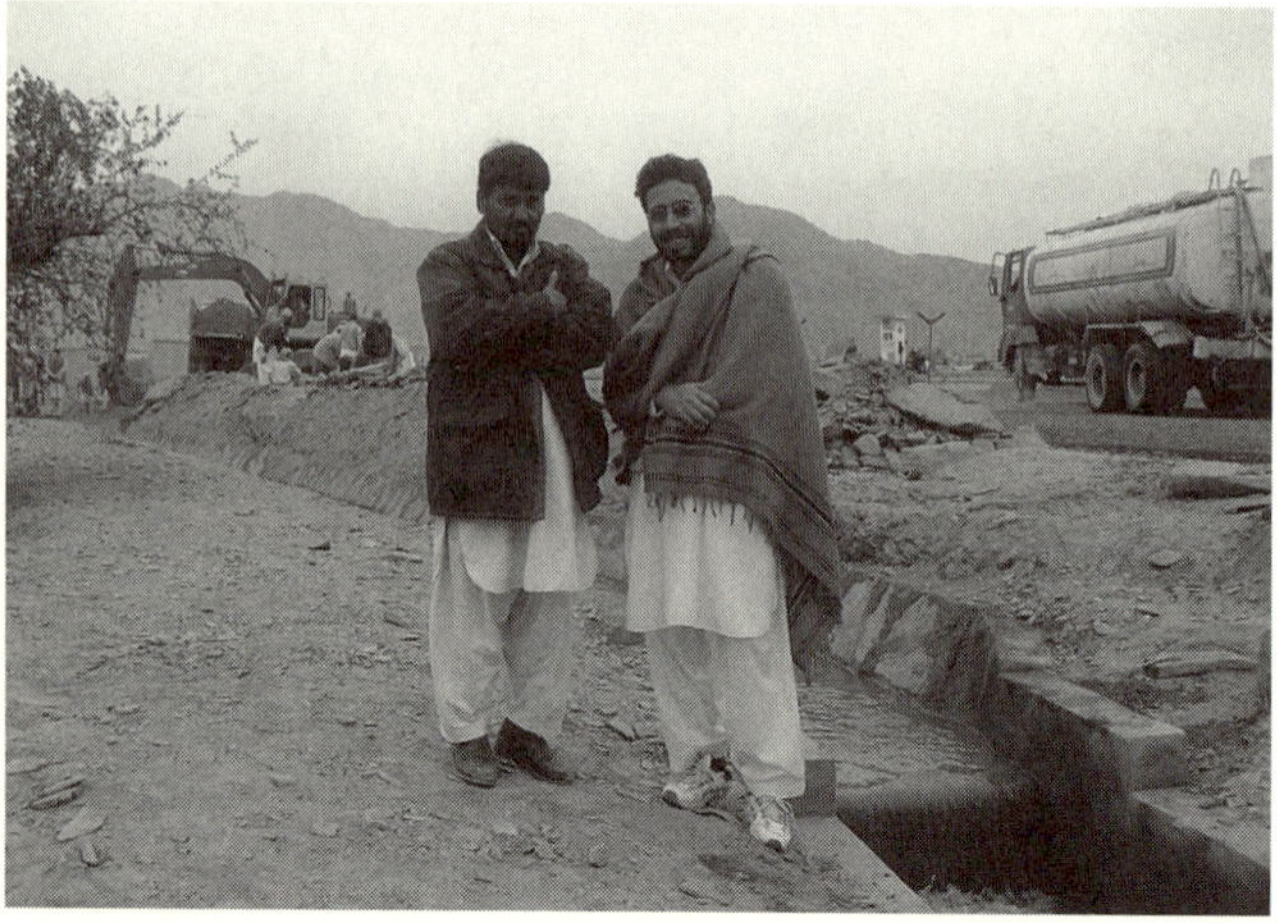

ヌールザマーン（右）とドライバーのモクタール

一キロメートルの連続した丘陵を、道路に沿って伸ばしてゆき、岩盤周りに密着させるのである。

「全力投球」が指示されると、ヌールザマーンの顔が輝き、大掛かりな埋立て作業が数日後に開始された。しかし、大量のダンプカーを管理するのに神経を使った。運転手にとっては、おんぼろダンプといえど唯一の貴重な収入源である。故障を避けるために、輸送中わざとスピードを遅らせたり、目を盗んでは休ませたりする。そこで、運転手が怠けぬよう見張りをつけた。腹心のモクタールが、要所で眼を光らせて怠業を取り締まり、ヌールザマーンとタラフダールが締め固めをきちんと行っているか監視する。連日、猛烈な砂塵を舞い上げながら、土石採取場から埋立地までダンプカーの列が続いた。

埋立てを指揮するタラフダールは張り切ってい

た。齢《よわい》六十になる長老格の男である。かつて高等学校で教鞭をとっていた教師は、全身に埃《ほこり》を浴びて真っ白となり、日傘をたたんでステッキのように振り回して運転手を大音声で叱咤、ダンプを誘導した。土の締め固めに使う舗装用ローラーの運転手が倒れると、自分でハンドルを握って操作、寸暇を惜しんで働いた。

このユーモアのある頑固者は、それを自分の天職の仕上げだと信じていた。「教師たるものは後生に薫陶を残さねばならん。故国のお大事にこそ、若いもんに身をもって示すのだ」とは、彼の口癖であった。空爆下の食糧配給にも従ったことがある。典型的なパシュトゥン人らしく忠勇無双、水計画が始まって以来、薄給に目もくれず、職員を叱咤して付き従ってきた男である。また無類の演説好きで、迫力のあるアジテーターだったから、集会のときは引っ張り出されて皆に発破をかけた。

段切り造成の工夫

だが、ここが決壊すれば取り返しのつかぬ事になる。

先ず埋立てを強固にすることだ。ここで、私は福岡県の柳川で見た「盛土転圧」の話を思い出した。素掘りの場合、小高い丘くらいに土を盛り上げ、掘削予定の地面に自然の転圧をかけておく。何年かしてから盛土を除き、十分固まった地面をむき出して掘るそうである。柔らかい土質の上に盛土し、ゆっくり地盤を固める方法は、土木技師の間で「緩速戴荷」と呼ばれる。湿地帯

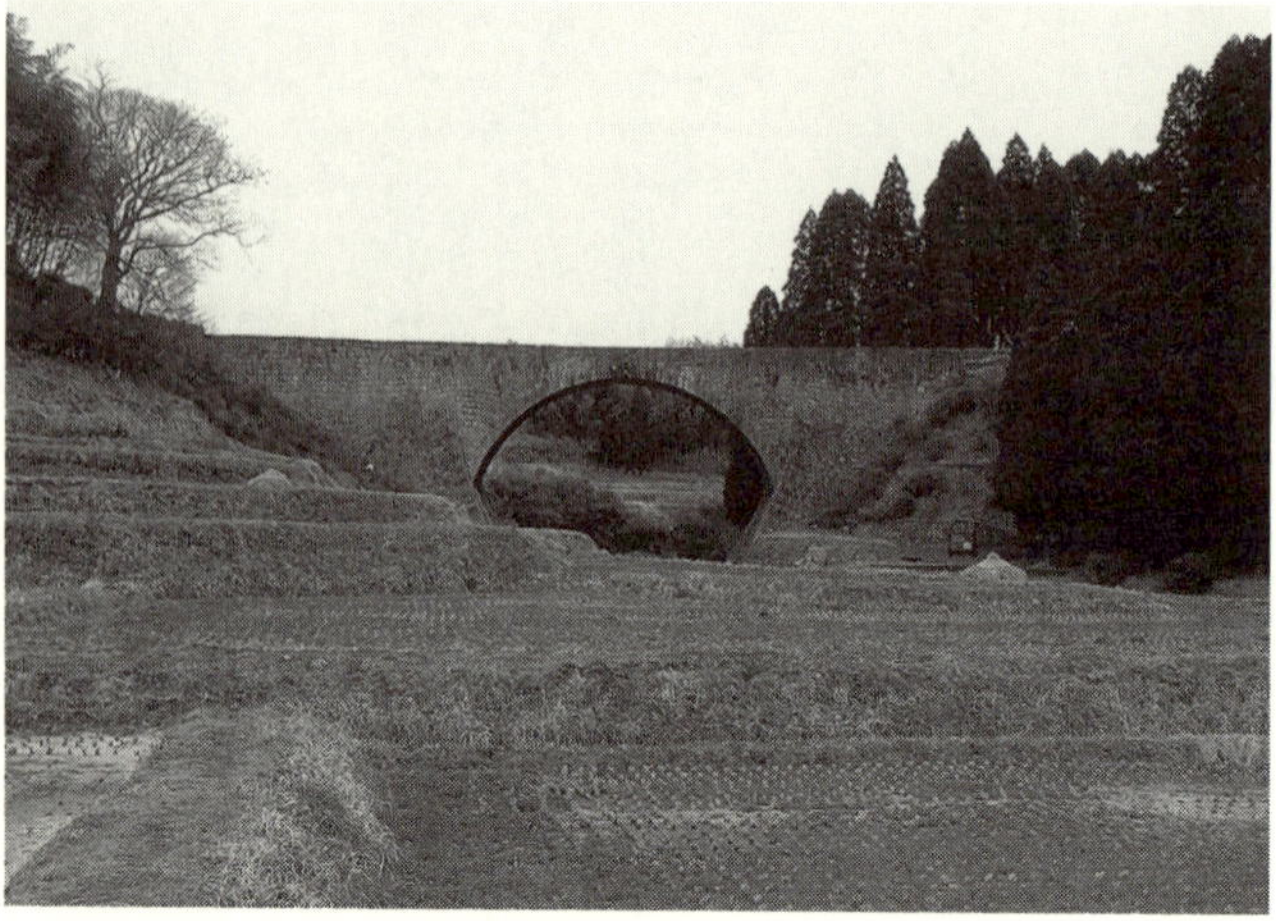

通潤橋（熊本県）と棚田

なら砂礫の透水層を傍らに敷いて交通路を確保し、排水溝を掘り、時間をかけて荷重を増す。地盤沈下を「防ぐ」のではなく、土層に含まれる水分や空気を押しつぶして排除し、沈めるだけ沈めて固めるのである。だが、人工の埋立地は、いかに技術を凝らしても、長年月を経た自然の堆積とは異なり、土砂崩れを起こしやすい。日本でも、水害の時に真っ先にやられるのは、人工の造成地である。自ずと限界があろう。

一般に高い斜面を造成する際に行われるのが「段切り」と呼ばれる工法で、法面《のりめん》工事では普通である。要するに土圧を理論的に計算して各段に分割し、土砂崩れを防ぐ。私たちは、これを更に強化する方法を採った。この一年前、熊本県の「通潤橋」を見学して思ったのは、石組みのみごとさ、連通管という石のパイプでサイフォンを作ったことだけでなかった。あの超重量級の建造

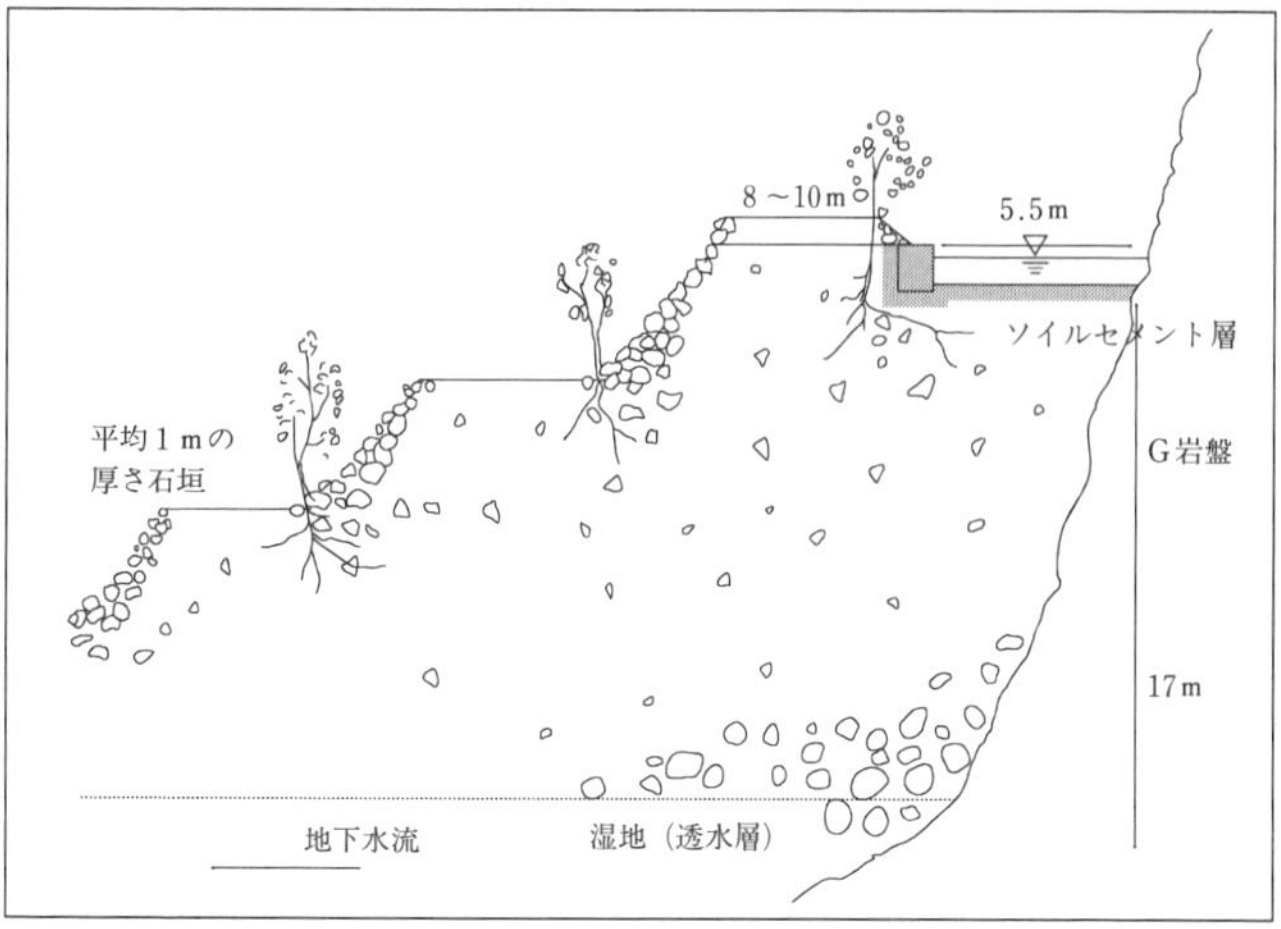

G地区の構造

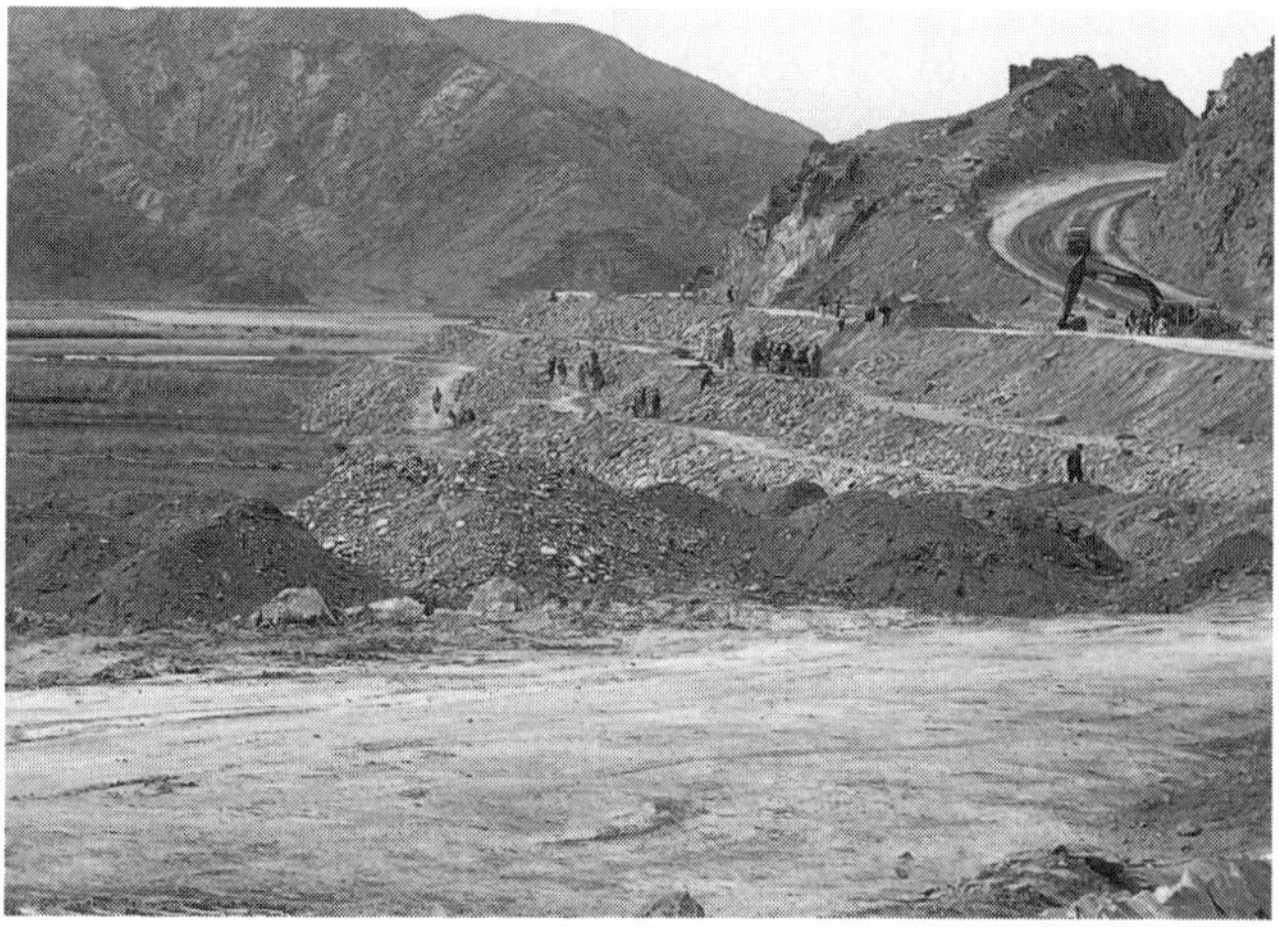

F・G区間段切りの埋立て

物を上流側で支えているのが、岩盤ならともかく、棚田であることだ。もちろん、長い間には、決壊や土砂崩れも経たことであろう。しかし、単純な斜面よりもはるかに安定している。棚田の各段は石垣の壁で囲われ、大量の土砂流出を免れている。水路からある程度水が漏れても、適度に水を含む土は膨張して重量と粘着性を増し、しっかりと構造を保つ。万一に部分決壊しても、棚田外壁の骨格がしっかりしておれば、補修が容易なのである。

G地点の埋立て斜面は角度三〇～三五度、最も高い場所は地面から十七メートル、底辺幅は約五〇メートル前後、上部幅は十五メートル、この斜面を四段に分け、各段毎にダンプカーが一台通れる程度の道をつけ、石垣の代わりに分厚い石の壁（厚さ約一メートル）で各斜面を覆う設計にした。埋立て量は約四〇万立方メートル。工事は半年以上をかける予定であった。もちろん流水面は、例の「ソイル・セメント」を、厚さ五〇センチほど敷設することになった。

公園造りに非ず

何れにしても、これからが難関中の難関である。前年の二〇〇四年春、取水口から沈砂池までの通水が成功して、日本側も「良かった、良かった」で満足していた節があったが、これは苦労の始まりだ。日本人ワーカーの中には、成功と賞賛に酔ったり、つまらぬ諍《いさか》いで亀裂を作ったりしている者もある。気分が緩《たる》んでいる証拠だった。

こちらとしては、F・G区域の「盛土上水路」を安泰に通過させないと、灌漑は不可能である。

気が気ではなかった。

日本人ワーカーの「良い体験をさせてもらいました」、「良い思い出になりました」――などという常套句はなじめなかった。素直に受け取れば良かろうが、何だか倒錯したものを感じ、共感できなかったのである。私たちは何も思い出作りや悟りを開くために生きているのではない。それは天与の任務に忠を尽くし、文字通り我を忘れて打ち込んで必死で生きた後に、褒美として、結果的に得られるものである。

「(用水路は)公園づくりではない。地元農民の生命線だ。日本が喜ぼうと悲しもうと、当方には関係がない。『良い経験になった』などというセリフは止せ。君らのロマンや満足のために仕事があるのではない。ともかく、結果を出せ」と痛烈に叱咤したのも、この頃であった。

私は先ず「残される者たち」のことを考慮した。どんなに優れた助っ人が現れようと、外国人ならいつかは去る。内心、心から信を置いていたのは、そこに土着化して動かない者、即ち現地のアフガン人たちであった。

事実、E地区の造成は、測量のずさんさでレベルを一メートル間違え、私が留守の間に無造作に進められていた。一キロメートルが再工事となって工期が三ヶ月遅れ、私の憤りは頂点に達した。大幅な人事入れ替えを同年八月に断行、早期灌漑を目指していた。確かに、日本人青年たちが活躍したのは事実だ。しかし、「日本人青年たちが地元民を率いて事業を成し遂げた」という言い回しは、誤解を招く。日本人は喜ぶだろうが、多くの局面で、初めはシャベルも使えぬ日本人の方が、現場で揉まれて鍛えられ、働けるようになったのが真相である。現地の人々の努力と窮状を目にしてきた私の神経を逆なでするものであった。このことは、私たちの現地活動の基本方針に関わることだったからである。

「協力」とは

当時ペシャワール会の活動が二十年を超え、現地アフガニスタンの情勢、これをとりまく国際情勢と日本自身もずいぶん変っていた。「海外援助」の考え方や規模も今昔の感があった。つまり、海外に赴いて支援する側と、支援を受ける側と双方の意識が変ってきた。

二十年前に比べると、海外協力が大きなグローバリズムの一環として世界の辺境まで浸透し、途上国が近代化の嵐に根こそぎさらされるようになったのは、否定できない事実のように思える。地域の文化や固有の生活様式も、大都市を中心に失われつつある。決して支援する側に悪意や下心があるとは限らない。文明の便利さを提供することが絶対悪でもない。

問題は私たちが良しとするものが、必ずしも相手にとってよいとは限らないという事実である。かつて「互恵平等」ということばが援助の基本とされていた。これが大は国家間援助、小は個人の善意の支援に至るまで、一つの基調をなしていた。支援する側も概ね素朴な動機で動いていたような気がする。たとい利権がらみの不正や、顰蹙《ひんしゅく》を買う事態があっても、相手の要望に応える形で支援が行われていた。

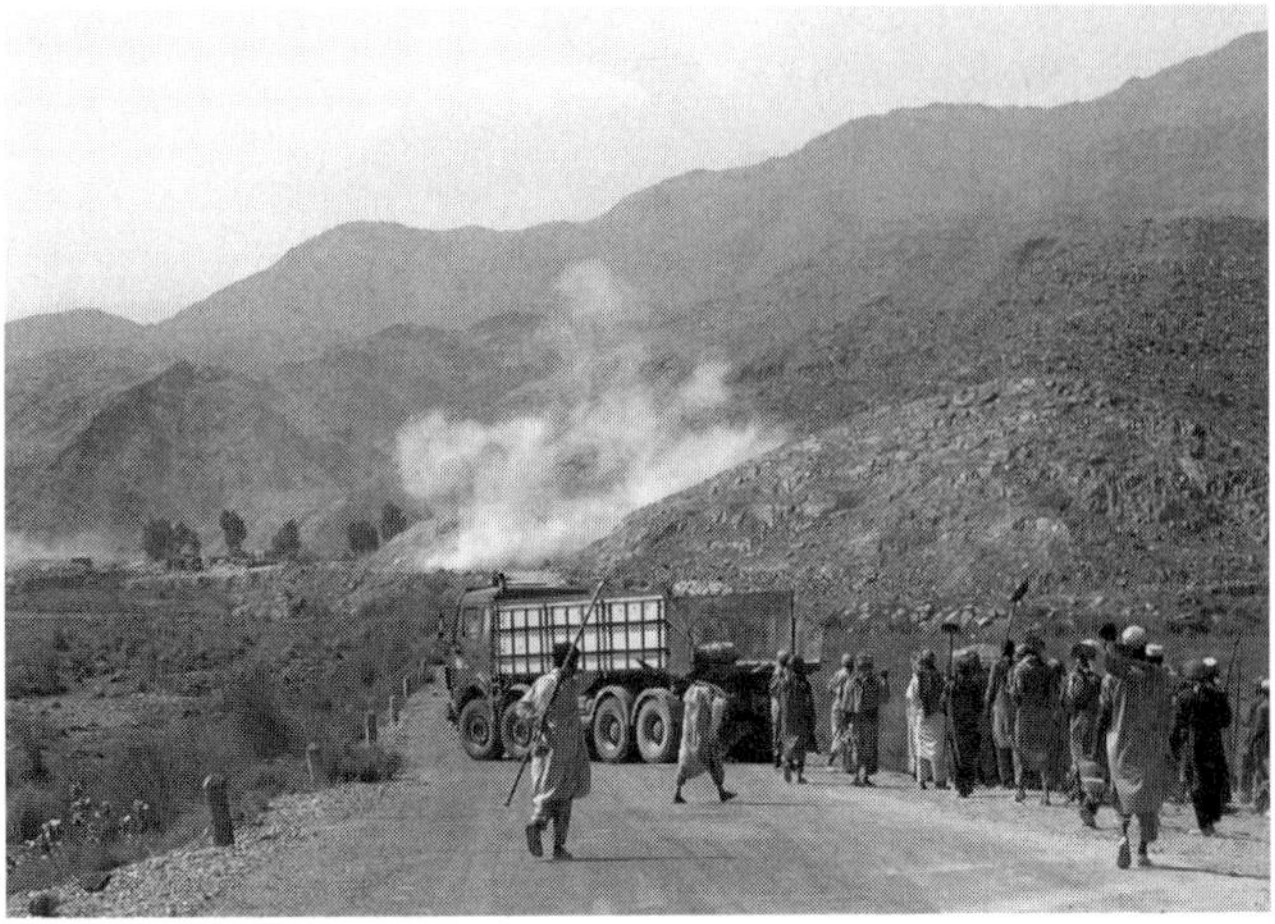

発破を見守る現地作業員

今、国際支援の全体的な色調を眺めるとき、途上国の立場よりも先進国が支援内容の是非善悪を決めてしまう傾向が強くなってきた気がしてならない。私たちに確乎とした援助哲学があるわけではないが、唯一の譲れぬ一線は、「現地の人々の立場に立ち、現地の文化や価値観を尊重し、現地のために働くこと」である。言葉に出せば大仰であるが、己の利を顧みず、為にするところがない無償の行為は昔からあった。「ボランティア」という新語に私はなじめなかった。私たちが「ボランティア」でなく、「現地ワーカー」と呼ぶのはこのためである。

赴いたワーカーたちは様々な動機でやってきた。青年らしく高い志で何かを成し遂げようとする者、日本で満たされず「青い鳥」を求めてくる者、若き日の思い出作りで参加する者、興味本位としか思えない者、「国際援助」の美名に惹《ひ》かれる者、何かせずにおれず衝動的に志願する者と、実に様々であった。

しかし、私は動機を問わないことにしていた。誰がどんなよい働きをするか、やってみないことには分からないからだ。また、いわゆる「使える、使えない」という能力だけを評価することもなかった。その人が、いかに誠実に任務と関わり、自分の先入観を克服していかに虚心になりうるか、日本人としてのまごころと心意気、素朴な人情を買ったのである。

こうして何十名もの日本人有志が現地で働いた。彼らの働きがなければ、現地事業は成り立たなかった。特にアフガニスタンの診療所が立ち上げられた一九九二年以降はそうであった。ペシャワールを空けることが多くなり、基地病院を維持することが困難になったからである。さらに二〇〇二年以降、大旱魃《かんばつ》に苦しむアフガン東部で「農村復興（緑の大地計画）」に主力が注がれるようになると、井戸事業、試験農場、用水路建設に多くの青年たちがやってきた。その頃までには自分の方も歳をとってきて、親子ほど離れた世代が主力となっていった。今では常時二十名が滞在、多くの「子供たち」に恵まれた「大家族制」の暮らしは、なかなか楽しいものである。

たしかに大地と自然に触れる農業や土木の作業は、日本で体験する若者が少なくなっている。便利に慣れすぎた都市社会では、「頭では知っているが体で覚える機会がない」ため、どうしても観念的な考えに流されやすくなる。ほんの数十年前まであった大家族制や地域社会の絆を知らぬ者は、「孤独な群集」の一人として、自分だけの観念の世界に閉じこもりがちである。しかし、彼らワーカーが口をそろえて述べるのは、「現地に来て初めて人の情と絆に触れた」、「汗を流して働くことの嬉しさを知った」ということである。

もちろん、どんな人でも個性や癖があるので、常に和気藹々《あいあい》というわけではない。アフガニスタンもパキスタンも文化事情が日本とずいぶん異なり、これまた現地でしか体験できぬ人間関係の確執に巻き込まれる。初めは物珍しさも手伝って、「日本にはない良さ」を賞賛するが、ある時期を過ぎると嫌気がさしてくることが多い。それも過ぎると、実は美点も欠点も表裏一体で、その人や土地柄をそのものとして受け容れることが出来るようになる。そうして日本では得がたい人間のあり方、自然とのつき合い方を知り、帰っていった者も少なくない。

これは、私たちの大方針が、「現地と一体となり、苦楽を共にする」ことにあり、「会議や議論だけで事業は成り立たぬ」という、徹底した現場主義を貫いてきたからであろう。実事業というのは何《いず》れも同じだろうが、水理学を学び、設計図を描いただけでは、用水路は作れない。農学書を理解しても収穫はできない。当方としては、いきなり現場に投げ入れて、日本の常識を破ることから始める。また、大怪我にならぬ程度の失敗には目をつぶる。最近の日本がますます狭量となり、「若気の至り」を許さぬ不自由な気風で、若者たちが萎縮しているように感ぜられるからだ。

こうして任務を終えて帰国しても、現地で学んだ「技術」は役立たない。英語ならともかく、パシュトゥ語やペルシャ語を覚えても、評価されない。しかし、「人にとって何か大切なもの」

を心のどこかに刻む、そのことが何よりもかけがえのない収穫だと思う。

好機は今

話を元に戻そう。二〇〇四年も暮れ、着工から二度目の冬が到来した。工事は遅々として進まなかった。それでも、F・G区間の膨大な埋め立ては、ヌールザマーン、モクタール、タラフダールらのアフガン人職員たちの獅子奮迅の働きで終局に迫っていた。

一方、天水とクナール河からの汲み上げ水でかろうじて生き残った地域も、五月には小麦の収穫期に入る。収穫の成否は熟成直前の数週間の灌水で決まる。四月中に灌水に成功すれば、広大な面積で麦の枯死が防止され、住民も行政も、より協力的になるだろう。彼らは目前の事実しか信用しない。他方、政情は見通しが依然として立たない。数年後に治安悪化による「一時撤退」で工事を放棄せざるを得ない事態は大いに予測される。それに、「アフガン復興ブーム」が去った現在、日本側の補給も大きな増加は考えられないだろう。だらだらと水ぶくれし続ける予算は、先の射程を入れて、有効な歯止めをかけねばならぬ。「他のNGOとは違う」という矜持が職員の支えになっているとはいえ、誇りが優越感に変わり、その上にあぐらをかいてあちこちに綱紀の弛緩が出始めているのも、この二十年間眺めてきた悲しい事実である。とくに賞賛を浴びた井戸事業がそうであった。組織は自動性を持ち始めると腐敗する。いったん分解しても、肝心の事業は完遂されるべきだ。

それなら、機会は今！　Ｇ地点さえ通過すれば部分的でも灌漑が開始される。実物の水が畑に注がれ、村々が復活することだ。農民たちはもちろん、職員が活気づき、行政も協力的になるはずだ。その後は、集まる予算分だけ延長を続けても、工事は希望を以って前進する。二〇〇四年度予算の全部をつぎ込んでも同地点完成を期すべきだと信じた。

もう一つの不安定要因は、米軍撤退が決して遠くはないと感じたことである。もともと反米感情が強いのに、空爆や誤爆で死亡した肉親がどのような挙に出るか、この復讐社会では分かりきっている。作業員たちと話をしても、ほとんどが米軍に嫌悪感を抱いている。「占領は長くない」と、だれもが感じ始めていた。その兆しは、米軍の保護下で道路建設に従事するトルコ人技師の誘拐・殺害が、三件も私たちの工事現場近くで発生したことにも現れている。

中央アジアで無敵のソ連軍でさえ、一〇万人の大兵力を送り、西側筋よりも豊富な情報を基に軍事活動を行いながら、九年で疲弊して撤退した。それは遠い昔のことではない。しかも、はるか離れた太平洋の彼方から兵を送るとすれば、一万六〇〇〇の兵力（二〇〇五年）を動かす戦費は、隣邦であった旧ソ連の十数倍、あるいはそれ以上に匹敵するだろう。実際、米国はＮＡＴＯ（北大西洋条約機構）軍の肩代わりを望んでいた。「アルカイダ討伐作戦」は泥沼の様相を呈している。戦場をイラクに拡大した今、財政負担は一挙に増すだろう。だが、撤退するとなれば一時の混乱は避けられない。一九八九年のソ連軍撤退と軍閥の割拠、一九九六年のタリバーン政権誕生、二〇〇一年のアフガン空爆に次いで、大きな動きが予想される。「日本人退去」の指示が出されれば、事業の中断は必至である。それなら、動けるうちに完成すべきは用水路であろう。

この政情判断が正しいか否かは知らない。だが、過去アフガニスタンでは何が起きても不思議はなかった。事実は、事情通であるはずの評論家の予想を裏切りながら、総てが展開してきたことだ。

ＰＭＳの興廃、ここにあり

かくて二〇〇五年一月二十日、ジャララバード事務所に以下を通告した。
一、三月三日までにＦ・Ｇ地点の通水、完成の目途が立たなければ、現ジャララバード事務所を段階的に閉鎖する。
二、水路に当てられた全てのレンタル重機、車両を三月末で解約。
三、完成できない場合、全てを住民に手渡した後、井戸事業を完全停止。農業計画と医療事業のみを継続。水路は数年かけてブディアライ村までの一〇キロメートル地点まで延長して中止。中村は退任。
背水の陣である。こんな緊迫した状態に人はそう長く耐えられるものではない。期限はやはり必要だ。本当にその積もりで、もちろん日本ペシャワール会・理事会での紛糾を覚悟での決定であった。一月二十八日に、ヌールザマーン（水路責任者）、シャフィーク（重住旧事務長の秘書）と日本人ワーカーを集めて説明、予定を指示した。

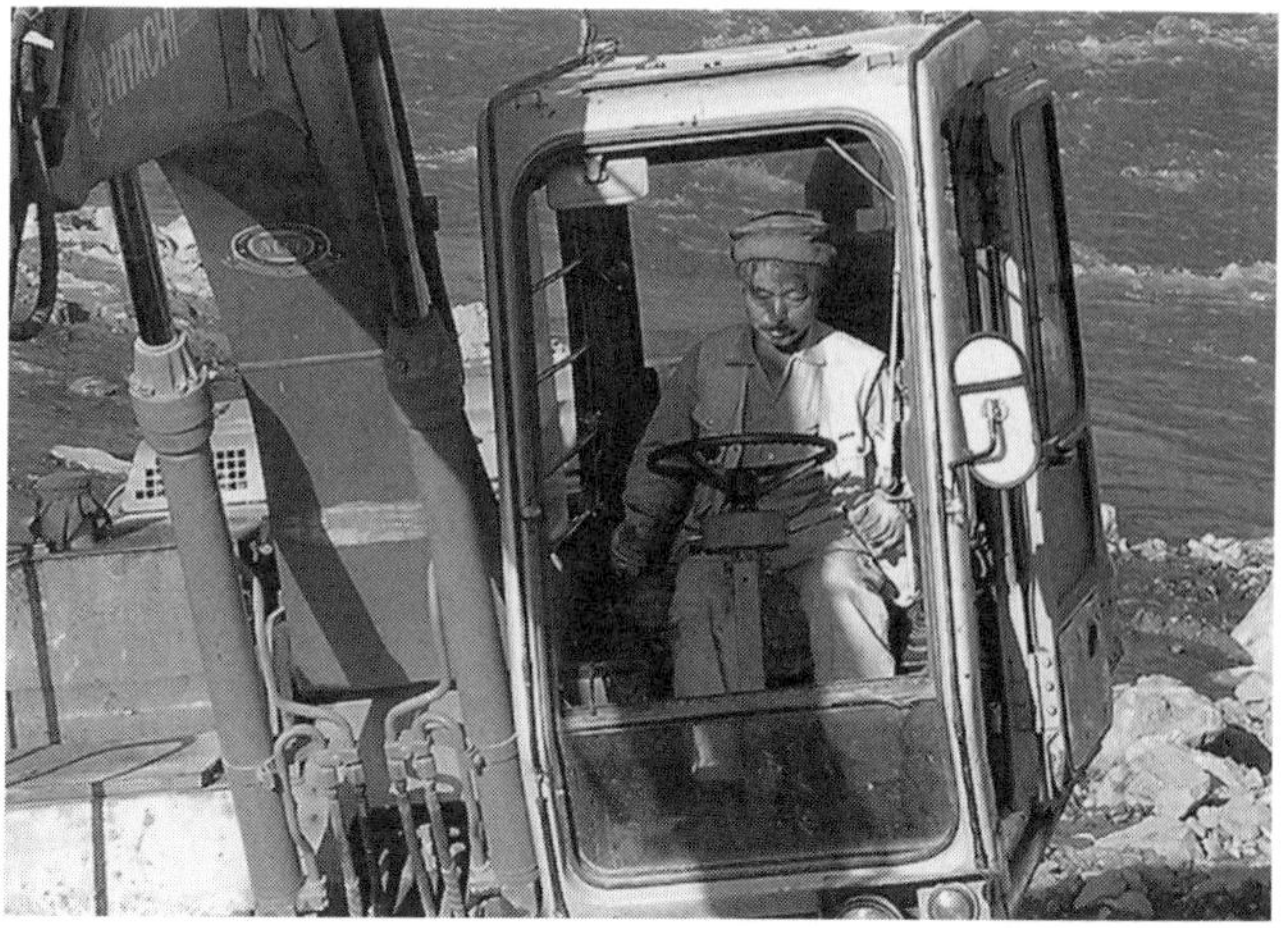

自ら重機を操作する中村

「問題は単に事業の遅れだけではありません。このまま、だらだらと工期が延びれば、確実に財政破綻となります。当初、『総工費一八〇万ドル（約二億円）』とのディダール技師の算出で、日本側を納得させました。それが、半ば五キロメートルに満たずして、既に四億円を超えています。その上、灌漑はまだ始まってもいない。この状態が続けば、日本の寄付者やアフガン住民・政府筋を納得させられず、小生は詐欺師として去らざるを得ないでしょう。すると、どれもこれも成し遂げずに終わります。そうなれば、困るのは旱魃にあえぐ住民たちです。議論やコメントは後にしていただきたい。今から伝える任務を確実に遂行して頂きたい。諸君の健闘を祈ります」

集まった者は半信半疑だった。みな、PMSの財政基盤が磐石だと信じている節があった。「募金が集まりすぎて困っている」という噂がまことしやかに囁かれる有様だったからだ。「三月三日までに通水の目処《めど》が立たなければ、ジャラライバード事務所閉鎖と撤退」など、本当だろうか。しかし、今まで中村が公言したことはほぼ実行されている。事実、その二週間前に十年以上続いたダラエピーチ、ヌーリスタンの二つの診療所をあっさりとアフガン政府に委譲している。実際、中村本人が目前で断言しているのだから、本当らしい――というのがみなの気持ちであったろう。席上、一同緊張して聞いていた。ひとり、西野が率直な疑問を呈して述べた。

「僕は不可能だと思います。まだ（G地点の）埋立て・掘削も終わってないんですよ」

彼は鈴木学と共にコンクリート構造物の担当だが、現地に赴任してからまだ日が浅い。

「出来るか出来ないか、先ずやってみてから考えるべきだ。道路を横切るサイフォンの暗渠《あんきょ》十二メートルは既に出来ている。後は両端三メートルのカマ場とG地点末端五メートルのタタキだけじゃないか。それに、幅の狭い単純なスライド式のゲートをコンクリート構造に組み込めばよいことだ。鈴木君と分担してやってくれ」

西野・鈴木は、他のワーカーと異なって、水周りの土木現場の経験者である。しかし、日本で習得した技術や知識がどれほど現地で生かされ得るかは別問題だ。限られた素材と道具を駆使して、初めて出来るからである。これは医療も同じで、過去二十年間、現地病院で実証済みだった。先端医療に慣れていればいるほど、医師、看護師、検査技師たちにとって現地は働きにくかった。「適挙句は現地のモノのなさ、非能率を嘆いて身動きがつかなくなる。現地ではその地に合った「適正技術」こそが必要である。これは農業土木の分野でも同じことであった。

一年前、取水口と堰の突貫工事、C地区の決壊を乗り切った鈴木は分かっていた。日本のやり方に固執せず、入手できるものを最大限活用して、過度に厳密な方法を採らねば、可能性はあるのだ。鈴木は「やってみます」とだけ手短に述べ、通水の目途が立つまで去らぬことを改めて表明した。

幻の緑野

二人とも、サイフォンを作るのは初めてだった。それに、私は医師である。不安に思うのも無理はなかろう。だが、この頃までに私たちは、現地に適った鉄筋コンクリート建設技術にかなり習熟していた。設計と基本工程さえしっかりしておけば、鉄筋の加工・裁断、組み立て、コンクリート打設などは、我流にならざるを得ないとはいえ、鈴木の厳しい指導下で熟練工に近い作業グループが育っていたのである。また、鉄筋コンクリートといえば、日本では高速道路やダムなどのむき出しのものを考える。そのため、コンクリート・パネルや木枠のモールド（型枠）を想像する。しかし、レンガやブロックをモールドにしてコンクリートを流し込み、そのままタイルのように残しても良いのである。更に、固い岩盤なら、ダムのように山そのものを側面のモールドにできる。このことは、鬼木が担当するD貯水池の水門で実証済みであった。

話し合いの末、上流側のカマ場と分水門が鈴木、下流側のカマ場が西野、下流側のH貯水池造

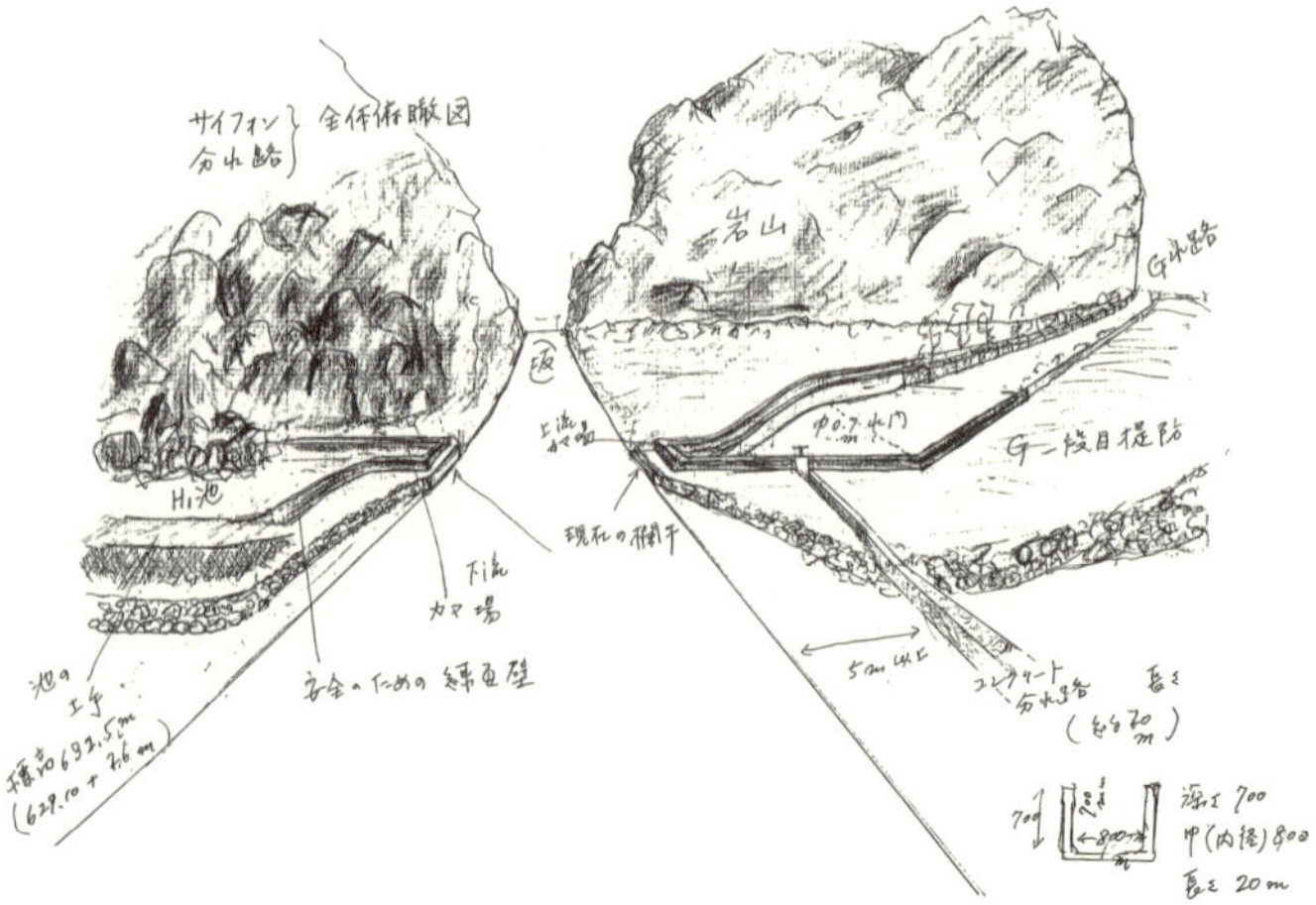

著者が描いた絵による設計図（G地点）

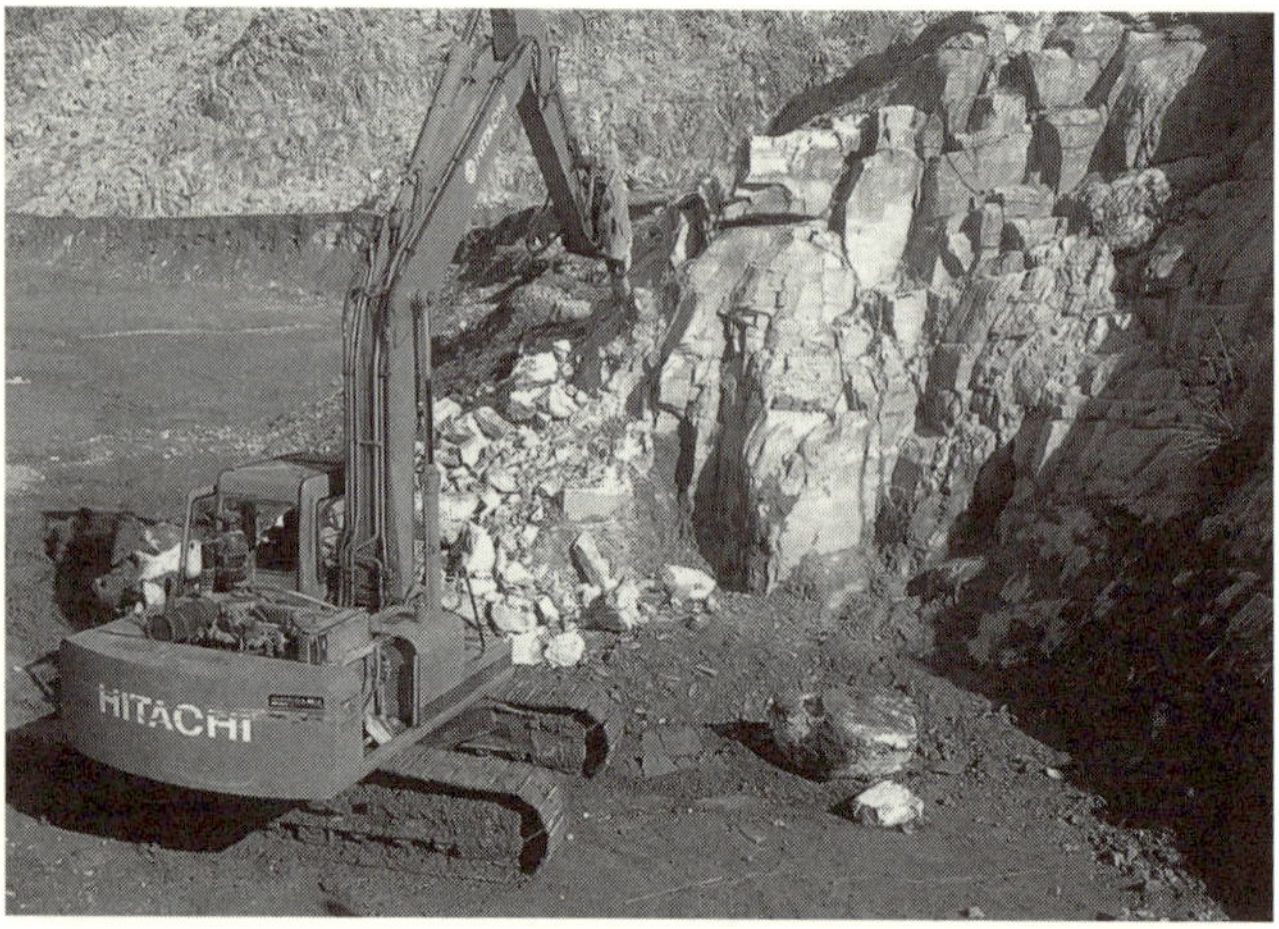

G岩盤・サイフォン出口の大理石の壁をジャックハンマーで削る

成が中村、クズクナール分水路（通称Gサイフォン分水路）がヌールザマーンと決まった。設計は何れも中村が行っていたが、鳥瞰図を示して位置・完成図を明示することになった。

翌一月二十九日早朝、西野の不安を払拭《ふっしょく》すべく、サイフォン下流側の「岩盤モールド（型枠）」を自らジャックハンマーを操作して削った。サイフォン上流側が標高六二九・二五メートル、下流側が六二九・一〇メートル、正確に一五センチの差を設け、岩盤を削ぎ落とした。この岩盤の山全体が真っ白な大理石である。きれいに成形すれば、モールドとしてこれほど丈夫なものはない。主水路はサイフォンを抜けた後、この岩壁に突き当たるように流れ、延々二・八キロメートルのスランプール盆地を岩盤沿いに弧を描いて流れる予定だ。初めの三〇〇メートルを半月状の長い貯水池にし、その連続を二キロメートル延ばして水門を置けば、長大な「遊水路」となり、過剰掘削を池のような水路として転用できる。（同地はG区間の膨大な埋立てのため、大量の土石を採取したので、大きな窪地となっていた。）つまりは掘割水路と貯水池を兼ねるのである。これは時折同盆地を襲う局所的集中豪雨を意識してのことであった。少々の雨なら取り込むことができよう。

掘削幅一〇～二〇メートル、緩やかだが十分量の流水量を得ると共に、同様な構造をスランプール盆地の岩盤沿い（二・六キロメートル）に延長して長大な「池」にすればよい。流量計算は、池末端に設置される水門の越流量を割り出し、一定の水深と緩やかな傾斜を確保すればよい。スライド式水門で灌漑分水路に底水を流せば、堆積する土は排出される。幅を大きく取れば、緩やかな流れでも流量は保障される。（数ヶ月後に完成した後、通水してみると、思った以上の出来ばえで、岩沿いに流れる約二キロメートルの「お堀端」は、なかなか風情があった。荒削りの自然の川のようである。水辺に植えた柳が二メートル程になると、美しい緑の縁取りができ、いい散歩道にもなった。）

　この「お堀方式」は、作業工程をも容易にし、工期を短縮した。全体が「池」であるから、流路底の傾斜を正確に作るための面倒な測量や作業も不要になる。勾配を緩やかにすれば、それだけダラエヌール下流の通過点で高い場所から送水でき、灌漑面積を増やせる。三十六のカレーズや十一ヶ所の灌漑井戸など、心血を注いでなお灌漑できなかったブディアライ村下手、約五〇〇ヘクタールを潤せる。

　測量チームには土手の高さを赤色、理論上の水底を青色とし、岩盤にスプレーで線を描かせた。掘削と盛土の目安である。「土手は赤い線よりやや上、水路底の掘削は青い線より下」としておけば、作業は著しく容易になるはずである。

　干《ひ》からびた土漠のスランプール盆地を眺めながら、完成したときの光景を想像する。この貯水池から一挙に灌漑ができるのである。二年前に夢見たスランプール盆地の緑化が目前に迫っていることを感慨深く実感する。前日降ったみぞれで、窪地の底に広い水溜りができ、まるで鏡のように周辺の山々と青空を映し出している。削った大理石の岩盤が朝日を浴びて純白の雪のように輝き、目に痛い。

かくて、ＰＭＳの興亡を賭け、二回目の本格的な突貫工事が開始された。そして、それは昨年の取水堰工事をはるかに上回る大規模なものとなった。

人海戦術、そして物量投入

おそらく、ペシャワール会二〇年間の現地事業で、これほど大規模なものはなかった。昨年冬でさえ、「国家的事業」と評されたのに、今回はさらに一桁大きかった。二〇〇三年度工事区間が一・六キロメートルに対して、二〇〇四年は約四キロメートル、しかも昨年済ませた区間のうち、斜め堰の延長と改修、漏水対策、一部の再植樹など、実際の工事区間は三倍以上である。作業の効率は、単純な総和でなく、距離の二乗に比例して落ちる。端的な例が輸送で、採石場からの距離が二倍になれば、ダンプの往復時間は四倍になる。さらに、

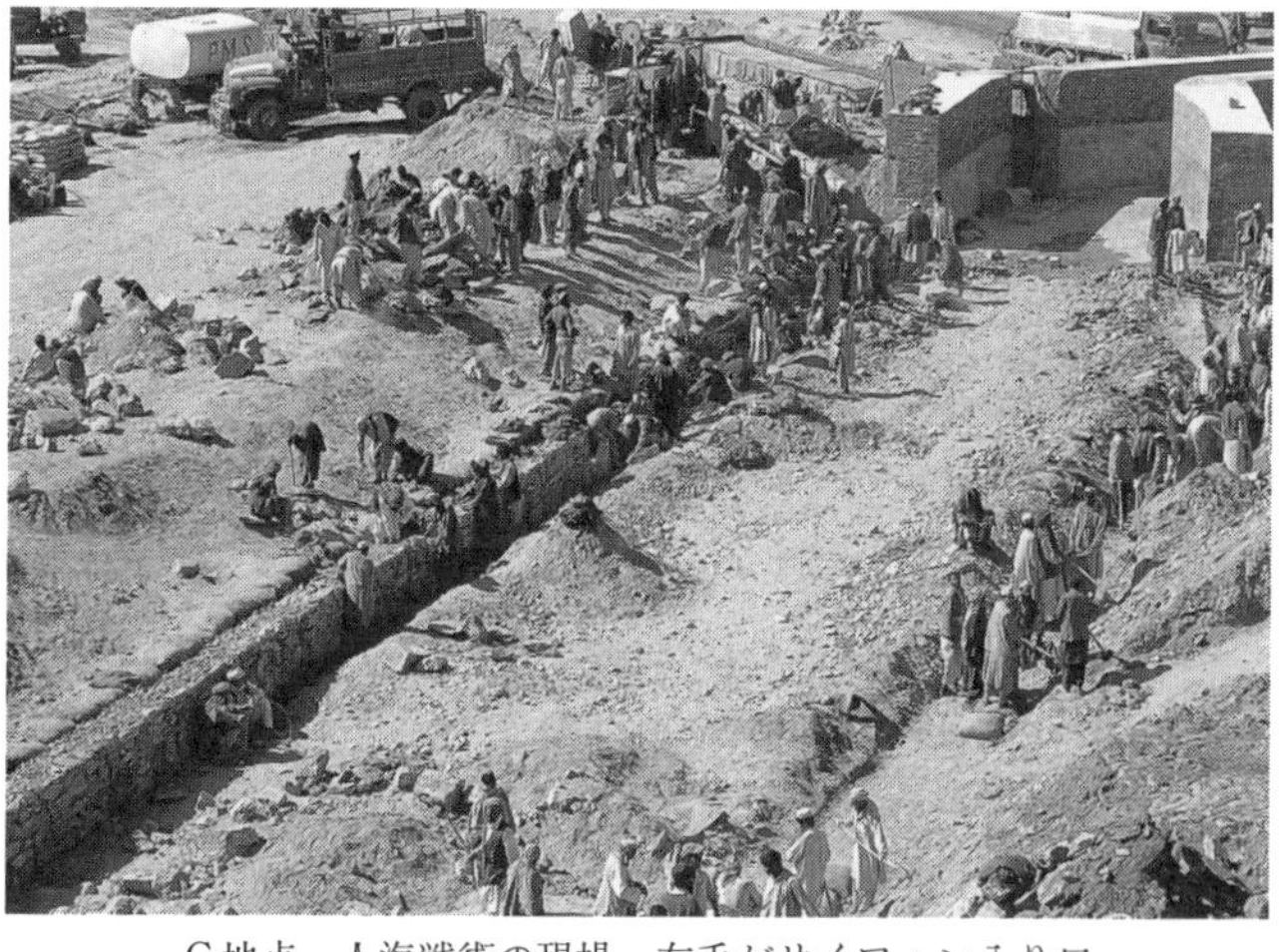

Ｇ地点　人海戦術の現場。右手がサイフォン入り口

多くの重機やダンプカーの管理、多種多様の作業となれば、いよいよ仕事量は増す。事実、二〇〇四年度だけに投じた水路予算が二億六〇〇〇万円、医療事業、井戸事業を合わせると四億円を超え、小さなわがペシャワール会では、財政上でも空前の規模となった。

二〇〇四年十二月から二〇〇五年三月までに常時稼動していた重機・車両は以下の通りである。

掘削機（ユンボ）	七台（うちPMS所有三台）
ローダー	五台（PMS二台）
ジャックハンマー（削岩機）	二台（PMS一台）
ダンプカー	三二台（PMS八台）
大型水タンク車	四台（PMS一台）
コンクリート・ミキサー	四台（PMS四台）
舗装用ローラー	四台（PMS一台）

これに加えて、作業員が連日七〇〇名を超えた。彼らの主な作業は、蛇籠の生産と設置、植樹と灌水、水路内壁の造成、土嚢積み、石垣組み、発破作業、コンクリート作業などで、四十名前後に一人の現場監督をつけた。監督が足りなくなると、現場や病院を問わず、運転手や看護士まで駆り出して作業に集中した。

コンクリート構造物は、西野、鈴木が奮闘し、E地区土石流対策の一六メートルの橋、G地区道路横断サイフォン、G地区分水路水門完成を全力で急いだ。新たに加わった神戸がジャララバードと現場を往復し、物品調達と資材輸送に奔走した。

第六章　沙漠が緑野に

沙漠が水浸し

二〇〇五年三月三日、決壊を覚悟で試験通水を行った。いや、「強行した」という方が正しい。これまでの経験から、私たちは点検の「現地方式」を確立した。日本では許されぬ方法だろうが、先ず少量の水を流して決壊や漏水地点を見つけ、欠陥個所を十分点検した上で、補修・改修を重ねて完成するのである（これが通水後、二度三度に及ぶこともあるが、結果的にこちらの方が早かった）。

午前十時、D池の水門が開かれ、各地区担当の者が固唾《かたず》をのんで水の流れを見守った。近藤のD地区四〇〇メートルを無事通過した流れは、鈴木の水道橋を通過、進藤のE地区へ入った。ソイル・セメントの威力は相当なもので、勢いを増して一四〇〇メートルを通った。問題はこの先である。だが、試験通水中は、恐れた決壊もなくFG区間を通ってG岩盤末端のサイフォンを通過、スランプールへ通じた。分水路へは勢いよく水を送り、みなの「ゼンダバード！　ゼンダバード！（万歳、万歳）」の歓呼の声であふれた。何十年ぶりかでこの地に水が流れたのだという。

案の定、一部で漏水が見られ、G岩盤周りで中小の決壊が起きた。しかし、C地点の改修を成し遂げたPMS職員は動揺しなかった。ともかく流れる。土質の良否、締め固め不足、構造上の問題などを良く見た上で、補修を行えばよい。わがチームは、決壊を待っていたかのように翌日から本格的な改修を開始した。鈴木学は、この通水を見て、予定通り任期を終えて帰国した。皆、

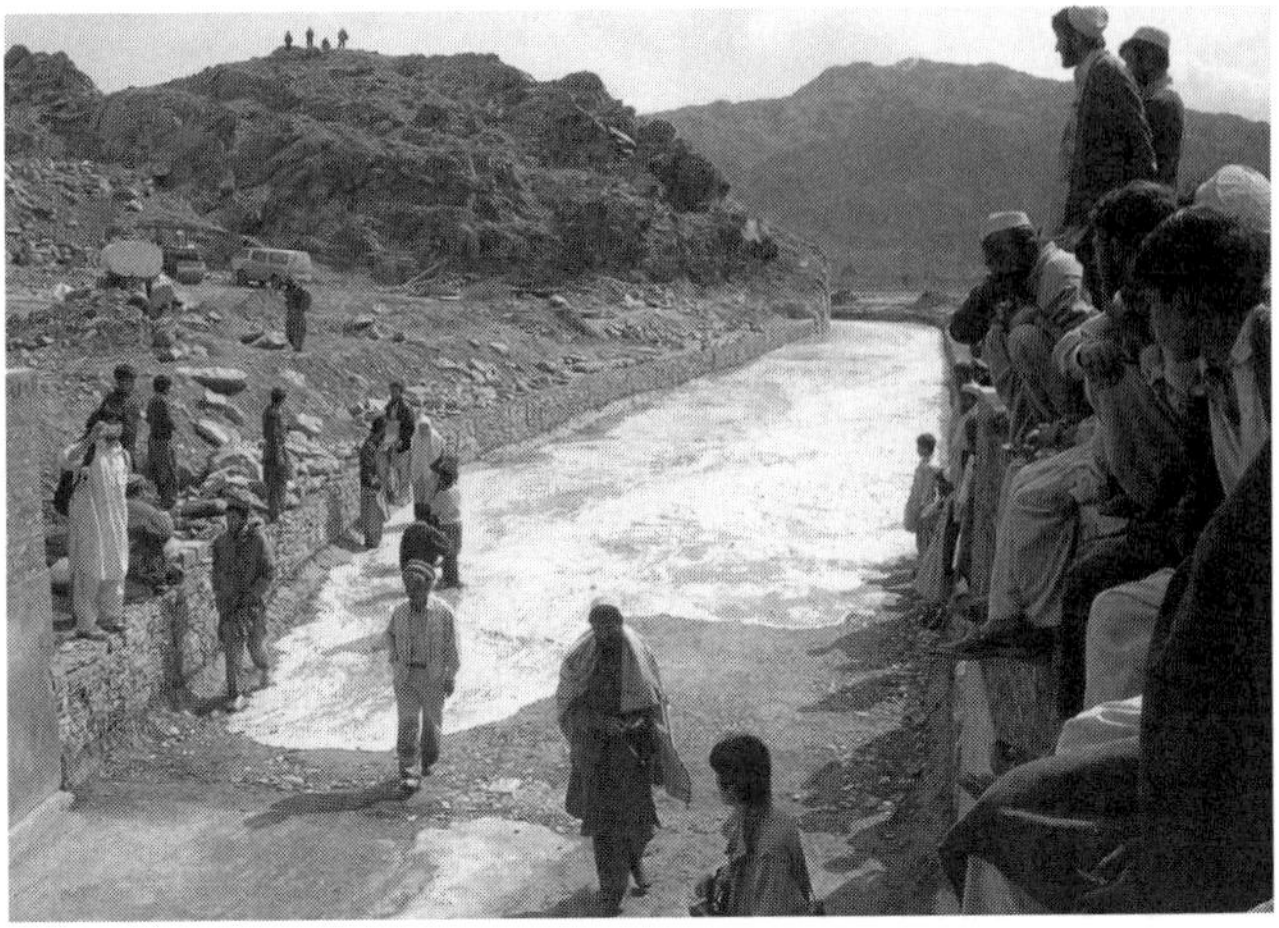

試験通水を見守る人々

成功を確信したのである。

不安定要因は二つあった。FG地区の盛土の上部地盤がまだ新しい上、ヤナギの効果が発揮できてないこと。蛇籠《じゃかご》背面の吸い出しがC地点と同様、側面で発生したことである。だが、基本的な要素である盛土の安定、水路底面のソイル・セメントの施設は成功である。地盤沈下が起きやすい個所はG岩盤周り四〇〇メートルだけである。

蛇籠背面のハウラの溶け出しは、構造が同じにもかかわらず、E地区では発生しなかった。これは、自然の堆積と盛土の差である。そこでFG地区だけは、蛇籠水路面にソイル・セメントを覆って固め、これをモールド（型枠）として蛇籠内の石の隙間に根気よく液状のハウラ・セメントを流し込む構造に設計しなおした。こうすれば、蛇籠の列が長いコンクリート様の壁と化し、蛇籠底面と背面に強靱な充填剤を詰める効果を生むはずである。また、漏水があり得るとみた岩盤のひびには、高さ二メートルまでセメントミルクを流し込んだ。

　こうして改修が入念に行われ、四月三日、再び通水、スランプール、G分水路の流れは、途切れることがなくなった。着工から二年、最難関を突破して四・八キロメートルを完成、ついに灌《かん》漑《がい》が始まったのである。

　二年前、ディダール技師と立ちすくんだ荒漠たる大地には、今大量の送水が行われようとしていた。国道を隔ててやや低い地域の田畑には、長さ三キロメートル、幅八〇〇メートルにわたって一挙に水が注ぎ込まれた。ことに、国道の左方に造成中であった分水路約五〇〇メートルを突破、長さ二・五キロメートル（落差五メートル）を一気に下り、土漠と化した田畑に流れ込んだ。劇的な瞬間である。

　地元民はもとより、通行中の車が驚いて停車し、職員・作業員が手を休め、この光景をうっとりと眺めた。この最初の灌漑の恩恵に浴した地域は、約三〇〇町歩の村で、着工の時は無人化していたが、水路建設のうわさで人々が帰り始めていた。しかし、目の当たりに水が流れるのを見て、みな跳びあがって喜んだ。それまで、数十町歩の畑だけが河から水揚げポンプを使っていた。二〇メートル下から汲み上げるので、石油の購入が高くつき、灌漑はごく限られていた。ポンプは、「灌漑計画」として国際団体が各村に一基を配っていたが、維持は住民の手に委ねられていた。だが、貧しい農村は高価な石油代に音を上げ、ほとんど使用できなかったのである。

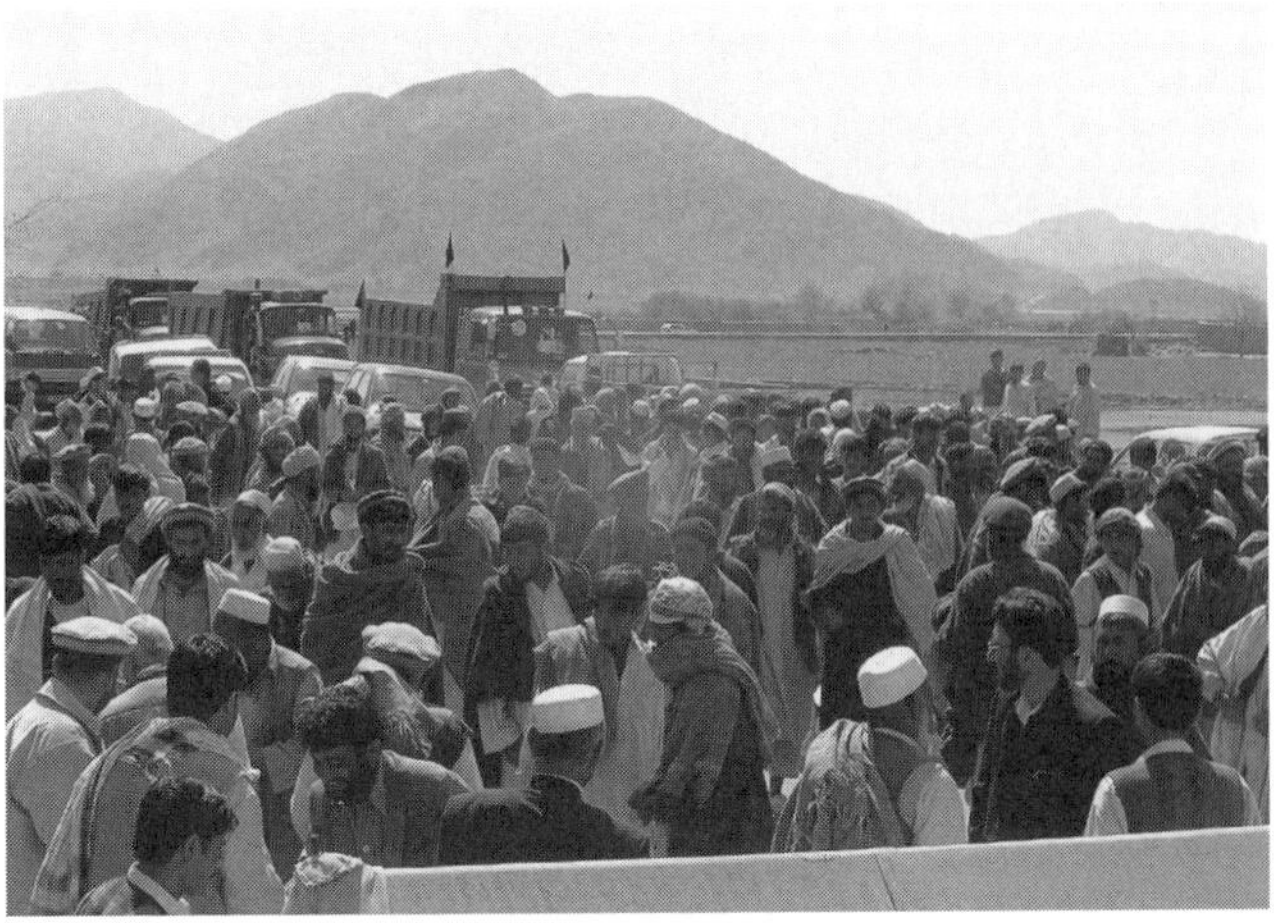

通水に集まった作業員たち

農民たちの驚きと希望

配られていたポンプの最大揚水量・毎秒七リットルに対し、分水路は毎秒三五〇リットルを注ぎ、もちろん燃料が不要である。豊富な水量は国道沿いに流れ下り、林立していた国際団体の「〇〇灌漑計画」と大書された看板をなぎ倒した。嬉しさの余り興奮した農民は、積年の鬱憤を晴らすがごとく、倒れた看板を引き抜いて土足で踏みつけた。

急に出現した小川はどこまでも流れ下り、網の目のように村を通って行った。これをたどって確認してきたヌールザマーンとモクタールが報告した。

「ドクター・サーブ、村はイード（断食明けの祝日）以上のお祭り騒ぎです。私たちも、こんなに誇りに思ったことはありません」と、興奮を隠さず、目を輝かせた。

流れの末端はシェイワ用水路に流れ込む。これ

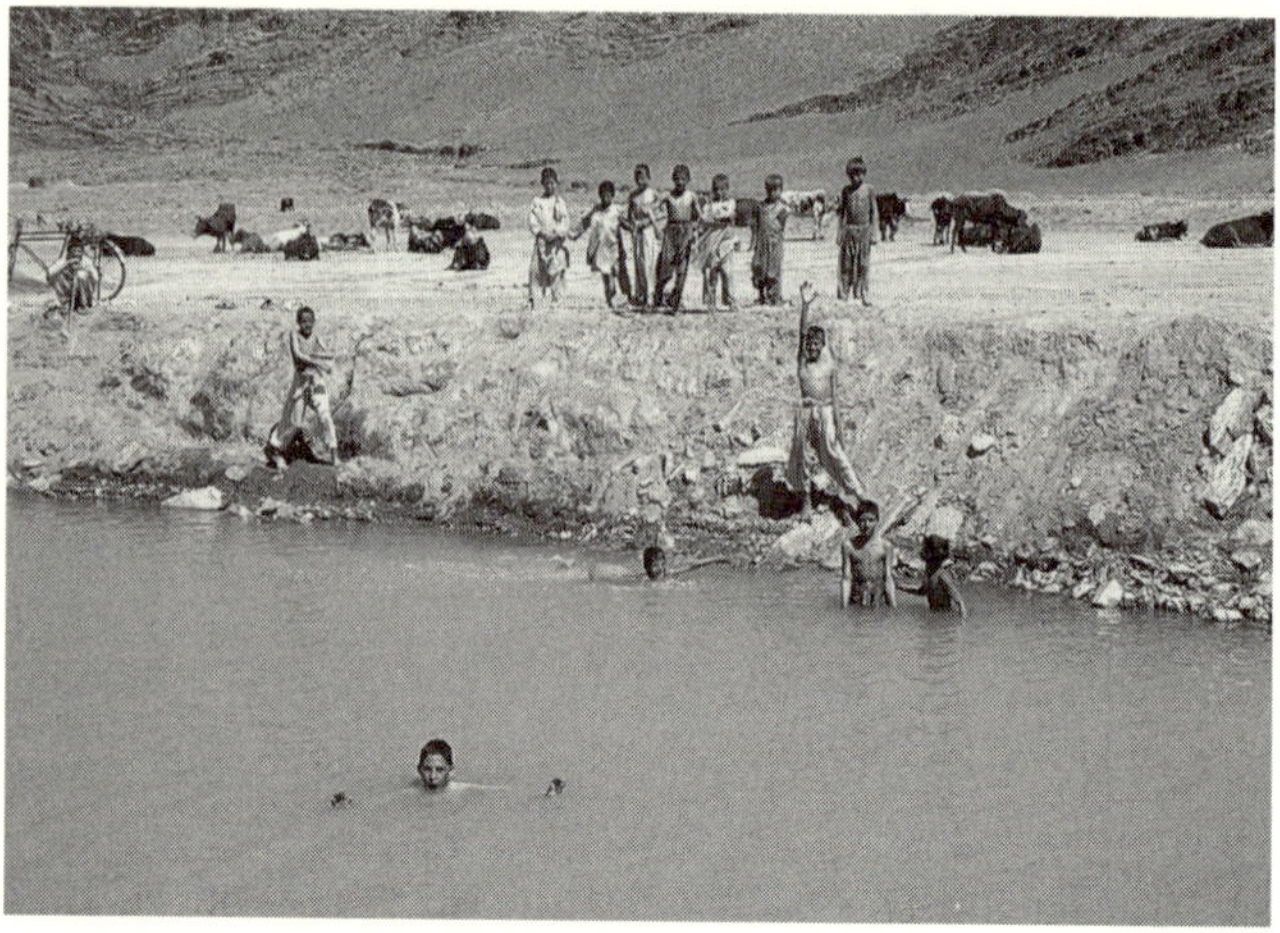

用水路で泳ぐ子供たち

は一石二鳥である。年々、冬の渇水に悩み始めた

既存用水路にとって、冬小麦に必要な安定水量を

得ることができるからである。

狂喜したのは、男たちばかりではない。誰より

も女たちが喜んだ。農村女性の労働で一番過酷な

ものが水汲みと水運びである。炎天下、一キロ

メートル以上も先から水を運ばずとも、家の前の

小川から豊富に汲める。更に、川の水が濁る夏期、

まる一日以上水がめの中で泥土を沈澱させ、その

上澄みを茶や料理に使う。このため、子供の腸管

感染症が蔓延しやすかった。それが減ることは、

母親たちにとって大きな喜びであった。

一方、サイフォンで道路をくぐった主水路では、

牛や羊を連れた子供たちが押し寄せた。動物も子

供も首まで水につかり、はしゃぎ回っていた。後

に、子供の病気が激減したと皆が口をそろえて噂

したが、体を洗う機会が増え、飲料水の汚染が少なくなったことを考えると、事実のようである。医師である私もまた、大いに溜飲を下げた。

進行する沙漠化

狂喜する住民たちの話を総合すると、クズクナール地域の沙漠化は、実は六年前の大旱魃以前から少しずつ進行していたものらしい。生まれて初めて小川を見たと言う青年もいる。長老たちの話によれば、ソ連軍侵攻（一九七九年）以前に住めなくなっていた場所もある。ここは二〇年前から、あそこは二十五年前からと、まちまちだが、ダラエヌール渓谷を水源とする地域の田畑が、予想以上の前から確実に減少していたことが分かる。

確かに、九一年にダラエヌール診療所が開設された際、同渓谷の東側にそうそうと流れる川があった。幅十五メートル前後の浅い川だったが、急流だったので、今思うと、相当な水量であったらしい。その当時、診療所に派遣された職員を連れて水浴びに行ったことを鮮明に覚えている。だが旱魃などという事態を想像もしなかったので、いつ頃涸れ川になったか覚えていない。川沿いには豊かな林も広がっていたはずだ。

それが完全に消えているのである。ダラエヌール渓谷には二つの大きな流れがあった。東側のスータン村を経由して流れるもの、西側のウェーガル村からシェイワ郡に直接注ぐものである。十七年前に診療所を渓谷中流域のカライシャヒ村に開いたとき、何れも一年を通して流れ続ける

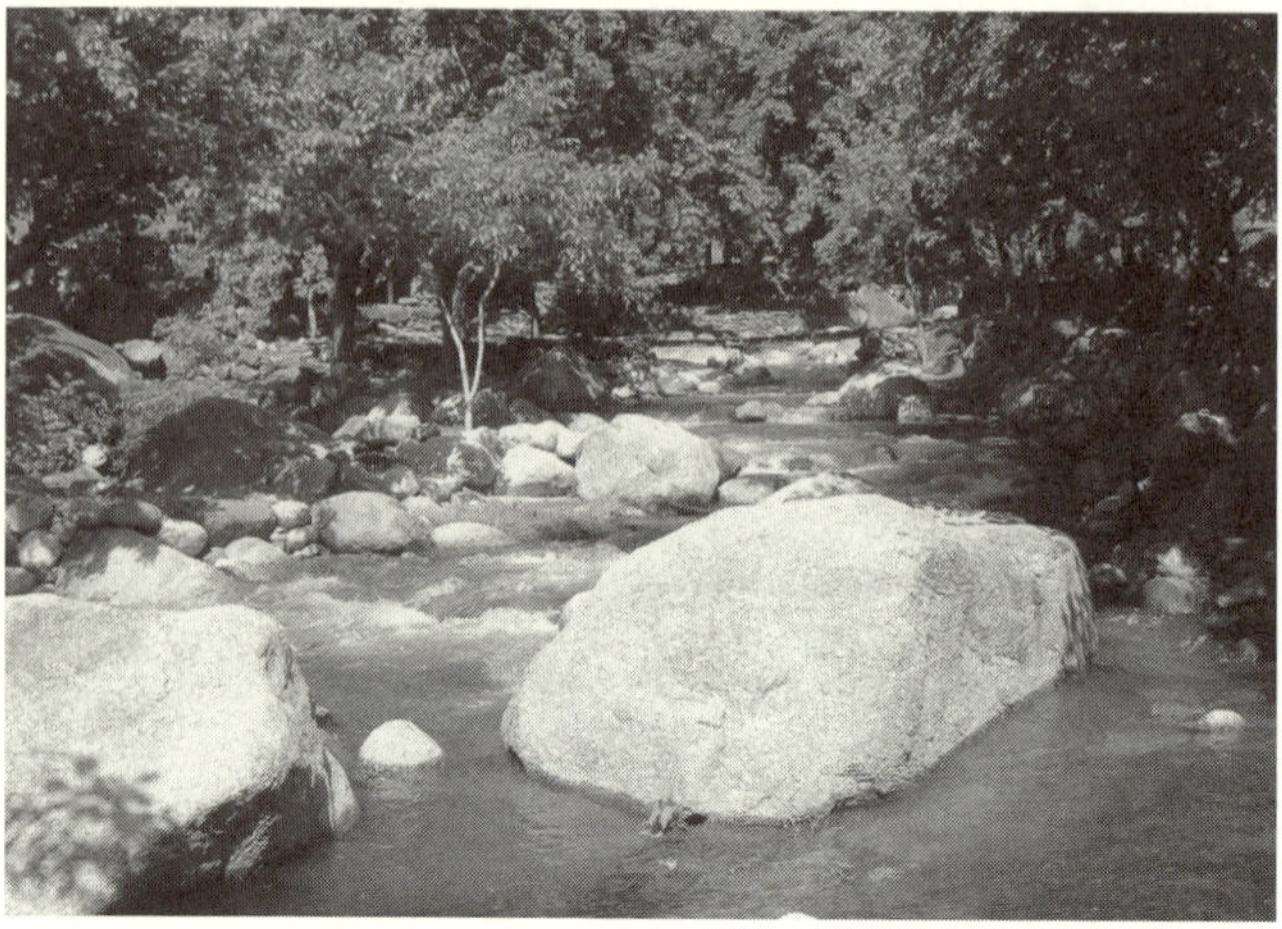

ダラエヌールの奥ウェーガルの沢

小河川を成し、春季の増水の折はジープが立ち往生するほどであった。夏に入ると時折集中豪雨で激流が襲う。もてあますくらいの水量は、渓谷下流の山麓地帯に十分な水を供給し、ニングラハル州北部の一大水源をなしていたのである。

私は思い当たる節があった。一九七八年、ソ連軍侵攻の前年である。初めてヒンズークッシュ山脈を訪れたとき、パキスタン側にあるチトラール方面から登山活動が行われた。ペシャワールからチトラールに行くには、標高三六〇〇メートルのロワリ峠を越える。その時、三二〇〇メートルより上は残雪があって通れず、ラッセル車で掻《か》かれた道を恐る恐る通った筈だ。一九九二年にダラエヌール診療所が開設されたとき、所内を通る小川に四季を通じて水が流れ、万年雪がウェーガルという渓谷の奥の村の胡桃《くるみ》の森の近くに迫っていた。

ケシュマンド山系から雪が消えたことはなかった。

二〇〇〇年夏、大旱魃に遭遇して水源確保事業を始めたとき、ケシュマンド山系の一部、クンド山（四二〇〇メートル）の付近に残雪が見られた。一連の記憶をたどると、確かに年を追って夏の雪線が上昇している。それと平行して、春先の増水が目立ってきていた。ダラエヌール渓谷で見る限り、春先の雪解け水が以前より増えた後に、川の水量が落ちていた。この旱魃は動揺しながらも常に進行しているのだ。

恐ろしいことに、地下水さえもが涸れつつあることは、過去六年間の井戸の水位下降、カレーズの水の激減で明らかであった。かつて至る所で見られた山村の水車小屋は、姿を消していた。おそらく、アフガニスタン中で起きた変化であろう。地球温暖化！　それまで何度も聞いた言葉だったが、ここまで深刻な影響が出ているとは、実感が湧かなかったのである。

ウカト見レバ普通の原野ナリ

とんでもない怪物を相手にしてきたのだ。「環境問題」という語の響きは、目前の旱魃を見てきた者にとって、いくぶん生ぬるい。このアフガニスタンという世界の片隅だけで、既に数百万人の人々が生存する空間を失っているのである。空恐ろしい話である。戦争どころではなかったのだ……と、心から思った。

毒野も、ウカト見レバ普通の原野ナリ。
涙ダ《ママ》ヲ以テ見レバ地獄ノ餓鬼ノミ。
気力ヲ以テ見レバ竹鎗、
臆病ヲ以テ見レバ疾病ノミ。

（田中正造書簡　明治三十四年十二月七日）

渡良瀬川の足尾鉱毒事件で、田中正造翁がそう述べたのは、日露戦争を控えた明治三十四年（一九〇一年）のことである。環境問題と川のことを文献で調べていると、必ずこれが出てくる。鉱毒で荒野となった田畑と流民化する農民の困窮を訴え続けた田中は、全てを失って私たちを励ますようである。鉱毒を流した古河鉱業は、多くの富を得て一流企業として延命した。当時、田中の叫びが結局大きな流れにならなかったのは、日露戦争を前に、「富国強兵」という国策が世情を支配していたからである。「祖国を守るためには多少の犠牲はやむを得ない」と、多くの人々は考えたであろう。

それから一〇〇年以上経った今日、アフガニスタンの現状から世界の先進諸国（「国際社会」ともいう）に、同様の叫びを発するのは時代錯誤だろうか。ある者は言うだろう。

「では、経済不況をどうするのか。我々の経済活動を封じて温暖化を阻止するのが道ならば、不況によって生まれる失業者をどうするのだ」

「地球温暖化は大きな環境問題として、日本も炭酸ガス削減に取り組んでいる」

「人間が欲望を絶たぬ限り、モノを生産する活動は拡大し続ける。温暖化は避けられぬ運命である。」

「自分ひとり頑張っても仕方がない。とりあえず生活せねばならない」

私たちは近代以前の陋習《ろうしゅう》や迷信を笑う。だが、今や明らかになりつつあるのは、近代もまた、新しい形の陋習が古い陋習に代って、人間の精神を支配するようになっただけだということである。カネと武力の呪縛は今や組織化された怪物である。人は時代の精神的空気から自由ではない。しかし、どんな時代でも事実を見据え、時を超えて「人があるべき普遍性」を示す人々はいる。様々な意見が飛び交う中で、私たちに足りないのは、田中正造の「涙」と「気力」である。

通水式強行へ

五月六日、育ての母と云うべき十五歳上の姉が死亡し、大きな支えを失った。享年七十二歳、胆嚢ガンの髄膜転移で急逝した。中村家で最年長となり、ずしりと肩に掛かるものを感じて観念した。次は確実に自分の番だ。五月八日、葬儀を済ませた後、事後の処理を姪や家内に任せ、後ろ髪を引かれる思いで現場に向けて日本を発った。これは重い決断を要した。残された義兄には計り知れぬ恩義があったからだ。しかも、唯一の同胞たる実姉を失った今、中村家のきりもりは名実共に自分ひとりにかかっている。肉親への情と現地の義理の重さとの間で、気持ちが振り子

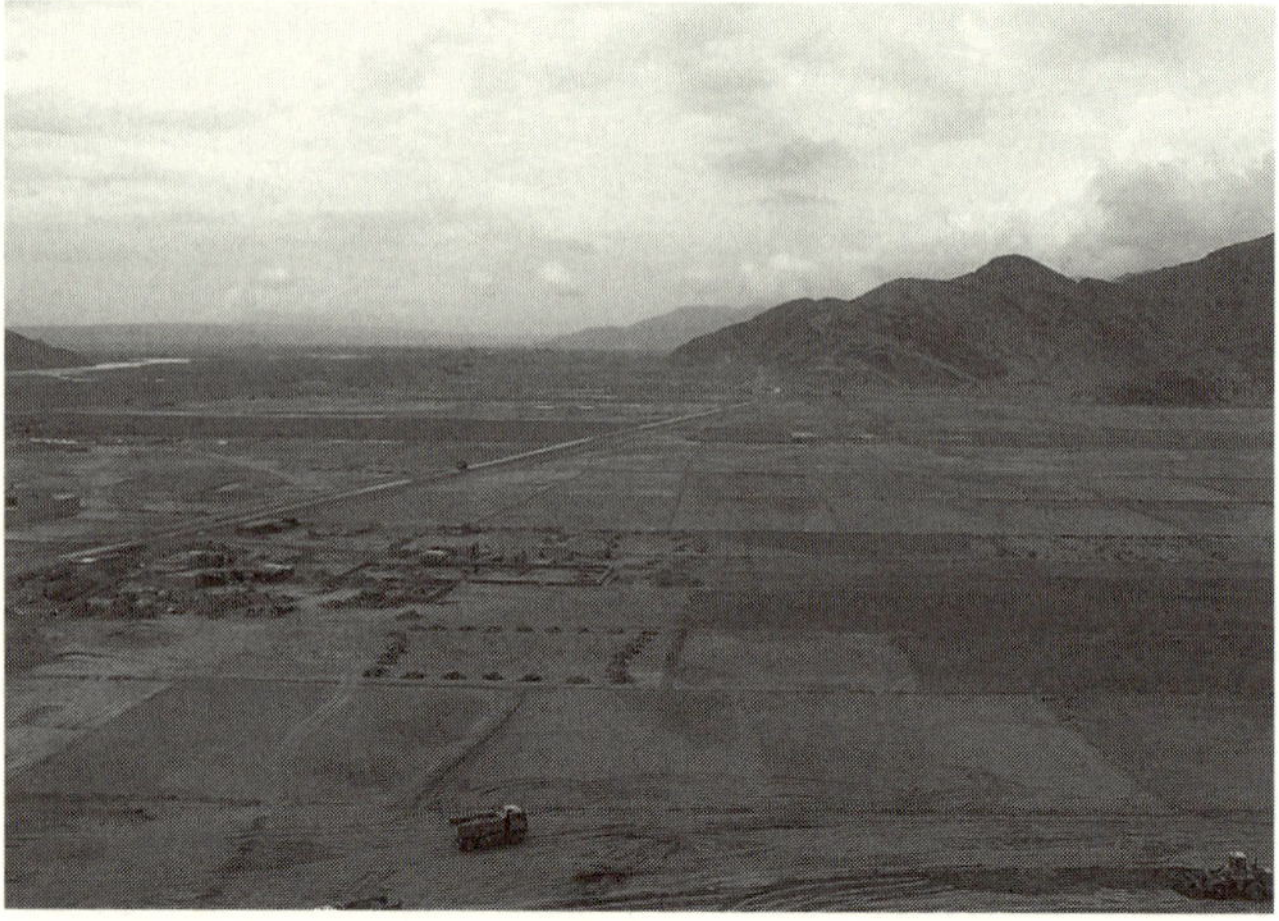

通水前のスランプール（2005年2月）

のように揺れた。板ばさみである。九八年一月に母を亡くした時もPMS病院建築で忙殺されていたし、二〇〇二年十二月、慌しく十歳の吾が子の死を看取ったことを無念の涙で思い出さざるを得なかった。

だが現地で予定されていた「通水式」は重要であった。用水路の成否は、地元行政との協力が一つのカギである。用地接収や水争いなど、公共事業につきものの紛争解決は、公権力と地元自治組織の適切な協力なしにはできない。五月十四日の通水式は、シェイワ郡代表者と共に、ニングラハル州知事初め、灌漑省、経済省、治安当局など、州の行政の要人が一同に集まって挙行される手筈であった。出来上がった用水路と五百町歩の灌漑を実見すれば、彼らのPMSに対する偏見を払拭し、一挙に協力を得ることができる。

実際、アフガニスタンにおいては、政府も民衆も共に、国際機関や諸外国ＮＧＯ一般に対する不信が甚だしかった。過去暴動があると、決まって国連機関、外国ＮＧＯ事務所が標的になった。

　ＰＭＳもまた、ＮＧＯに違いはない。政府関係者の間では、他の団体と十把一絡《から》げに見なされて、関係がギクシャクしていた。タチの悪い役人はＰＭＳを与《くみ》し易しと見て公然と賄賂を要求し、逆に潔白な役人は辛く当たった。これは、心ないＮＧＯがカネを使って、権威筋と良い関係を作ろうとするものがあったことを意味している。日本大使館員が斡旋を期待されて金品を受け取り、更迭された例もあった。また、諸外国団体にとって独立独歩のＰＭＳは目の上のたんこぶで、何かにつけ讒言《ざんげん》があった。このため、どれだけ無用な神経を使ったか分からない。

　確かに今後を占う節目である。財政破綻をかけて強行した突貫工事も、ＰＭＳに対する政府側の非協力が続けば、やりにくい。土地収用、架橋地点の決定などは、行政と長老会の協力なしに出来るものではない。この機を逃してはならなかったのである。

ジャララバード暴動

　二〇〇五年五月十一日、日本代表として挨拶する予定の福元と共に、午後一時頃、トルハム国境を越えてジャララバードに向かった。トルハムは、かつてタリバーン政権時代、ボーリング井戸を手がけ、当時水なし地獄の中であえいでいた全バザールに給水、皆に喜ばれた経緯がある。あの時、地域をあげて私たちを祝福したタリバーンの東部管轄者、モーライ・カビール師のことが思い出される。彼は姿を消したが、逮捕されたとの情報はなかったので、どこかで事業の成功を喜んでいることだろう。今年は降雪に恵まれて、彼方の山々（スピンガル山脈、ケシュマンド山脈）は真っ白な雪が頂を覆っている。四年の歳月が昨日のようでもあり、同時に何十年も経ったような、奇妙な時間感覚の混乱に支配される――と感傷に浸りながら、しばらく行くと、機関銃を下げた物々しい兵士の一団が道を塞《ふさ》いでいた。訊くと、「ジャララバードで大きな暴動があり、市内に入るのは危険だ」と言う。「数キロメートル先で住民が道路を閉鎖して騒乱状態なので、別の迂回路を通るように」と勧められた。しかし、この迂回路は無法地帯と言えるアチン郡を通るもので、もっと危険である。おそらくカーブルから来た兵士で、地元の地理に不案内だったようである。

直後に運転手が、非常用の携帯衛星電話でペシャワールと交信して、「危険だから直ちに引き返すように」との指示を受けたと言う。しかし、彼らの間には特別緊迫した様子がない。「誰の指示か」と問うと、ＰＭＳ病院イクラム事務長の判断らしい。このような場合、最も信頼できるのは地元出身者による現場での情報である。ペシャワールの方が却って危険なこともある。引き返せば、今度はパキスタンの部族自治区を通過せねばならず、逃げ惑う車両であふれて動きがつかなくなり、逆に略奪の危機に遭遇することもあるからだ。それに、事情を知らぬ日本人がペシャワールや日本に連絡すれば、マスコミが取りざたして話がいっそうややこしくなる。不安は現実化する。的外れな意見や心配が飛び交って、却って平静を失うのは、過去、嫌というほど見てきたパターンである。先ず日本人ワーカーたちを鎮め、無用に連絡させぬことだ。私がいれば何とかなるだろう。ジャララバード方面から次々とUターンして来る車両を尻目に、

「あわてるな。ここでモクタール運転手の車を待て。散ってはいかん。夕刻まで着けばよい」

と、私の指示を守るように伝えた。ペシャワール方面に戻らず、待っている車両も少なからずあったので、運転手たちに訊くと、たいていはジャララバードに家がある者ばかりだった。当然、彼らは本能的に「危険の度合い」を見通している筈だ。

路傍にたむろして運転手らと世間話をしている間に、職員の一人が近くの店から焼きたてのナンとカバーブを買ってきた。「こりゃあ美味い！　今までで一番のカバーブだ」とは、福元の弁である。空腹もあったが私も同感、来た甲斐があったと、妙な時と妙な場所で感激、二人で舌鼓を打った。

暴動は一昨日の五月九日に始まって、三日目だと言う。原因は「キューバの米軍基地・グワンタナモ捕虜収容所で、米兵がコーランを破ってトイレに捨てた」というニュースが発端であった。ジャララバード大学の学生たちが抗議デモを組織して行進中、警察官が発砲して二名が死亡、約二〇〇〇名が暴徒化した。ジャララバード事務所にいた松永によれば、ＰＭＳは平常勤務を行っていたが、昼前頃、外で悲鳴や発砲音が身近に聞こえ、「外国団体や国連関係の事務所が襲撃されている。外に出ないように」と職員に言われてじっとしていた。直接、その様子を電話で聞くと、そう大規模なものではなく、暴発的な一時的反応のようである。襲撃されるのは決まって普

段から人々の恨みを買っている組織ばかりだった。二〇〇一年十二月の時と似ている。一般市民は概ねデモ隊に同情的で、「コーランを侮辱するなど、とんでもねえバチ当たりだ。あんなやつら（米国）に国を荒らされてたまるか」と、運転手たちが話していた。ＰＭＳの古参運転手の一人が、本音を小声で述べた。

「ドクター・サーブ、アメリカはそう長くアフガニスタンにいれねえよ。もう直ぐ我慢の限界だ。でも今騒ぐと職を失って、家族を養えなくなるから黙っているだけだ」

午後三時半、ジャララバード方面へ車両が流れ出し、夕刻五時に宿舎に到着した。

見えざる味方、見えざる敵

ジャララバード事務所開設以来、日本人宿舎の世話をしてきたママジャーンが、いつもとは違う硬い表情で私を迎えた。訊《き》けば、昼過ぎ頃、デモ隊が両隣の国際赤十字宿舎を襲い、放火したという。彼がデモ隊の指揮者に、「カーレジー（外人）は居ない」と説明すると、律儀なもので、私たちの宿舎を残して両隣だけに乱入、コンピュータなどの機器を壊し、書類などに火をつけたのだという。その四時間後に私と福元が到着したので、驚いたのである。私たちＰＭＳは「外国団体」と見なされなかったわけである。

市内でも国連事務所などが次々と襲われたらしい。早朝に現場作業に出てこの報を聞いて帰らなかった日本人は、水路関係三名、農業一名、事務一名、十一名中計五名である。彼らはいつも

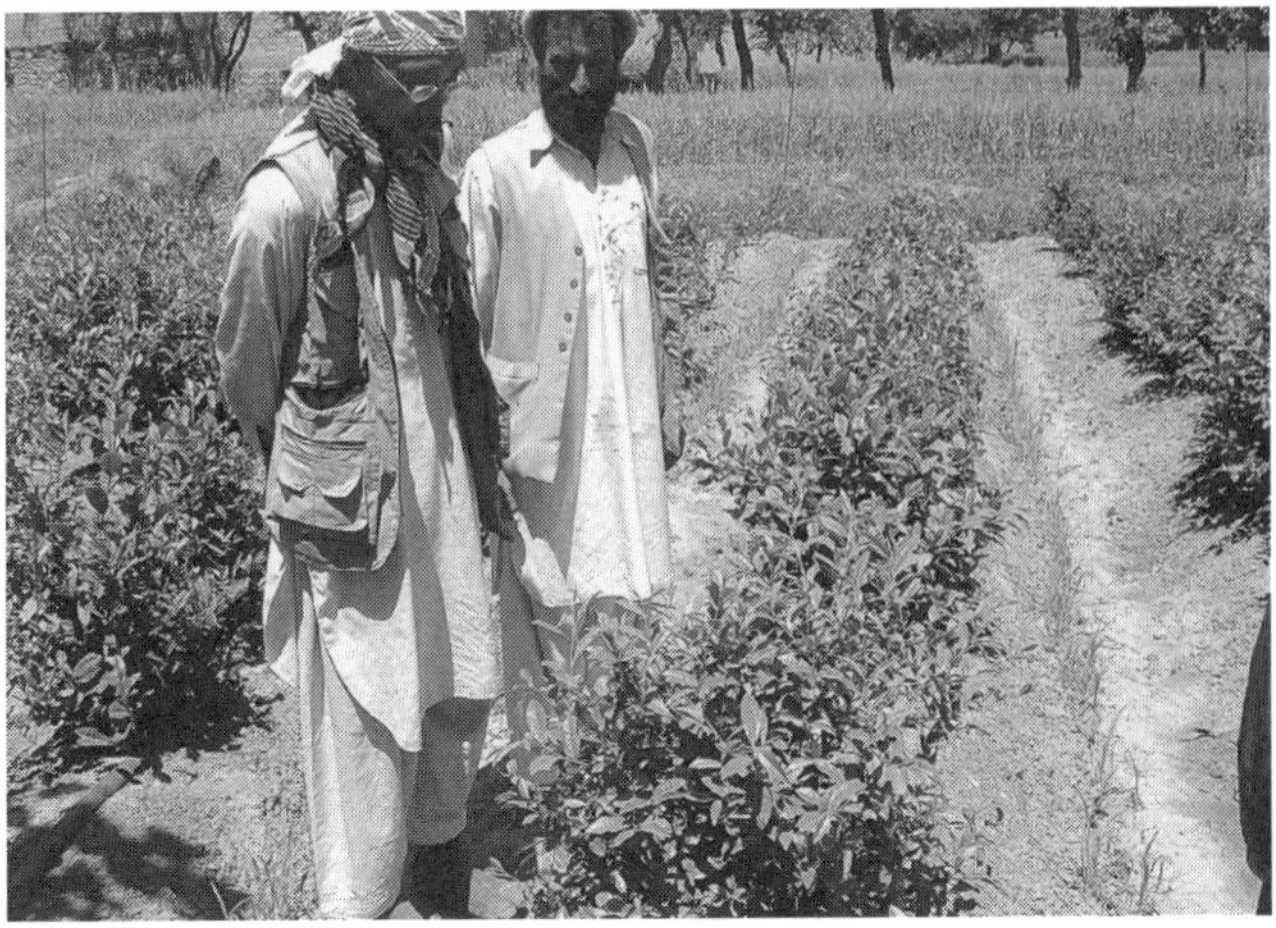

ダラエヌールで試験栽培中の茶畑

の判断どおり、ダラエヌール診療所に泊まり、ジャララバードに戻るのを控えていた。私は直ちに「日本への連絡を一切控えよ」と皆に伝え、ことは無事に収まった。これは、情報が遠くはなれた日本に伝わると、不必要な騒ぎとなり、安否を気遣う家族との連絡、果ては「危ないから帰れ」などという指示めいた意見が出される。そうすると余分な連絡事務に忙殺されて動きがつかなくなり、仕事に大きな影響が出るからである。本当に危険ならともかく、過去の経験と地元民の反応から、逃げる方が却って危ないと踏んだのである。

諸外国団体、国際機関の外国人は、忽然とジャララバードから消えていた。後で知ったが、我々の到着前日、みな特別機でカーブルに逃げたという。現地で最も多くの日本人ワーカーを抱えているのがＰＭＳだったが、事務所で日本大使館から連絡を受けた松永は、「飛行機でカーブルに逃れよ」という予定も指示も聞かなかったという。日本のＮＧＯは他に二団体あったが、何れも諸外国団体と共にカーブルへ飛び去っていた。結局、私たちＰＭＳだけが取り残されていたのだ。

夕刻、事務長補佐のシャフィークが宿舎を訪ねてきた。

「いやはや、先生は勇敢です。現在、ジャララバードに残っている外国人はＰＭＳの日本人職員だけです。みなカーブルに逃げました」

「そんなに危険だったのか」

「空爆下の食糧配給の時ほどではありません。明日の勤務をどうするか、伺いに来ました」

「通水式の準備もあるし、予定は予定で進めながら、明日の状態を見てからにしてはどうか。余計な噂に惑わされぬ方がよかろう」

諸般の事情からＰＭＳと日本人ワーカーたちは安全と判断されたが、気がかりなのは水路工事現場である。問題が二つあった。通水式と住民関係である。十四日に予定されていた通水式の方は、おそらく延期されよう。延期ならまだしも、取り止めとなっては目算が狂ってしまう。住民関係の方は、私たちが恐れて逃亡するとあっては、今後何かと円滑に事業が進まないだろう。かと言って、平常勤務を強行すれば、外国人保護を義務とする治安当局は黙っていないだろう。いくら考えても正当な判断がつかぬ。

考えれば、姉の急死からこの方、公私共に踏んだりけったりで、理不尽なことばかりだ。でも吾身の不幸を嘆いても道は開けない。周りを暗くするだけだ。「エーイ、ここは天運に委ね、待てば海路の日よりあり」と、突然糸が切れたように緊張が緩んで、一連のドタバタ騒ぎが馬鹿らしくなり、可笑しさがこみ上げてきた。摂理に沿ってしか人は生きることができない。この世界で生き延びる術は、忍耐と信頼、寛容と誠意である。人を信ずるとは、いくぶん博打に似ていて、裏切られたことも一再ではなかった。しかし、まごころのある者はどこにもいるもので、こちらが誠意を尽くす限り、応分の報いにも多く恵まれる。過去二十年間、裏切りも多かったが、命をかけて守られたこともあった。私たちのように主流から外れた者にとっては、人の信頼の絆だけが頼みであった。その通り、杞憂は数日後に吹き飛んだ。

州政府の驚きと賞賛

予想通り、十四日の通水式は十九日に延期された。「日本ペシャワール会代表」として出席しようとした福元は、多忙なスケジュールのため、やむを得ず帰国したが、実際に沙漠化地帯に水が注がれ、村々が復活するのを実見した。

五月十四日、二人で分水路を歩いていると、農民たちが嬉しそうに声をかけてくる。麦の刈入れ時で、下手の畑のあちこちで人影が見える。分水路沿いでは、つい最近まで乾燥した土漠に生命のかけらもなかったのに、今や整地されて水が引かれ、耕作を待つばかりだ。水田もちらほら見える。

カエルの声がかしましく、トンボが舞い、小魚が清流に群れている。アメンボが水田の中で軽

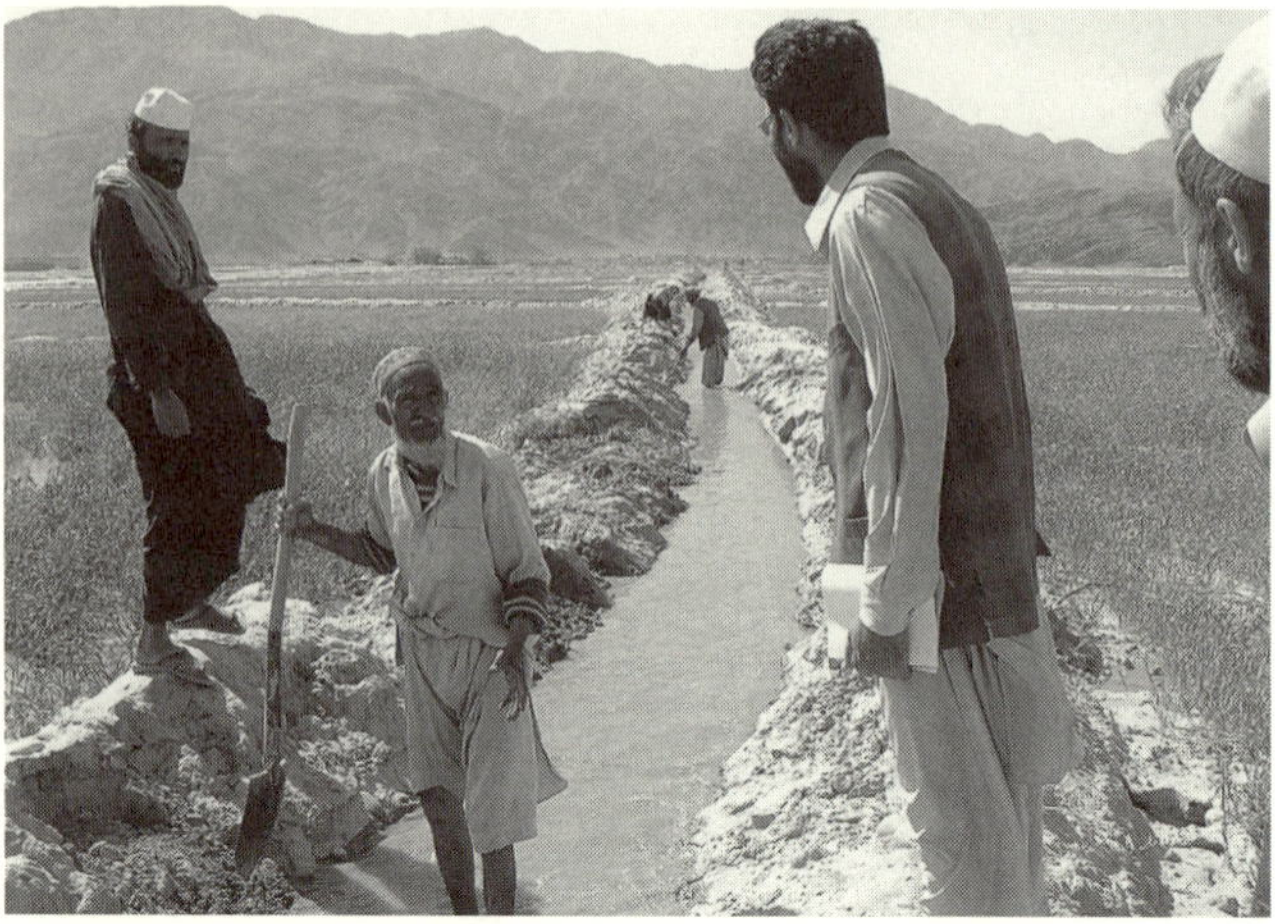

分水路によって20年ぶりに流れる水

やかに跳ねる。小魚を狙って鳥たちが上空を舞う。牛や羊たちが涼を求めて水辺にたむろする。懐かしい。生きとし生けるものの命の躍動だ。沙漠が水郷に激変する奇跡を目の当たりにして、静かな感動が初めて湧き上がってきた。

そうだ。これを待っていたのだ。着工からまる二年。アフガニスタン空爆と「アフガンいのちの基金」設立から三年半、私は総てに優先して事業の先頭に立ってきた。そのために失ったものも少なくなかった。子供と姉の死の際も、まともに世話ができなかった。多くの恩人や友人たちにも不義理をした。職員たちを叱咤し、多数の日本人ワーカーを厳しく指導した。過酷とも言える現場指導で、あるいは他に耳をかさぬ私の頑迷さによって、失意のうちに現地を去った者もある。

だが今、目の当たりにする光景は、一つの奇跡である。「有り余る恵みが人知を超えて準備され

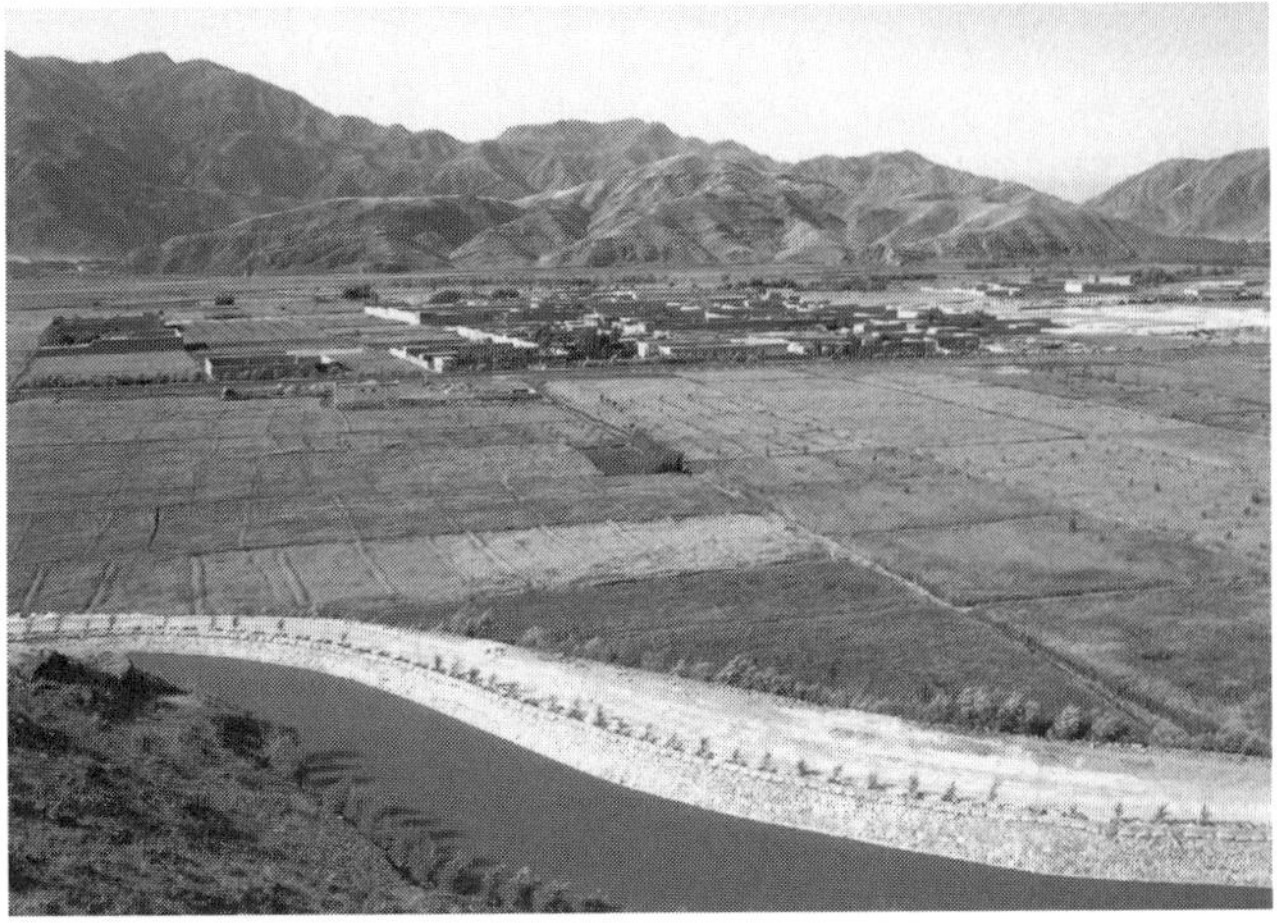

甦ったスランプールの小麦畑（2007年４月）

ている」という確たる事実は、ここにある。それは同時に、人の心を和ませ、平和を実感させるものである。

畑を耕していた農民たちが声をかけてくる。たいていは水路工事中、作業員として見かけた顔である。中には、生まれて初めて途切れなく流れる小川を見た村人も少なくなかった。女たちが洗濯をしている。子供たちが楽しそうにはしゃいでいる。

「ドクター・サーブ、ありがとう。お茶を飲んでいきませんか」

この場合はお世辞ではなく、心からのもてなしである。

「礼は要らんから、来年スイカができたら一つよこせ。水は神さまからの授かりものだ。わしらに感謝するのは筋違いだよ」

そう答えて、自分で驚く。その通りだ。ちっぽけな人の願いや欲望を超えて、天が恵みを与えられる。それは、私してはならぬ尊いものである。我々が偉いのではなく、天が偉大なのだ。

行政側の歩み寄り

五月二十日、延期された「通水・灌漑式」がとり行われた。ニングラハル州政府の要人たちが顔をそろえた。実際の祝いは四月通水の直後に住民とPMS職員たちとで既に済んでいたが、今回は「正式の行政府への通告」として、水路事業の公共性を印象づけ、協力を得る目的があった。ジャララバード暴動の直後で、カーブル政府から責任を問われた州知事は更迭され、同地で事実上の権力を掌握していたハザラテ・アリーも、行方不明となっていた。権力の変転は依然として続いていた。それでも、官民を問わず、多くの人々が声援を送ってくれたのである。

当日州側から出席した者は、州知事代表モハマッド・アシフ、灌漑省デラウェル・カーン、経済省モハマッド・マナン、シェイワ郡長ダーラム・カーン、農務省アジズ・ザヒールの各大臣、および国家治安代表三名であった。ハザラテ・アリーや配下のグルカリームの顔が見えなかった。身の振り方をめぐって、中央とのやり取りに忙殺されていたのである。

日本側代表として挨拶する予定の福元は、暴動騒ぎによる式の延期でやむを得ず帰国していたので、代行に着任したばかりの芹沢が祝辞を代読した。

これに対して、州の行政側は水路を初めて目にした者が多く、驚きと賞賛を隠さなかった。二

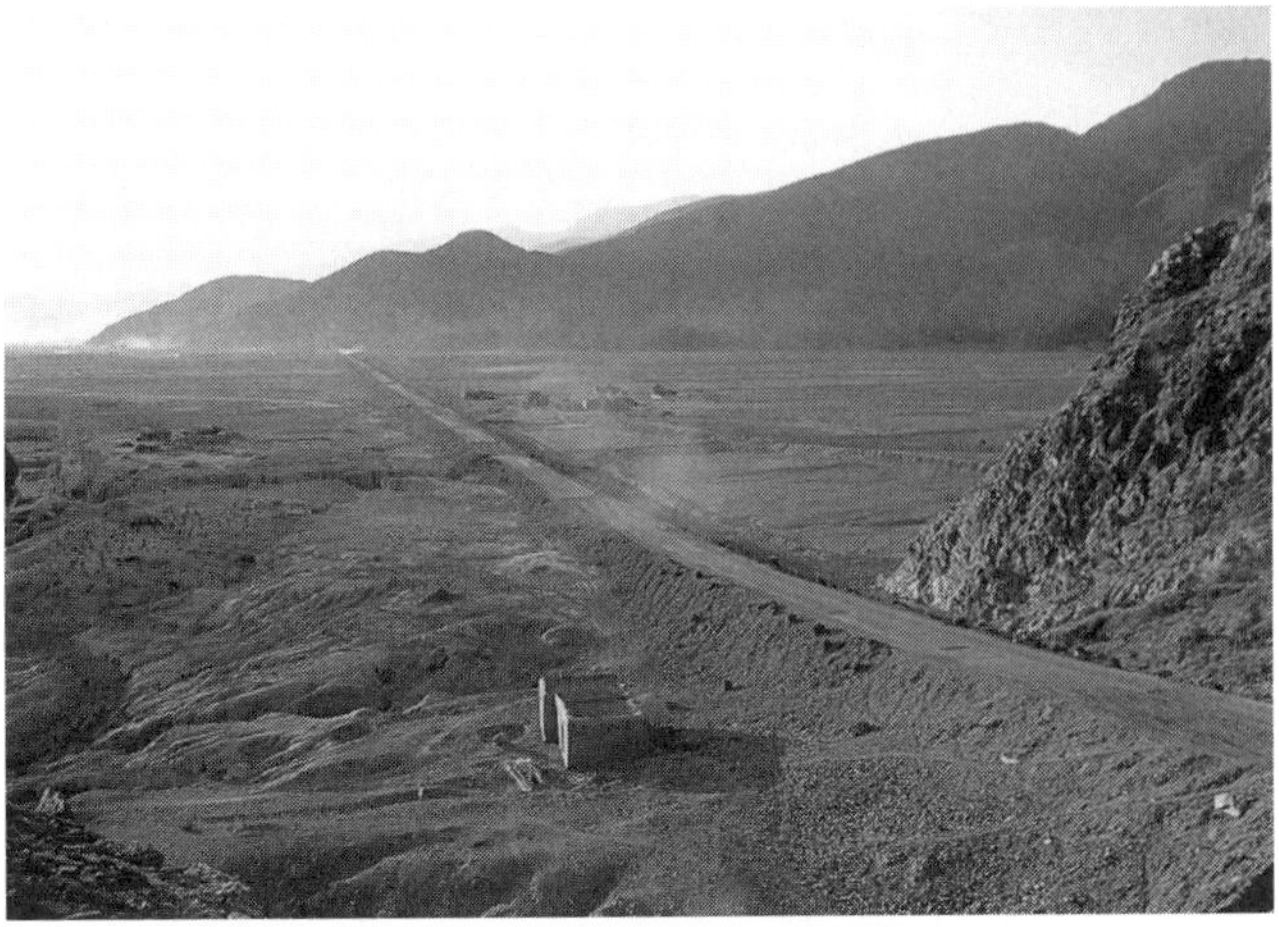

スランプール、灌漑の前（2003年）

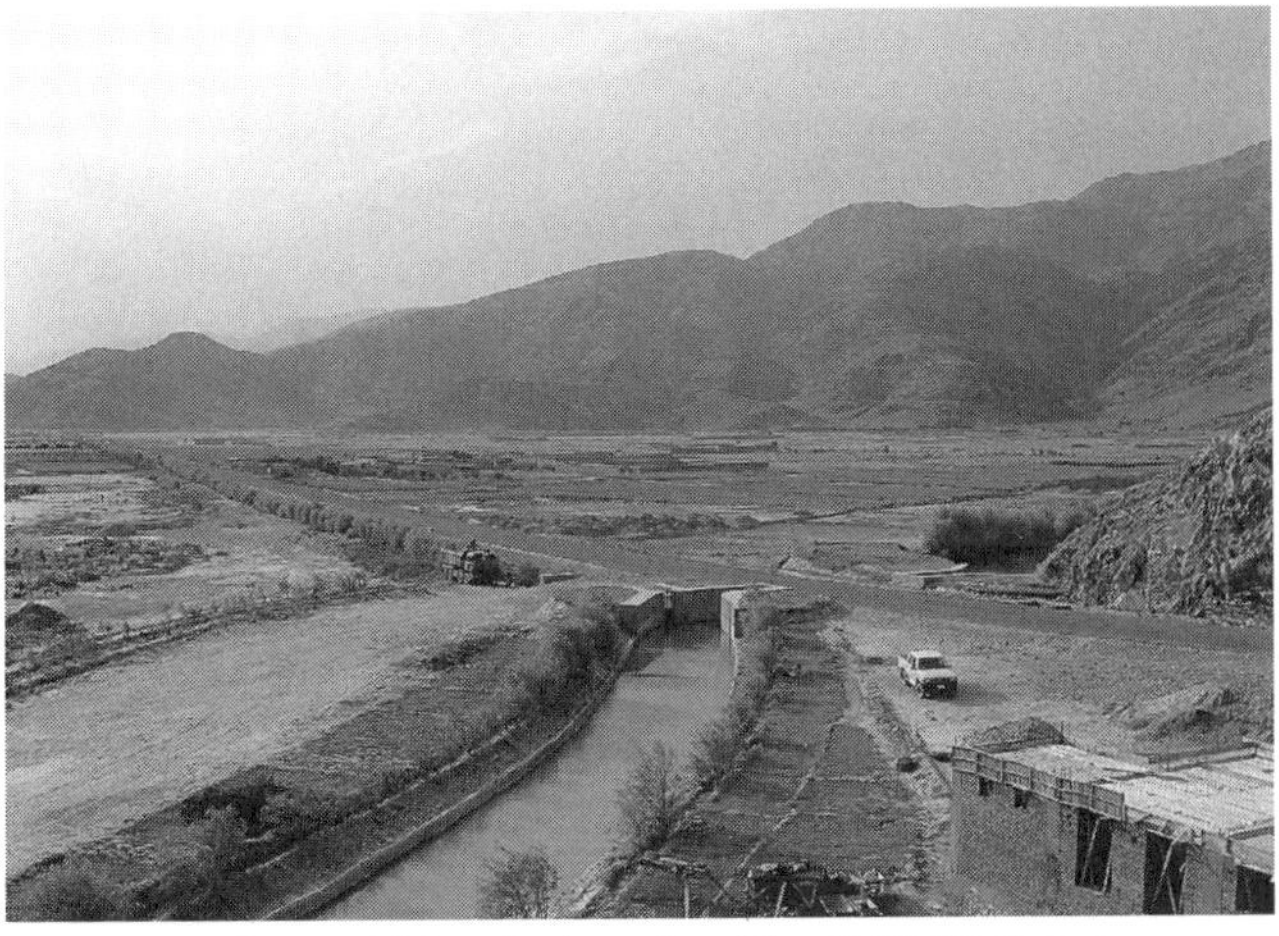

スランプール、灌漑の後（2006年９月）。道路下はサイフォン

〇〇三年春のトルハムの飲料水設備譲渡式の際からなじみのあった経済省大臣は、賞賛を惜しまなかった。「最初、ペシャワール会という名前から、（アフガニスタンと仲の悪い）パキスタンを連想し、まじめに援助しないだろうと考えたのは邪推でした。今やビジネスと化した外国諸機関の援助を見るとき、これだけの仕事を大した宣伝もなく実施するPMSは、最高であります」

州知事は暴動の責任を問責され、更迭を指示されて多忙だったので、代理の副知事が謝辞を述べた。彼はカーブル大学医学部出身者で、灌漑省の役人をした経歴があり、私と話があった。驚くことに、この州代表者たるものが、名指しで国連機関や有力国際機関を公然と批判し、「彼らに比べれば小規模な日本のNGOが、ここまでやれることが実証されたではないか」と述べた。

治安担当者は暴動直後の配慮か、次のように皆に訴えた。

「これが作れたのは、異教徒である筈の日本人たちの献身的な努力である。最近、『異教徒』を敵呼ばわりするイスラム教徒がいるが、これでも『敵』か」

「違う、違う」と皆が相槌を打つ。

「そうだ、イスラム教徒だろうが、異教徒だろうが、良い者と悪い者がいるんだ」

暴動の直後だったので、反政府の「タリバーン＝イスラム原理主義者」を意識して、明らかに政治的配慮である。私たちがいいダシにされたものの、悪い気はしなかった。

この式典の模様は、アフガニスタンの三つのテレビ局で放送され、翌日のVoice of America

（アメリカの声）が何と二時間を割いて全国に流した。行政側はもちろん、それまで何かと現場で対峙してきたトルコの道路会社も、前ほど尊大な態度をとらなくなったのである。

第七章　人災と天災

うやむやになった収容地と背景

二〇〇五年五月、勢いに乗った私たちは、スランプール盆地二・五キロメートルをわずか三ヶ月で掘削し、更に次の谷を越えようとしていた。この頃までには、G地点の分水路二・五キロメートルが完成した上、同盆地の丘側から全体を潤す水門が完成、約三〇〇町歩が見事に緑の耕作地をとり戻していた。九月には工事の先端が最難関のブディアライ村まで三キロメートルに迫った。

次の二〇〇六年度に予定された「ブディアライ村二・五キロメートル通過」のため、棚上げされていた土地収用問題が俄かに浮上してきた。一度は線引きがされ、シェイワ郡の長老会が同意を与えていたものの、水路が来ると聞きつけた難民たちの帰還と他地域からの移住が、逆に工事を阻もうとしていた。用水路の通過地点に続々と家が建てられていたのである。事の次第は、およそ次の通りである。

二〇〇三年三月十九日、着工式がブディアライ村で行われた際、ダラエヌール渓谷下流域は、目にも無残な水無し地獄であった。それまで、カレーズの復旧や灌漑《かんがい》井戸の建設で、徐々に耕作地は増えつつあったが、同渓谷末端のブディアライ村には恩恵が余り及ばなかった。二〇〇二年七月、ダラエヌールに住み着いていた目黒が、蓮岡に代わって井戸事業の担当者となった。当時、井戸事業の主力がソルフロッド郡に集中しており、ダラエヌールでの対策は遅れがちであった。そこで、同地に愛着を持つ目黒は、惨状を憂慮、勢力をブディアライ村に集中した。その結果、

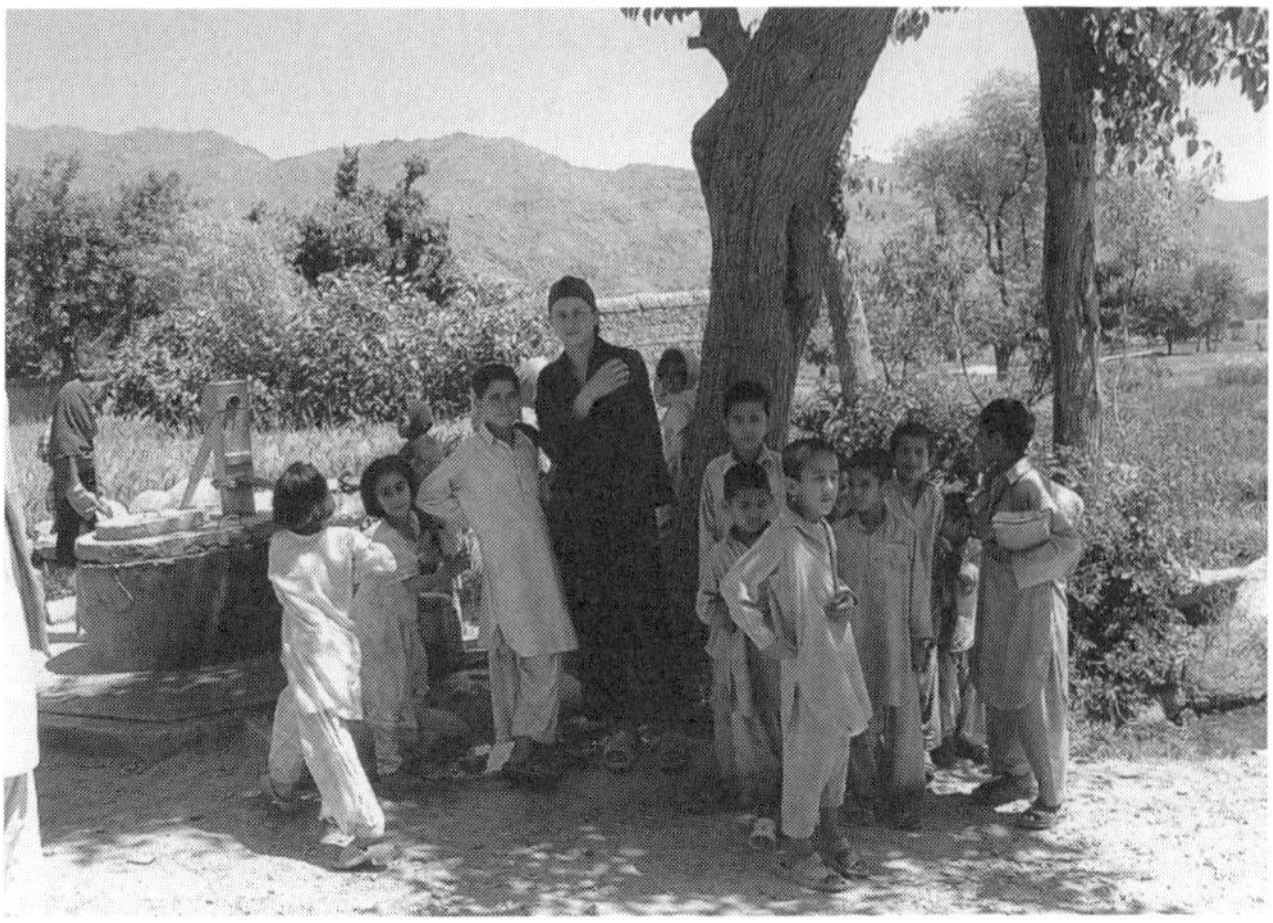

ダラエヌールの井戸と子供たち

一年で飲料水源は二〇〇ヶ所を超え、人々は続々と帰還し始めた。ＵＮＨＣＲ（国連難民高等弁務官事務所）の難民帰還計画、パキスタン政府のアフガン難民追い出し政策が、これに拍車をかけた。

実際にわが古参職員の一人、サルフラーズ看護士も、ブディアライ村出身者で、ペシャワールの家賃高騰に辟易《へきえき》していたところ、「家の近くに水が出た」という噂を頼りに一族が戻っている。しかし、同村下流域は、単に飲料水で困らなくなったというだけで、依然として農業用水は皆無であった。カーブルやジャララバードに出稼ぎに行こうにも、職がない。かと言って、パキスタンに戻りたくはない。追い詰められた村民は、雨水を頼りに耕地を整備し始めた。この住民不在の空白期間に境界が分からなくなったことで、土地争いが頻発した。皮肉なことに、「用水路が来る」という噂と期待感が、一旦捨てた土地を高価なものにした。二〇〇三年に一ジェリブ（約一八〇〇平米）の土地が五〇〇〇ルピー（約一万円）だったものが二〇〇五年には二〇万ルピー（約四〇万円）に跳ね上がっている。但しこれは、農民たちの「土地を手放さない」という意思表示で、決して投機目的ではない。

ブディアライ村の用地接収と貧農たちの抵抗

こうして水路工事の先端がブディアライ村に迫った二〇〇五年十二月、戻ってきた農民たちが用地の至る所で家を建てたり、勝手に線引きを変えたりしていた。事態を憂慮した私は、再度用地を確認するようヌールザマーンに命じた。そこで彼はローダーとショベルカーを送り、ブディアライ村を横断する約三キロメートルにわたって浅い掘削を開始、境界を明瞭にしようとした。だが、待ち受けていたのは農民たちの抵抗である。着工時に用地接収が決まったとき、彼らはパキスタンへ難民として逃れており、不在であった。「勝手に決められた」と主張して譲らなかったのである。

「アフガン農村」と一口にいっても、緑の田園から想像される牧歌的なものではない。内実は各勢力の抗争の場であり、同時に協力と妥協の場でもある。このバラバラの集団を取りまとめるのがジルガ（伝統的自治組織＝長老会）で、村の有力者、人格者がメンバーである。ジルガが頻繁に開かれることはないが、いったん決定されると強い拘束力があり、村人は遵守する。これとは別に、「ウォルスワリー（郡長）」と呼ばれる地位がある。これは、行政側から派遣される役人で、政府と村とのつなぎ役である。しかし、村人だけでは治め切れぬもめごとが生じると介入し、仲裁すると共に警察力を行使する権限が与えられている。さしずめ、「幕府の代官」に立場が近い。

土地所有の形は、封建領主に近い地主が村全体を治める例、大小の自作農、季節労働者に近い小作農など、さまざまである。これに民族・部族の分布地図が重なると、複雑怪奇なものとなる。ダラエヌール渓谷とシェイワ郡では、圧倒的にパシャイ民族が多い。しかし、ブディアライ村はパシュトゥン民族のサーフィー部族、下流のシギ地方、対岸のハース・クナール地域ではパシュトゥンのモハマンド部族である。だが、各民族が一枚岩の団結があるかと言えばそうではなく、婚姻関係を通じて混ざり合っていることが多い。また、同じパシャイ族でも、以前から居住している住民と新しく入植してきた者とでは、必ずしもしっくりいかない。だが、一般的に共通しているのは大家族制で、大きな塀をめぐらす囲いの中で親族が共同生活している。この塀を「カライ」と呼び、大小様々、大きいものは数百名、小さいものは十数名と、まちまちである。村会で発言力があるのは大きなカライの家長であることが多く、しわよせが小作や小地主に及ぶことが稀ではない。

六月十一日、急転直下で問題解決の兆しが見えた。郡長の話では、この件については着工時の協約で州政府灌漑省、地元長老会の了承済みである。しかし、放置すれば銘々が勝手な権利を振

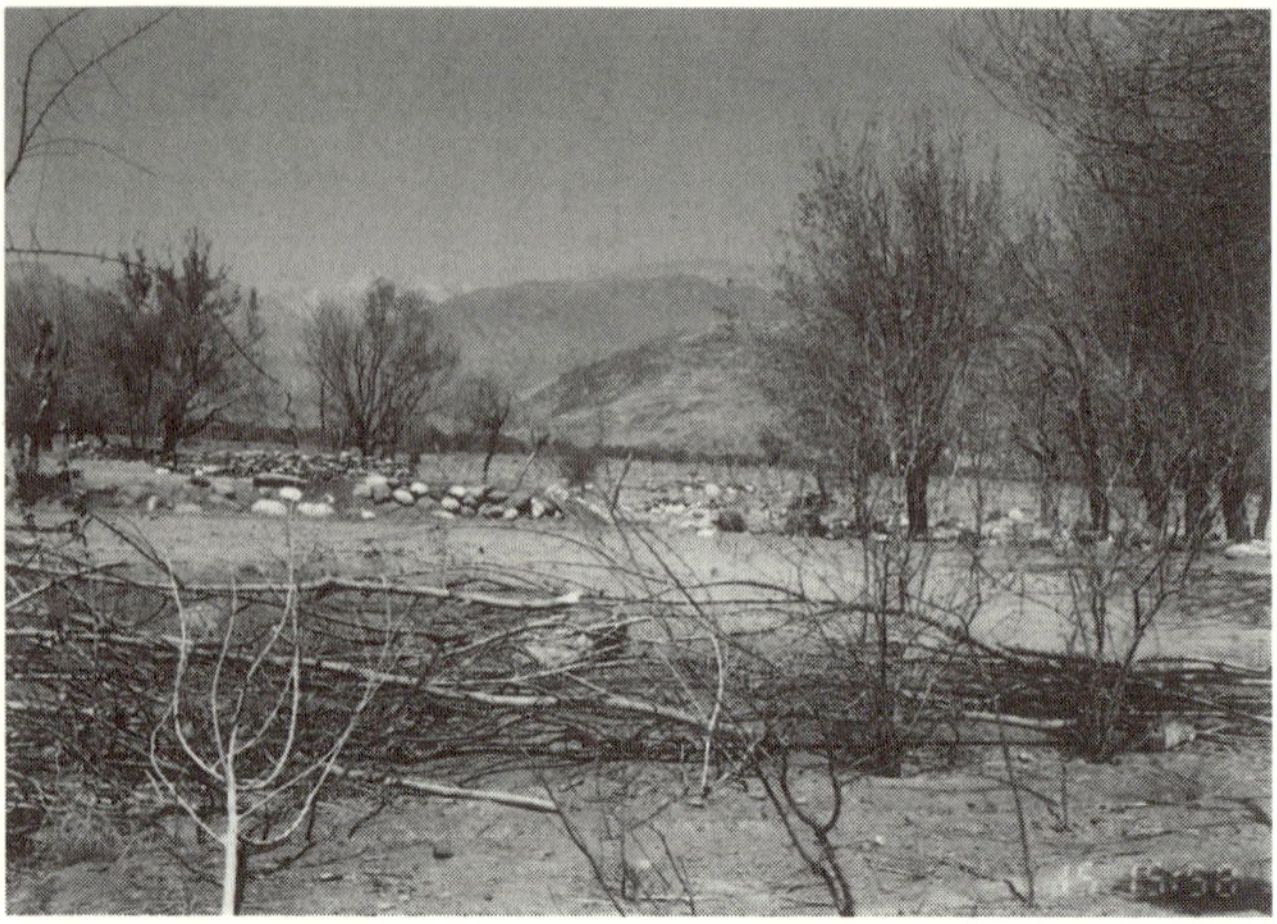

旱魃で無人化したブディアライ村（2000年９月）

りかざすから、ともかく線引きを速やかに始めたがよい。自分たちも警官たちを連れて協力する。翌日、早朝に実施されたし、という返事であった。

翌六月十二日午前六時、約束の時間に掘削機一台、ローダー一台を待機させ、私の到着と同時に掘削を開始した。一悶着あった後なので、掘削の中心点にブロックを置き、正確に二〇メートル幅を測量して進んだ。現地では農民たちの土地への愛着が並のものでないことを知っていたので、収用地周辺が潤うよう極力配慮していた積もりであった。

だが案の定、十メートルと進まぬうちに、村人数名が現れて罵声を浴びせ、険悪な雰囲気となった。一人は狂乱して乾いた土をつかみ、私に向けて撒き散らした。二年前にルートを決定した際にいなかった村民らしく、ブディアライ村が完全に無人化していた時期を知らない。おそらく、ペシャワールかジャララバード辺りに難民化して離れていたのだろう。

ここで慌ててはならない。まだ銃砲で脅されているのではないし、大方の村民は期待の目で私たちを眺めているのだ。ひたすら忍耐である。土埃を頭から浴びせられて泥人形のようになったが、しばらく黙って動かず、頃合を見計らって「おじちゃん、落ち着け！　話せば分かる」と、土を握った腕をつかみ、肩を叩いた。

だが約束の行政側の役人は来ない。ブディアライ村出身で、十八年私と働いてきたサルフラーズが説得を尽くしたが、話は平行線だった。シェイワ郡長が数名の兵士を連れてやってきたのは、午前九時頃であった。各集落の代表者たちも事件を聞いて集まり始め、急ごしらえのテントが建てられた。やっと現地長老会、収用地地主（農民）、ＰＭＳ（ペシャワール会医療サービス）と三者の協議と決定にこぎつけた。郡長が代替地の供与をカーブル政府に申請して与え、周辺地主が彼に「金品で代償する」と約束、その場は落着を見た。シェイワ＝ブディアライ村長老会は、「ドクター・ナカムラの計画を妨害すべからず」と、異例の声明を通達した。

こうして後味の悪い思いを残したが、こんな事件でもないと、土地収用問題は永久に棚上げされていたであろう。

圧迫される貧農たち

大立ち回りを演じた農民アブドゥル・マナーンは、典型的な零細自作農であった。家族は、子供六人、妻一人の計八名で、塀のない小さな家に住んでいる。親戚の弟がいるが、やはり小地主で別居している。マナーンは、旱魃《かんばつ》が激しくなって耕作が不可能となった一九九八年頃土地を離れ、パキスタンに出稼ぎ難民として出かけた。しかし、日雇い労働以外に職がなく、それも不定期な低賃金であったから、「ブディアライ村で水が出た」という噂を聞いて戻ってきた一人であった。

二〇〇二年二月、彼はUNHCR（国連難民高等弁務官）の「難民帰還計画」で一〇〇ドルの支度金をもらい、「衣食住が保障される」という新政府の言葉を信じたのに、戻っても相変わらずの沙漠化した耕地である。猫の額ほどの耕作地の半分が、すっぽり収用地に組み込まれてしまった。そこに用地収用の話である。もともと天水に頼る麦の作付けしか出来なかった。踏んだりけったりだ。必死の抵抗は痛いほど理解できた。土をつかんで泣き叫ぶ姿が哀れで仕方なかった。だが、更に下流の数千家族の命運を思えば、やむを得ず情を殺して決然たる態度を通さねばならなかった。そのために公権力を引き入れざるを得ない。こんな酷いことをしてまで事業を貫かねばならないのかと、ふと疑念がよぎった。

この光景はどこかで見たことがある。ずいぶん事情が異なるとはいえ、三十年以上前の「成田」を思い出した。郡長の提案で、州政府が代替地を約束することで落着したものの、約束は果たされなかった。これは、それだけ公権力がまともに機能していないことを意味する。

その後この農民は、ブディアライ村の治水工事が始まると、資材置き場の門衛となり、水量調節の水門が完成すると、その番人となった。ＰＭＳ雇用で生計を立てて安定した収入を保証された。この斡旋をしたのが古参職員のサルフラーズで、同村出身であることは言うまでもない。

後になって知ったが、彼が半狂乱で土地収用に抵抗したのは、もう一つの理由があった。地域で重きをなす顔役や大地主たちの圧力が背後にあった。タリバーン政権崩壊後、伝統的なジルガ（長老会）の力が弱まっていた。普通なら、ジルガに訴えると応分の負担を村全体ですることが多い。だが、米軍の進駐以後、ジルガの権威は次第に低下していた。これは、米軍とつながりのある新興軍閥や有産階級が権力を背景に利己的な振る舞いをし、それを抑制する共同体の動きが牽制されたことが大きな理由だと思える。

彼を追い詰められた心情にしたのは、村の有力者たちが彼を助ける約束を果たさず、彼だけに犠牲を強いて、自分たちは、ちゃっかりと用水路の恩恵を受けたからである。土地を多く所有する者は、たいていカーブルやペシャワールに別宅があり、政治的有力者ともつながりがある。先のことを思えば、強い抵抗はできず、結局泣き寝入りだ。私たちが接収したマナーンの土地は約一五〇〇平米、残った一八〇〇平米で一家の食を満たさねばならない。それとても、水路の位置より高いので、トラクターを雇って土地を低くせねばならない。一家に働き手があれば、根気よくシャベルをふるって出来ようが、みな十歳以下の子供である。トラクターを雇うにもカネがない。思い余って村会に訴えると、逆に意地の悪い大地主に殴られて追い返された。

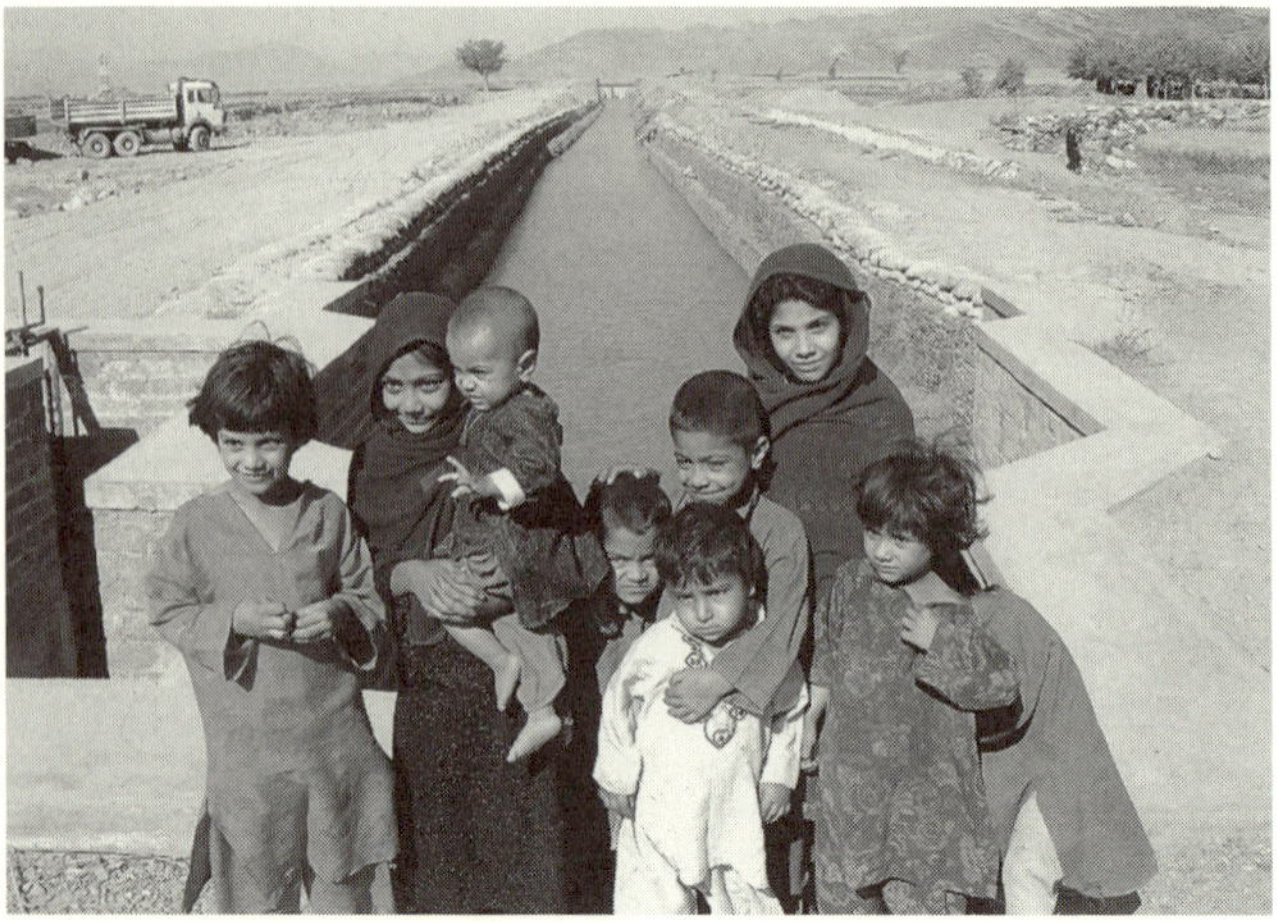

アブドゥル・マナーンの子供たち

同じサーフィー部族の村人の同情が集まったが、圧力をかけたのは中央の支配勢力、旧北部同盟系のパシャイ族地主である。また、悪いことに隣の州ラグマンから移住してきた「グルカリーム一族」がブディアライ村西側に居た。この新権力を背景にした有力者たちが姻戚関係でつながってお り、いかんともし難かったのである。ブディアライ村のサルフラーズ、ヤール・モハマッドが動き、PMSの同情にすがって、彼を水門番として雇用、残る狭い土地を重機で低くして水が引けるようにし、一応の落着を見た。

昨日の敵は今日の友——風雲児グルカリーム

だが、成り上がりの権力者が極悪非道で、村の厄介者だったのだろうか。必ずしもそうではない。ここで、二〇〇一年の食糧配給計画の折、略奪の頭目であった者の名を思い出していただきたい。

グルカリームは、年の頃三十歳、ラグマン州とダラエヌールの山岳地帯に多いパシャイ族で、木こりであったと言われる。彼の家族はわがPMSダラエヌール診療所の前に居て、何かとトラブルが絶えなかった。昔から札つきの乱暴者で知られ、言葉つきも粗暴だったから、人々は敬遠していた。噂では七〇〇名以上のタリバーン兵とその支持者を殺戮したと言われる。故マスード将軍の片腕の一人であったハザラッテ・アリーの忠実な部下で、米軍の力を背景に、タリバーン勢力を追ってジャララバードを支配下に置いた。

自ずと権力者たる彼の許《もと》にカネが集まり、ひと財産を築いた。その後、ジャララバードの治安責任者（警察署長）となった彼は、ビザの発給も担当していたので、私は何度も会わねばならず、一時は互いに気まずい対面もあった。しかし、危害を加えられないなら対立する理由はない。徐々に友好的になっていた。

食糧の略奪でわたり合った経緯があったが、反乱者から統治者に転じたグルカリームは、懐具合も手伝って鷹揚になり、何かと協力を惜しまなくなっていた。彼もまた、アフガン農民の典型の一人であった。やはり大旱魃で困窮していたラグマン州の一族を呼び寄せ、ダラエヌールのブディアライ村に移住させたのが二〇〇三年春、私たちの用水路着工の直後であった。十町歩の土地に高い塀をめぐらし、一族郎党を居住させ、財力にものを言わせて揚水ポンプを設置、「水主」として地域の有力者となり、定着したのである。マルワリード用水路がこの屋敷をどうしても通過せねばならなかったから、水路責任者のヌールザマーンが恐れて躊躇し、交渉にサルフラーズを立てて臨んだ。

サルフラーズとグルカリームは、やはり配給食糧の略奪事件のとき一時は鋭く対立したが、その後は「同郷のよしみ」で、よい関係が続いていた。二〇〇五年六月、グルカリームの方から「会いたい」と申し出てきた。ジャラランバードの公安署長官舎へ行くと、ものものしい警護にもかかわらず、気さくに応対してくれた。

「アフガン再建協力に感謝している。自分の土地も、用水路にかかる所は安心して取ってくれ。早く水を引いて来なさい」と述べた。

こういった言質は、普通なら後で覆されることが稀ではないので、「文書にして一札取るべきだ」とヌールザマーンが主張したが、私は彼の好意を信じて「それは失礼だ」と思い、契約書を交わさなかった。言葉が荒く、正確に訳せば「安心して仕事しろい。早く水を引いて来い。邪魔する奴は俺に任せておけ」という語調だったので、渉外担当でもあるヌールザマーンが不安になったのである。

グルカリームは、殺戮を繰り返した者に特有な、暗い表情があったが、ある種の罪業感を虚勢で補う態度が読み取れた。アフガンではよくある性格で、PMSにも彼とそっくりの職員がいた。名をヤコブといい、粗暴さと気の良さが同居し、「憎めない厄介者」だが腹心として可愛がっていたことがある。「許せぬ敵」となれば躊躇なく殺すが、最後まで非情さを通せぬ気弱さがあり、アフガン人＝イスラム教徒としての節を守ることを美学とし、良いと思うことは率直に行動に移

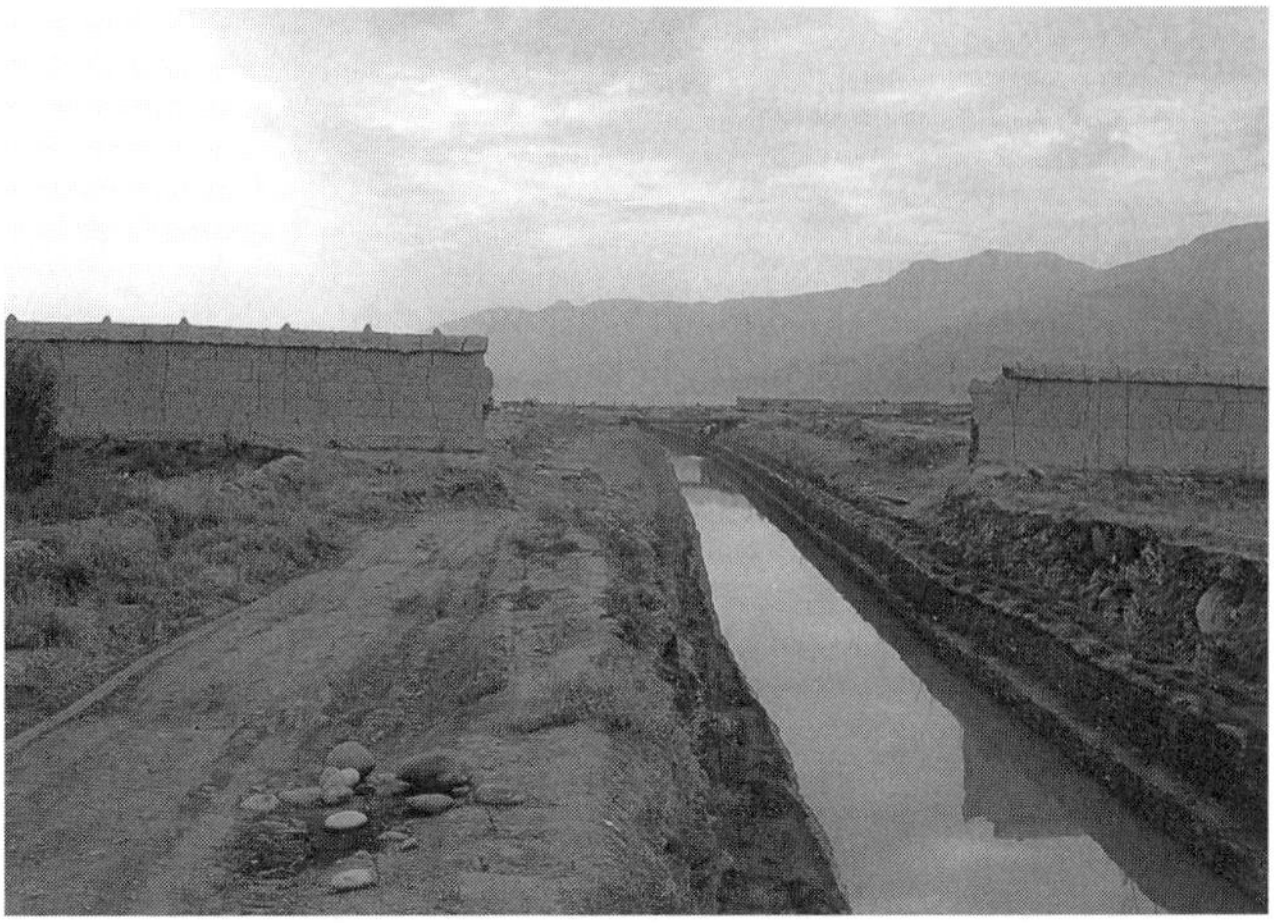

グルカリームのカライ（敷地を囲う土塀）をつき抜ける水路

す。私はグルカリームが、混乱収拾と同時に、ハッジ（メッカ巡礼）に行ったことを知っていた。「ハッジ・サーブ」と呼ばれることは、現地で大変名誉なことである。彼もまた、土着の魂を失わぬ実直なアフガン人で、「こいつは嘘をつかない」と感じたのである。

この話し合いから一年、彼は公職を解かれて自宅に籠っていた。二〇〇六年十一月、水路工事が彼の一族の住む壁に近づいたとき、サルフラーズを除けば、誰もが壁を壊すことをためらった。職員が行っても、家令の弟が何かと交渉を引き伸ばす。そこで私が自ら赴くと、少し後ろめたそうに、「グルカリームに伝える」と取り次いでくれた。結局、「ドクターとの約束だ」の一言で快諾した。「但し、真ん中一〇メートルだけにして、残りは麦刈りが終わるまで待ってほしい」という。ともかく掘削を急いでいたので、「とりあえず、掘る」

と伝え、私が自分でショベルカーを操作して壁を突き破った。敷地約一〇〇メートルを通らないと、大切な工事が進まなかったのである（水路用地の接収幅は二〇メートル、〇三年着工直後に場所を決め、シェイワ郡長老会の承諾を得て線引きをしていた）。

高い土塀を壊すと、聞いてはいたが驚いた。広大な屋敷の中に豪邸の並ぶ光景を想像していたのに、意外にも中は殆どが麦畑である。質素な泥の家屋が塀の内側に並んでいて、畑仕事をする農民、水汲みで忙しい女たち——何でもないひとつの小さな村があるだけだ。彼は旱魃で荒廃したラグマン州の親族も加え、往時の郷土をそのまま再現しようと、一族郎党を移住させていたに過ぎなかった。彼の親族や取り巻きがグルカリームの権力を背景に無体な要求をしたが、彼自身は約束を破らなかったのである。

サザエの殻

用水路を掘るのは、単に高いところから水の道を引くというだけではない。用水路もまた、人工産物に過ぎない。自然にはなかった川を流すのだから、どうしても無理が起きる。当然、自然の猛威に曝される。洪水による破壊、土石流、地盤沈下、堰《せき》の先端の深掘れ、素材の不適合による洗掘、……水のことなら凡そ全ての難問に遭遇した。実際、私の担当したのは殆どが水路外の仕事で、取水部の斜め堰造成、川沿いの護岸工事、湿地帯処理、遊水地と保護林の造成、蛇行して水路を襲う河川の流路変更など、多岐にわたる。予算の上でも、水路本体を上回る額が使われたのである。

水路をサザエに例えるなら、大地を潤す水路本体が貝の中身であり、水路保護に費やされた諸々の工事はサザエの殻のようなものである。しかし、中身は殻がないと生きてゆけないのだ。クナール河は、インダス河の支流といえども、日本の一級河川の数十倍は規模が大きい。暴れだすと手がつけられない。また、ヒンズークッシュ山脈全体が馬鹿でかいもので（国土が日本の一・七倍あるアフガニスタンの八割）、土石流の激しさは日本で想像できない。心胆を寒からせたのは、決して水路内の小さな決壊や漏水ではなく、外から急襲する自然の猛威であった。実際、四年間も自然の河川や集中豪雨と対峙していると、一旦取水した水の処理、用水路の造成工事は簡単にさえ思われた。

「スランプールの水」

第一次灌漑で勢いを取り戻した私たちは、重機の数や燃料費を半減させ、作業地を分散しない「一点集中」方針をとった。一か八かで行われた「第一次灌漑」に膨大な予算を注ぎ込んだため、募金の力量に見合う予算規模に戻ることが求められていた。だが、これは分散した作業地を短縮すれば可能であったし、当初からその積りであったのは先述の通りである。そこで重機を水路先端の工事に集中して使用、石材や土石は最短距離の採石場を選んだ。もともとスランプールの崖地は、良質な土石の採取場で、運搬距離を一気に縮めた。甚だしい場合は、水路のために削った岩石がそのまま水路内外の壁構造に使用できる。まるで、アリが砂糖つぼの中に巣を作るような作業であった。

このような幸運に恵まれて、異例の早さでスランプール盆地崖沿いの水路造成が進んだ。六月十四日、G区域末端のサイフォンから二・六キロメートル地点（取水口から七・三キロ）の貯水池・遊水地・樹林帯の造成が始められ、スランプール盆地は最終段階に入った。第一次灌漑開始からわずか三ヶ月である。

スランプール地区末端は、直径一五〇メートルの池（H第二貯水池）を設け、ここに水門を置いて下流側の水量安定を図ることになっていた。周囲は自然の岩盤で、H第一貯水池と同様、十分な土石を採取してできた窪みである。二年を経て、私たちは地形の把握、素材の採掘場所の選定、運送の要領や工法などに習熟してきたといえる。責任者だけでなく、一運転手や門衛にいたるまで、事情に精通するようになっていた。そして何よりも、PMS職員、地元作業員、レンタルの重機運転手を問わず、用水路建設に愛着を持つ者が多くなっていた。滔々とH第二貯水池に流れ込む水を見ていると、後ろから声がした。

「万歳、スランプールの水ですな！」

振り向くと、ローダーの運転手ザキウッラーがニコニコと池の水を眺めている。彼は「巨石ハンター」として仲間から知られ、昨年の取水口の堰作りに大活躍した。どんな急坂でもローダーを乗りつけ、山腹の巨石を転がして取った。ダンプに積めぬほど重い場合は、数キロメートルの道を重機で転がして持ってきた猛者である。彼もまた、水路工事に憑かれた者の一人である。現地の言い回しに、「スランプール（沙漠地帯）の水です」というものがあり、あり得ないことを意味するのだそうだ。

こうして工事は快進撃を続け、何もかも順調にことが運んでいるかのように思えた。しかも、春は例年に比べて降雪・降雨が多く、六年ぶりに丘陵地帯にお花畑さえ見られ、「沙漠と聞いていたのに、素敵じゃない」と、訪問のペシャワール会事務局員が喜んだほどである。だが、この「素敵なお花畑」が、大洪水の恐るべき前ぶれであったことを察知した者は殆どいなかった。

最後の一本

二〇〇五年六月二十三日、暑い日であった。ジャララバードで「気温、摂氏五二度、観測記録を更新」と報道された。「(私が）朝から現場だけで、水を六リットル飲んだ」と、運転手のモクタールが述べた。おそらく体温調節と発汗機能が麻痺していたのだろう。水を飲んでも飲んでも渇きが癒えず、汗が噴き出して更に飲みたくなる。尿は一滴も出なかった。

取水口に駆けつけると、改修工事を行っていた鬼木が述べた。

「ドクター、最後の一本が流されました。数日前まで、けなげに頑張ったのに……」

最後の一本とは、斜め堰先端に置かれた通称「川中島」の柳の木である。二〇〇四年三月に取水口部の水門と堰が完成した折、夏の激流を想定して堰（水門から一二〇メートル）に三つの円

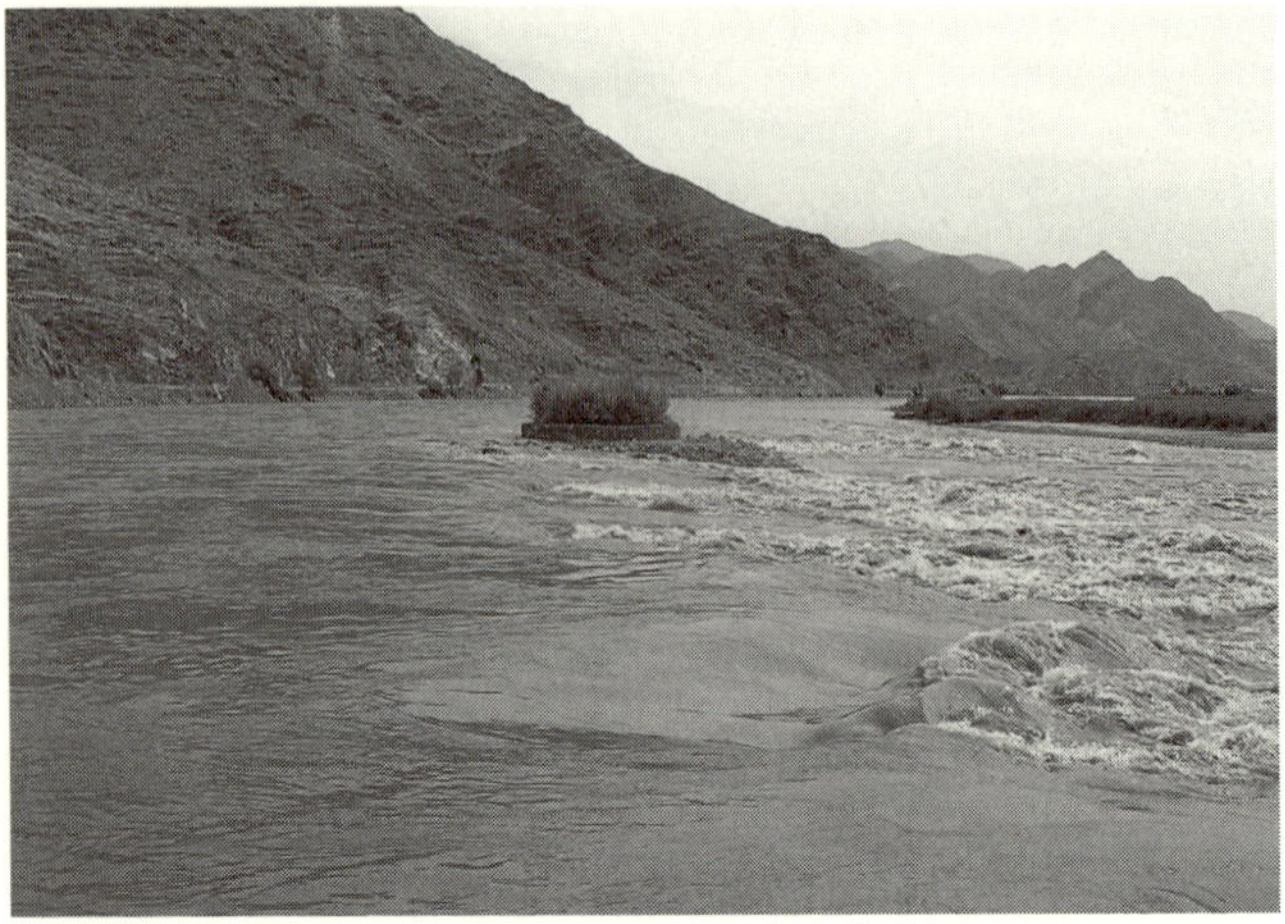

取水口斜め堰の川中島

形蛇籠《じゃかご》を置いた。各蛇籠の重さ六〇トン、並べた自然の巨石に更に重石を加え、一年を越してもびくともしなかった。最先端のものだけは、高さを夏の平年並み高水位より一メートル高く取って水没しないようにし、中に土石を入れて輪状に組んだ。直径一〇メートル、その周囲に大石を積み上げ、中に土嚢《どのう》を詰めて九九本の柳の挿し木を行った。

ひと夏過ぎて三〇本ほどの柳が根づき、三メートルの高さに成長した。真夏に眺めると、濁流の中にぽっかりと一つ、川の中に浮かぶ島のように見え、柳の緑が鮮やかに映えていた。通りがかりの者が、不思議な光景に足を止め、「どうやって作ったのか」と、ジャララバードで評判だった。「最後の一本」とは、この柳の木のことである。

それが、六月中旬から、気温の上昇に伴って、川の水位がみるみる上がり始め、柳の根方を洗い始めた。初めは「雪の多い分だけ増水もあろう」とタカをくくっていたが、何となく不安になった。このひと月前、福元が見学の際、立派なD貯水池・水門の見事な仕上がりを見た後に取水口を視察し、「堰の重要性の割にみすぼらしく見える」と感想を漏らした。私も同感で、貯水池と三連水門の工事を終えたばかりの鬼木に頼み、堰板《せきいた》の巻き上げ部分の補強、支柱の強化、水門周りの整備を依頼していた。

二〇〇五年冬から春にかけて、アフガニスタンは六年ぶりの降雪に恵まれた。二〇〇四年春のWFP（世界食糧計画）の予言が当たったと思われた。二月には、比較的低いスレイマン山脈（標高三〇〇〇メートル前後）やカイバル峠に、二十年ぶりに雪が降った。このため、乾燥しきった沙漠の丘陵地帯が土中に湿気を帯び、春には「これが同じ所か」と見違うほど、草地やお花畑が出現した。気温も、四月・五月は平年より低かった。ペシャワール会事務局の訪問団が来て「素敵なお花畑」を満喫したのはこの頃であった。しかし、五月末から気温がぐんぐん上がり始め、六月初旬は平年並み、中旬に入ってからは急激に上昇、ついに六月二十四日、ジャララバードで更に摂氏五三度を記録、観測史上最高となった。

数日遅れで河川の異常な増水が始まった。急激な雪解けである。アフガニスタンの各所で洪水が伝えられた。カーブル河は久しぶりに濁流となり、クナール河でもまたたく間に水位が上がり、沿岸の村々を襲った。お年寄りたちの話では、「三十年に一度の大洪水だ」という。水路沿いの村だけでも、十数名が呑み込まれて行方不明になっている。アフガン全土で、犠牲者は数百名を下るまいと思われた。

決壊寸前の取水口

さて、わがＰＭＳのマルワリード用水路も危険にさらされた。特に危機感を覚えたのは、取水口とＣ地点である。取水口水門は、例年の夏の最高水位より九〇センチ高く設計していたが、あっという間に予想最高水位を超えて更に上昇、六月二十四日には最上段まで一〇センチに迫った。現場に張りついて監督していた鬼木は、六月二十五日を過ぎても更に増水、「川中島」の柳が流され始めたのに驚き、水門柱を更に高く継ぎ足す嵩《かさ》上げ工事を急いでいた。この頃までに高さ五〇センチメートルほどレンガ枠を積み、中に鉄筋コンクリートを置いたばかりであったが、水位はこの高さも突破する勢いを見せ、あわや決壊かと思われた七月二日以後、ピークを越えた。

しかし、第二水門も万全の備えをしておかねばならぬ。水門は幅一・四メートルが三つ連なるが、水路内一〇メートル下流に同様の水門の列があって、普段は水門間にプールのように水がたまる。だが、ついに第一水門の堰板が増水で足りなくなり、第二水門から転用、大急ぎで堰板三枚を発注したが、高さ二〇センチでは足りなかった。数日後に十五枚を新たに発注するありさまであった。

第二水門の目的は、第一水門を守るためである。クナール河の夏の流水圧は半端なものでなく、特に下段になればなるほど、激突する猛烈な流水圧がかかる。そこで、河からの水圧を和らげる

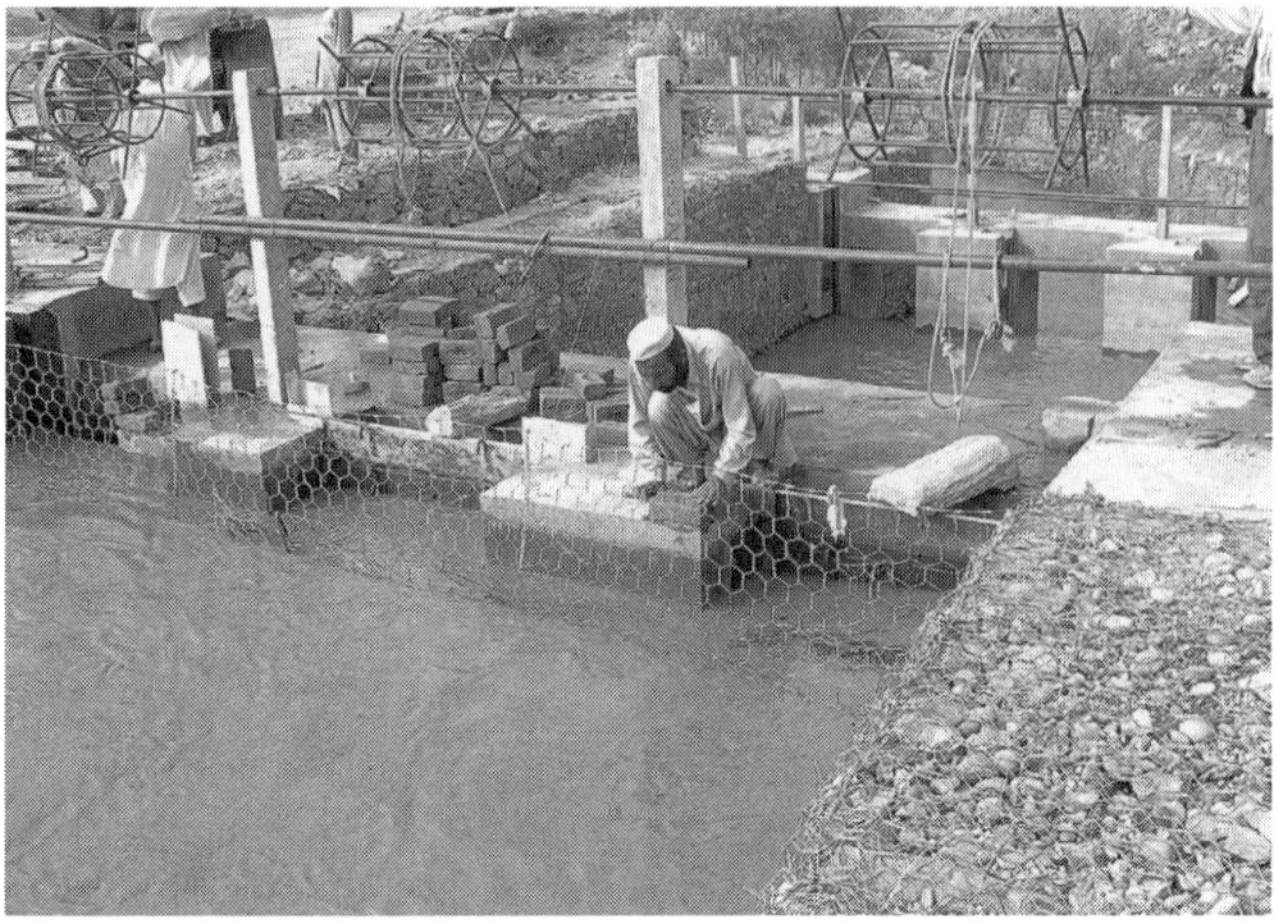

取水口水門の異常高水位、越流まぎわの嵩上げ工事

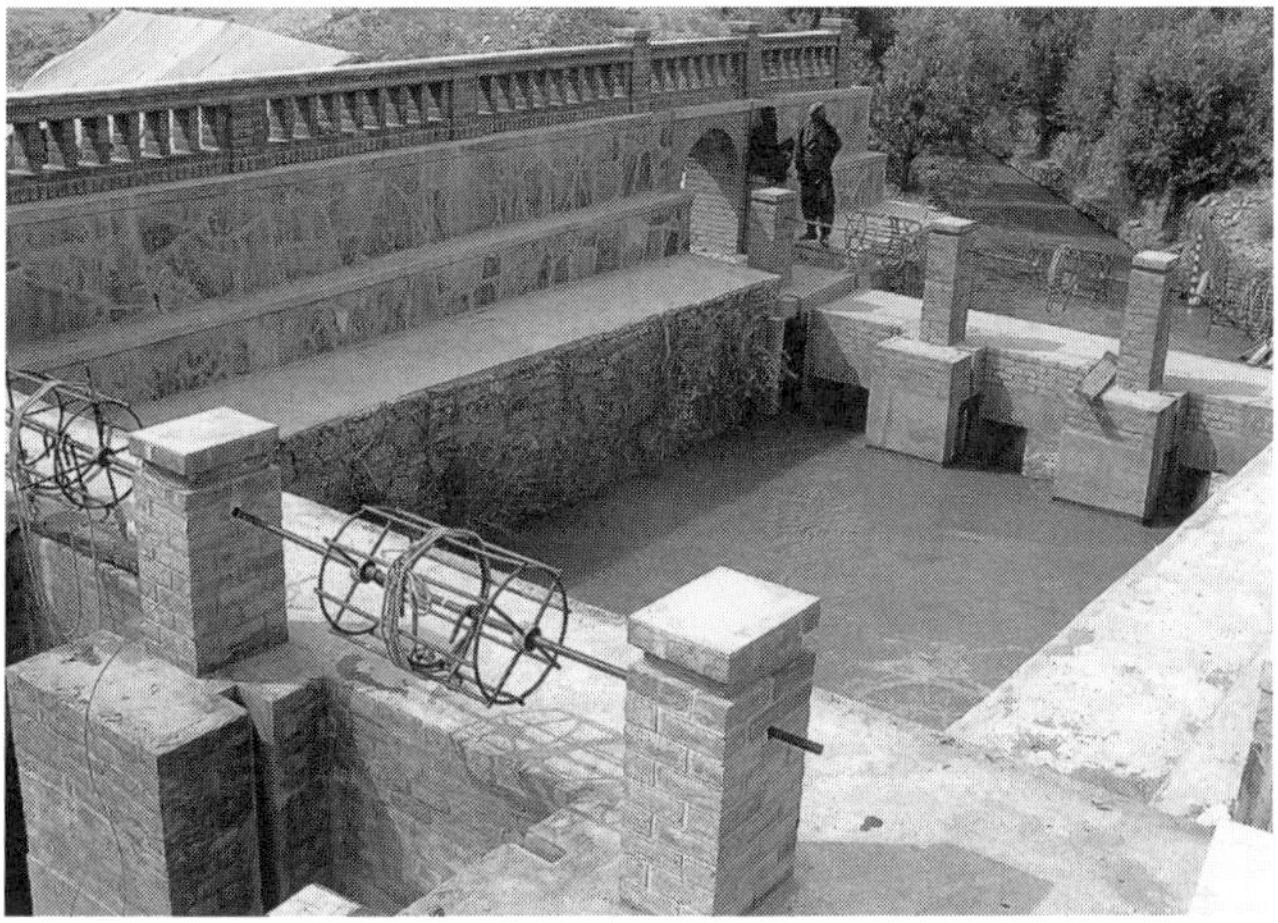

第一水門と第二水門（右）

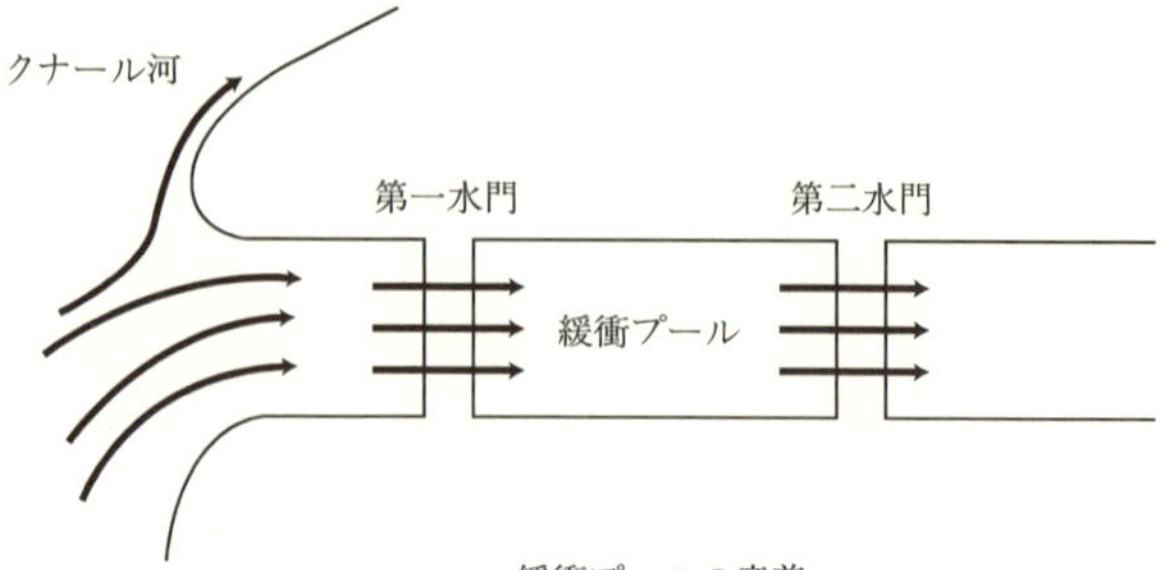

緩衝プールの意義

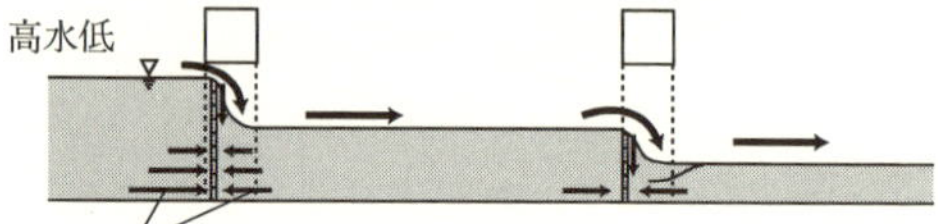

ため、プール状の緩衝池を設け、階段状に水を落とす設計にしていた。こうすると、緩衝池の深さ分だけ下段の堰板にかかる水圧は減殺される。この深さを調整するのが第二水門の役目である。第二水門の堰板が少なくなれば、プールが浅くなり、それだけ第一水門の下段堰板にかかる流水圧の負荷は強くなる。堰板が折れれば、濁流が水路内に浸入し、確実に全水路の余裕高を越えて溢れ出す。決壊だけでなく、水路沿いの道路や田畑にも浸水、由々しき事態となる。身の毛のよだつ悪夢だ。追加分の堰板が到着するのを、一日千秋の思いで待ち続けた。

　七月七日までに、本田が駆け回って異例の速さで堰板が準備されたとき、鬼木・本田の顔が仏様に見えた。現地で二十年、確かに命知らずの芸当もないではなかったが、この時ほどの緊迫した状態ではなかった。単に工費数億円を無駄にするだけではない。決壊によって住民の被害、国道の損壊などが起きれば、巨額の賠償の上に信用が失墜する。ＰＭＳ＝ペシャワール会の存立そのものが危機に瀕していたのである。沈没艦と運命を共にする艦長の心境であった。だが考えたのは、映画や小説で語られるほど「男のロマン」を表すものでないことだ。国歌吹奏に包まれて敬礼し、厳かに海の中に沈んでゆく。そんなシーンにかつては「立派だ」と感銘を受けていたが、本当はそっちの方が誰にも楽なのである。艦長の名誉は保たれるし、責任者が消えた以上は、誰も責任を負わされずに済む。「医者の川流れ」などと冗談を言ってきたが、この時ばかりは「のうのうと生きるより、濁流の藻屑となった方がマシだ」と心底思った。だが後のことを思えば、死んで水に流せることでもない。

私がＧ地点の決壊にさほど動揺しなかったのは、取水部の守りさえしっかりしておけば、用水路内の出来事なら後で改修できる小さなことだと思ったからである。

外からの急襲

Ｇ地点では、三月三日の第一回試験通水の際、部分決壊して水が下の畑に流れ落ち、苦情がくるかと思ったら、大喜びされたことがあった。「この水をもらってよいか」との「お願い」で、それほどまで水不足だということを改めて知った。だが、あれほど冬の水不足に悩んでいた下手の村の畑は、今や完全に水没して海のようになり、畑を越えた濁流がＧ岩盤周りの埋立地の足元を洗っていた。昨年決壊したＣ地点でも、内側の危険ではなく、クナール河本流から激しい流水

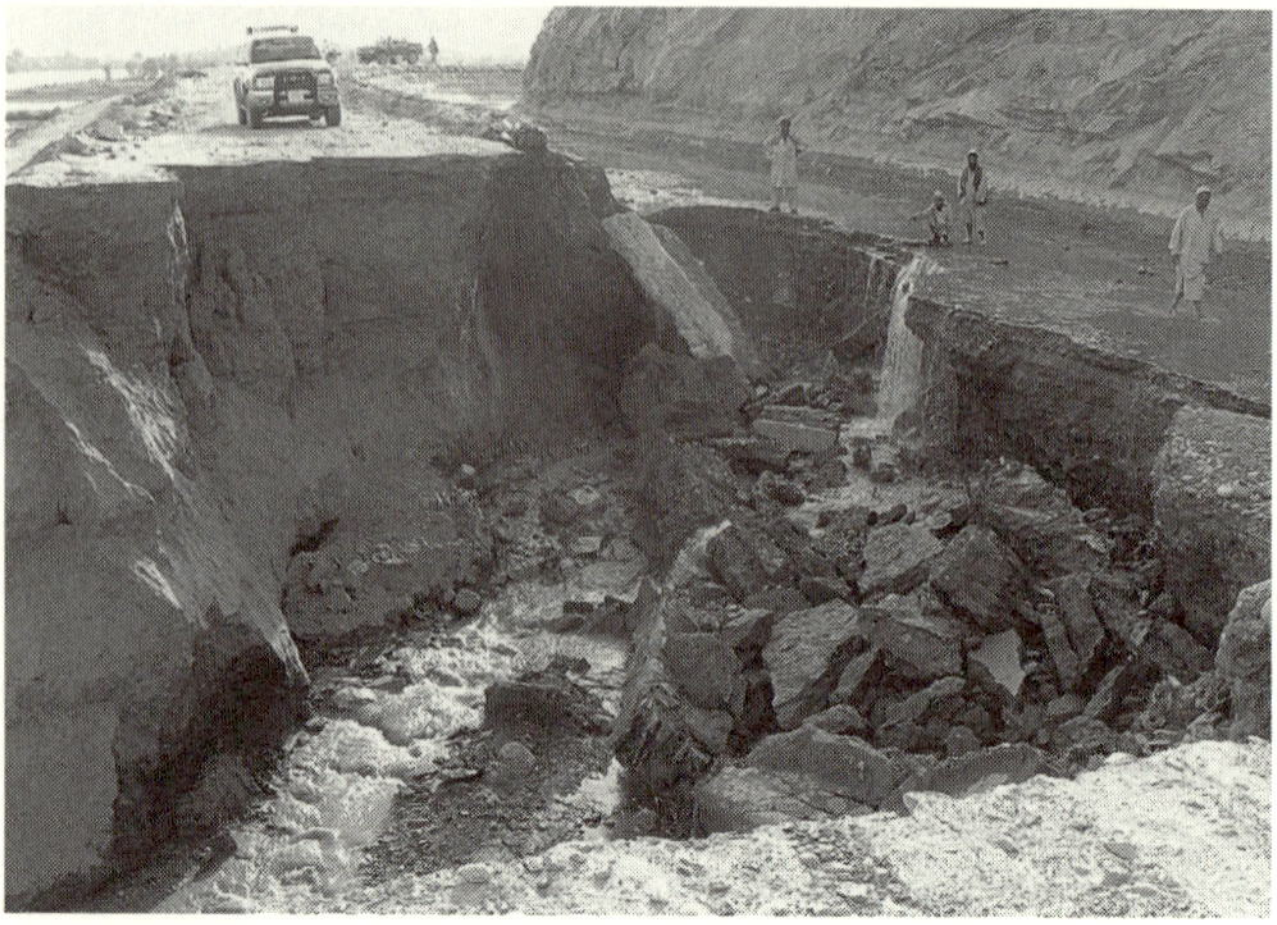

決壊したG地点

圧を受けていた。
　クナール河の激流はC水路の水位よりも高くなり、土手の決壊が心配された。そこで、C地点についてはヌールザマーンの建言を容《い》れ、六月二十二日の段階で、急遽重機の主力を工事中のスランプール（H地区）から移し、連日フル稼働で、クナール河に面する土手から根固めに巨石を投入して埋立て幅を拡張、洗掘防止対策を始めていた。しかし、G地点については、畑が水没しても川底が浅く、土地問題も絡んで、根固めの補強工事など思いもつかなかったのである。

　六月二十七日午後二時半、いつもは通らぬ帰り道にGの岩盤周りが何となく気になって、一応の見周りを済ませた後、ジャラバードに戻った。ところが帰着直前に通報が入り、「G地点決壊」の報を聞いた。直ぐに鬼木・近藤を伴って引き返す。決壊時刻は午後三時頃、私たちの通過後三〇分である。長さ約八〇メートルにわたって、最下段から噴火口の断面のように無惨に決壊、高さ十八メートルの土手が崩落し、大量の土砂が下の畑に流れ下って堆積していた。ヌールザマーンが色をなし、私たちの到着前に水路内の上下流のあちこちに土石を入れて水を堰《せ》き止め、崩壊の拡大を防いでいたので、既に水は流れていなかった。

駆けつけた鬼木、近藤、神戸が呆然と眺めている。彼らは昨年のC地点決壊を知らない。水がいかに恐ろしいものか、新ワーカーたちは初めて身にしみたに違いない。自然をなめてはならないのだ。

しかし、決壊した水路の縦断面がはっきりと観察されたので、私としては大いに参考になった。水路の真ん中に亀裂が入り、ソイル・セメントの層が半分、岩の層にしがみつくように残っている。水路そのものの構造は完璧である。問題は土手だ。一八メートル下の畑は、洪水で完全に水没しており、G水路の土手の根方が、濁流に洗われている。土手の構造は、段切りで四段、各段に分厚い岩石の壁を貼りつけたようになっている。すなわち、卵の殻のように岩石層が柔らかい赤土を覆っている。

確かに他の地点では漏水がほとんど見られず、水が浸透して土が軟らかくなると、岩石層の小さな地滑りが起きて干割《ひび》れが見られる。だが、空隙を埋めてローラーをかけ、何度か繰り返すうち、やがて土と岩がなじんで安定し、ビクともしない。法《のり》止めにヤナギやクワの挿し木を密に行うと、まず決壊は考えられない。しかも、造成から一年半を経過しており、地盤沈下は少ないはずだ。しかし、これは静水または流れの緩やかな水路内部の話であって、自然の大河クナール河となれば、話は別である。流水圧でいとも簡単に洗掘が起き、中の土が軟化して溶け出してしまう。空洞化した土手が陥没して水路を破壊する。決壊現場の断層は、見事にそれを示していた。C地点でそれを予測して補強工事を急いでいたが、まさか田畑の上に乗るG地点で起きるとは思わなかったのである（だが、この時点でも、決壊を惹き起こす原因の理解はまだまだ浅かった。後述のように、二年後に再び苦杯をなめることになる）。

他方、灌漑成功で潤った高台の地域では、トウモロコシ、コメ、野菜類の作付けが始まっており、大量の水が要る時期である。何週も断水すれば被害が大きい。人々の今後の協力にも影響が出るだろう。

幸い、崖沿いの部分は幅五〜六メートルほどがしっかりしていた。そこで、ジャララバード中の八インチ塩ビ・パイプを買い集めさせ、決壊八八メートルをパイプでつなごうとした。塩化ビニールは水の摩擦抵抗が最も少ない素材で、かなりの流量に耐える。みな目前の決壊の派手さに目を奪われていた。用水路の目的は農業の回復であることが、どこか忘れられているように思えた。美しい景観や「緑化」という言葉から想像されるロマンチックな話ではない。土手は時間をかければ修復できるが、農作物はそうはいかない。

「高い塩ビでなくとも、土嚢を積んで小川にしましょう」とヌールザマーンが述べたが、私は頑として豊富な水量を送れるパイプにこだわった。

「何が何でも必要な水を絶やしてはならん。三日以内に絶対に通す。ペシャワールからでは間に合わない。ジャララバードにあるだけ集めよ」

この時ばかりは緊迫し、自ら現場に張りついて叱咤激励した。その結果、四メートルの八インチパイプ・計一六〇本がジャララバード中から買い集められ、七本の束にして毎秒〇・六トンを確保した。作業時間を過ぎて大勢が去った後も、モクタール運転手と二人で、黙々と整備し、朝から夕刻まで働いた。かくて、約束どおり三日目に開通、農作物が守られ、かろうじて面目を保った訳である。

六月二十四日からの二週間は、まるで半年が経ったような気がした。さすがに疲労が出たのか、水路工事始まって以来初めて頭痛で倒れた。

米軍兵士の悲劇

この大洪水のさなか、米軍は徐々に東部国境方面の軍事活動を広げていた。六月二十八日、クナール州で米軍ヘリと軍用車が襲撃され、十三名が死亡、折から大洪水のクナール河に転落した。捜索隊がまた撃墜され、最終的な米兵の戦死者は十六名と発表された。攻撃したのは地元民のようだが、例によって「アルカイダ＝タリバーンの勢力だ」とされた。皮肉にも米国製のミサイルで墜《お》とされたらしい。「対テロ戦争」は泥沼の様相を呈していた。

撃墜現場は取水口から上流にあり、ダラエピーチかアスマル方面だとの噂である。死体捜索のためか、水路建設現場で連日、超低空のヘリが私たちの頭上を掠《かす》めたが、おそらく無駄であったろう。取水口や決壊現場で作業していた者たちが、稀ならず流れてゆく死体を目撃したものの、見分けがつかなかった。激流を下る流木や家畜はもちろん、死体収容は不可能であった。米兵の屍《しかばね》一体だけが、G地点の決壊現場付近にうちあげられ、水が引いた後に発見された。

七月十二日、今度はD沈《ちん》砂《さ》池横の国道が、洪水に洗われて部分決壊した。クナール州方面に向かう米軍装甲車三台が転落、濁流に呑み込まれた。この国道は、D池の堤防に接しており、そのものが堤防外壁と呼べるものであった。ヌールザマーンの判断で機械力を集中、流失した道路欠損部に石を投入して応急処置を施し、間一髪、完全決壊を免れた。道路工事の会社は手を拱《こまね》いて見ているだけで、動こうとしなかった。翌日、見回りにきたトルコ人技師の一団が、「投げ入れた石の大きさが小さい」と、逆に非難がましく述べたので、PMS職員が横柄さに憤激し、「感謝も言わず、自分は何もせずに、そんな言い草はない」と対立、険悪なムードになった。中には「アメリカの犬め」と罵倒する者もあり、不信感を投げつけた。米軍将校の方は物分りがよかった。トルコ人技師を制して、「道路決壊寸前の時に、君らは何もしなかったではないか」と、逆に彼らの叱責に及んだ。

これを機に、米軍もアフガン政府も、トルコ人の道路会社に不信を募らせた。しかし、殆どの住民にとって、戦争どころではなかったのである。洪水の被害は広い範囲におよび、対岸の村でも多くの人々が家共に流されて、避難者のテントが川沿いに目立つようになった。

これだけにとどまらない。急な雪解けは、山々の万年雪をたちまち失わせ、続く大旱魃再来に人々は脅えた。自然は平等で気まぐれである。悪人であろうと善人であろうと、構わずに餌食にする。人の決める是非善悪と無関係に、自然の理だけで動くのだ。

私たち人間には天の意図が隠されている。人の生死さえ制する大自然の手のひらの上で、与えられた生命と生活のドラマを無邪気に過ごすのみである。一方で悲哀があり、他方で喜びがある。私たちはその意味を知らされない。ただただ神意に従うのみである。うなだれるように、そう思った。


七月七日、ロンドンで同時多発テロ事件が発生、世界を震撼させた。アフガニスタン南部・東部では確実に戦火が拡大していた。毎日数十名、時に数百名のアフガン兵士や一般市民が命を落としていた。誤爆が続き、「〇〇名のタリバーン兵を殺害」というニュースが毎日流された。犠牲者は普通の農民たちであった。

イラクでは果てしのない泥沼の戦争が連日伝えられていた。悲しかったのは急速な日本の変貌である。米国との軍事同盟を強化して、「対テロ戦争」に協力し、「外敵」（おそらく北朝鮮や中国）に備えるのだという。戦後タブー視されてきた平和憲法改正が行われようとしていると聞いた。「国益」という言葉が力を持ち始めていた。愚かなことである。「暴力は暴力によって倒される」という歴史の鉄則を、人は学ばないのだろう。

だが、私にとっては、水路の完成が最大の関心事であった。あらゆる世界のニュースが蜃気楼のごとく彼方に思えた。日本がますます遠くなった。

呉越同舟——米軍道路への協力

さて道路決壊現場では、水が引き始めた十月、恐るべき事態が起きていた。河道の変化で、ちょうど国道と池の堤防を狙うように、対岸から直角にカーブした激流が道路の根方に激突して、日に日に崩落が続いていた。道路を主流から保護していた幅三〇〇メートルの広々とした砂洲が完全に消えていた。その上、主要河道が水の衝突する場所からL字型に屈曲、水深五メートルの主流が道路と平行に、これを崩しながら滔々と流れ、目前でボロボロと道の根方を削り落としてゆく。高水位の夏を待つまでもない。春の増水期前に道路が完全に崩れ落ちるだろう。そうすれば、隣接するD沈砂池の土手が決壊し、計画が振り出しに戻る。

一方、転落事故に遭遇した米軍＝道路会社は、既に八月段階から、水路を無視して安全な丘側に道路を新設する案を検討していた。そうなれば由々しきことである。クナール州の軍事活動は増大する一方であり、軍政下に等しい状態の中で、米軍が農民の水路よりも軍事輸送を優先するのは火を見るよりも明らかであった。ＰＭＳとしては、現存の国道を守り、ひいてはD池と水路を防衛せねばならぬ。そうすれば、米軍側も計画変更をする必要がなくなり、彼らによって道路

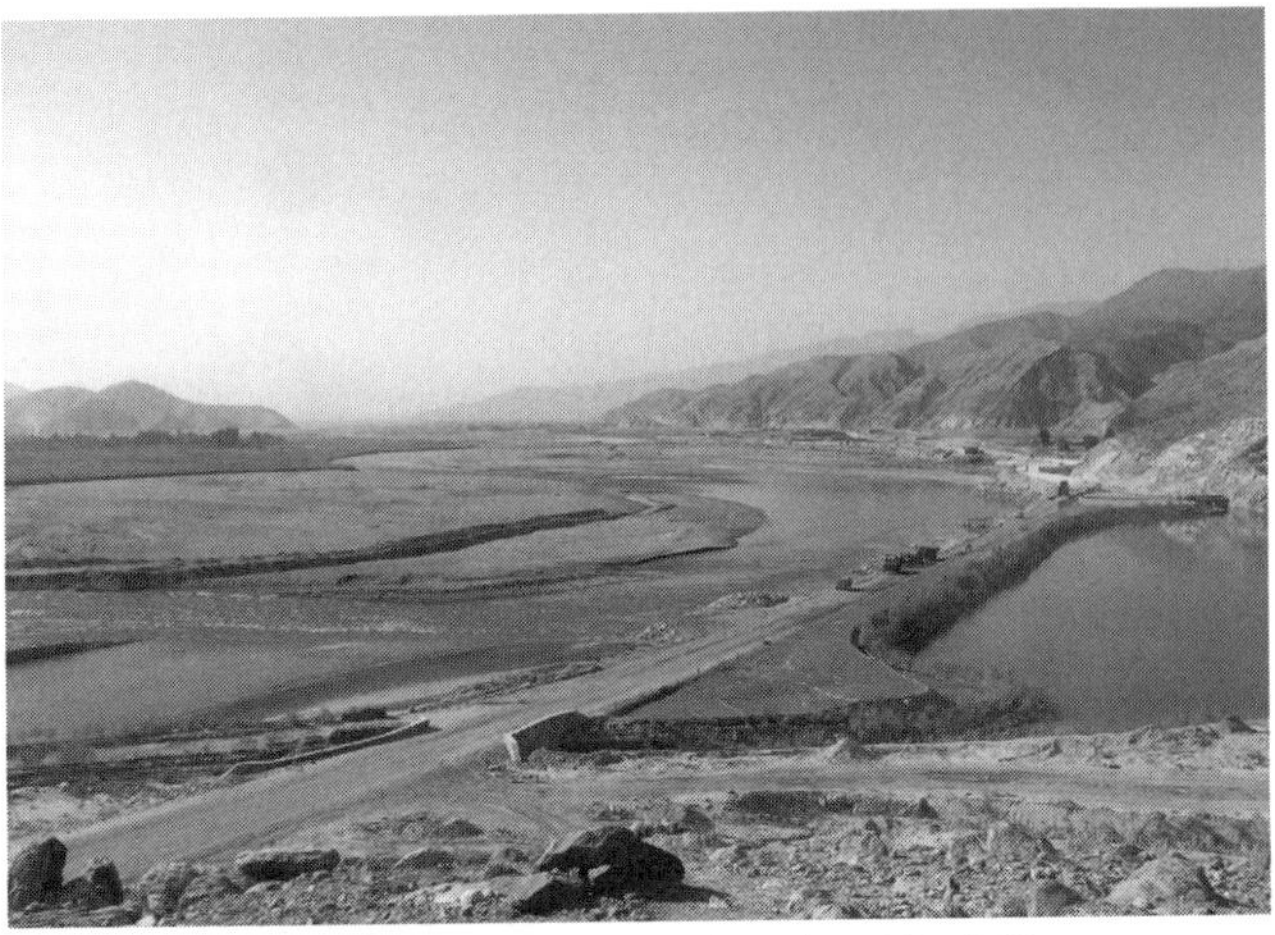

河道変化によるD沈砂池（右側）決壊の危機

が完全舗装されれば、D沈砂池の堤防は更に強固になろう。最善策は、国道崩壊を防ぎ、通行の安全を速やかに実証することである。事態は急を要した。

夏場の洪水を思うと悪夢であった。最低水位に近づいた十一月になっても、道路の洗掘が続く。幅十メートルあった道路の洗掘部は六メートルに狭まって、目前でポロポロと土石の壁が崩れてゆく。それも、急場に相当な土石を投入した場所である。寝ても覚めても対策を考えた。

近くの丘に立って眺めると、紺碧の空を映す沈砂池はあくまで澄んで美しく、周囲一・二キロメートルにわたって植えた柳が、緑の王冠のごとく取り巻き、土漠と水辺を分けている。砂漠の中に突然現れた大きな宝石のようである。その脇に走る道路側は、もう少しで決壊寸前、崩落すれば

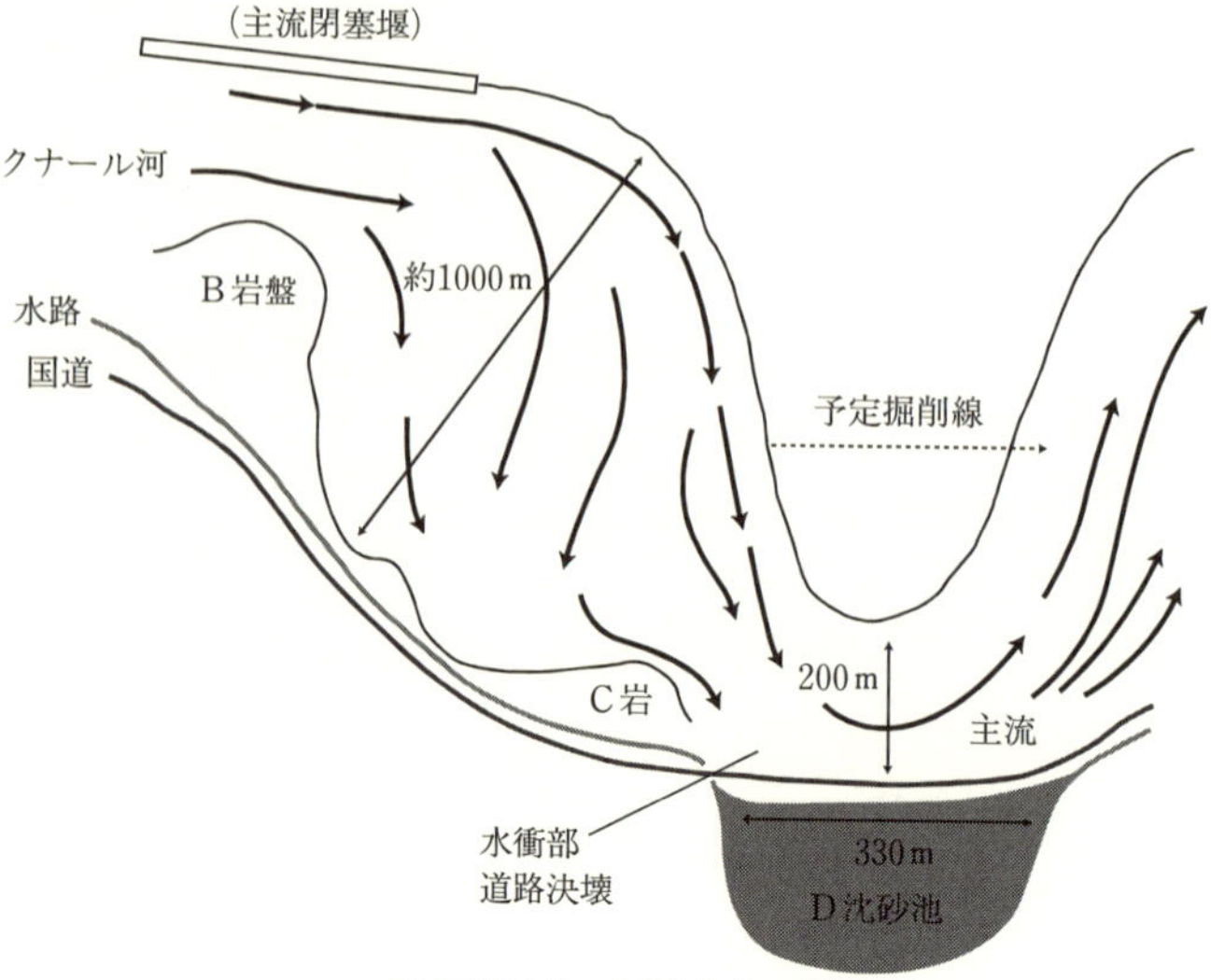

2005年11月　工事直前の状態

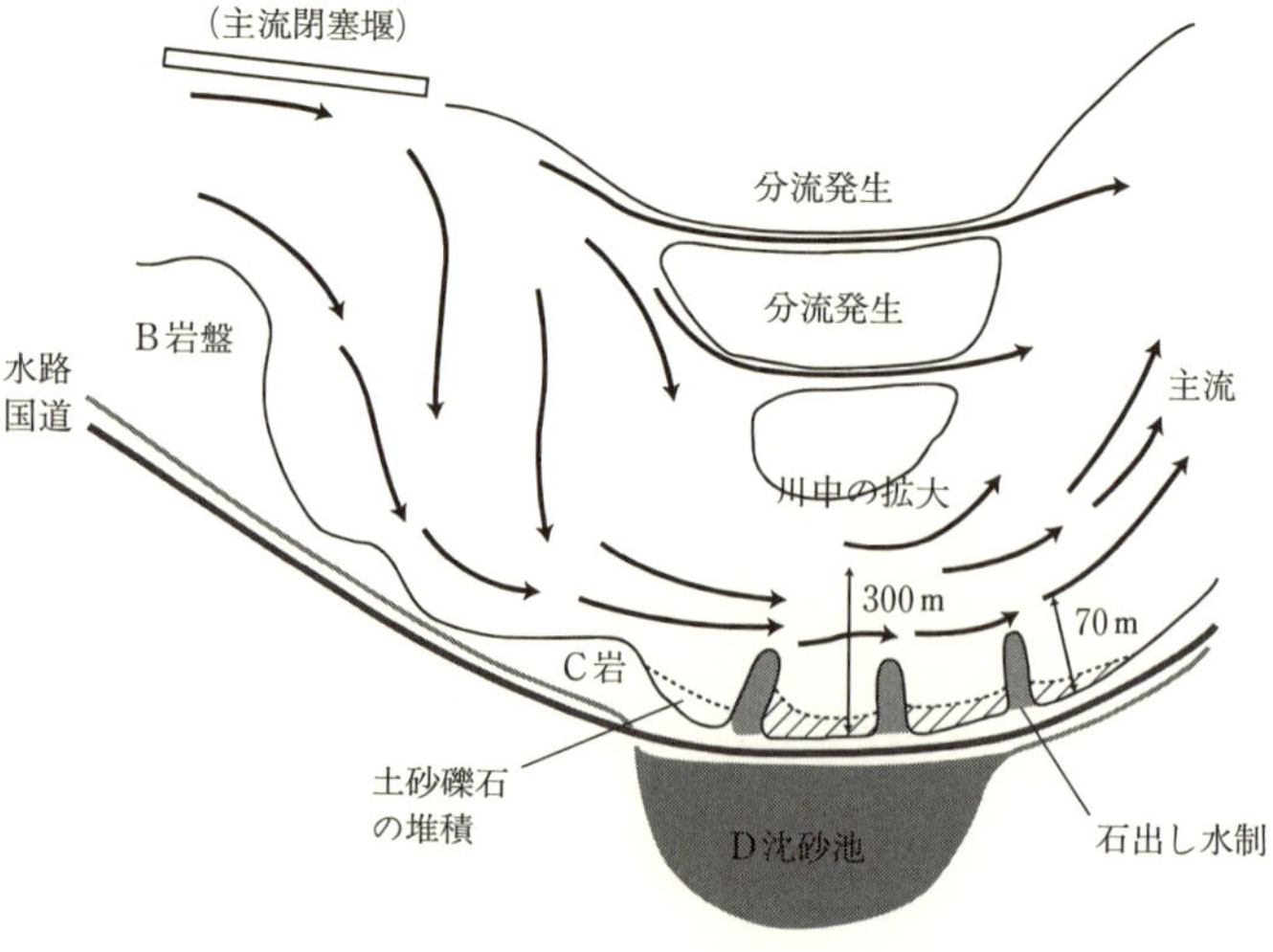

2007年４月　石出し水制設置後の変化

この美しい池も消え、過去二年間の努力が水の泡となる。恨めしく思うと同時に、深刻さと焦りが募ってくる。米軍の下請け会社はこの道路をあきらめて、既に山際のルートを検討している。

先ずは、道路沿いにがっちりした護岸を早急に施し、旧国道ルートを変更させないことである。とはいっても、具体的にいかなる方法で行うかだ。今回ばかりは水路内と違って、相手が悪い。ないない尽くしの中、利用できる資材は石、土、蛇籠のみ、器機はショベルカーとローダー、削岩機だけである。技術の壁が立ちはだかった。

石出し水制と水刎ね

この事態を予測して、二〇〇五年九月から再び九州の河川を見て回っていた。物量・技術投入型のものは真似できないから、素材や工法が単純で、迅速に現地で実施できる護岸法である。それでも、コンクリート・ブロックの根固め工の配列などは、素材を自然石に変えれば可能なものもあって、ずいぶん参考になった。目に留まったのは、蛇籠工と石出し水制であった。特に、山国川の水刎《は》ね、筑後川沿いに残る「荒籠」と呼ばれる石の突起物の名残である。これは対岸に影響を与えるほど河川の流方向を変える。筑後川では「荒籠」をめぐって、対岸農民同士の争いが絶えなかったといわれるくらいだから、相当な効果があると見た。

ものの本によれば、現在のように護岸技術が発達していなかった中世～近世にかけて、日本人

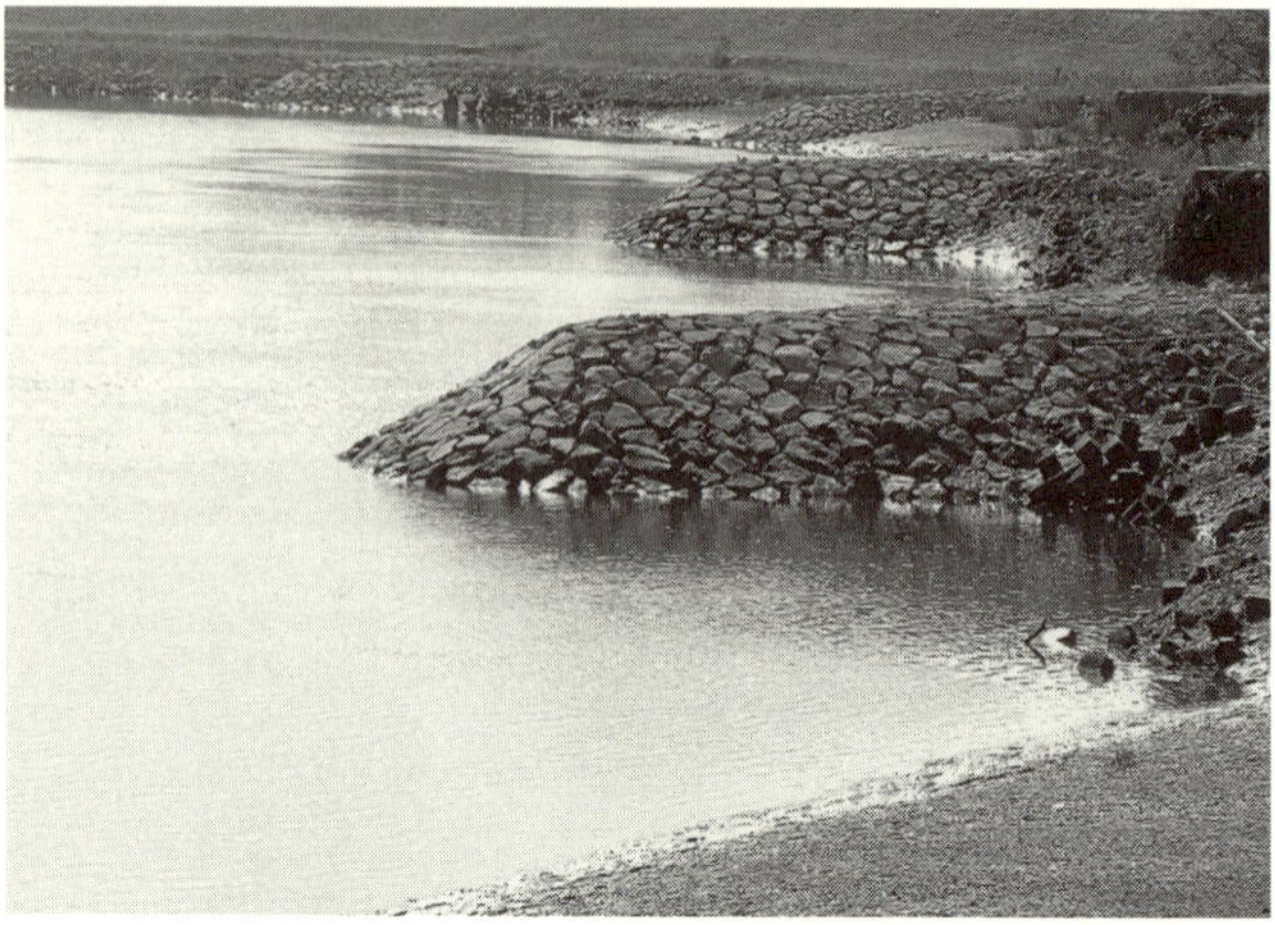

緑川の石出し水制（高水位の非越流型）

は様々な工夫を凝らして河川の氾濫を逃れ、堤防を築き、田畑を守ってきた。武田信玄の「霞堤《かすみてい》」は余りに有名である。

水制はコンクリート護岸工事が主流となる昭和三十年代以前には、至る所で用いられた。要するに護岸を目的として河岸から張り出す突起構造物で、素材・高さ・方向で様々に分類される。その作用は、流水に抵抗を与えて流速を落とし、流れの方向を変えて岸辺の侵食を保護することである。素材が石でなるものを「石出し水制」と呼び、増水期に水が越える低いものを「越流型」、高く設置して越えさせぬものを「非越流型」と称している。「根固め工」とは、河岸の根方が崩れぬように、低い位置で岸を守る護岸工事一般を指す。従って、低い水位レベルに置かれる水制は、根固め工の補助として用いられることが多い。

「水刎《は》ね」は、非越流型・石出し水制のひとつで、文字通り水を撥《は》ね、河道を変える。その他、水制の向きを工夫して土砂を岸辺に堆積させたり、複数並べて河道を遠ざけたりすることができる。

伝統工法の限界と意味

近年、「伝統工法」として採用されているものは、根固め工の補助、または河道をわざと複雑にして生物が棲みやすい環境を作るために置かれていることが多い。

その他に聖牛《せいぎゅう》、木工沈床、粗朶《そだ》沈床などが興味を引いたが、一目見ただけで、とても問題の箇所の激流には向かないと思った。確かに日本における河川工事や治水一般の考え方が反省期に入っているのは事実で、「伝統工法」が見直され、「多自然型川作り」が唱導されている。これは世界的な潮流の一つで、スイスやドイツでは不自然なコンクリート護岸を極力廃し、環境を配慮した「生物学的工法」が推し進められているという。

しかし、率直なところ、「伝統工法」の見直しは未だ模索段階であり、景観、川の浄化、生物の住み易さなどが主な目的で、本格的な護岸機能となればどれ程有効か疑問に思った。伝統工法が無力だというのではない。その時代と地域で取りうる限りの苦心であって、日本人が技術力の限界の分だけ、自然と折り合う道を選んでいたという点が大切なのである。そして、洪水、飢饉、渇水が日常の中で、「自然との同居」が生活と生命を維持する上で避けられぬ重要事だと、社会全体が意識していたのである。近代的工法の功罪がようやく意識され始めたのは、技術力を過信して自然から遊離した人の営みが、至る所で矛盾を生み、社会問題化してきた頃と一致する。それが日本人の郷愁と相俟って「新しい形で昔を見直す」という傾向を生んだのだろう。

さて、問題の地点は、川幅、流速などを考えると、黒部ダム下流の激流に相当する。実際、付近の中洲に堆積した玉石を見ると、径二五～三〇センチメートル以上、夏の推定流速は毎秒五メートル以上、想像以上の急流だ。並みの方法では無理だと思えた。熊本県の緑川、菊池川流域で見た石出し水制は、幅九メートル、長さ一〇メートル前後、現地には余りに華奢《きゃしゃ》であった。いずれも比較的緩やかな流れにおかれた「根固め工の補助」である。本格的な急流護岸は、球磨川・平良地区で見られた「羽衣水制」のみである。これは、蛇籠を重ねた水制で、鳥の羽に似ているのでこの名がある。並べて設置すると相当威力を発揮するが、限られた工期を考えると採用できなかった。

そこで、「低水位期の仮工事」を前提にして、日本のものより巨大な水制を築き、洗掘が進む岸辺の流速を減殺、河岸に沿う主要河道を少しでも遠ざけ、流速が落ちた水制間に巨石を詰めて根固め工とする方法を採用した。水制先端の洗掘の著しい場所は、大量の蛇籠を組んで突き落とせばよいと考えた。こちらとしては、ともかく防御機能である。外観はどうでも良い。水路を確実に守る鉄壁を作ることだ。

日本の高い技術水準と豊富な物量を以てしても手を焼く場所を、巨石と蛇籠だけで制しうるか、不安がない訳ではなかった。だが、勝算には根拠があった。これまで手掛けた取水口の斜め堰の経験である。斜め堰も一種の「越流型水制」である。河岸から石の突堤を伸ばしてゆくと、先端に激しい渦流が発生し、深掘れを生ずる。この堰（水制）を一定間隔に並べると、深掘れが連続して、河道を遠ざけ得る。さらに、使用する素材で著しい差が生ずることも体験した。大小にかかわらず、岩を崩して得た角のある石は流され、丸みのある自然の巨礫《れき》は残りやすい。耐久性を考えないなら蛇籠が最適である。岩石塊と異なって、水中で変形してヒトデのように川床に張りつく。また透過性があるから、少々の激流にはびくともしない。

これ以外に当面の方針なしと見て、急遽現場に戻った。

護岸工事の開始

先ずは対岸から舌のように大きく突き出す凸状砂洲の中心を、川の流方向と平行に掘削して、主な河道を移し、道路沿いにがっちりした護岸をせねばならぬ。

そこで、緊急に重機を対岸に渡して掘削を進めようとしたが、対岸のカシコート村の住民たちに通行を阻まれて実行できなかった。対岸に渡るには、三〇キロメートル下流のベスード橋から迂回し、同村の長老会の許可が要る。ところが、彼らは自分たちの土地が対岸工事で洗掘されると誤解、恐れて私たちの通行を阻んだ。

話は対岸の村会に持ち込まれたが、一向に埒《らち》があかなかった。行政を介して話し合いを継続したのに、対岸の気の荒い住民との紛争を恐れ、延期されるだけである。その間にもマルワリード水路側の道路の洗掘が進み、決壊は間近に迫っていた。そこで、私としては自ら火つけ役となって速やかに緊急工事を実施することを迫られた。ブディアライ村の用地接収の時と同様である。

十一月十日、気温が下がり、川の水位が更に下がった。業を煮した私は、対岸の村を迂回せず、重機を直接こちら側から渡せないものかとルートを探った。水位が著しく下がった秋季には、浅瀬があちこちに顔を出し、仮架橋で進めば掘削予定の中心部に到達するのは可能だと思われた。このためにPVCパイプ（塩ビ管）を数百本用意させた。

クナール河の水は冷たい。恐る恐る浅瀬から浅瀬へと歩いてゆく。夏の増水時はよほどの激しい流れだったのだろう。昨年まで海岸を思わせた広々とした砂浜は見事に消え、人頭大ほどもある川原の丸石が無数に残り、水流に従ってきれいな曲線を描いて高低差を作っている。巨人から見れば、この石ころも砂粒ほどであろう。自然の造形の妙の中で、なぜか子供の頃浜辺で砂遊びした光景が懐かしく思い出される。腰まで浸りながら対岸を眺めると、あくまで青い空が川面に映って、一面の空色の海である。この美しい水をめぐって行われた暗闘をふと回顧する。すると、「お父さん、お父さん」と幻聴のように、明るい子供の声が、川のせせらぎと共に聞こえる。二年前に夭逝した次男の声だ。対岸に着くためには、流れに逆らって腰まで浸かり、滑りやすい玉石の上をそろそろ歩き、足をすくわれぬようにせねばならない。必死の余り、半ば空白状態だったのだろう。

幸いにも、深い部分を避けて目的地まで約六〇〇メートル、歩いて渡ることができた。この渡渉地点を確認した上、翌十一月十一日、重機を一挙に対岸に渡して、川の中心線を掘り始めた。

一方で見聞をつくした例の石出しと根固め工を同時に開始した。しかし、自然も人もずいぶん事情が日本と異なる。先ず、自然の規模が一桁大きいことだ。これが錯覚を起す。日本の一級河川で見た「巨石」が小さくて可愛いらしい。小石はもちろん、沢庵石ほどの大きさのものでも、激流に飲み込まれて流されてしまう。ついに、手持ちの重機の大半と大型ダンプカー十五台をフル稼働させ、三キロメートル先の谷間からピストン輸送、日本ではお目にかかれないような巨石を次々と放り込んだ。石の長径が優に二メートル前後のものがざらにあり、大きなダンプカーが小さく見える。ローダーで苦労して積載すると、スプリングが壊

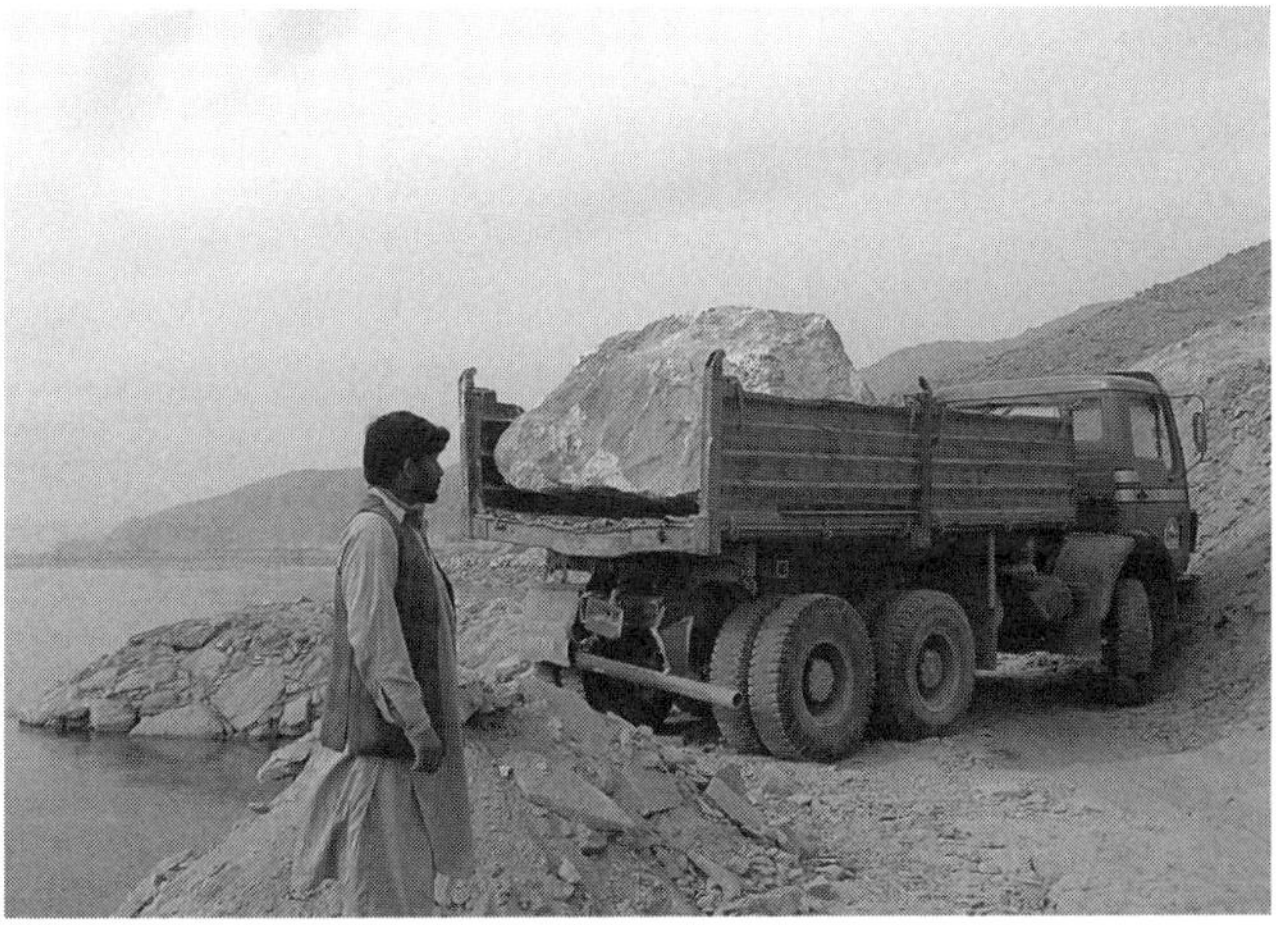

巨石

れたり、過剰重量でエンジンがおかしくなったり、故障車が続出した。

対岸住民との決闘

川の中心に堆積した砂洲の掘削も、ひと悶着《もんちゃく》あった。対岸のカシコート村の住民が、掘削に猛反対していたが、掘削機を渡して作業を始めた翌日、十一月十二日午前十一時、果たして十余名の男たちがやってきた。ただの挨拶かと思ったら、突然気色ばみ、声高に話し始めた。「もし工事で対岸の土地に被害が出るなら保障しろ」というものである。ヌールザマーンと二人で説得を尽くしたが、村会での決定があるらしく、容易に譲らない。こちらが極力丁重な態度で長老たちに説明し、やっと和やかな話し合いができる雰囲気になったところに、今度は水路側（右岸）の住民たちが渡ってきて、いきなり非難の応酬となった。もちろん、和やかさがご破算になった上、険悪な対決となった。

「中心ではなく、元の主流を掘るべきだ。お前たちの無用な堰のために、昨年は一〇〇ジェリブ（約二五ヘクタール）が流失し、村が水没したんだ。このままだと来年の夏は、もっと大きな被害になる」

「川の流れは神が決めるもんだ。（掘削で被害が出ると）お前たちに責任を取ってもらう」

こんなやり取りがしばらく続いて、双方から人が集まり始めた。

対岸の村の長老たちが、「よし、これで話は終わりだ！」という怒声を合図に、川原でもみ合いが始まった。ヌールザマーンは「郡長に訴えて解決しましょう」と逃げ腰である。私は先のことを考え、対岸住民を敵に回したくなかったので、何とか暴力対決を避けさせようと中に割って入った。その途端、突然左親指と後頭部に激痛を覚えてめまいを覚えた。見ると石を手にした若者が、すさまじい形相をして立っている。相手に投げつけようとした矢先、はずみで私の手と頭に当たったものらしい。親指の生爪が半分剝がれて、血が滴り落ちていた。意識は失わなかったが、次いで目に飛び込んできたのは、抜けるような青空と目前を流れる川の水であった。まるで綿菓子のように、純白のうす雲が濃紺の天空を流れて行く。人の世の殺伐さが哀しくなった。

「みな止めろ！　アフガン人同士がなぜ争う。カシコート村に迷惑はかけぬ。郡長を呼べ」と大音声で叱りつけた。血だらけの手に驚いたのか、一瞬、みな怯んだ。間髪を入れずに右岸の住民数名に「帰れ、心配するな。出るところに出て話をつける」と叱咤し、彼らを強引に誘導して筏《いかだ》に乗せた。重機による砂洲の中心掘削は一時停止である。筏と言っても、空気の少し抜けた古タイヤのチューブである。五名も乗せると重みで傾く。「くわばら、くわばら」と、水恐怖症のイブラヒーム運転手が不安な笑みを浮かべたが、無事に岸についた。

二時間後、護岸の現場に武装した兵士を引き連れて郡長代理がやってきた。異例の早さである。五月の通水式、ブディアライ村の土地収用問題で顔を覚えてくれていたので、話は早かった。

「いや、久しぶりです。話は十分聞きました。およそ分かっております。ここはクナールへ通ずる唯一の国道でもあるし、ＰＭＳの工事に私たちは大変感謝しています。シェイワ郡の村々も、荒れた田畑にいつ水が来るかと首を長くして待っています。一時間後に作業を再開してください。何とかします。対岸のカシコート村には私の友人が沢山います」

「協力に感謝します。中心線の掘削がカシコート村に不安を与えるなら、真ん中よりも右岸側にうんと寄せるだけでも良いのです。河道を変えるのではなく、護岸の補助工事だと説明して下さい。影響は少ないはずです」

実は内心、この事態を期待しての作業強行であったが、現地にしては相当速やかな対応である。言葉通り一時間後に、重機の運転手イブラヒームが手を振って合図したので、再び対岸の川原に戻って作業を続行させた。二ヶ月の不毛な交渉が一時間で解決したわけである。主流湾曲部が大きく直角に曲がる線の中央地点から、右岸方向へ約三〇度の角度で約四〇〇メートルを掘らせて傍流を作り、湾曲部外側を少し深めにした。これで春の増水の際には、激流が自然の川道を作り、主流を中心部に導くことができる。二年前、ワーカーの石橋がやや下流側で行ったものと同様である。

しかし、川原の傍流の掘削だけではもちろん不十分である。当座の水量を減らせるだけで、やはり護岸工事が主体だ。同時進行で水制の設置を進めた。

「アリガトウゴザイマス」

十一月十四日、護岸工事の見通しがつきかけた頃、米軍側が現場に会いに来た。表向きは「U

Sエイド（USAID　アメリカ国際開発局）の道路工事責任者で、武装した米兵を従えていた。名をフランクというアイルランド系の米国人である。四十歳前後、小太りで日焼けした赤ら顔をしていた。二〇〇四年に道路工事が始まって以来、彼とは何度も会ったことがある。

「やあ、また会いましたね。仕事はどうですか」

「これは、水路工事ではなく、道路工事の一部でしょう。君のところの請負会社がやるべきだと思いますが……」

「いやいや、その通りです。感謝していますよ。ところで、見通しはどうですか。道路は守れそうですか」

「大丈夫だと思いますが、喜んでやっているのではありませんぞ。トルコ人の請負会社がしっかりしておれば、何もPMSがこんな工事をしなくてもよかったのです。道路が決壊すると、貯水池と水路もやられる」

「計画を聞かせてくれませんか」

フランクは、以前よりも低姿勢になっていた。おそらく、ルート変更をしない方が道路工事は遙かに簡単で速やかな筈である。迂回路をとれば岩盤の膨大な掘削が必要な上、水路を横切る橋が要る。すると、道路の工期が最低半年は延びるだろう。トルコ人の会社が沈砂池周りの迂回路を具申して、新たな予算要求をしていることが公然の秘密になっていた。これまでの道路会社の権柄尽《けんぺいずく》の対応から、水路が荒れることなど構わずに、がむしゃらな工事を進めることは明らかだった。何とか迂回路を取らせぬことである。ここは我慢して国道の回復に協力することである。私は水制の設計図と現場地図を示し、大丈夫であることを力説した。

「しかし、池周りの迂回路を作る話を聞きましたが……。水路工事に影響が出ると、住民が黙ってないでしょう」

「トルコの会社はもう来ません」

「引き上げたのですか」

「もう、奴らはここで仕事をしません」と、フランクは怒ったように述べた。

米軍の間でも転落事故の一件以来、道路会社を変える決定をしたらしい。設計図のコピーをしてよいかとフランクが尋ねたので、快く貸し出した。こちらの希望通り、迂回路の建設は却下されたのである。かくて面倒な衝突は去った。後は、護岸を成功させるのみである。

十一月十六日、「水害復興対策のNGO協力会議」が地方政府の達しで行われた。この手のサロンは嫌というほど見てきたので、「PMSは洪水でやられた国道の傍の護岸工事を時間と巨額のカネをかけて協力している」とだけ述べるよう、後学のためにジャララバード支部の新事務長・芹沢に出席してもらった。案の定、憮然たる顔をして帰ってきた。

「何だか、現場を知らない人たちのパーティのようでした。あんなもんですか」

「そうです。分かってもらえれば、それで結構です」

十一月二十二日、装甲車の長い列が工事現場をゆっくりと通過していった。クナール州の戦場から戻ってくる米兵たちである。すると突然、「アリガトウゴザイマス！」という日本語が聞こえて耳を疑った。おそらく沖縄辺りに駐留していた兵士だろう。敬礼して過ぎてゆく。

この護岸工事現場は、兵隊たちも怖かったのだろう。自然の猛威の前には、もはや、敵も味方もなかった。誰もが声援を送っていた。石橋と私は、超低空でやってくる攻撃用ヘリのパイロットが挨拶する姿を目撃した。少なからぬ兵士たちが、この不毛な戦に飽き飽きしているのだ。だれも「正義の戦い」など信じてはいないだろう。険しい顔をしていた兵隊も、殺伐な沙漠から忽然と現れる美しい用水路の緑のベルトを通るとき、心和むものを感ずるのだろう。「アリガトウゴザイマス」と叫んだ米兵の素直な感謝を疑うことができなかった。それは野蛮な軍事主義はもちろん、理念の反戦論よりも、はるかに心通わすものに思えたのである。

捨石、ただ捨石――アフガン式水制の威容

おそらく、これほど大規模な捨石工も珍しかったろう。六週間の間に、ダンプカー約一六〇〇杯の大石が投ぜられ、その後追加された中程度の捨て石、ダンプ道に敷き詰めた土石を入れると計二六〇〇台分となった。私たちとしては最大の物量動員である。

「一日最低八〇台分」のノルマを課し、大型ダンプカー計十五台がひっきりなしに石材を輸送した。新たに削岩機を一台、D池の採石場に張りつけにしたので石材輸送はめきめきと実を上げ

た。

工事そのものは予想外に進展したが、工事中、大洪水の爪痕が意外な所に発見された。用水路の心臓部たる池の水量を調整する水門の一部にひび割れが見られたのである。池の水門は既設の橋と岩盤に連続して設けていた。分厚い巨石層の上に築かれた国道の橋は、建設から四十年を経ており、十分安定したものと考えられていた。しかし、その橋が僅かに傾いているのが観察された。夏の激流で橋脚を支えていた砂洲全体が流失し、石組み構造の土台が洗掘されたからである。橋脚の直下がすり鉢状に水深五メートル以上えぐられて、何と、宙吊りになった基礎コンクリート塊を急流が洗っている。恐るべき自然の猛威である。放置すれば、来年の夏を待たずして橋が崩壊するであろう。そうなると水門は確実に壊れる。改修が不可能とは言わないまでも、灌漑が停止し、大工事で多大な損失を出す。事は急である。工事はさらに急ピッチで進められた。

見たことのないものを現地が作れるのか。石出し水制の図面と写真を見せ、時には自分でショベルカーを操作して石を並べ、「サンプル」を作ってやる。最初は原型が出来るまで自分が付きっ切りでいたが、賭けに近いものがあった。「威容」と述べたのは、その大きさである。日本の石出しは、幅がせいぜい七~八メートル、長さが十メートル程度のものが多い。それでも豪雨などによる出水の時は、激流で先端が崩れたものが多かった。

ならばと、先端の半円を広く取り、全体にずんぐりした形にして巨石で覆うようにした。半円

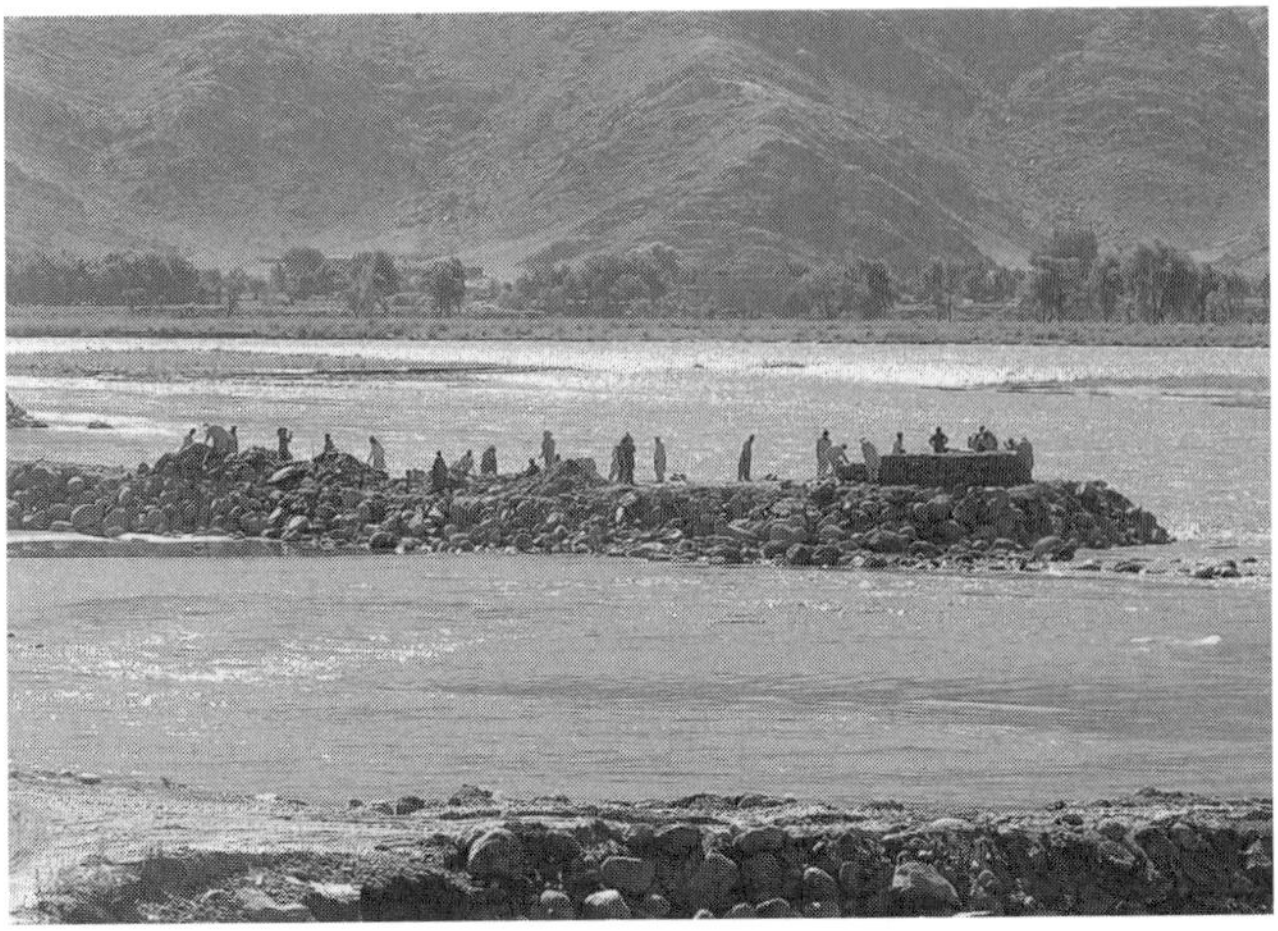

建設中の石出し水制

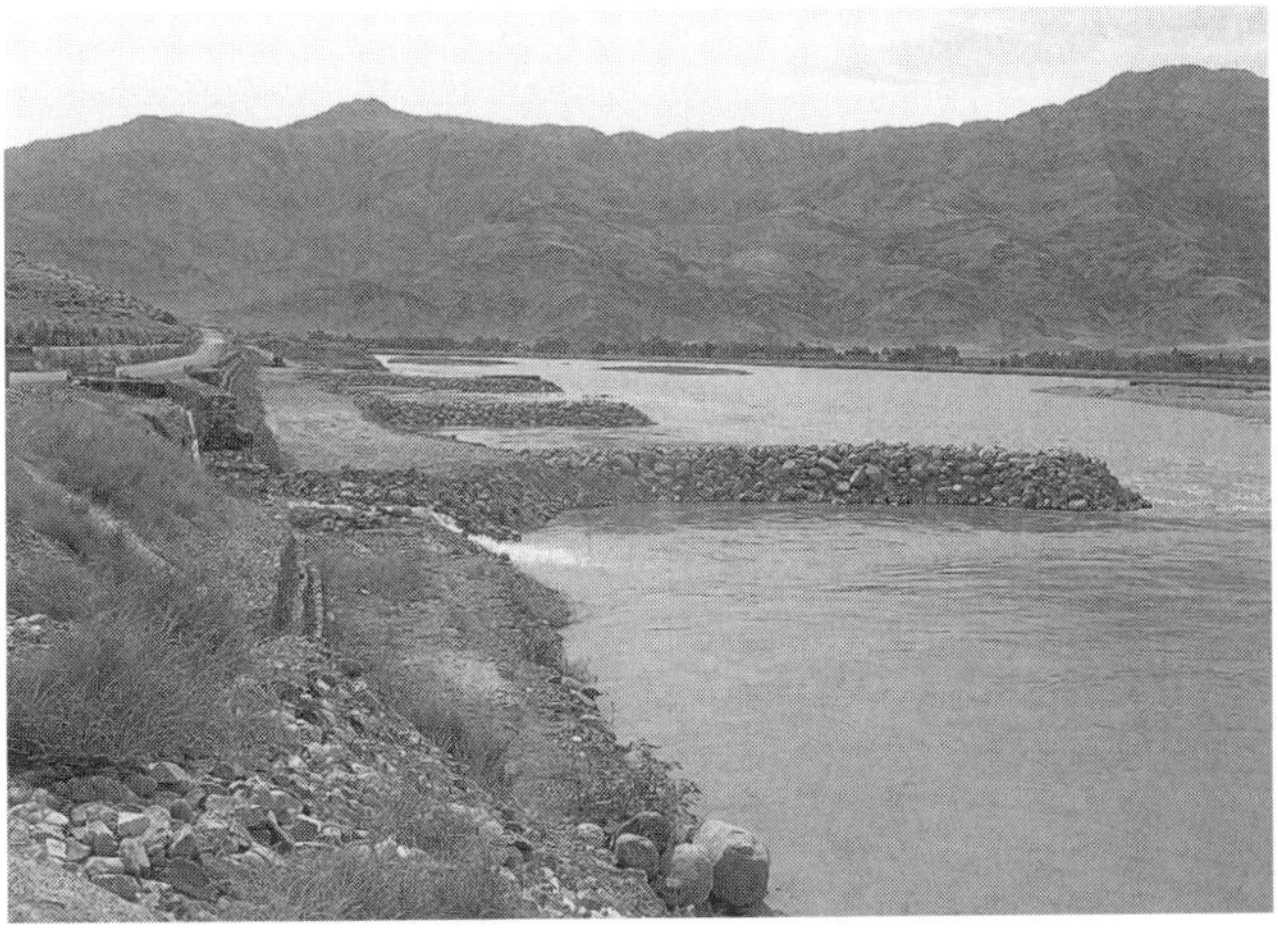

完成した石出し水制

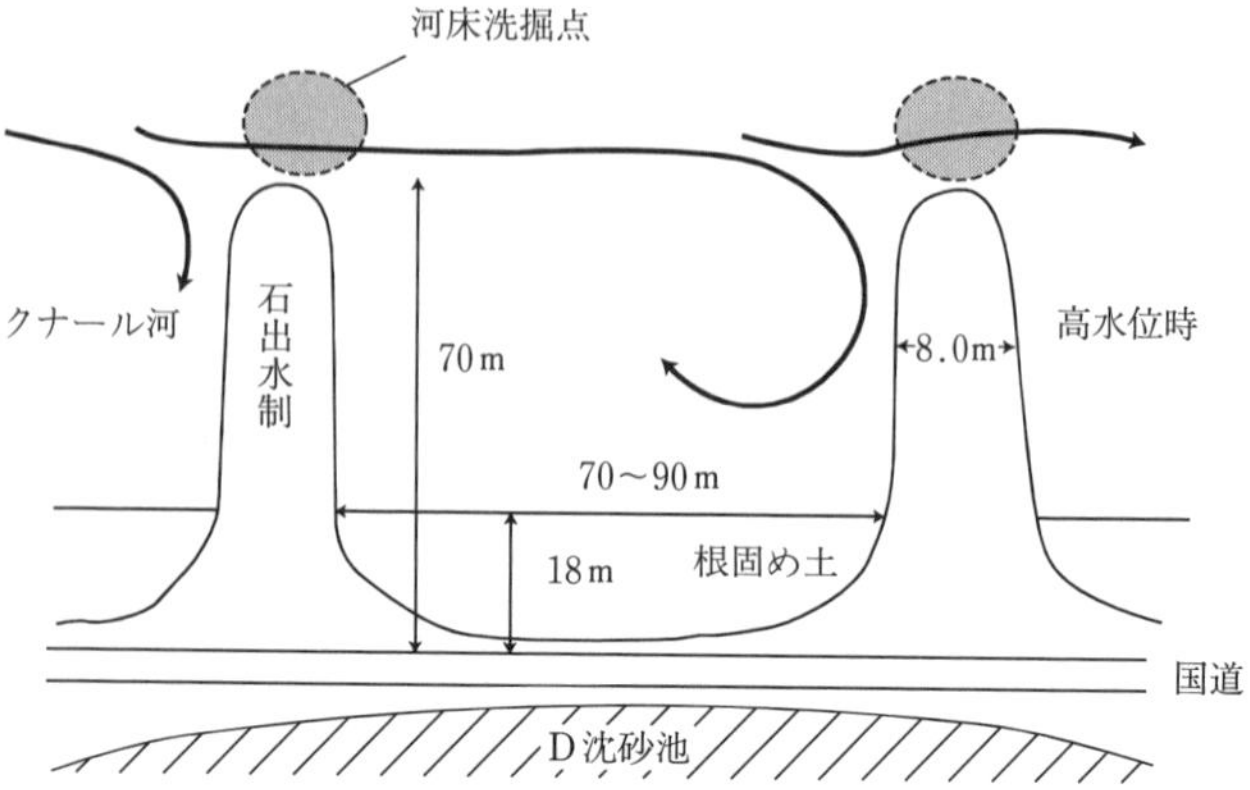

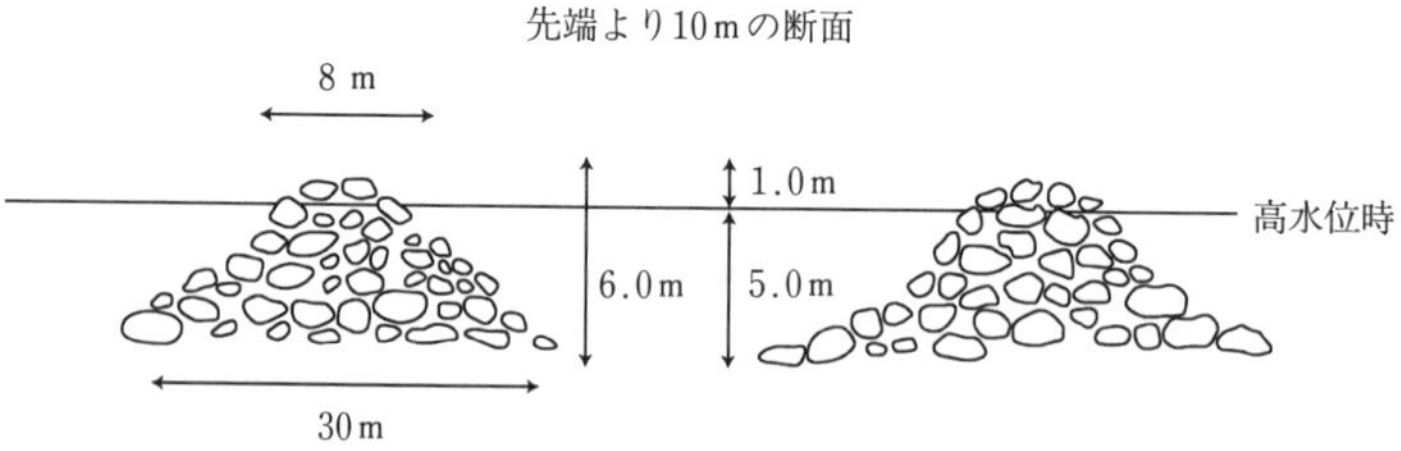

D地区水制（非越流型）基本図

石出し材料：径30～150cmの玉石

根固め材料：砕石、土石の混合したもの（高水位）

石出し直前（先端）水深3.5～5.5m

流速（表面）3.0～3.5m/秒

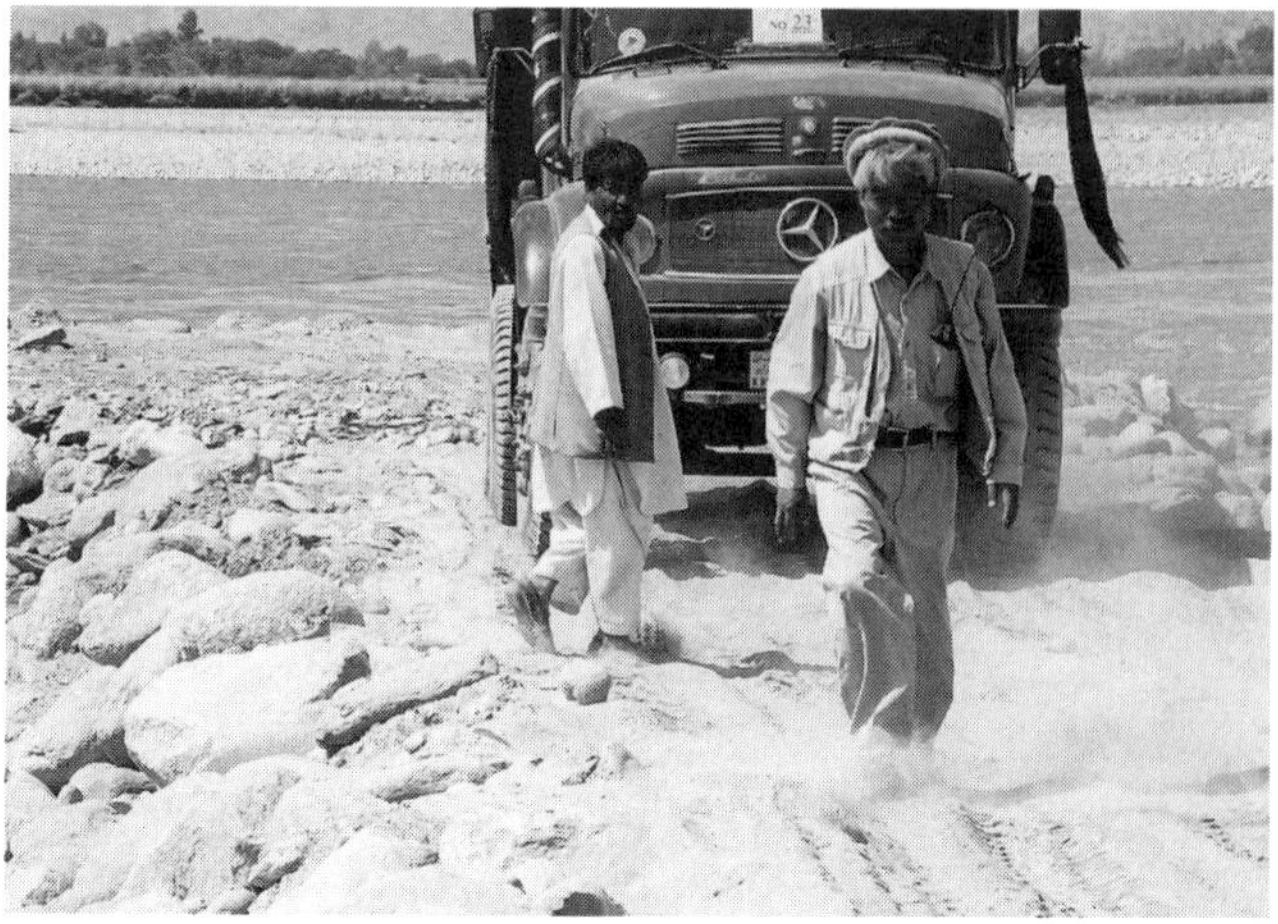

石出し水制の上で、ダンプを指揮する著者

の径が約十五メートル、付け根の部分を広く取り、岸壁にゆるやかな弧を描いて連続するように設計した。流れを変えるのではなく、河岸を洗う主要河道を遠ざけ、護岸を第一とし、七五メートルおきに四基置いて岸辺の保護をすることにした。ただ、激流を二方向からまともに受ける第一水制は、山のように巨石を積み上げ、全体を不動の鉄壁と化し、「水刎ね」の機能に徹した。

重量級テトラポットや矢板を打ち込むなど高嶺の花である。クレーン車もなければ、大量のセメントの予算もない。ただただ捨石である。だが確かに原始的な方法であっても、巨石の大きさと厚みを眺めると、第一水制の幅一五メートル、石出しの長さ三〇メートル以上、付け根部分は幅約三〇メートルを巨石で高く盛り上げて護岸、さながら岩盤と化した。何だか頼もしくなってきた。

壮観である。一台に二、三個しか入らぬ巨石で、タタミ一畳分くらいは優にある石が多い。大きなダンプカーがおもちゃの車のように見える。これを五メートル以上の水深に投げ込むから、ドボンドボンと派手な水しぶきをあげ、ダンプカーが大きく揺れる。沢庵石ほどのものは、流れ去ってしまう。最初の二週間は、毎日のべ四二台分を投げ込んでやっと原型ができた。第一番目の水刎ねは、ダンプ計五〇〇杯分以上を入れた勘定になる。しかも、激流の河道正面から放り込んだので、最も深いところに沿って石を投げ込む。すると巨石に激突する水流が渦を巻き、先端が洗掘されて更に深くなる。その深く抉《えぐ》られた部分に更に投げ込む。巨石の塊は、おそらく半分川底に埋まっているであろう。予想した石の量をはるかに超えた。

一進一退の攻防を繰り返し、一日半メートルほどは進む。だが水の勢いを殺さねば、果てしない作業が延々と続く。水量をもっと落とさねばダメだ。十二月十八日、対岸に再び筏でわたり、水の逃げ路を更に加えるため、新たな掘削路を決定した。航空写真などないから、周囲の丘を縦走して観察し、位置を推測したものである。十二月十九日、待ち切れなくなった私は、再び浅瀬伝いに対岸へ重機を渡し、作業を開始した。主流を割って三ヶ所に分散して異なった方向へ流すと、石出しに激突する水流がおとなしくなった。間髪を入れず巨大な捨石を水刎ねに集中し、主流を川の中央部に移した。夏場の洪水の猛威を目の当たりにした職員、運転手らは必死になって働いた。私と腹心のモクタール運転手が誘導し、採石場から運ばれる石材の運搬を手配する。

取水口の堰の造成以来「巨石マニア」になったローダーの運転手、ザキルッラーが大活躍した。

工事はにわかに進展し、十二月二十三日までに更に五メートル、水刎ねを突き出した。一日一メートルの速さで能率を二倍に上げたことになる。かくて水刎ねは、幅三〇メートル以上に達し、さながら不動の岩盤のごとく、真正面から激突する水流をほぼ八〇度の角度で対岸側に押し返した。この時点で楽観的となった私は、「水刎ねの作業完了」と言い渡し、下流側の各水制間の護岸工事に移った。さんざん激流と戦ってきたチームは、同じ捨石作業でも一日に一〇メートル以上進むから、これはたやすいと思った。

問題は石材の採取と輸送の問題であった。この二日後に、現場の主役であったイブラヒーム運転手の掘削機が故障、彼自身もめまい発作を起して倒れ、過労で病気になるものが続出した。更にローダー二台、最後の掘削機一台が動かなくなり、遠距離からの輸送は不可能、近くの採石場でストックした分も使い果たし、仕事は麻痺状態に陥った。水路工事先端の現場から重機を引き抜くと、出来ない事はないが、工事全体が停止して工期を大幅に遅らせる。そうすると、現場の士気に影響が出る上、予算が更に膨大となろう。

スランプール地区の水門で悪戦苦闘していた鬼木がやってきたので、ちらりと不安をもらすと、

「ドクター、この悪条件、ポンコツの重機が壊れるわ、修理に何週間もかかるわ、ものは無いわ、油断すれば思いもつかぬ我流の作業でだめになるわ、基礎工事の考えが薄いお国柄。こんな所、こんな現地人、と言っちゃあ悪いけれども、よくまあ何とかなってきたもんだ。間もなく一〇キロメートル地点に達するなど、現地では奇跡に近い突貫工事だと言えるんじゃないですか」

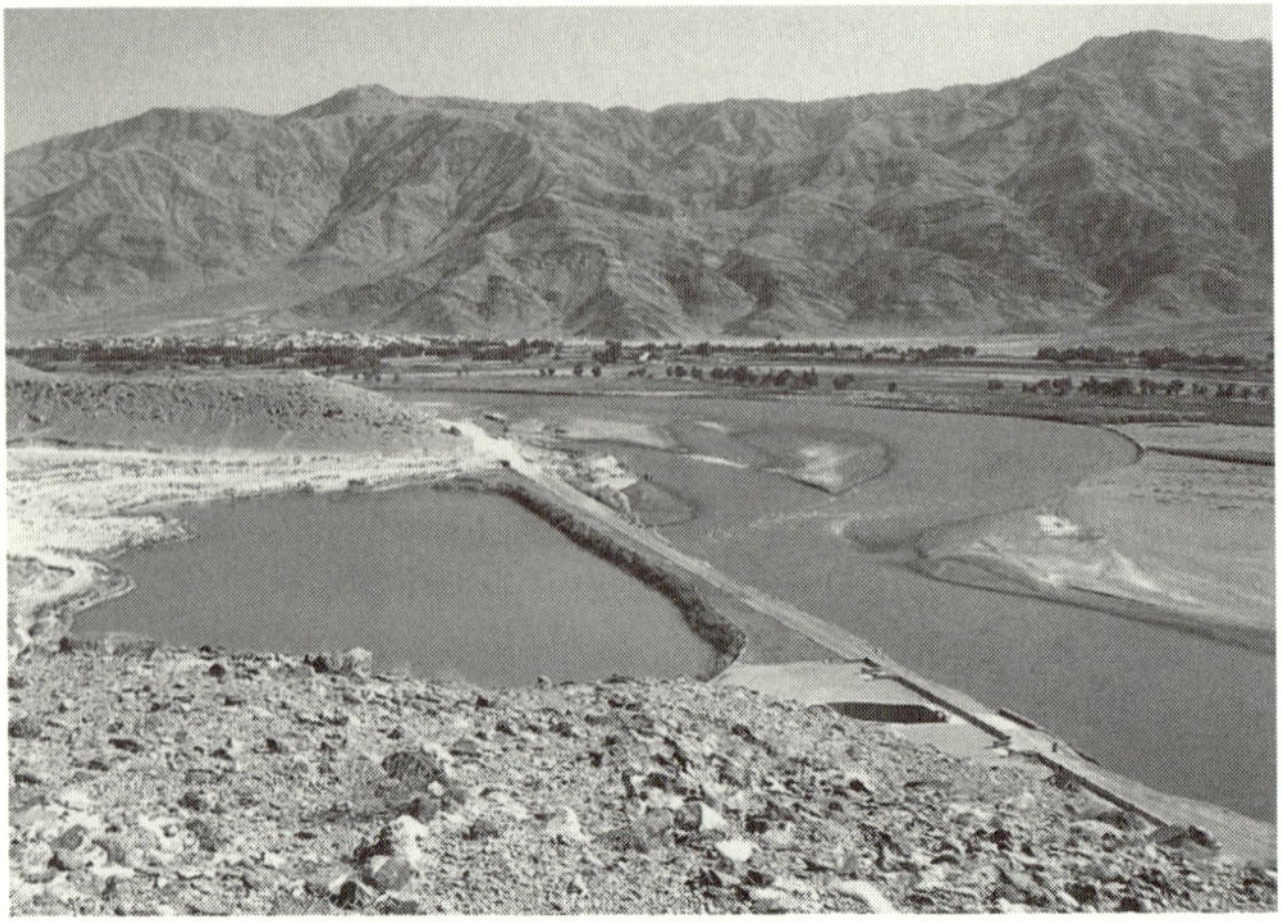

下流から見たＤ地区（改修前　左がＤ沈砂池）

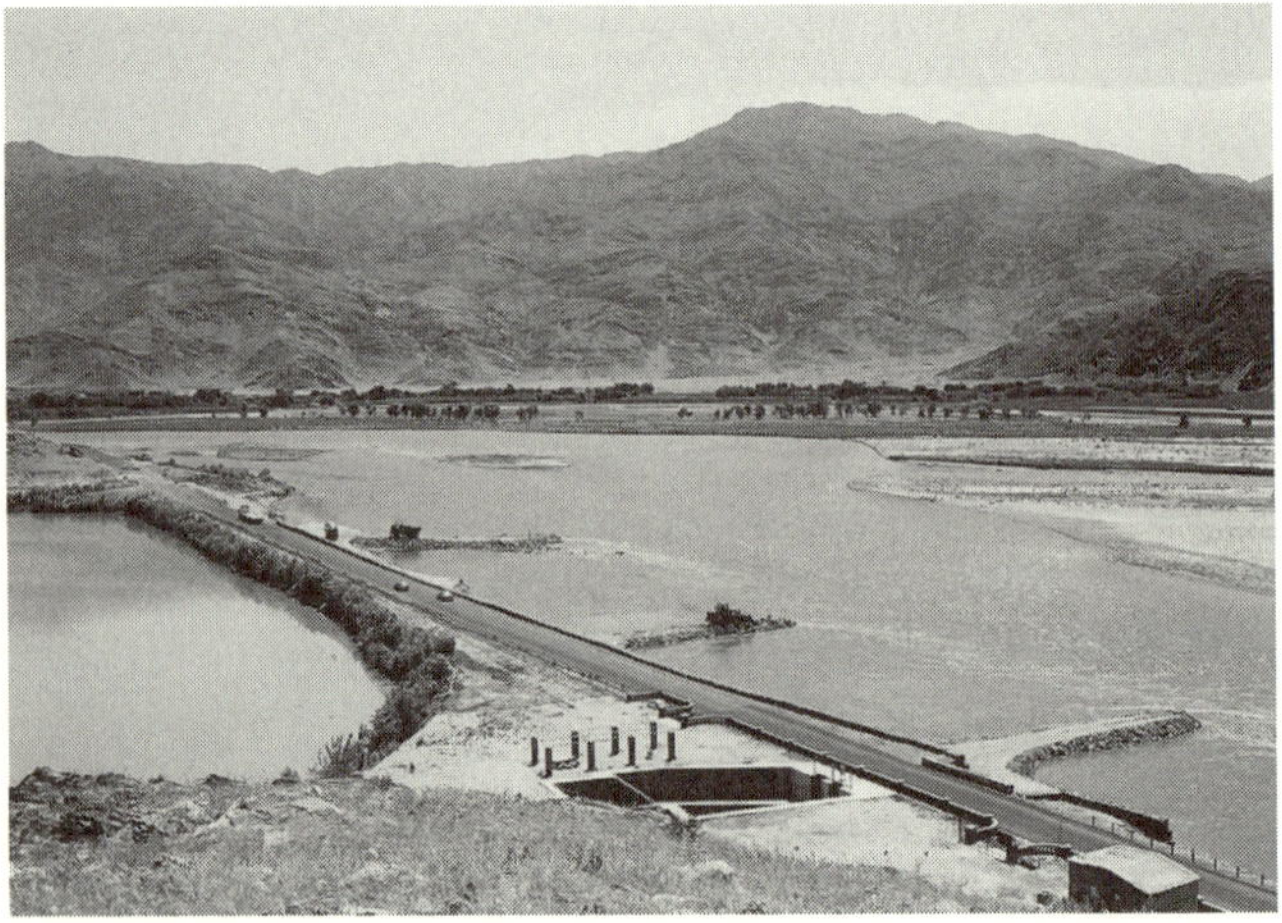

下流から見たＤ地区護岸（石出し水制による改修後）

それもそうだな、と思っていた矢先、「巨石取りの鬼」、ザキルッラーが修理したばかりのローダーで戻ってきた。かろうじて残った手持ちの重機である。そして、ニコニコして述べた。

「ドクター・サーブ、この山の裏手の谷に巨石がありますぜ。道路工事のトルコの会社が採石していた場所です」

早速、彼を伴ってゆくと、沢庵石やタタミ一枚くらいはある大石がごろごろと転がっている。以前、道路建設会社が谷の奥から石を運び出していた場所だ。兵隊に守られる工事で、いかめしい出で立ちだったから、われわれ民間人が出入りする所ではないと思い、忘れてしまっていたのだ。現場からの距離は約二キロメートル、今までの採石場より近い。

十二月二十七日、重機の大部分が故障する中、見通しが立った。動員されたダンプカー十台にザキウッラーが名人芸で巨石を積み、現場側では、私とモクタール運転手が埋め立て地のギリギリの際まで、上手に車を誘導して石を落下させれば、トラクター一台の戦力で十分やれた。

水深四～五メートルの河道が、岸辺から二〇メートル川の中心方向へ、長さ約四〇〇メートルにわたって押しやられ、一息ついた。石出しの表面構造は緑川下流、熊本県玉名市のものをひと回り大きくして模倣したもので、美しい仕上げになった。

「これぞ、日本伝統技術の美だ」と、得々とした気分であったが、四月の増水期に早くも先端三分の一が崩壊、越流した水が岸を洗う勢いを見せた。流勢が違うのだ。根固めだけの水制は無理だと判断、高さを夏の高水位以上にして非越流型のものとし、さらに幅と長さを広げた。根固めは低水位レベルで水制間に巨石を投入し、思い切って厚くとって強固にした。最終的に水制の長さ七〇メートル、根固めの幅二〇メートルで落ち着いたのは、翌二〇〇六年十一月、二〇〇七年四月の再改修後であった。

米軍道路担当のフランクが再びやってきて喜び、道路外壁はどうするのかと問うた。すかさずヌールザマーンが、「蛇籠工でしょう。日本人が喜びますぞ」とわざと大真面目に述べた。その後道路工事を引き継いだインドの会社がこれを採用した。フランクの指示のようであったが、ヌールザマーンが計算づくで述べたかどうかは分からない。

第八章　第一期工事十三キロの完成

気力ヲ以テ見レバ竹鎗

明けて二〇〇六年正月、やっと仮護岸が完成した。一月五日、二ヶ月にわたる護岸工事終了を宣言、この間動員されたダンプカーによる石量は、延べ三二〇〇台分、重量にして約一万トン、G岩盤周りの埋め立て作業には及ばないが、予想を超える量となった。

現地で正月を迎え、たまたまジャララバードの宿舎で日本のニュースを見ていると、「経済上向き」を喜ぶ財界人や小泉首相の姿が大きく報道されていた。また、外相がパキスタンを訪れ、「対米協調、テロとの戦いに日本・パキスタンが提携して邁進する」と強調していた。白々しかった。アフガニスタン再建がまるでとっくの昔に行われているかのような錯覚が根を下ろしていた。旱魃《かんばつ》難民の増加、年々増大するアフガン農村の壊滅は話題にさえならないのだ。過去五年の水を求める私たちの戦い、危機的な大旱魃は、今後も脚光を浴びることはなかろう。経済発展のためなら、戦争が起きようと、環境が破壊されようと、人々が餓死しようと、どうでもいいことなのだ。そして、日本社会を構成する多くの国民がこの巨大な歯車に、さしたる疑問もなく巻き込まれてゆく。日本が更に遠い世界に感ぜられた。

折しもこの直後、シェイワ用水路で生活する人々から嘆願書が届けられた。前年の大出水によって、数百年変化しなかった河道が変化、同取水口に大量の土石が堆積し、浚渫《しゅんせつ》が困難に陥ったためである。いつもなら、村の若い衆が総動員で浚渫に当たるが、並の土石量でなかった。悪いことに、主食の小麦畑に灌水が必要な時期である。窮した農民たちは、私に直訴に及んだ。

だが、貴重な重機をマルワリード取水堰の仮工事へ回した直後である。やむを得ず、作業後の時間を見計らってザキルッラーのローダーと私のショベルカーで急場しのぎの工事をすることにした。

一月十日、シェイワ用水路・取水口の復旧を試みた。だが、昨年夏の大洪水で巨礫が埋め尽くし、惨めに涸れかけていた。とても二千町歩を潤す水路の取水口とは思えない。人頭大以上の無数の玉石は、浚渫が困難である。掘削機でガリガリと表面をかきとり、少しは低くできたが、とても全村をまかなえる水量ではない。まるで賽《さい》の河原の石積みのようだ。重機で掘っていると、何だか悲憤がこみ上げてくる。「改修工事」を請負った国際ＮＧＯや国連団体の看板だけが虚しく並んでいる。並の作業では無理だ。改めて大掛かりな計画を準備せねばならぬ。

「彼らはいないのか。こちらも自分の工事で手いっぱいだ。今日はこれくらいで止めて、様子を見よう」

「先生、ご存知ではありませんか。彼らの仕事はその時だけです。（掘削機で）もう一掻《か》きだけ……。今水がないと麦が、麦が……」

後は言葉にならなかった。彼はがっくりと肩を落とした。

年老いた農民の長老が涙ぐんで必死に乞う姿を見ると、思わず涙がこぼれた。「気力ヲ以テ見レバ竹鎗！」（田中正造）という言葉が、まるで追い詰められた者の殺意の如く、電光のように胸の内をよぎった。欧米軍の横暴、拡大する戦火、国際社会の無知を思えば、心中穏やかではなかった。
シェイワ用水路については、取水口の本格的復旧が直ちにはできないと考え、翌日、このために用意されたスランプール第二分水門を全開して送水した。モクタールの機転によって、同水門からの小川を五〇〇メートルにわたって急遽拡張した。新開地の同水門付近の地主から後で苦情が出るからである。今後このような緊急配水もあり得るから、思い切って幅をとり、十分量をシェイワ用水路へ開通させた。これによって同水路で潤される約二〇〇〇町歩の小麦の枯死が防げたのである。また、上流側から送水し得る分水路の造成を計画し、三キロメートルの小水路が作られた。

この時点で「アフガン復興」という虚像は既に崩壊していたといえよう。農業国家たるアフガニスタンで、小さな水利施設を修復する関心も努力もないのだ。世界が知らされたのは、「国際社会が協調して、『テロを育む破綻国家・アフガニスタン』の再建が着々と進んでいる」というフィクションであった。首都カーブルでは華美な風俗が横行し、インターネット・カフェが出来、テレビ放送が始まり、女学校の再開で喜ぶ子どもの姿などが盛んに伝えられた。しかし、これは外国人ジャーナリストの訪れ得る一部の地域の出来事であった。少なくとも東部と南部の農村地帯では、人々の暮らしが過去最悪であることは知らされなかった。

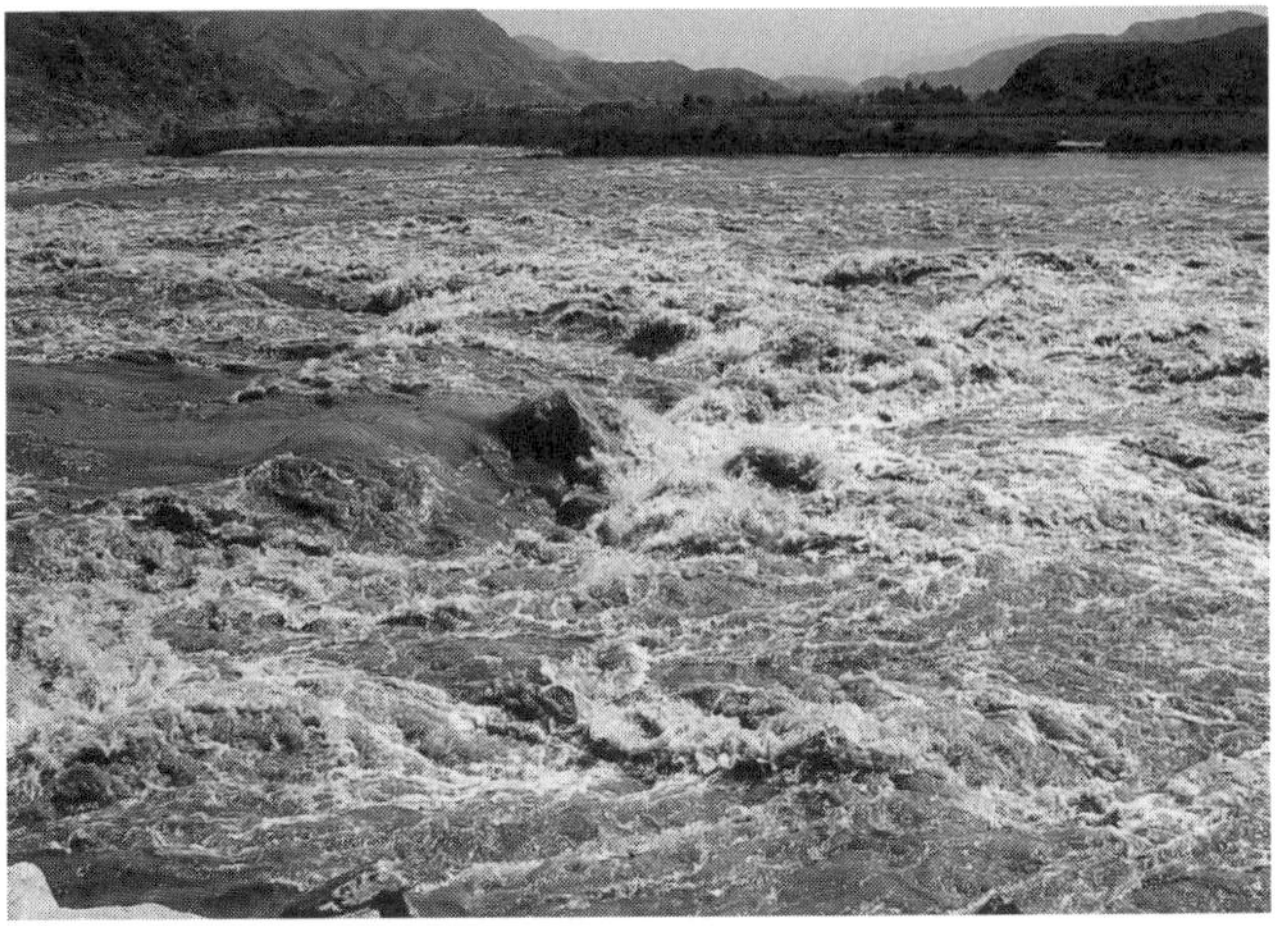

取水口の前を濁流が流れる

取水堰の再改修

D沈砂《ちんさ》池の護岸工事は二〇〇六年一月十日までに見通しが立ち、その勢いで取水口の斜め堰改修工事を始めさせた。いずれも巨石の採取・輸送が大きな比重を占めるからである。既述のように、斜め堰は福岡県朝倉市の山田堰を参考にしたものだったが、二〇〇五年六月の出水で付け根部分が深く抉《えぐ》られ、数年ともたないと判断された。六〇トンの円形蛇籠は十分な役目を果たして大洪水を乗り切っていたが、亜鉛メッキの鉄線があちこちで錆びていた。堰の付け根にある第一番目のものは大きく変形して、半分が深掘れした箇所に曲がって沈んでいた。四番目のものは完全につぶれて残骸をさらしていた。流水の猛威に改めて息を呑んだ。「蛇籠は激流に適さない」という記述は本当だと思った。小石、流木などが鉄線の表面を傷つけて磨耗し、メッキがはげた上に錆びやすくなる。一部は鉄線が切れ、中の石が飛び出している。

これで三度目の正直だ。冬の穏やかな流れから夏の激流を想像するのは難しい。二〇〇四年二月の築造は確かに突貫工事だったとはいえ、石の量が不足していた。つい水路内にばかり目が行き、主力を投ぜられなかったのだ。何といっても、冬の河の穏やかさが曲者《くせもの》である。それに、冬は土木工事の最もやりやすい時期なので、水路延長に力が入る。重機も作業員もそちらの方に行ってしまい、目立たぬ護岸工事は遅れがちであった。

感謝する道路会社

さて、D地区の問題は、石出し護岸の成功で落着をみつつあった。二〇〇六年三月二十日、新たに交代したインド系道路会社と接触ができた。責任者はシーク教徒の巨漢で、赤いターバンをきちんと頭に載せ、応対はトルコ人よりも親切である。ウルドゥ語で話してみると、「おお、ヒンディ語がしゃべれるなんて」と嬉しそうに驚き、ますます親近感を抱いたらしい（ウルドゥ語とヒンディ語は日常会話で殆ど相違がない）。事情を伝えると快く話し合いに応じてくれた。D池周りの道路担当者はベトナム人で、私たちの護岸工事をつぶさに観察していたらしい。驚くほど正確に地図を示し、丁寧に現場で説明してくれた。

「見事です。私は一〇〇パーセント成功だと思います。おかげで、池周りを通るよりずっと楽に作れます」と礼を述べた。道路の法《のり》止め工はヌールザマーンがフランクに述べた通りで、計画では蛇籠をピラミッド状に四段積み重ねるという。きわめて頑丈で、池の保護を考えると、願ったり叶ったりだ。

　工事を担当していたモクタールとヌールザマーンは上機嫌で、「彼らにやらせれば、手間が省ける」と喜んだ。おまけに、同日一〇キロメートル地点まで試験通水が行われ、用水路工事の先端はブディアライ村へ突入した。ジャララバードへの帰路、三人で祝杯を上げた。祝杯といっても禁酒国であるから、路傍の小さな店に立ち寄り、酒の代わりに冷たいコーラ、酒の肴がビスケットであった。

ブディアライ村突入

　夢にまで見た光景だった。二〇〇六年三月、小麦が最も成長する季節である。スランプールからダラエヌール渓谷入口まで約五キロメートルの分水路が張りめぐらされ、至る所に小麦畑が復活した。職員の誰もがうっとりと立ち尽くして、見渡す限りの緑一面の畑を眺める。ついこないだまで、本当にここが一木一草生えない荒野だったのか。キツネにつままれたように、過去五年間の労苦を回顧する。二〇〇〇年七月に水源確保事業が始まって五年半、用水路の着工から三年、ついに用水路工事の先端が、水源事業の発祥地、ブディアライ村に達したのである。

　三月二十二日、午後一二時、シェイワ郡一帯の長老、住民が集まり私たちを歓迎、礼を述べた。用水路建設現場のアフガン人職員たちの間では、静かな気迫がみなぎっていた。着工からまる三

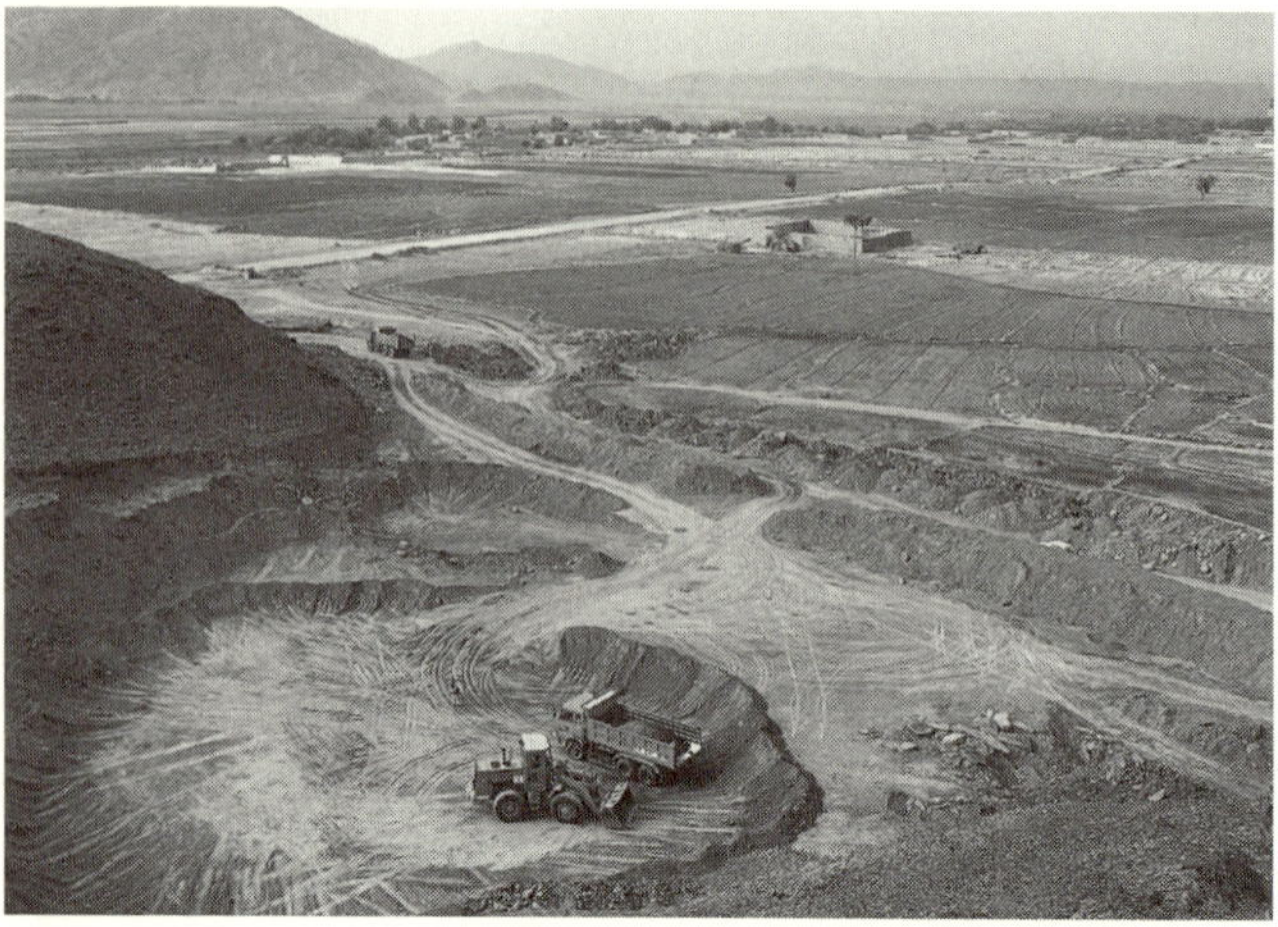

ダラエヌールのブディアライ村で工事が始まった

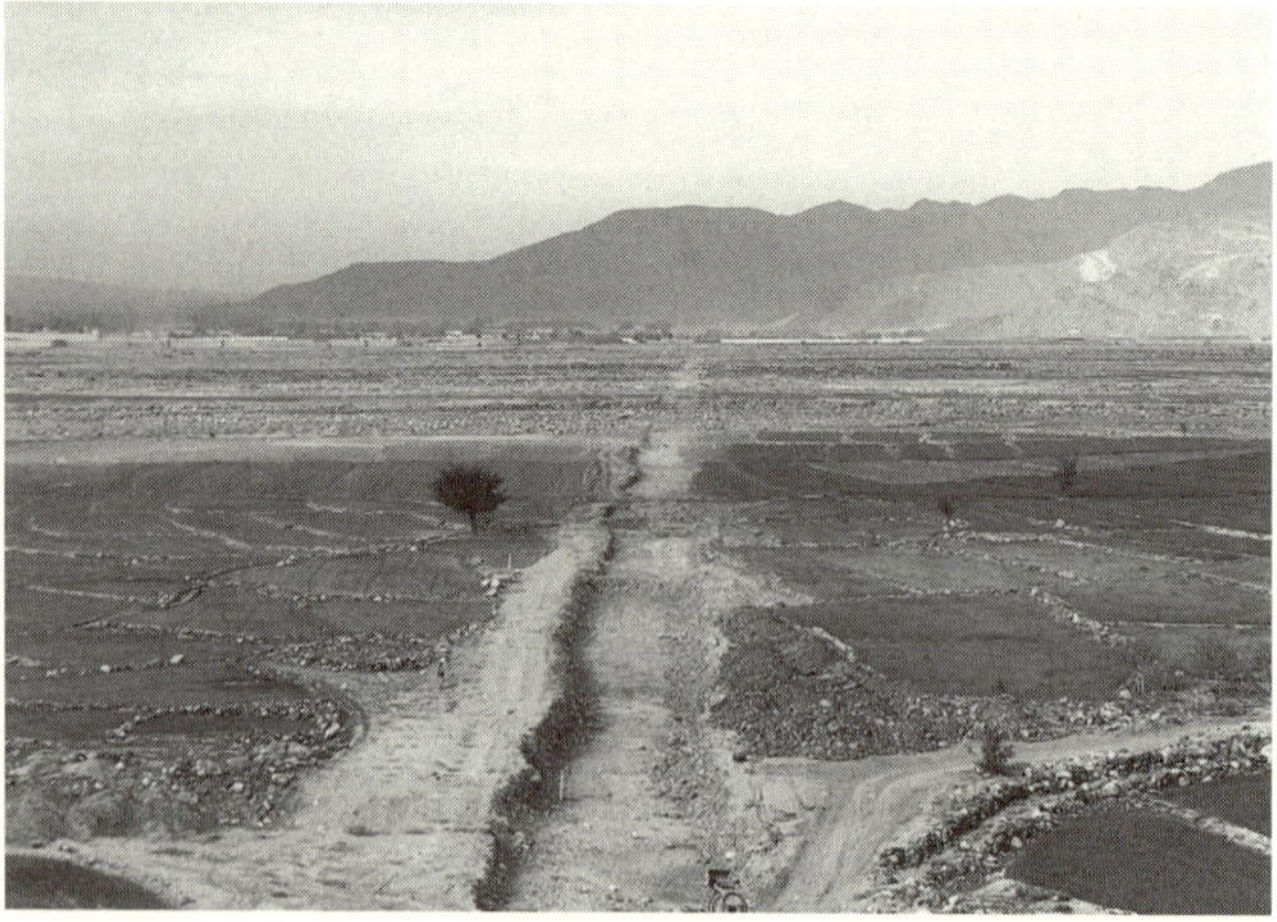

ブディアライ村を横切る水路工事

年、技師たちの殆どが辞職する中、残って黙々と働く職員たちは辛苦をなめた末、やっと目標地点に到着しようとしているからだ。

第一期工事十三キロメートルのうち、十キロメートル地点で用水路は最終目標のブディアライ村に入る。そうすると、旱魃で沙漠化した台地のほとんどが潤う。二〇〇五年五月に四八〇町歩の第一次灌漑《かんがい》を達成し、まもなく第二次、数百町歩が更に加わることになる。年度末にふさわしい幕切れである。それが一週間後に迫っていた。

しかも、これまでと異なるのは、アフガン人職員自ら休日を返上して、一種の熱気が彼らを支配していることであった。彼らが自ら進んで突貫工事に邁進する姿は今まで稀であった。しかし今、作業員も職員もはつらつと仕事を進めている。

これには日本で余りに知られていない背景があった。現地で進行し続ける大旱魃は半端なものではない。大部分が農民である難民は増えに増え、二〇〇六年までにパキスタンに三〇〇万人がいると発表されていた。この数は二〇〇二年の「アフガニスタン復興支援ブーム」の時の二〇〇万人をはるかに超えている。政治現象や演出された「復興」をよそに、難民は増えていたのだ。アフガン空爆以後、人々は苦々しい思いで、一連の出来事を眺めてきた。とくに復興支援で落ちる外貨に浴さない貧しい農民たちはそうである。この一年前、ＷＦＰ（世界食糧計画）は、かつて一〇〇パーセントに近かった食糧自給率が六〇パーセントを下回ったと警告していた。

だが、その冬の降雨量は異常に少なく、旱魃はさらにひどくなると予想された。食糧すらまともに生産できないのに、復興支援のカネだけがだぶつく。当然、諸物価が高騰し、治安悪化がこれに拍車をかける。加えてイスラム諸国の暗いニュースは、敬虔なイスラム教徒である現地の人々を気落ちさせていた。

「国民の半分が餓えている状態である。米軍が使った戦費三〇〇億ドルは東京会議で決められた四五億ドルの七倍である。この戦費が復興に充てられていたら、アフガニスタンはもっとマシな状態になっていただろう」と述べたのは、他ならぬ米国が擁立するカルザイ大統領であった。

このような中で、「アフガン問題は先ずパンと水の問題である」と訴え続けてきた私たちPMS（ペシャワール会医療サービス）にとって、用水路建設は要《かなめ》の事業であった。散々苦労はしたが、広大な面積が灌漑に浴し、人々は沙漠が緑の耕地に変貌する姿を実際に目の当たりにした。多くの難民たちが帰農して喜びを噛みしめたばかりではない。残った職員たちもまた、この仕事に精神的なよりどころを見出したと言ってよい。「難関・ブディアライ村横断」への士気は一挙に高まった。

土石流の大渓谷

二〇〇六年四月、かくて最後の難関、ブディアライ村（J・K区間）が工事の日程に入った。すでに一年前から、進藤が多忙な試験農園の仕事を縫って測量をくりかえし、地図を作製していた。第一期工事区間の中でF・G地区に次ぐ困難な地域であった。

二・五キロメートルは、これまでの工事からすれば決して長い距離ではない。しかし同地域は、長大な渓谷、ダラエヌールの下流に相当する。この奥深い谷の一部が集中豪雨にさらされると、信じがたい土石流に見舞われる。一般に河川の流速は、河原の石の径によって知ることができる。直径が三〇センチだと毎秒三メートル以上の流れを想定できる。だが、ブディアライ村の涸れ川にある石は、直径一メートル以上が稀でなく、中には庭石ほどのものさえある。豪雨が来ると、これらの巨石がブディアライ村を横切る国道に転がり出し、交通が一時ストップすることが珍しくないのである。

これを横断する水路など、皆半信半疑だった。同渓谷を包むケシュマンド山系はヒンズークッシュ山脈の支脈で、四〇〇〇メートル級の尾根が連なる。渓谷の奥行き約三〇キロメートル以上、標高差三〇〇〇メートル以上、一雨降れば、庭石ほどの大きさの巨石も簡単に転がってくる。そこで私たちは、激流の通過する主な河道四ヶ所（計三〇〇メートル）にサイフォンを設置、二・二キロメートルの開水路の両岸は全て二段の蛇籠工を施し、堅牢な構造をめざした。谷を横断するから、もちろん橋梁や小さな水道橋が多数必要となり、水路工事始まって以来の支出と努力を覚悟していた。二〇〇六年度の最大目標が、この「ブディアライ村通過」であった。

集中豪雨は、春分の日を境として頻発するが、気まぐれである。「夏に多い」と言えるだけで、年に数回、いつやって来るか分からない。来ない年もある。悪いことに、二〇〇四年夏以後、雨がほとんど降らなかった。人間とは忘れやすいもので、地元民でさえ涸れ川に畑地を広げたり、自分の所有地であるかのように主張したりで、村の長老を除けば、皆が油断していたことは否めない。既述の土地収用の難航も、この少雨が一つの背景にあったと思われる。

私たちも例外ではなかった。同年三月に水路先端がブディアライ村に到着すると、直ちに掘削を始めていたものの、主水路よりも分水路造成に力が入り、六月まで約四〇〇メートルの開水路を通した後は、分水路三キロメートルの造成に精力を割かれ、ややもすれば土石流対策のサイフォン建造が遅れがちであった。

尤《もっと》も、それまで開通した一〇キロメートル区間の後始末、取水堰改修、D地区の護岸工事、スランプールの遊水地造成、決壊個所の補強、広大な地域の植樹などに追われ、手が回らぬこともあった。

サイフォンの建造

水路工事でいうサイフォンとは、厳密には「逆サイフォン」、または「伏せ越し」という。要するに、地下をくぐらせる水路で、古くから日本でも用いられた。土石流の谷や自然の川を横断するものが多い。江戸時代までは底を抜いた樽を連ね、長い木製パイプとして使用したらしい。福岡県浮羽郡（現・うきは市）の大石堰から引かれた主水路は、筑後川の分流をこの方法で横切って送水されている。我々も、「逆サイフォン以外にこの土石流を避ける術がない」と、着工

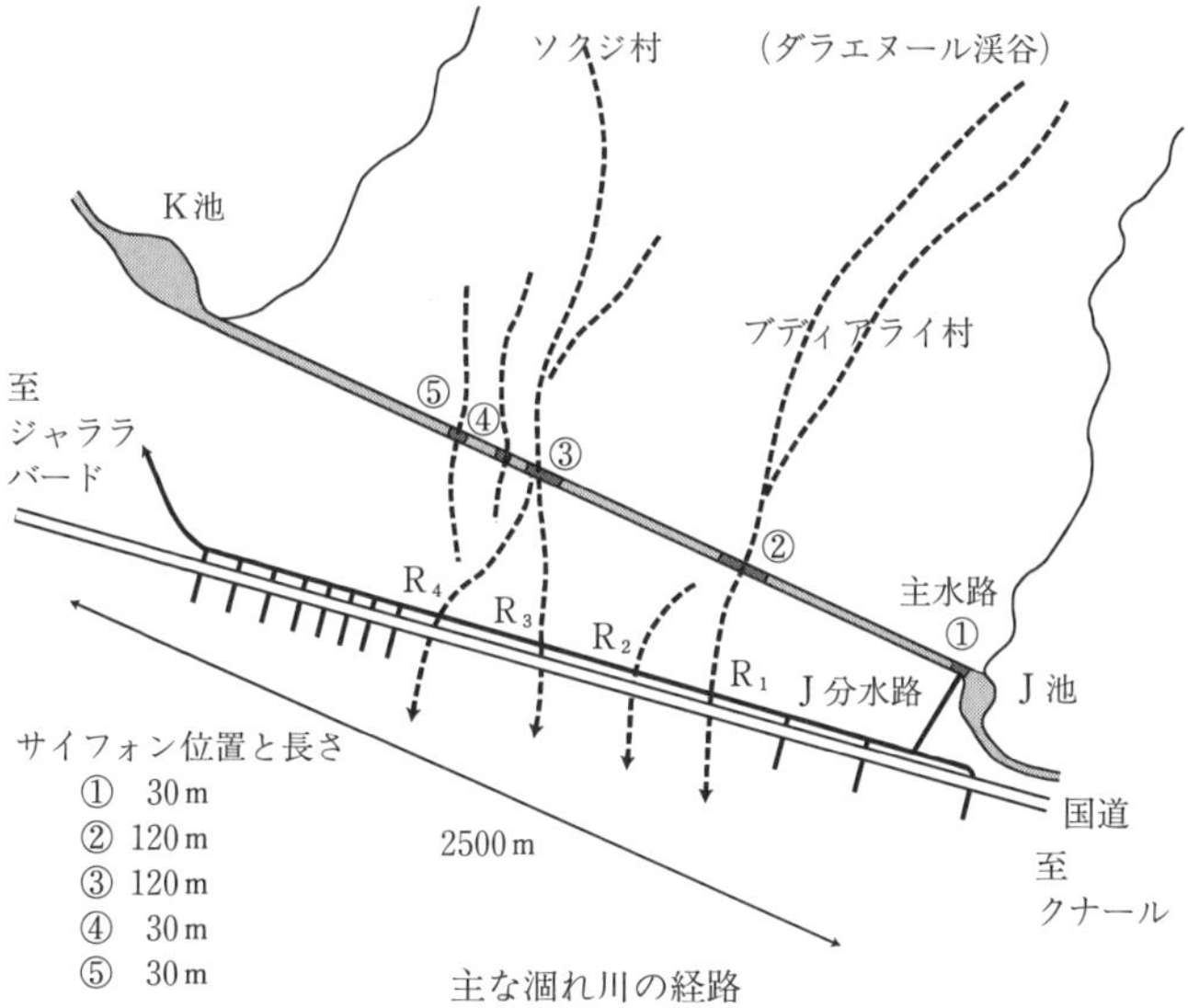

主な涸れ川の経路

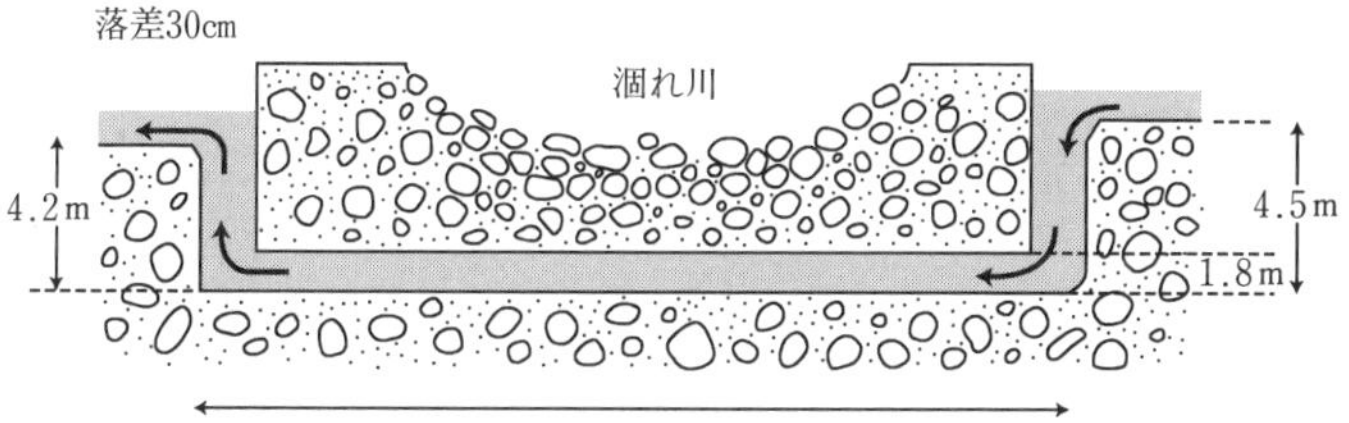

第一サイフォン略図

の時から考えていたが、初めの頃、コンクリートの打設作業さえままならぬ時期が続いた。

私はペシャワールのPMS病院の設計・施工の経験があり、ある程度の地上構造物は自信があったが、アフガン人技師の中で、まともな設計ができるのは井戸担当のハビブッラーだけであった。しかし、水中構造物については二人とも経験不足で、親戚知人で土木関係に携わる人々を訪ね、日本の工事現場にも足を運んだ。その結果、日本の公共土木技術は高度かつ高価で、手が出ないことを知った。せいぜい昭和三十年代頃の工事をしたことがある人々の話が役に立った。現在日本では、設計図さえ出せば、基礎打ち、鉄筋の裁断、組み立て、コンクリート打設などの基本作業を、分担の専門会社が速やかにこなしてしまう。対照的に、私たちの手元にあるのがコンクリート・ミキサーだけで、後は全て自力の手作業によった。

水路本体は「なるべくコンクリートを使わない」という鉄則だが、水門や橋梁は仕方がない。しかし、作る以上は、しっかりしたものでなければならない。後で農民たちが補修できないからである。その後、苦心惨憺、鈴木学が我流ながら現地に適した方法を確立、西野が事実上それを踏襲した。すなわち、モールドを煉瓦としてコンクリート・パネルの着脱を省き、基礎を巨石の堆積層までとしたことである。日本の沖積平野と異なって、現場では岩盤が直接むき出しにあったり、深さ数十メートルの巨礫層が頭を出したりしていることが多い。これを基礎とすれば、安定した建築を行うことができる。井戸掘りの経験で現地の地層を熟知していたことは、大きな自信につながった。高層ビルのように巨大なものを建てるのではないから、水門や小さな橋梁ならこれで充分であった。

しかし、二〇〇四年六月までに両名とも帰国し、技術は近藤が引き継いでいた。水門造成には鬼木がアーチの作り方を会得、正確なゲートの建設を一手に引き受けた。ブディアライ村のサイフォン建設は、この二人がいる限り大丈夫だと考えていた。

二〇〇五年春は、翌年予定されていた大規模なサイフォン工事を想定し、七キロメートル地点の小渓谷の土石流対策で二〇メートルのサイフォンを近藤に手掛けさせた。翌年の予行演習である。ブディアライを無事に通過させるためには、数百メートルの長大なサイフォン建設がないと不可能だったからである。

二〇〇六年三月に水路工事がブディアライに到着後、直ちに第一サイフォン三〇メートルの建設が開始された。これは分水・排水を兼ねた水量調整の水門と一体であったので、構造が複雑な「複式サイフォン」となり、建設に時間がかかった。それでも、工期わずか三ヶ月、七月下旬に完成、コンクリート構造物の仕事は着実に質と速さを改善していた。

だが、問題は最も激しい流れが通過する川道に置く予定の、第二・第三サイフォンであった。両者とも長さが一二〇メートル、第四・第五を入れると、合計三二〇メートルである。また直径一・五メートル以上もある巨石が簡単に転がってゆくのだから、相当深く埋設しないと、すぐに壊れてしまう。いずれにしても、これまでのコンクリート工事の中では最大のものである。

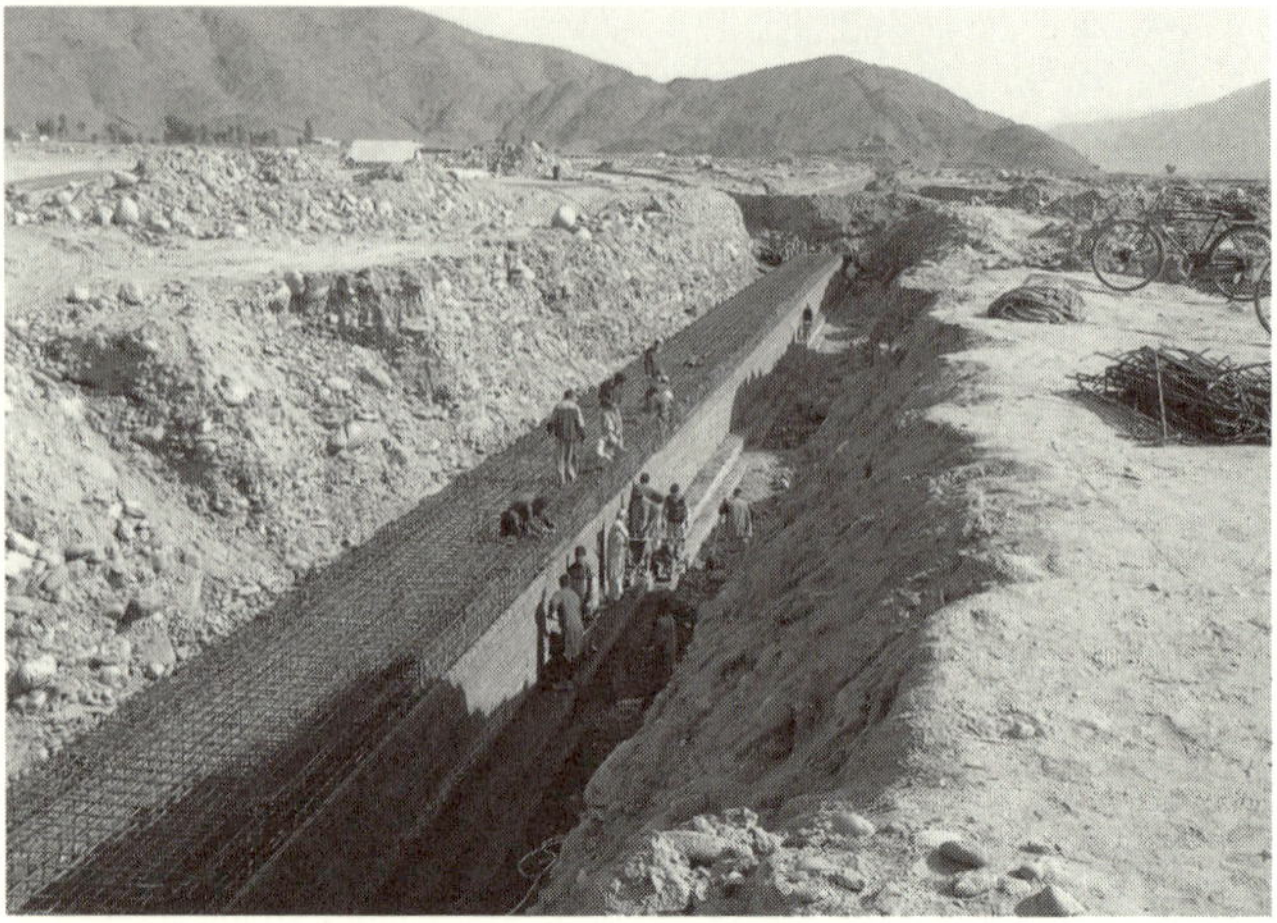

ダラエヌール（ブディアライ村）の120ｍ横断サイフォンの埋設作業

七月二十四日、ジャリババ渓谷の土石流で取水口付近が土石で埋めつぶされ、私たちは忘れていた自然の猛威を思い出した。改めて「サイフォン完成」が水路完成の最大課題として浮上し、危機感を募らせた。一息つく間もなく、次の努力が始まった。

土石流の恐怖

二〇〇六年七月二十四日未明、取水口のあるジャリババ渓谷から猛烈な土石流が襲った。このため、道路会社の基地が半壊、道路を挟むＰＭＳの取水口水門を直撃した。年余をかけて作った取水口から約八〇〇メートルが土石で埋まり、限界水深一・五メートルを想定して設計した幅五メートルの狭い流路内に、何と水深三メートル以上の激流が滝のように下った。そもそも急勾配で設計したもので、流速毎秒一・六メートルまでは大丈

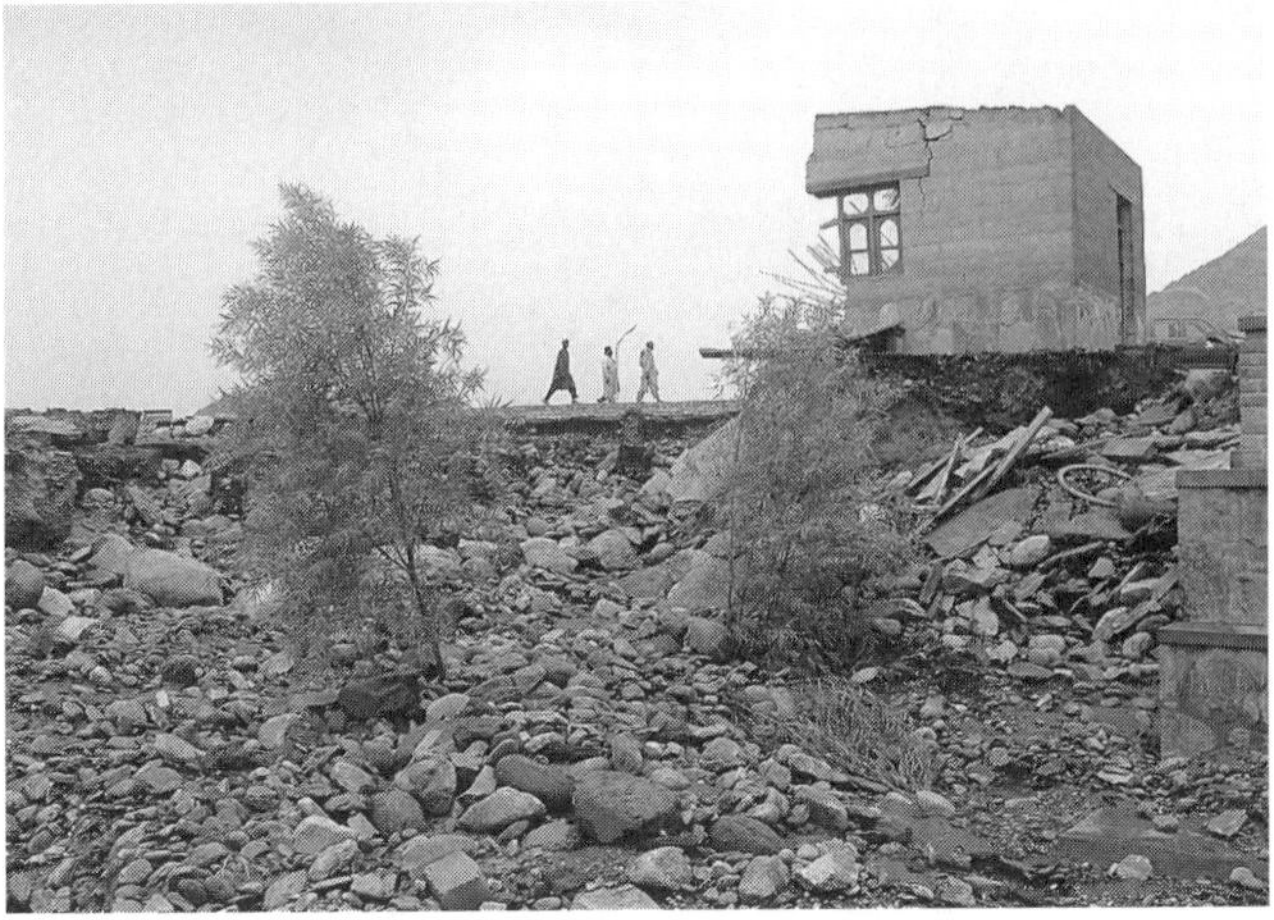

土石流被害　取水門の番小屋が崩壊

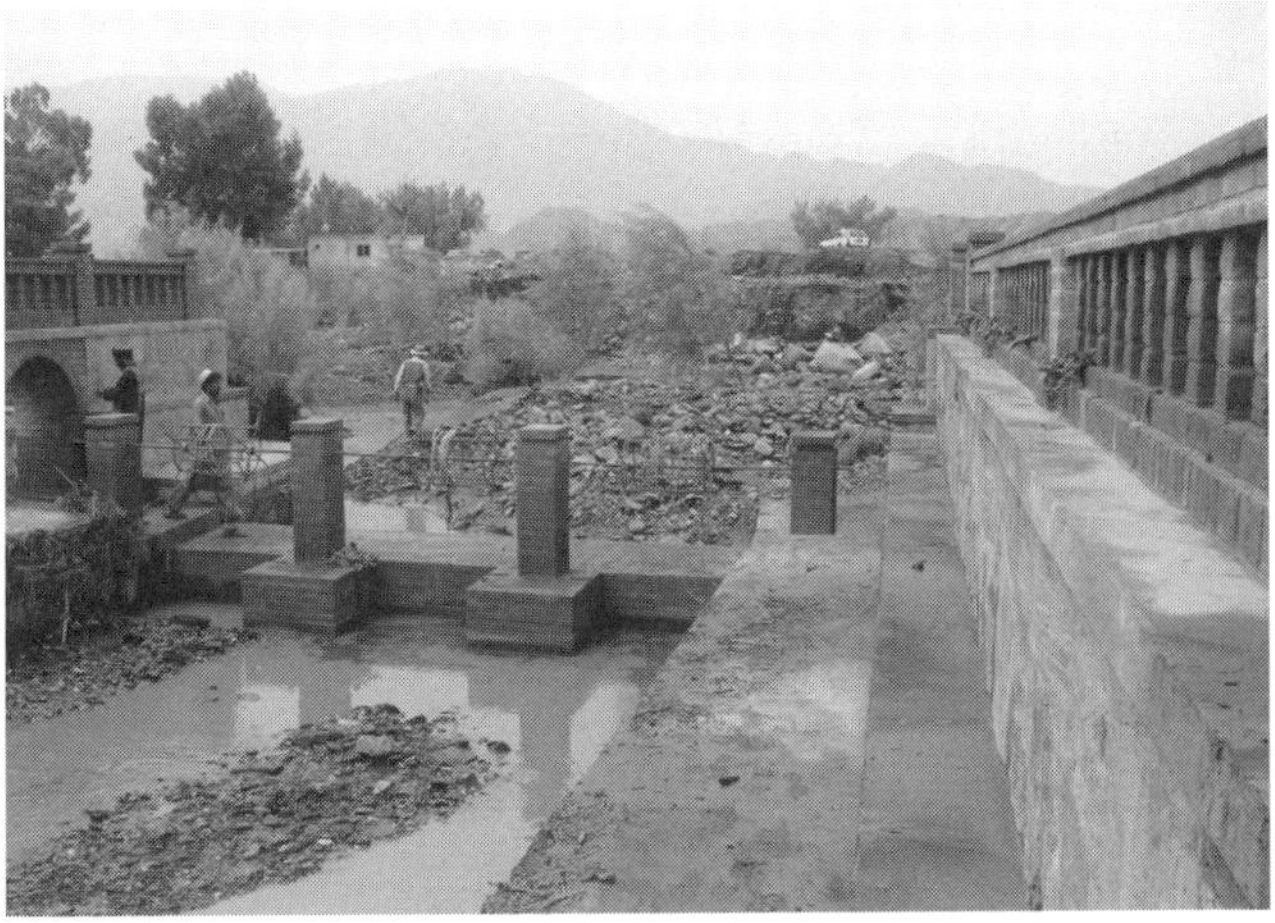

土石流被害　埋めつぶされた取水口水門

夫であるはずだったが、その約三倍の水位となると、理論的に毎秒五〇トン、流速毎秒四メートル以上が流下した計算になる。

流路内の激流は取水口から八〇〇メートルを砂利で埋めつぶした後、一部は水路土手を越えてクナール河へあふれ、一・六キロメートル先の沈砂池へ流入した。同池は直径三〇〇メートル以上の大きさで、十分な容量をとってはいたが、鬼木が危険と見て排水門を全開、被害は池を越えて及ぶことはなかった。道路会社の資材置き場から流れてきた重機のタイヤ、角材、パイプなどが土石と共に池にあふれたが、図らずも排水門の効果が実証され、多量のゴミを一気に流し去ってしまった。

取水口では、門番小屋が全壊して流失、水門から取水堰前の自然川道は約二〇〇メートルにわたって一面の砂礫で埋めつぶされ、浅瀬になってしまった。これを見た住民は驚き、「一年は復旧が不可能」との噂が広がった。

これは人災であった。同渓谷はアフガニスタンでは比較的小規模なものであるが、わずかの局地的豪雨でも、長さ二〇キロメートル以上、落差二〇〇〇メートルを流下する滝のような暴れ川に変ずる。取水口部が守られていたのは、同渓谷の末端にある厚い岩層の丘が水を刎《は》ね、迂回した流れが広い川原を作り、取水口から下流八〇〇メートル地点でクナール河に注いでいたからである。私たちは用水路掘削の折、同地点に幅十六メートルの橋を築いて「水の逃げ道」としていた。流水のあたる岩盤に連続して地面を高くとり、相当の水量でも七五〇メートル四方に浅く溜まり、一週間ほどで殆どの表層水は「逃げ道」から水路を越えて抜けてゆく。

二〇〇四年、米軍の下請けでジャララバードからクナール州への舗装を請負ったトルコの道路建設会社は、この広い川原を「便利な広場」と思ったのだろう。資機材置き場にしただけでなく、まるで砦のような基地を作った。その結果、膨大な砕石の山ができて、自然の流路を塞《ふさ》いでしまった。私たちは大いに驚き、このことを警告すると、流路を空けて災害から免れた。しかし、二〇〇五年秋、トルコの会社が退いてインドの会社に変ると、再び流路を塞いで石材の集積場にしてしまった。そして、私たちの要求に耳をかさなかったのである。彼らは、一見穏やかな広場も、一旦雨が降ればたちまち激しい洪水の川原に変ることを想像できなかった。そのこと自体が、アフガニスタンの自然に対する無知を意味した。地形や気候を知らねば、道路工事もできぬはずである。さらに云えば、工事を依頼する側もそうで、後先のことを考えぬやっつけ仕事でも構わなかったのかもしれない。クナール州は戦火が拡大しており、一刻も早く輸送路を完成すべきだとの軍事的思惑は明らかである。

護衛兵士たちの反感

取水口付近では、インド人を警備する兵隊たちの兵舎が、水路の近くに置かれていた。ジャリババ渓谷を下った濁流は、資材置き場で自然の流路を阻まれてあふれ出し、取水口を直撃し、取水堰の上流側を埋め、水門から下流側八〇メートルにある兵舎を襲った。運良く兵舎の壁に高さ二〇メートルのユーカリの巨木群があり、危機一髪、流失を免れていた。

被害の様子を見ていると、「ドクター・サーブ、ご苦労さんです」と一人の兵士が親しげに声をかけてきた。政府軍兵士に知り合いはいなかったので、「いや、大変だったな」と答えると、水路工事の作業員として働いたことがあるという。彼は怒っていた。訊《き》けば、インド人宿舎は涸れ川と離れた高台にあり、アフガン人兵舎は最も危険な場所にあるのだという。兵舎には五〇名が居た。インド人技師一人に三名以上の護衛がつくそうである。

「（家族のため）稼ぐために仕方ないとはいえ、やり切れません。やつら（インド人）はアフガン人のことなど考えてくれないのです」

資材置き場を直ちに移動して元の河道を回復するよう、インド人技師に求めたが、へらへらと笑うように応対するのみである。彼らのアフガン人に対する優越感が目に余った。下っ端では話にならない。基地の警護をしている隊長に告げると、親切にしてくれ、インド人責任者と会えるように取り合ってくれた。

責任者が留守だったので、秘書らしい者が面会室に通してくれた。しかし、冒頭から言い訳である。

「こちらも、見ての通り、後片付けに忙殺されている状態です。水路の被害は自然災害ですから……」

「からかわないで頂きたい。浚渫は当方がやりますが、再び土石流がくれば、どうなされる。直ちに資材置き場を移動し、元の河道を明けねば大変なことになりますぞ」

「明日、責任者が来ますから……」

「そんな呑気なことを言ってはおれません。あなた方は、アフガニスタンの土石流の激しさを知らない。ともかく、今日中にでも始めなさい。水路が復旧不可能になれば、我々は引き上げる。君たちが直接、住民たちを敵に回すことになるでしょう。

水路だけではない。君らが作っている道路も壊れかけているではないか。集中豪雨は明日来るかも知れない」

実際、インド人技師の誘拐殺人が二件続き、彼らも怯えていたらしい。私の指示に従って自然河道の回復工事が始められた。警護のアフガン人兵士たちは、インド人技師の言うことを聞かず、ＰＭＳの指図に協力して動いた。

私が予言したかのように、この翌日小雨が降った。慌てた会社は改修を急ぎ、自然の河道が回復した。基地の近くに看板があって、「この道路はアフガンの人々のために建設」と大書してあり、アフガン国旗とアメリカ国旗が並んで記されていたが、星条旗に真っ赤なペンキで×印が塗られていた。アフガン人兵士たちがよほど腹を立てたものだろう。

以後、私たちもまた、この道路会社に軽蔑と不信感を抱くようになった。この多忙なときに、大掛かりな浚渫工事まで独力で行わねばならなかったからである。

ダラエヌール渓谷の悲劇

浚渫工事に忙殺され、道路会社の無知を呪う頃、ブディアライ村J・K区間で今度は私たちが歯ぎしりする事態が発生した。

八月八日夕刻、ダラエヌールに居住して試験農場を守る伊藤から連絡があり、「渓谷上流で集中豪雨、土石流が下流へ向かっている」との連絡が入った。現地に三年いるワーカーたち、伊藤、進藤、近藤、本田らは震え上がったが、新しく来た者はピンとこなかった。日本の土石流でも怖いのに、ダラエヌール渓谷の規模のものは想像がつかなかったのである。

翌朝、作ったばかりの五〇〇メートルの開水路は水があふれ、サイフォンを逆流してJ貯水池に流れ込んでいた。主要河道を塞ぐように設けられたJ分水路の水道橋は高さ二メートルが築かれていたが、口径一〇〇〇ミリ七本の排水管がまるで機能せず、水が堰《せ》き上がって一面泥の海となった。急遽水道橋を撤去し、設計を大幅に変えた。短時間の猛烈な流下量を口径一メートルの管七本で抜くことは、完全な誤算であった。住民も私たちも、少雨のためにダラエヌールの土石流の激しさを忘れていたのだ。

取水口の浚渫が始まったばかりであった。救いは、蛇籠工の強靱さが、ここでも実証されたことである。取水口付近A区域と同様な構造をしたブディアライの開水路は、完全に無傷であった。堆積した土砂を除くと、見事に残されていた。しかし、土石流を通過させる長いサイフォンを次の春までに作らねば、際限のない泥沼の再工事を繰り返すことになる。九月下旬から集中豪雨の

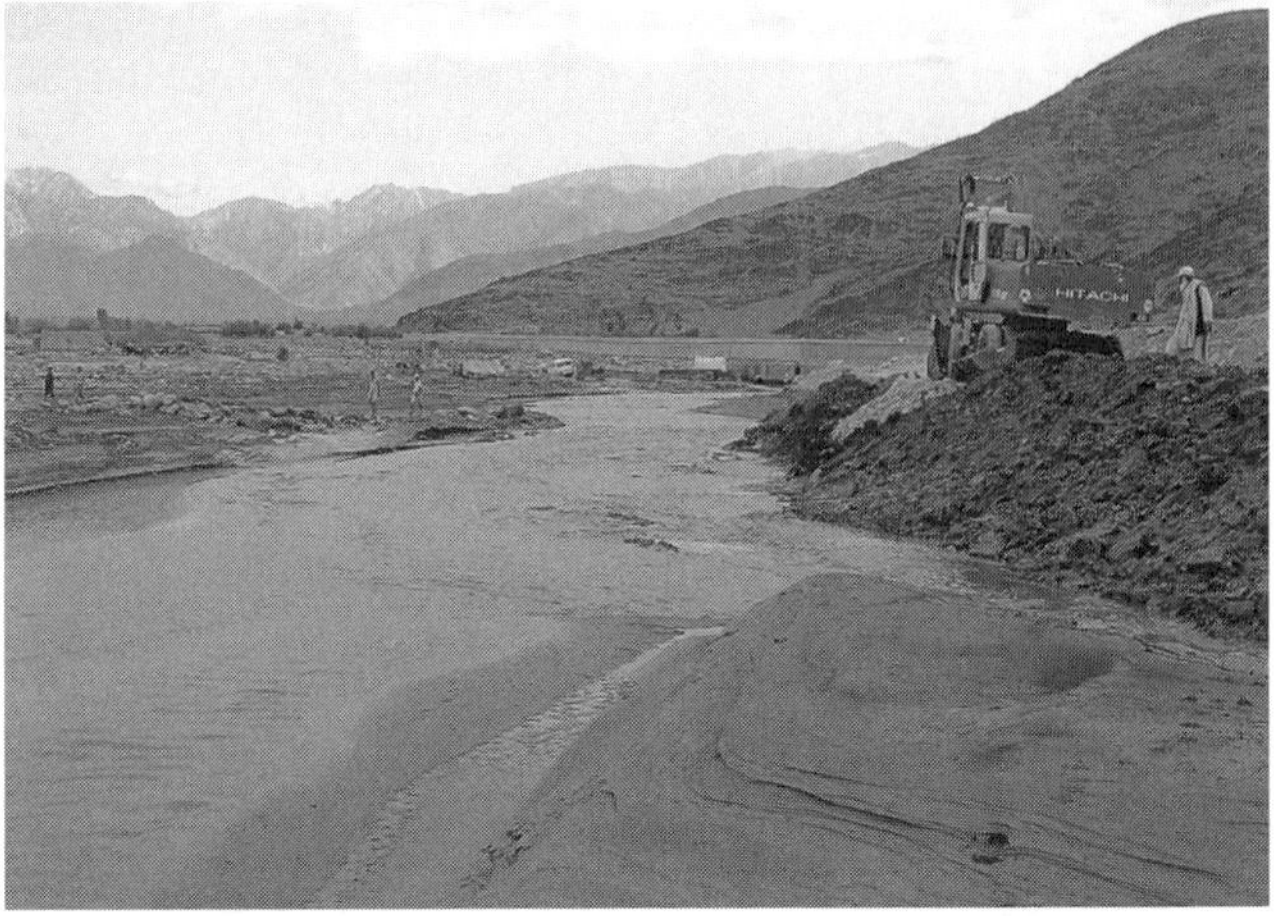

土石流に直撃されたブディアライ村の用水路建設現場

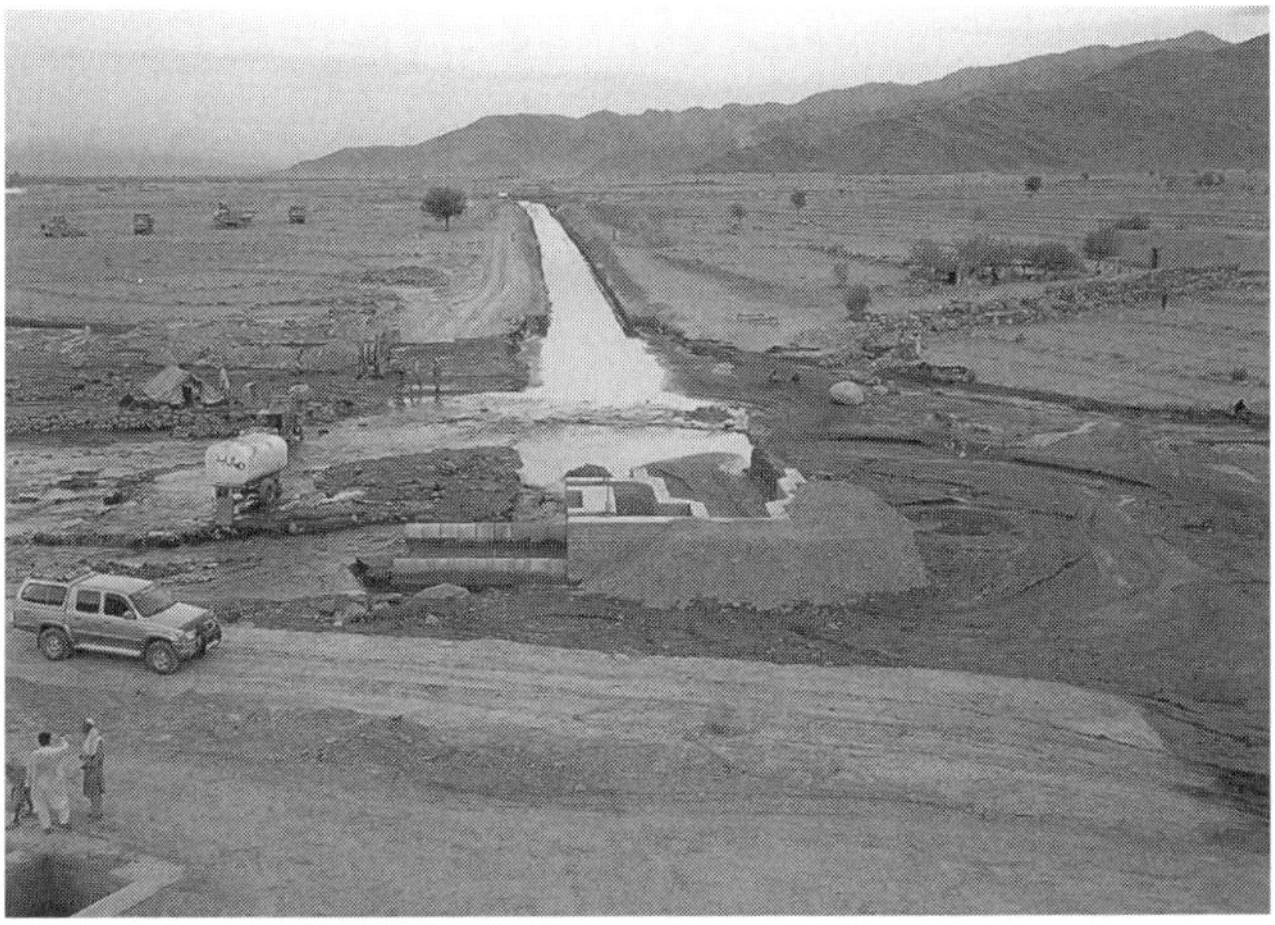

土石流に直撃されたブディアライ村に建設中の用水路

頻度は著しく減る。二〇〇六年一〇月から二〇〇七年三月初めまでの五ヶ月間に、一挙に完成せねば、第一期工事は一年遅れる。夏の間に設計を完了し、鉄筋の裁断、資機材の調達などの準備をさせ、乾期の十月の到来と共に一気に始めるべきだ。分かってはいたが、実際に大規模な流れを目前に、恐怖を伴って身近に実感したのである。

八月十五日、第二派の土石流がダラエヌール西側を急襲した。渓谷中流域のバンバコート村では集落の一部が流され、二〇〇年前からあったモスクが濁流に消えた。西側の河道の水が通過する国道は、二メートル四方、二〇センチ厚のコンクリート板が敷き詰められていたが、水圧で無残に剝がれ、流勢の凄まじさを物語っていた。

赴任後二年の芹沢事務長は、後に述懐している。

「生きている涸れ川など想像がつきますか。とっくの昔に死んだと思っていた水無し川に、猛烈な洪水があふれることなど想像がつきますか」

涸れ川横断サイフォンの遅れを思い出し、不安をかきたてられた。J分水路三キロメートルが難航し、肝心の主水路の建設が大幅に遅れていたからである。

九月下旬から乾期に入る。二〇〇六年秋と二〇〇七年冬に三〇〇メートルのサイフォンを完成せねば工事は先送りになる。そんな芸当ができるのか。一方では、取水口の浚渫工事が山場を迎える時期に当たる。九月は皆に休暇を避けるように伝えていたが、取水口とブディアライ村とは水路工事の頭と末端に相当し、その距離一〇キロメートル、二つの緊急工事を同時に抱える結末となった。すなわち、倍の手間と予算が要るということである。

五ヶ月で絶対に完了すべし

土石流と集中豪雨は、普通春分の日を境に多発する。しかし、最近の気候の不安定さを考えると、二月下旬にまで完成すべきである。二〇〇六年十月から翌二〇〇七年二月まで五ヶ月間である。そこで、「来春三月二十日までに全ての主要工事を完了」と檄を飛ばし、サイフォン建設に重機を集中して割き、掘削に全力を挙げるよう命令した。サイフォンの管水路を地中深く埋設しないと工事ができない。しかも、巨石だらけの河床である。さすがに人力は及ばない。直ちに掘削機五台、ダンプカー二〇台が充てられ、長大なサイフォン埋設工事が十月初旬から開始された。

問題は、近藤一人で四ヶ所のみかじめが出来るかだ。そこに、十月に三年のワーカー生活を終えようとしていた本田が、「ブディアライ村通過まで去らない」と決意、八月に去った鬼木が「十二月に戻る」と表明、石橋が「十一月から三ヶ月手伝う」と連絡してきた。小さなJ分水路の建設も、土石流騒ぎで設計を変更して青息吐息だったし、やってきた新人ワーカーが慣れるまで一年はかかる。これまでの古参ワーカーでなければ乗り切れなかっただろう。これで、私は取水口とD池の浚渫、四年越しの悲願であった斜め堰の完成、仮工事で終わっていたD池の横の水制の工事に集中することができた。

ババ・ロスタムの弓

浚渫工事は、先ず水路内を優先した。ともかく灌漑を再開せねば広大な地域でコメやトウモロコシの収穫が全滅するからである。「本格的な浚渫は稲刈り後に行うので、ともかく水を通せ」と指示、取水口水門から八〇〇メートルにわたって堆積した砂利の山を、重機を動員して排除、一週間で強引に開通させた。

十月初めから斜め堰上流、およびD沈砂池の浚渫を開始し、多大の努力を払わねばならなかった。堆積した土砂が余りに膨大である。ショベルカー三台、ダンプカー十五台で連日運搬し、やっと見通しがつくまで二ヶ月を要したのである。もちろん、米軍=道路会社の支援も保障もなかった。

しかし、勢い付いた私たちは、取水堰の改修を一気に進める計画を立てた。この土石流騒ぎ以前にも、道路会社が川沿いに捨てた石、PMSが二

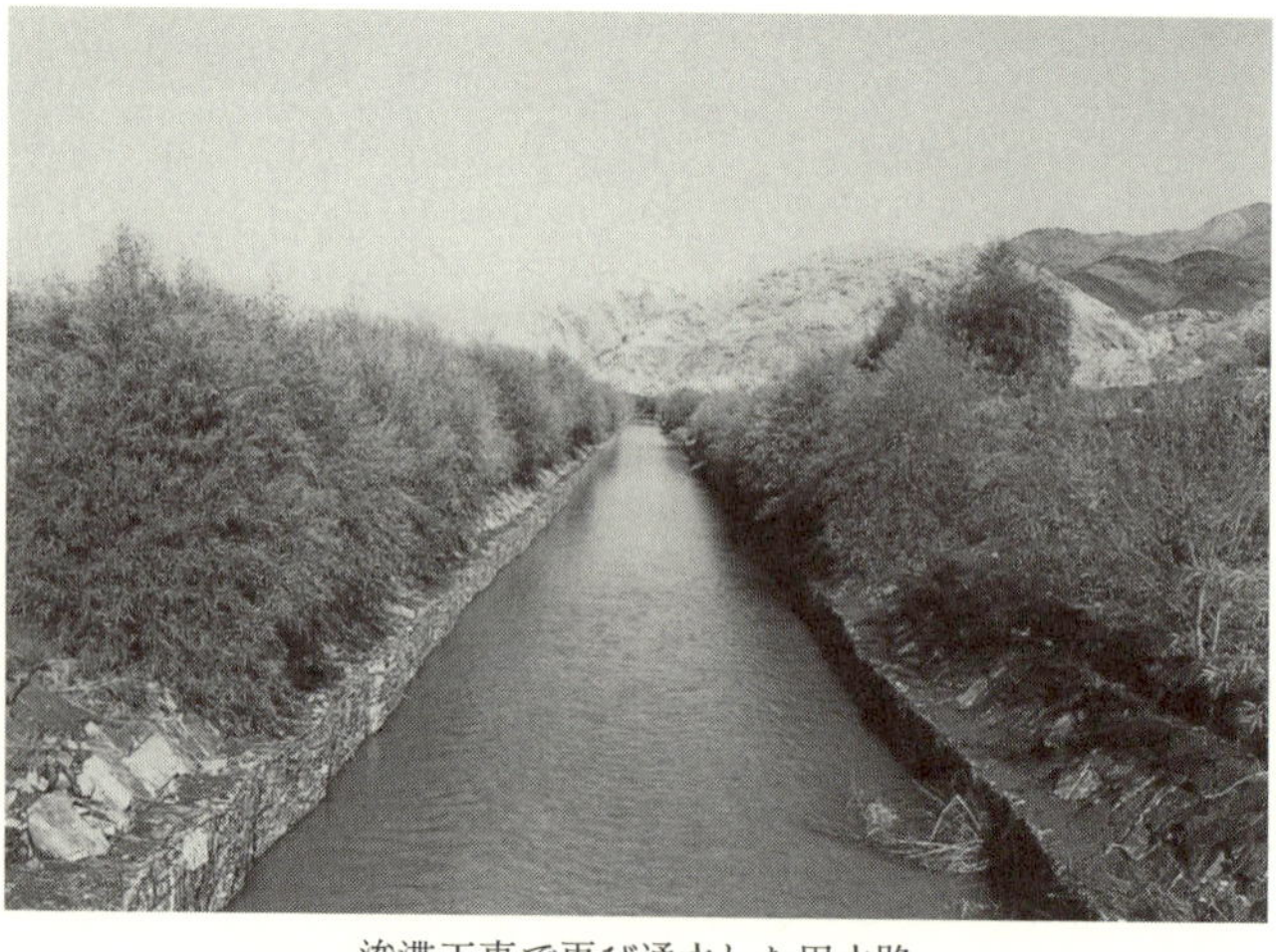

浚渫工事で再び通水した用水路

止めを刺すべきだ。

二〇〇二年に試みた堰で、クナール側の流路が不自然なものになっていたからである。この際、止めを刺すべきだ。

二〇〇六年十一月十八日午後二時、目の覚めるような大きく美しい虹が、天空に弧を描いてブディアライ村方面から立ち上がった。虹をアフガン人は「カマーネ・ババ・ロスタム（ロスタム翁の弓）」と呼ぶ。ロスタムとは、ペルシャ文学で出てくる弓の名手である。ロスタム翁が出てくると、大人は幸運を祈り、子供たちは喜びはしゃぐ。

吉兆である。三年後にして、やっと取水堰の改修に終止符を打とうと決意して、着工に取り掛かっていたからである。度重なる改修に業を煮した私は、再び山田堰を調べ、川の全面的な堰上げと、河道対岸の頑丈な根固め工なしに事が進まぬことを痛感した。

クナール河の河床は殆どが砂利である。冬の河川敷を見ると、幅一～二キロメートルは優にある大河も思い切り水位を下げ、複雑に蛇行する河道が絡み合って流れている。よく見れば、やたらに大きな礫石が目立つ。沢庵石の大きさである。一般に夏の流速に比例して河原の礫石が大きくなる。玉石の大きさから逆に流速を推定することができる。洗掘された場所は巨礫で埋まり、堰の先端は極端に深掘れしている。考えれば当然の話で、石出しの護岸は、先端の深掘れを利用して、主な河道を河岸から遠ざけることにあった。取水堰の先端が年々深掘れで低くなり、主要河道を対岸方向に押しやって、取水口の水位が下がっていたのだ。毎年改修を重ね、堰を延々と伸ばさねば取水できないことになる。確かに、山田堰の場合、河床全体に巨石を並べて堰き上げたと記してある。「数百年は使える」と豪語しても、これでは大言壮語に終わる。

かくて、堰の大改修を決意し、その後四ヶ月間にわたる河との戦いが再び始まった。

柳緑花紅――水の理と人の利

これまでの思慮を欠く計画に思いを馳せ、「堰の完成見通しが立つまで帰国しない」と心に決めて腹をくくった。この絶対的な機械力欠乏の中で、脳髄を搾り出すように方策を考える日々が続いた。しかし、山田堰ができた寛政二年（一七九〇年）の時代は、クレーン車はおろか、重機やダンプカーなどなかったはずだ。牛馬で運び、人力で石を並べたに違いない。体系的な水理学も河川工学もなかっただろう。人々は、改修と失敗を重ね、経験的に「水の理」を学んだであろう。対岸同士の福岡藩と久留米藩の協力は乏しかったであろう。

実際に、「堀川」用水路ができたのは寛文三年（一六六三年）だが、郷土史によると、「度々の洪水などで、取水口に土砂が堆積し、用水があまり乗らなくなり」、旱魃に苦しめられて、享保七年（一七二二年）に現在の位置に移されたとある。おそらく、私たちは同様な努力と悲願を通体験しているのだ。

その後、古賀百工という庄屋が、宝暦九年（一七五九年）に水門幅を拡張し、翌年堰上げ工事を行って取水量を増し、現在の堀川用水を完成させている。この人物が、三十年後に総石張りの

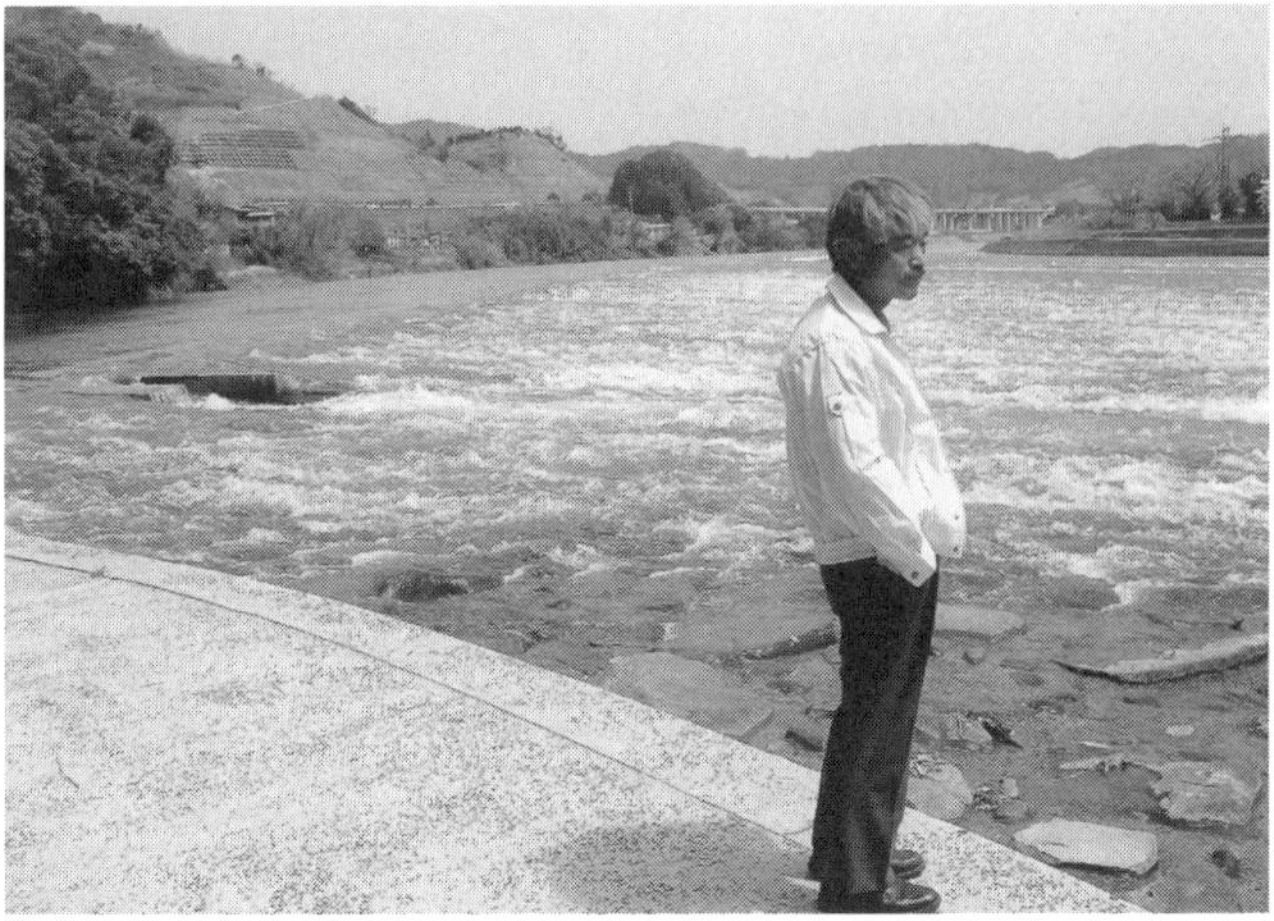

山田堰に立つ著者

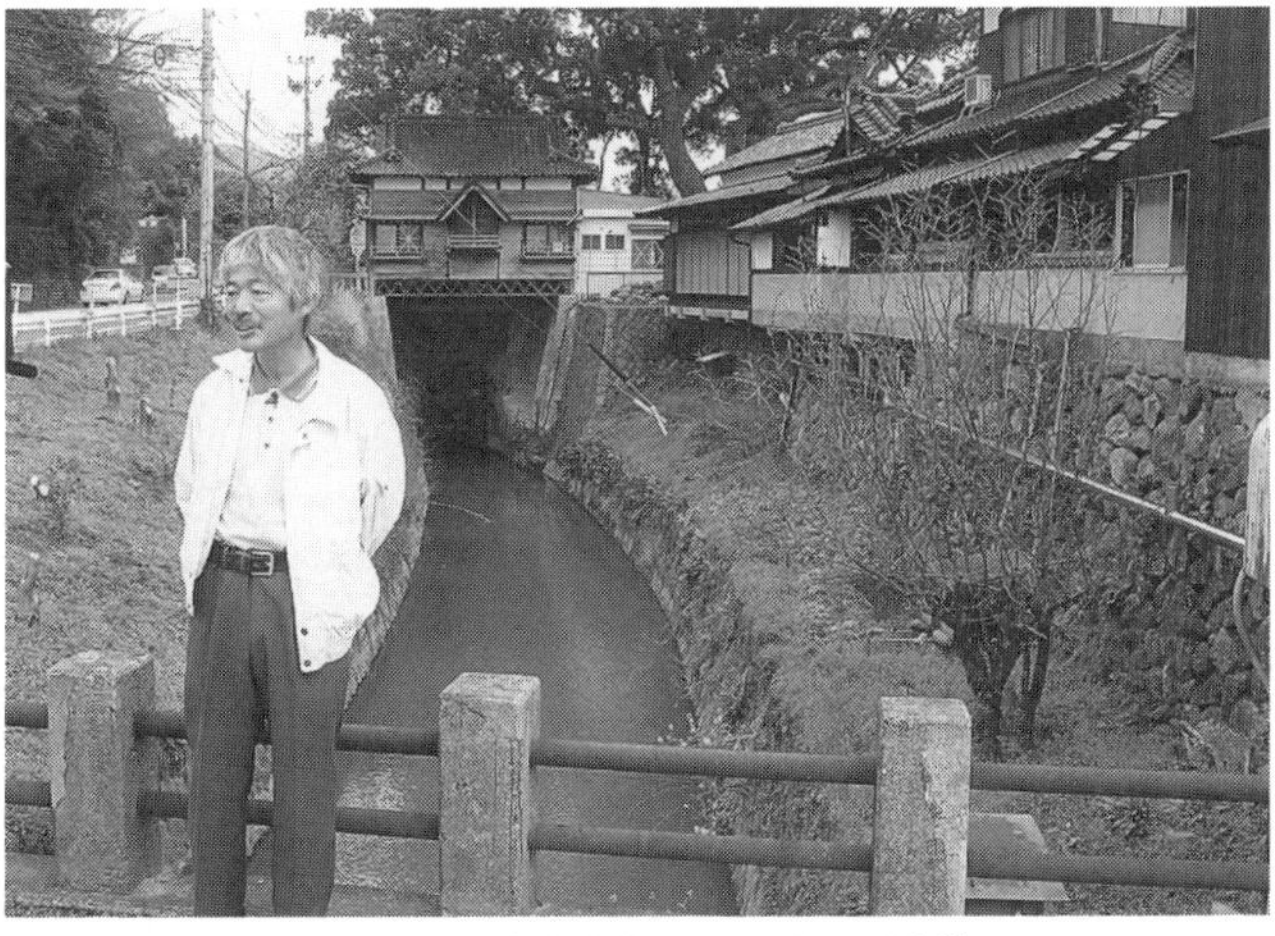

山田堰から水を引き入れる堀川用水路

全面堰上げ計画を実施、今の山田堰を築いたと記されている。三十年間、彼は旱魃と洪水に苦しめられる村人たちと辛苦を共にして川を観察し続け、人々の利害の衝突の海を泳ぎながら、暖め続けてきたものがあったに違いない。

単に技術だけではない。当時、治水事業は命がけの仕事であった。江戸時代の記録を見ると、用水路の設計・施工者は、藩の政治的都合や村の対立に巻き込まれ、かなりの者が非業の最期を遂げている。彼が何を考え、何を耐えてきたのか、想像して余りがある。記録の乏しい今となっては、ただ畏敬を以ってその心中を思い巡らすばかりである。

ここで再び、幻視のように、通い続けた山田堰の様子が浮かぶ。対岸の強靱な護岸、巨大なサイコロ型をしたコンクリート塊の膨大な積み上げ……。だが、これらコンクリート構造物は明らかに最近のものだ。それ以前の面影を留めるのは、わずかに残る柳の群落、そして対岸の広々とした遊水地の跡だけである。かつての巨石群はコンクリートで接着され、対岸はこれでもかと言わんばかりに、幅の厚いコンクリートの階段で敷き詰められている。

あの光景を初めて見たときは、「これほどの工事は逆立ちしても現地では出来ない」と羨ましく、ため息が出た。しかし、今は違う。対岸の強靱なコンクリート護岸は、ごくわずかではあるが、明らかに変形していた。コンクリート構造の下流側末端は洗掘が進んで、滝のように水が落ちていた。巨石を固め合わせるコンクリート工事が行われたのが平成十年であるから、わずかな年月で起きた変化である。一方、堰が築造されてから二〇〇年、曲がりなりにも機能を果たしていたはずである。おそらく、技術や農業生産のあり方が変化し、時代によって治水思想が変遷したのであろう。四年をかけて分かってきたのは、山田堰もまた、「文化財保護」に等しい形で保存されたということである。しかし、それが悪いという訳ではない。保存されたお陰で、私もまた多くのことを学んできた。日本中の斜め堰が消えてゆく中で、敢えて原型を留めようとした人々の悲願に共感する。

近代技術が導入される以前の治水思想は、山田堰だけを見ても歴然としている。水は思い通りに流れない。人知を超えて、水は水の論理で動く。水路内に取り込んだ水でさえ手を焼くのに、まして自然の大河は制御不可能である。先人たちはそれを知っており、わずかに貰える自然の恵みのおこぼれに満足し、被害を避けてきたのだ。……そう考えると、納得できることが多い。派手なコンクリート護岸工事を施さずとも、あふれる水には逃げ道を与え、無理な堰上げを避けて欲張った取水をしないことである。専門家が見れば当然であろうが、素人の自分としては翻然《ほんぜん》と悟るところがあった。

現地の体験に限って述べれば、コンクリート素材は利点も多いが、欠点もある。自然の巨石群なら流水は石の隙間を通過して抵抗を受け、流速が減殺される。平滑なコンクリートとなれば、水が滑るように流れて流速が増す。その分だけ、構造物の下流端に激しい渦流が発生し、洗掘が起きやすくなる。自然岩盤に接する川の深掘れと同じ理屈である。対岸の護岸も同様で、無理に

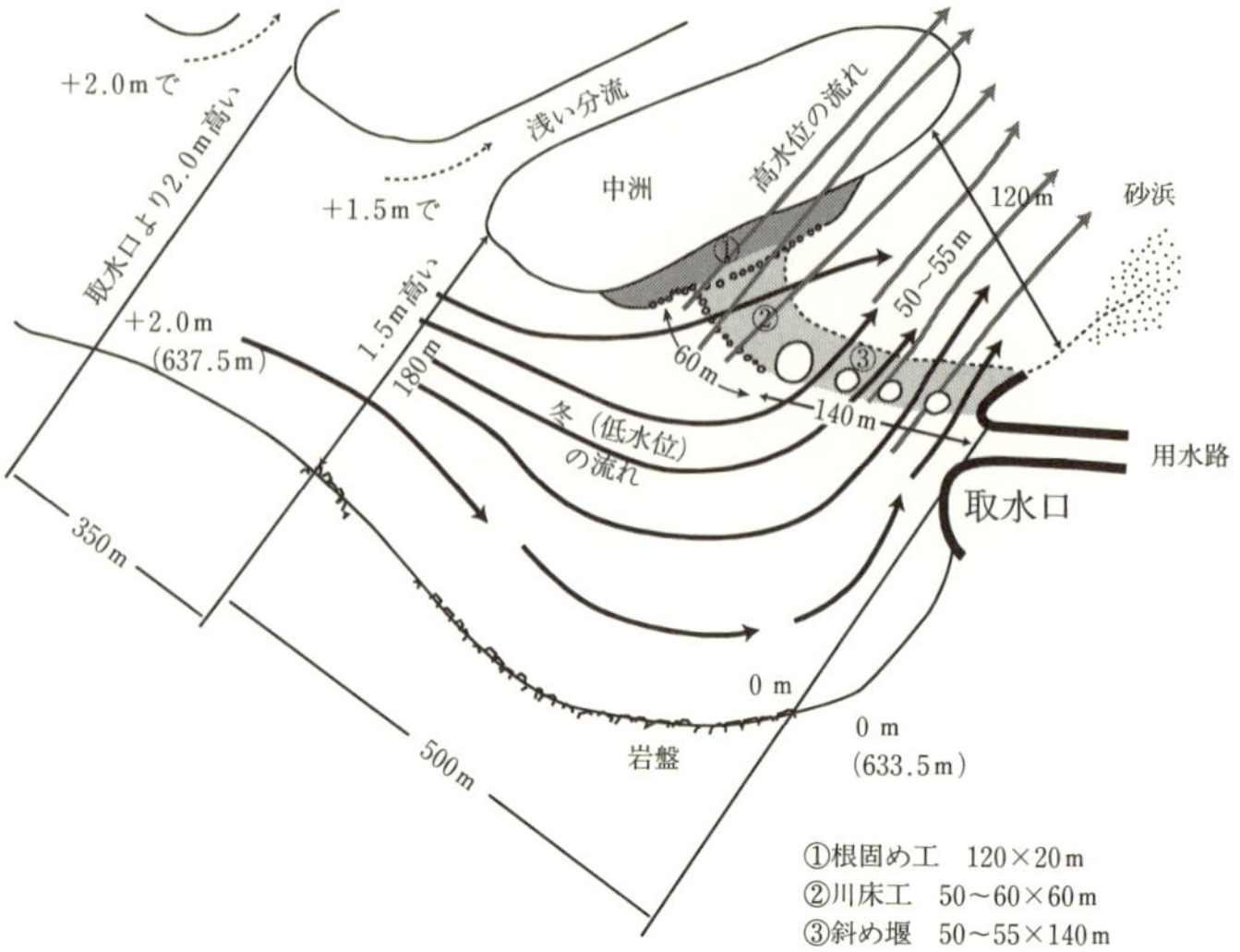

取水口及び堰

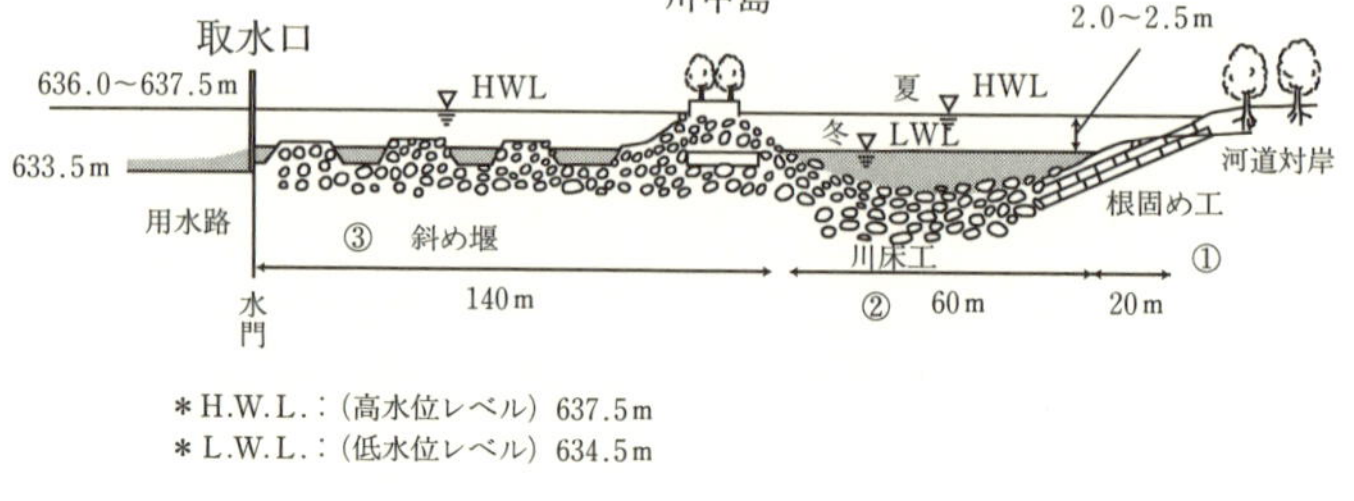

取水口縦断面（巨石列による堰上げ）

河道を閉じ込めず、わざと溢れさせて増水に対処したらしい。

とはいっても、流水に対する抵抗があるということは、それだけ堰《せ》き上がりも大きいということである。また、急流が発生する堰の先端は、砂利の川底が普通である。すると激流で河床材料の礫石が流されて容易に深掘れし、冬の低水期に水位が下がりすぎて取水ができない。何でも「自然に」という訳にはいかない。自然の理を知るとは、決してありのままに放置することではない。自然といかに同居するかである。

かくて、山田堰に凝結された先人たちの、偉大な知恵を理解することができる。繰り返すが、この驚嘆すべき工夫は、四回の夏の洪水を経て以下のように解読された。

一、洪水を広々した河川敷に流れこませて対岸を遊水地とし、異常高水位を自然が許す最小限に抑え、力ずくの護岸をしていなかったこと。

二、堰長《せきちょう》が伸びるだけ、同一水量なら単位長さ当たりの越流量＝水深が低くなり、流水圧を低減できる。このため、堰を河に対して直角ではなく、斜めに造成していること。

三、堰の上流端の河の水位がそのまま水平に取水口に反映されるので、取水口直前から落差の分だけ急に余水が流下する。堰上げの高さ調整と同時に、土石の水路内流入と取水口付近堆積が最小限に抑えられること。

四、堰の中に溝を設け、取水口への流量と水位を一定に保つ工夫がある。渇水期には溝の高さ以下にならず、増水期には溝の深さ分だけ水圧が増して、水抜きパイプの役目をする。こうして異常高水位をも低減できること。

五、主要河床全体に幅広く角のない巨石を敷き詰め、堰先端と対岸との間に生ずる深掘れを防止していること。

六、堰（巨石列）の幅を広くとって緩やかな斜面を造成、物量を要する水叩き工や床止め工らの護床を兼ねていること。また、予期せぬ出水で激しい流水圧を受ける時、自然石だけなら石が動いてバランスを取ること（現在のコンクリートの堰でも、堰と護床工を不連続にして万一の場合に備えるようにしている）。

異なる見解はあろうが、以上の条件を満たせば、巨大コンクリート工事を避け得ると信じ、十一月初旬、「最後の改修」をめざして、四度目の突貫工事が始められた。

「移動島」の決死隊

増水期まで三ヶ月である。二〇〇四年二月以来、毎年改修をくりかえしたが、延々とこれが続くとなれば、画竜点睛を欠く。とても第一期工事完成とは言えない。もっとも、三年に及ぶ改修の連続で二、三、四、の条件は満たしている。六は、石のダンプ道を堰の下流側に幅広く敷けば、目的を達する。厄介なのは、一の対岸工事、五の主要河床全体に巨石列を敷くことであった。

巨石は対岸のカシコート村に豊富にある。だが、これまでの経緯で、村人が快く協力するとは思えない。一年前のＤ区域の護岸工事の際には、危うく流血騒ぎになるところであった。一般に、対岸住民同士の仲は悪く、マルワリード用水路が右岸だけを潤すのを左岸側は妬んでいる。二〇〇三年の外国ＮＧＯが築いた堰による大被害の経緯も尾を引いている。それに、何といっても距離があり、対岸に資機材を輸送するのは三〇キロメートル下流の橋を渡る。目の前にあっても、六〇キロメートル先の遠隔地に等しい。また、仮に対岸からの工事が可能にしても、川底に巨石を敷設するのは大きなクレーン車がなければ無理である。そんなものは無い物ねだりだ。

手持ちの時間だけでなく重機、輸送力も多くは割けない。三月中には確実に増水が始まる上、工事の先端、ブディアライ村では土石流が頻発するようになる。ダラエヌール下流に相当するブディアライ村では、先述のように長大なサイフォン建設を二〇〇六年度の最大目標に掲げ、機械力・輸送力の大半を集中していた。こちらの方も、二月中に絶対に完成するよう強い指示を出したばかりであった。

ずいぶん考えた末、実行に踏み切ったのは、名づけて「移動島工法」。奇想天外、この道の専門家にはお恥しい限りだが、ないない尽くしの中で得た苦肉の策である。日本とは物量と機械力に雲泥の差があるし、技術力が違う。知人の紹介でいろんな工事現場を見てきたが、まるで別世界のように思い出される。

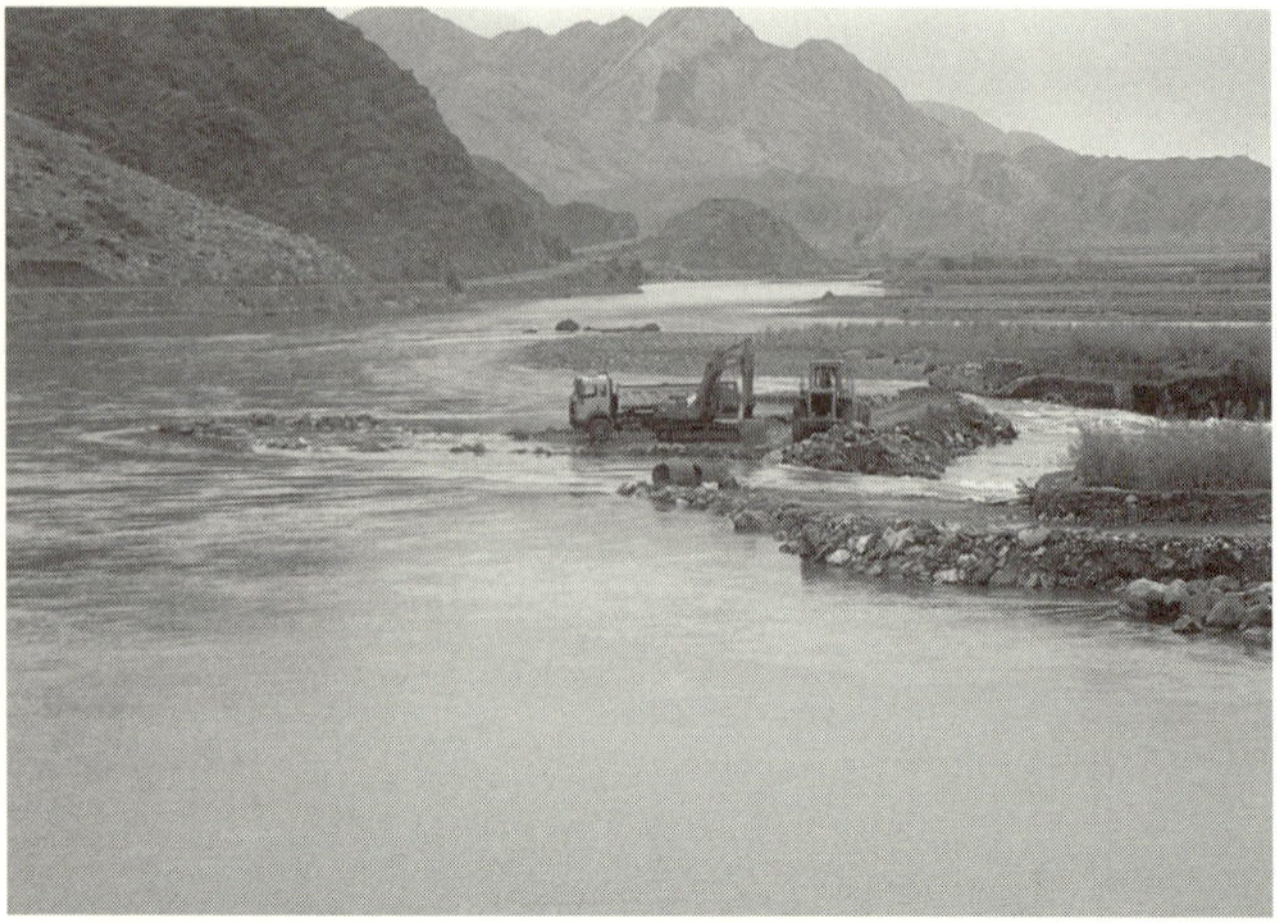

奇想天外の移動島工法（堰先端から切り離す）

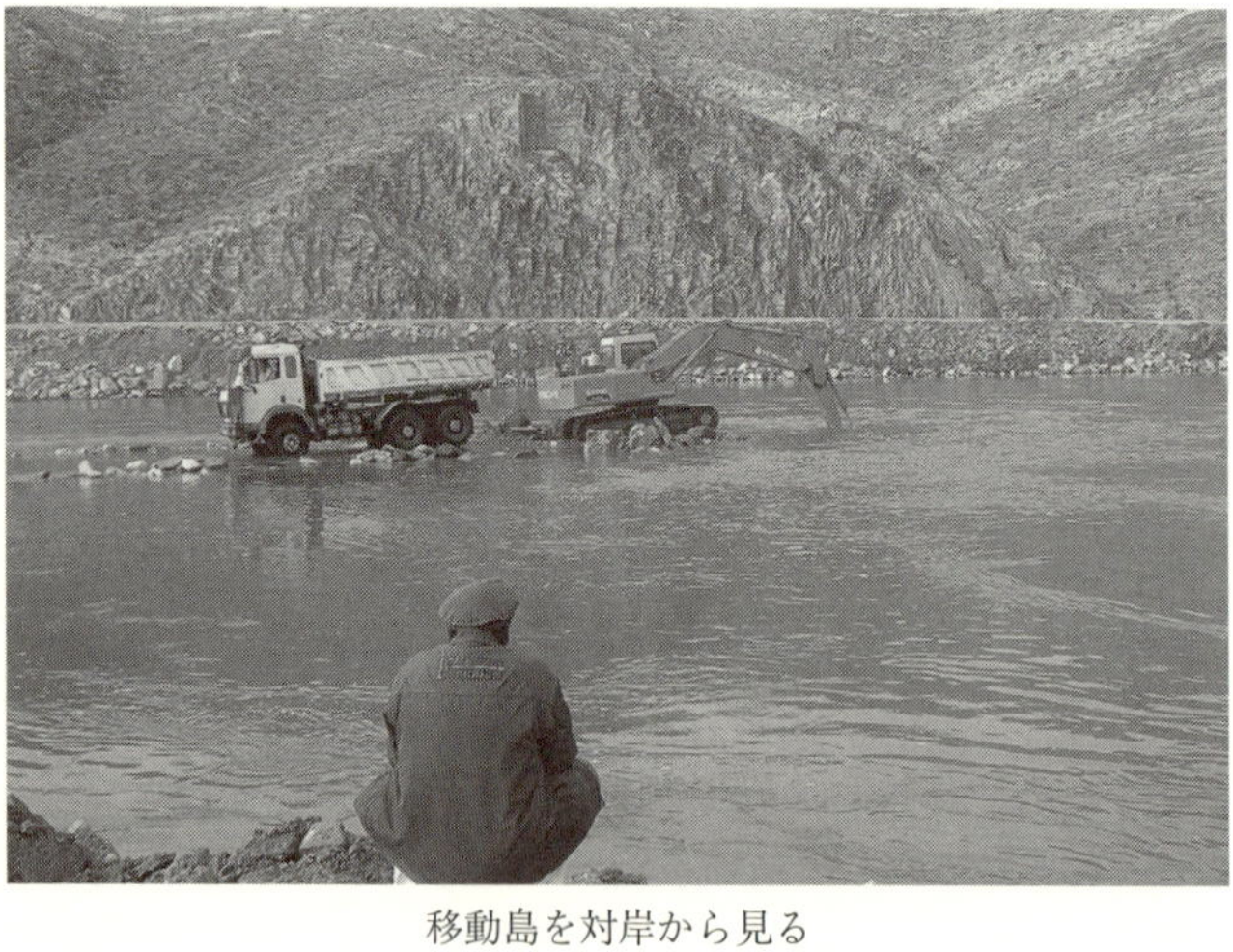

移動島を対岸から見る

それでも……と、諦め得なかったのは、「山田堰」を作った先人たちのことを思ったからである。三〇〇年前にショベルカーやダンプカーはなかった筈だ。その分、恵まれている方だと言わねばならない。時間も迫っている。決行に踏み切った。

「移動島工法」とは、次のような方法である。右岸側から伸ばした堰の先端に貯石場を設け、これを堰から切り離して石材の島とする。その後、「島」の右岸側を削っては左岸側を広げる。そうして徐々に水底に巨石を並べ、島の石材を使い減らしながら、左岸へ到着するのである。もちろん、日本でこんな変てこな危険作業をしてはならない。限られた予算と時間で、他に方法がなかったのである。

堰先端の貯石場から対岸までの距離は三〇メートル、渇水期の河道とはいえ、かなりの急流である。その中を孤立するから、運転手や作業員が不安を感じて嫌がるだろう。石量は十分に越したことはない。そこで、測量を進藤に行わせて川幅と落差から流速を割り出し、巨石の量を決めた。巨石の敷き幅が五〇メートル、厚さ一メートル、長さ六〇メートル、必要な巨石量は、三〇〇〇㎥、重量にして約八〇〇〇トン以上となる。先ず一四〇メートルの堰に沿って交通路を敷設し、輸送すること四週間、連日ダンプカーがひっきりなしに往来し、何とか目標量を達成した。

到着予定の対岸には、ベテランの現場監督、ヤールモハマッドに命じて蛇籠の列を幾重にも敷かせた。これは「移動島」が対岸に近づくと、砂礫の対岸と島との間に激しい流れが生じて岸の洗掘が起きるためである。作業工程上、一時的な洗掘は防げないが、抉《えぐ》られた川原に蛇籠列が次々と没して移動島と手をつなぐ手筈である。

「土石流の谷」ブディアライ村では、サイフォン建設のために長径一メートル以上の巨石が膨大な量掘り出されて、処理に困っていた。巨石といっても玉石の化け物で、角がなく、激流にびくともしない。この巨石を集め、ダンプカーにして計一二〇〇台分を、堰の先端に運ばせて石の山を築いた。これで広場を作り、掘削機、ダンプカー、ローダーの各一台が動ける広さにした。また、掘削線の角度が流方向を決定するから、周囲の岩盤の丘から十分に観察して切り離す位置を決めていた。

十二月十七日午後二時、決行の時がきた。選んだ運転手には詳細を告げず、堰の先端に重機とダンプを集めた。実情を知っているのは私とモクタール運転手だけで、ヌールザマーンも、言われるままに「勇敢な運転手たちと故障の少ない重機」を選んで送っただけである。ショベルカーの運転手に「わしが見本を作る。ちょっと貸せ」と告げ、自分で操作して予定の掘削線五〇メートルに沿い、堰先端の広場を思い切って切り離した。切られた堰から激流があふれ出し、私たちは移動島に孤立した。背水の陣である。

全面堰き上げの成功

冬の日は短い。日没までに堰を十分に切っておかないと、雨で河が増水すれば一晩で対岸の洗掘が起こる。すなわち、それだけ島の移動距離が長くなって石材が不足する。すると、重機・ダンプが対岸に帰還できなくなる。必死で水の道を広げた。「ドクター・サーブが取水口で奮闘している」と聞いて心配した職員が筏《いかだ》でやってきたが、却って危ないので引き返させた。夕闇が迫るころ、やっと切られた堰の中の流れが少しおとなしくなり、貯石場延長で堰《せ》き上がった水位が下がり始めた。寒風の中を震えながら三名の運転手、モクタールと共に筏で戻った。

翌日も、翌々日も、曇天下でひたすら作業が続けられた。ショベルカーの運転手は私の厳しい指示に不満を漏らし、口を利かなかった。ローダーの運転手・ファウジは、四年間工事を共にしてきたので逆らわなかったが、怖さと寒さでむっつりしていた。初めの三日間は、冗談も出なかったと思う。おまけに、上流で雨が降ると水かさが増し、移動島が小さく思えて不安を募らせた。ダンプカーはハンドルを切りそこなうと大変なので、モクタールが細心の注意を払い、大声で誘導した。激流の音で声がかき消される。小さな移動島の上でダンプと重機が怒号の中をうごめいていた。私はといえば、ひたすら筏で往来、様々の地点から島を眺めて流れの方向を確認し、しばしば掘削角度を修正した。

四日目から雨雲が去って、強烈な日差しが照りつけ始めた。「やあ、天然のストーブが来たぞ」と、皆の悲壮な気分が少し和らいだ。冬のクナール河は、清流である。真っ青な空を映して美しい。切った堰の間を滝のように水が落ち、巨石群に激突して真っ白に砕け散る。それは暴れる白い鯨のようだ。もうこれで五回目だ。今度こそ止めを刺そうと、獲物を前に全身闘魂と化した「白鯨《モービィ・ディック》」のエイハブ船長の心境であった。だが、それは憎しみや悔しさではない。体当たりして全精魂を傾けるに値する対象である。その時の自分は、まるで阿修羅のような形相であったに違いない。その気迫が伝わったのか、皆、黙々と作業を進めた。

十二月二十四日、作業を始めて一週間、対岸が近くなると、やっと皆の表情に笑顔が見られるようになった。案の定、対岸の玉石層が洗掘で崩れ始め、蛇籠の長い列が大蛇のように捻《ね》じれながら、次々と水中へ没した。計算どおり、島は三〇メートル移動して対岸へ付けられ、石材を使い果たした。岸に着いた安心感と工事の成功で、みな狂喜した。

翌々日からイーデ・クルバーン（犠牲祭）の休みである。休み明けから対岸の工事が始められよう。対岸の中洲で機械力を使う仕事は初めてだった。それまで、もっぱら人力で川原の石を集め、蛇籠を組んでいたが、今度は本格的な施工ができる。「堰上げ工事完了！　おめでとう、やっと君らも脱走できるな」と冗談を飛ばし、意気揚々と引き上げた。

「岩盤の砂浜」

年が明けると同時に、対岸の根固め工事が始まった。河床に巨石を敷いたため、石材を使い果たしていた。この時のために用意していたのが、蛇籠（布団《ふとん》籠）による強靱な根固め工である。山田堰の対岸も膨大な物量を投入してコンクリートの分厚い護岸があった。「岸を削られてはならない」という考えに囚われて、毎年護岸工事を繰り返してきた。その結果は構造物直下の河床が激流で深掘れし、いくら蛇籠を積んでも洗掘が止まらず、まるで賽の河原のように果てしない努力が続けられた。これに終止符を打つ時が到来したのである。
しかし、確信を以って立案・設計ができたのは、「洪水は溢《あふ》れさせるべきだ」という先人たちの治水思想のお陰である。クナール河は、この斜め堰上流端から更に約一五〇メートル上流に、幅広く浅い分流が二つある。河床の落差は一・五メートルほど分流が高い。すなわち、主要河道が堰上げられても、一・五メートル以上の水位上昇になれば、水が分流に注ぎ始めて高水位は軽減される。主要河道対岸の中洲は、冬の低水位期に取水口の水位が落ちぬ程度に削られなければ、それで良いのだ。そのためには、堰き上げた巨石の河床に連続して、低い構造物を緩やかな角度で幅広く敷き詰め、中洲の葦の生える地面の高さ程度にして洗掘を防げばよい。すなわち、根固め工に徹して岸辺の形状にこだわらぬことである。さらに、弧を描いて堰の長をできるだけ伸ばし、直角の横断距離八〇メートルの河道を二二〇にした。こうすると、堰を越える流水が浅くなり、水勢も減殺される。（三〇六頁図）
夏の増水期に葦原が見えなくなるほど高水位が襲っても、河床と自然の高さの岸辺が崩れなければ、水が葦原を越えてゆく。対岸の中洲自体が遊水地であった訳である。要するに、工事前の自然状態を、やや上流側で復元することに尽きる。巨石の河床断面は、平たいU字状になっていて、低水時の河岸に乗り上げた形にしている。このレベルに合わせて不動の根固めをすればよいのだ。

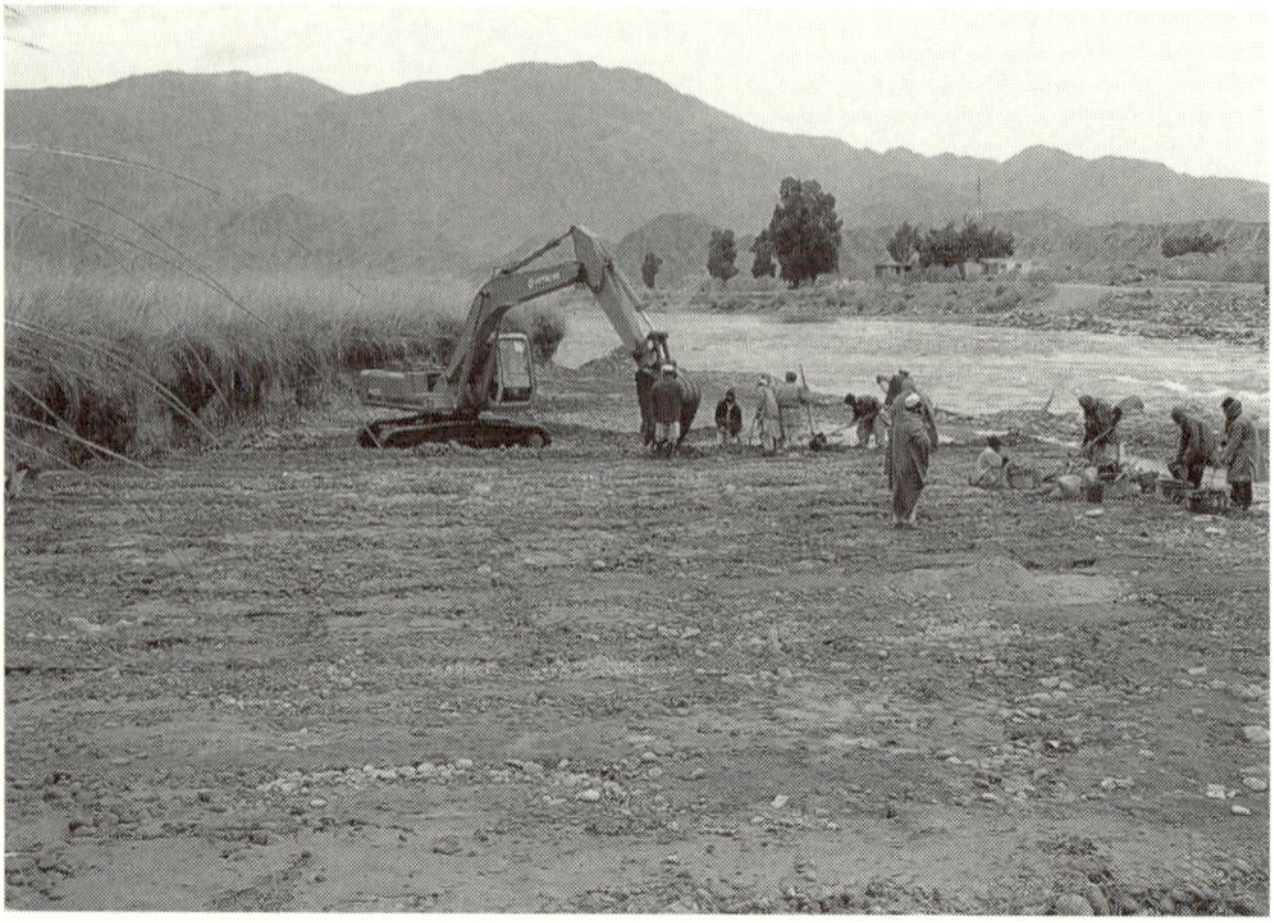

根固めにしきつめられた取水口対岸の蛇籠広場

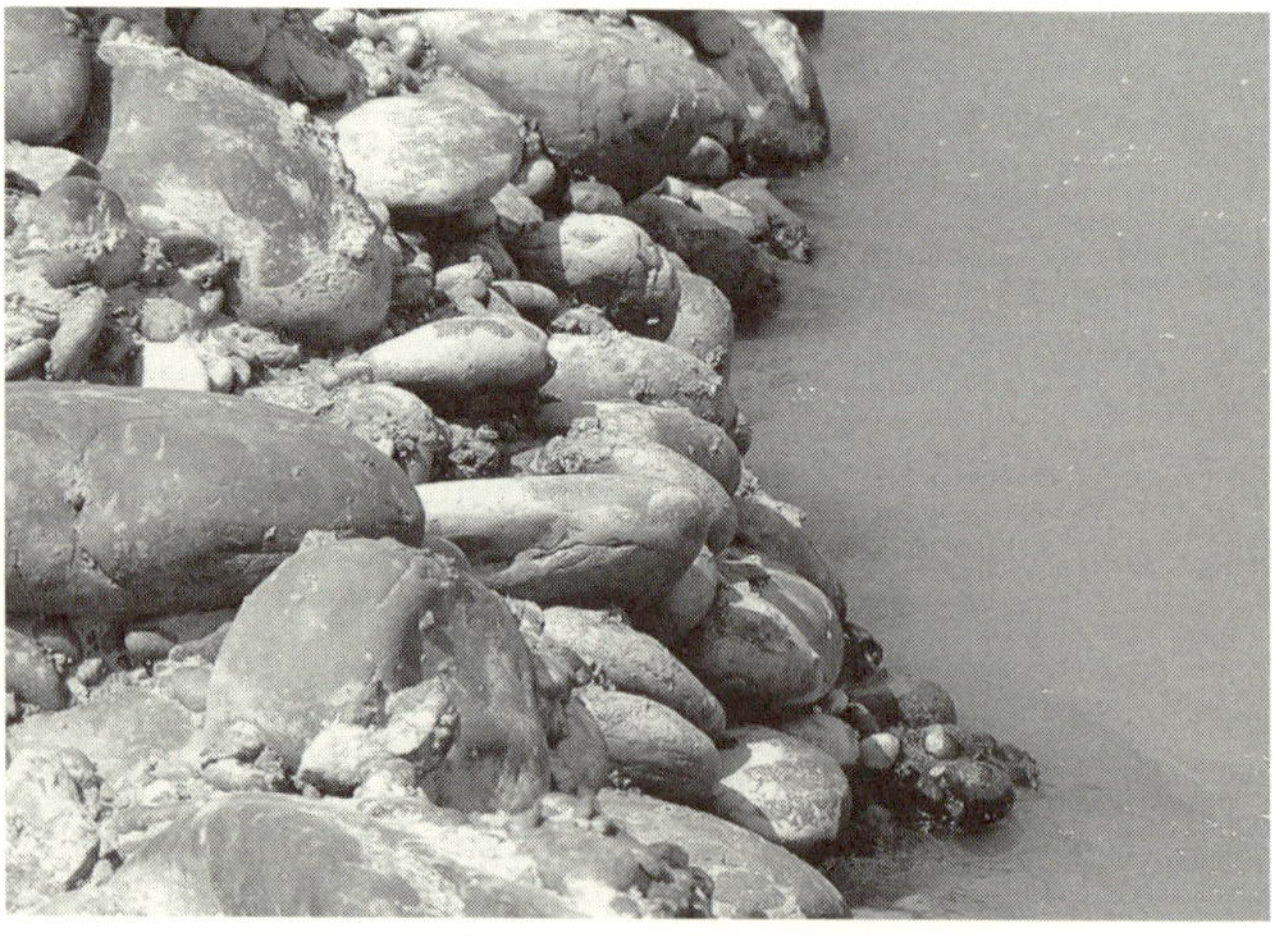

石灰による玉石の自然接着

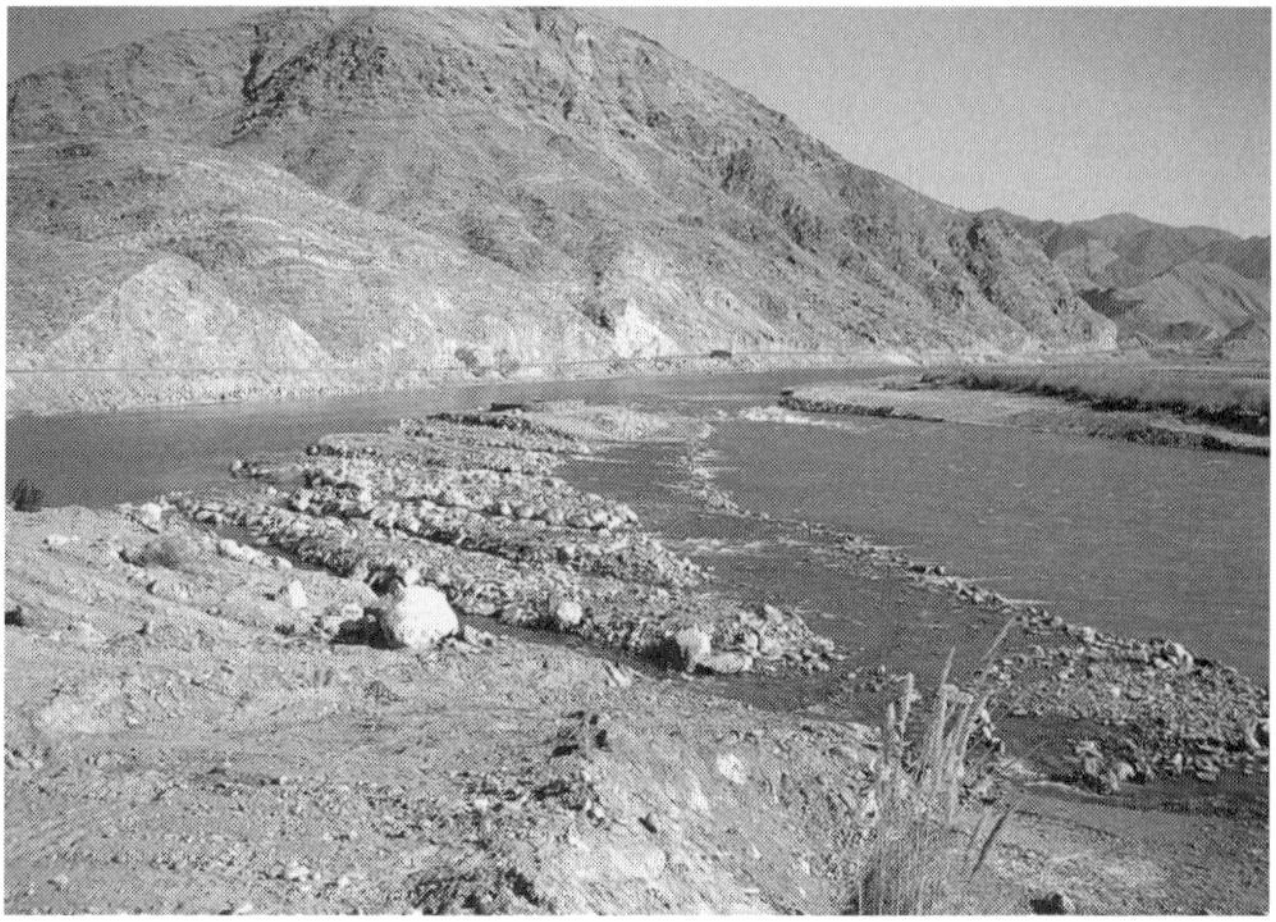

４年をかけて完成した斜め堰

蛇籠の不思議

もうひとつ、「緩勾配の幅広い根固め」について、蛇籠の強靭さを知ったからである。「蛇籠は耐久性の上で急流に向かない」と、一時私も考えていた。主な理由は、流木や砂礫に洗われ、籠の鉄線の亜鉛メッキが剝げ、キズを重ねて錆び、ついには切れるからである。だが、これも状況によってずいぶん異なる結果が出た。

この改修工事に先立って、激流で歪んだ「六〇トン円形蛇籠」の補修をさせた。錆びて破れた天井部の網を外し、表面から飛び出しそうになった石を除いて、大きな角石を詰め替えるように命じた。工事を監督していたヤールモハマッドが、「ドクター・サーブ、小石が取れません」という。「表面だけでも取れ」と命じて行って見ると、作業員たちがツルハシで悪戦苦闘している。まさかと思って自分でやってみた。すると、確かに全体

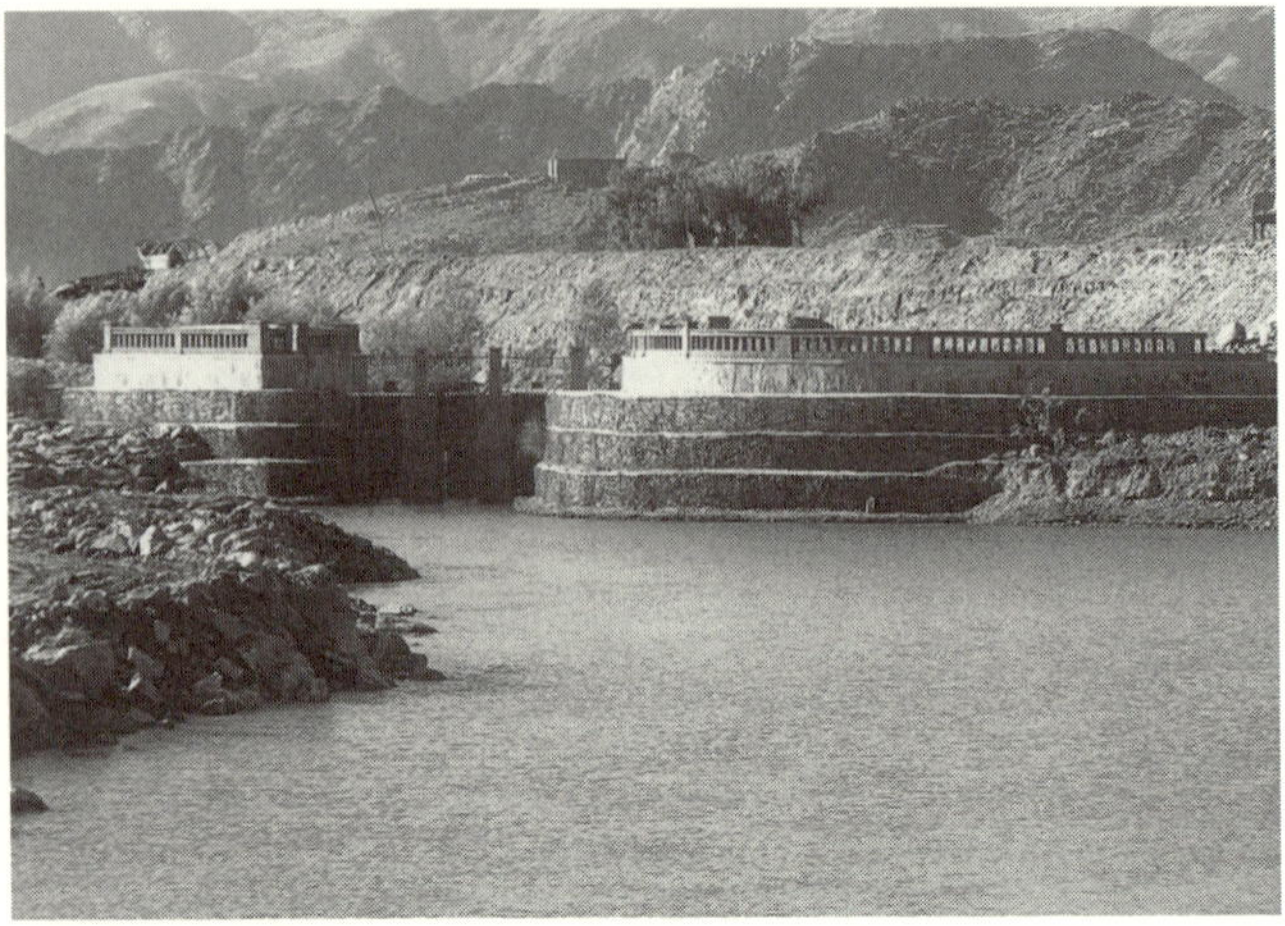

蛇籠による取水口の完成

がコンクリートのように硬くなっており、変形したまま安定した巨石になっている。アフガニスタンの水は多量のカルシウム塩を含んでいる。石同士がかみ合って固定すると、隙間を通る水が接着剤のようにカルシウムを付着させる。長い間には、自然のコンクリートに変化してしまう。つまり、全体が六〇トンの円形の石になってしまい、びくともしないのである。

根固めの素材として、現地でこれほど適したものはない。対岸の低水位の河床に幅広く、がっちりと動かぬものを置けばよいのだ。コンクリート・ブロックに勝る強度があると確信した。

二〇〇七年一月十日、ヤールモハマッドが、大量の蛇籠の網と共に、四十名の熟練した作業員を筏で渡して作業が始められた。中洲全体が砂利である。河道に影響が出ぬよう、中洲下流側から大量の砂利をダンプカーで運ばせ、手作業で手頃な大きさの玉石を選び、次々と布団籠が組まれた。これをカーペットのように水際に幅広く敷く。使用した籠は計八〇〇、互いに連結して二段とし、幅一八メートル、長さ一〇〇メートルの強靭な低水位の根固めができ上がった。流水にさらされない側は、葦原の砂層に埋め込むように設置し、中にセメントミルクを流し込んで固めた。断面を見ると、全体が緩やかな傾斜の根固め工で堰上げの巨石河床に連続するようにしている。

こうすると、夏の洪水は、岸の洗掘を起こすことなく、葦原の中洲を越えてゆく。中洲全体が遊水地として働けば良いのである。かくて四年間の取水堰をめぐる激闘は、終局を迎えつつあった。初めて見る「蛇籠広場」（三二六頁上写真）は壮観である。川原全体が平たい岩盤である。作業員も私も、その光景に目を見張った。

「こりゃあ見ものだ。このサルバンド（取水堰）はアフガニスタン一番ですぜ。まるで岩盤だ。何百年でも使えますぜ」

「お前のずうたいより大きいな。これでサルバンドの改修はなくなるぞ」

「ご冗談を」と、巨漢のヤールモハマッドが、腹をゆすって笑った。

こうして取水口は一応の落着を見た。初めて山田堰を見てから四年の時が流れていた。感無量である。何十回も通ってはその働きを観察し、現場で応用を試みた。それは二〇〇年の時を超えた古人たちとの対話であり、川との無言の闘争であり、人と自然が同居する知恵の探索でもあった。おそらく、山田堰を作った江戸時代の人は、二〇〇年後にアフガニスタン東部で彼らの設計思想が生かされるとは思わなかっただろう。

何気なく見れば、ただの長大な巨石列と対岸の河原である。だが、荒瀬となって流下する川の水、越流の長さを増すために描いた流線形の石の列、砕け散る純白の水しぶき、洪水にびくともしない厚い石の配列、堰と一体化した六〇トン円形蛇籠の威容、河原に埋もれる巨大な蛇籠の板、まさに心魂を傾けたマルワリード用水路の真髄の象徴と言えるものであった。（その後、この対岸の根固め工法は他の用水路の復活に寄与し、多くの村々を救った。）

欧米軍の増派と混乱する情勢

雪解けの増水を恐れていたのは私たちだけではなかった。明けて二〇〇七年二月、タリバーン勢力の優勢を象徴する事件がトルハム国境で起きた。米軍の装甲車に突然、爆弾を抱いた特攻兵が飛び込み、自爆して果てた。混乱した米軍部隊が通行中の群集に向けて乱射し、十八名の市民が即死した。米兵には四方八方のひげ面の男たちが皆「タリバーン兵」に見え、恐怖で錯乱状態に陥ったといわれる。直後に一千名以上の群集が反米スローガンを掲げて行進した。

米軍に対する嫌悪感は誰の目にも明らかであった。実際、外国兵たちの横暴は目に余るものがあった。三月三日、トルハムからジャララバードに移動中、長い装甲車の列とすれ違った。すると、突然ワインの瓶が二本、私の乗っている車に投げつけられた。一本はモクタールの頭部にめがけて飛んできた。幸いフロントガラスを粉砕し、ボディーの上部がへこんだだけで助かった。聞けば、面白半分に通行中のアフガン人に投げつける兵隊がおり、先日もジャララバードの主婦が死亡したのだと言う。厳しい禁酒国の路上で公然とワインをラッパ飲みし、空瓶を投げつけるなど、明らかに綱紀弛緩だと言わざるを得ない。先にはドイツ兵が墓の頭蓋骨をもてあそんで、顰蹙《ひんしゅく》を買ったばかりである。

欧米軍は、NATO（北大西洋条約機構）軍の増強で五万名に迫り、戦局が泥沼化していた。二年間で二倍以上の増派である。雪解けと共に活発化するタリバーン勢力の抗戦に備え、警戒が厳しくなっていた。

しかし、欧米軍にとって致命的なのは、敵味方が分からないことである。味方のアフガン国軍兵士から発砲されることもあるし、成人男子のアフガン農民は同時に兵員でもあるからである。「タリバーンの兵力は一万名」というNATO軍報道官の見解が出されていたが、これは無限に補充しうる兵員数である。五万名の外国軍は、一万のタリバーン兵ではなく、一千万人のパシュトゥン農民を相手にしていると言えた。その農民はと言えば、旱魃で流民化し、難民となってパキスタンやイランに逃れても、強制送還に近いやり方で追い返される。生活の道を閉ざされた彼らの少なからぬ者は、「どうせ死ぬなら、刺し違えて」という、物騒な心境に陥っている。戦意は外国軍と雲泥の差があると言わねばならない。

冒頭で述べたように、タリバーン運動は「アフガン国粋主義」に近いもので、アフガン人なら大なり小なり「タリバーン的な要素」を持っている。外国人が理解し得ないのがこの点で、「反タリバーン」でさえタリバーン的である。かつて、内外の多くの人々に好感を与えた故マスード将軍は、イランとタリバーン旧政権との間で緊張が高まっていたとき、「もしイランが侵攻するなら、自分はタリバーン勢力と和睦して戦う」と述べた。欧米軍は、「タリバーン」の亡霊に挑んでいるかのようであった。

実際、ヘルマンド、ザーブル、ヘラート、カンダハルなどの南部諸州では、タリバーン勢力の面の実効支配が徐々に、しかし確実に拡大していた。州によっては住民の犠牲を避けるために、政府に派遣された州知事が取引して和睦しているところをNATO軍が攻撃、しかも地上戦でなく、空爆が多かったので一般人が巻き添えを食らう。こうして、却って戦火と犠牲が拡大する悪循環となっていた。

二日で鎮めた水争い——ベスード用水路の支援

二〇〇七年一月、マルワリード用水路全線にわたって必死の工事が続く頃、冬の低水位は各地域で深刻な影響を及ぼしていた。ブディアライ村から約一〇キロメートル下流、約三〇〇〇町歩を潤すベスード用水路では、取水口が干上がり、小麦の全滅がささやかれた。村々の長老たちがそろって嘆願に訪れ、救援を求めた。

この用水路には思い出があった。この主水路は、崖地を掘削して岩盤沿いを走る。全くの手作業で約六十年前に開削されたものらしい。水路幅三メートル、私たちのものより小規模だが、安定した水供給で名高く、誰もがこの地域を羨むほどのものであった。岩盤を沿う水路をいかに造作するか、ずいぶん参考にしたことがある。数千家族が居住すると言われ、ナンガルハル州北部では最大の村落群と人口を擁する地域の一つである。

二〇〇七年一月、クナール河の異常低水位で取水が困難となった。人々は雨に期待したが、ほとんど降らなかった。広大な麦畑が至るところで枯死寸前となり、村によっては刈り取って飼料にする畑が増えていた。至る所で水争いが起こり、殺伐とした雰囲気が支配していた。普段なら、毎日一〇〇名以上の村民がシャベルを手に集まる。皆が取水口を浚渫し、日本で見られる聖牛《せいぎゅう》そっくりの木の棒を組み立て、水嵩《かさ》を上げる。しかし、我々が観察し始めた四年前から、冬のクナール河の水位が年々下降、その度に水位の高い上流側に取水口が伸び、とうとう本来の取水口から一キロメートル以上伸びきってしまっていた。

住民たちはお金を出し合って重機を雇い、上へ上へと進んだが、二〇〇七年はさすがに諦め、降雨をひたすら祈るばかりであった。私たちはジャララバードから作業地に向かう途中、クナール河の水位を見るために必ずベスード用水路の取水口を見ていた。マルワリード用水路の取水堰の経験から、上流の落差を取るだけでは駄目で、斜め堰を設置すれば容易であるのに——と思いながら、住民の動きを見守っていた。

そこに嘆願が届けられたので、一時的にでも何とかしてあげようと、手を貸すことになった。

というよりは、毎日作業場に出かける途中で見る光景、枯れかけた小麦畑、水争いなど、座視できない深刻な状況に遭遇して、動かざるを得なかったのである。

ローダーの運転手ニザームはベスード村出身であった。気が利いて勇敢だったので、二〇〇六年以後、堰の改修などは専ら彼を使っていた。三十歳の働き盛りでもある。彼は他のパシュトゥン人と同様、米英人嫌いで、外国諸団体とアフガン政府の怠慢に怒りをぶちまけていた。ベスード用水路再生の話が出ると、意気込んで自ら志願した。

「休日返上でやります。飛び込めとの命令であれば河の中にでも飛び込みます」

「水に飛び込んでもらっては困る。貴重なローダーをふいにしてはいかん。今はF・G区域の防衛が至上命令だが、この際仕方がない。今年の小麦収穫だけは保障すると村人に伝えてくれ。わしに良い考えがある。悪いが金曜の休日に出勤してもらう。一日で終わらせられなければ、二日で終わる」

本当は、もっと本格的にやりたいが、ブディアライ村通過を遅らせる訳には行かない。そこで、あくまで「一時的措置」と念を押し、とりあえず広大な麦畑の枯死を防ぐべく、短期作戦を立てることにした。取水口は岩盤沿いに一キロメートルほど伸ばされていたが、もう限界である。上流方向へ伸ばしても効果は乏しかった。堰先端が深掘れしていたが、思い切って河道中心方向へ六〇度の急角度で伸ばせば、比較的短い堰で大きな水位上昇を図れると思われた。

石材は近くにあったが、角石が多く、堰先端の激しい流水圧に耐えないだろう。これまでの工

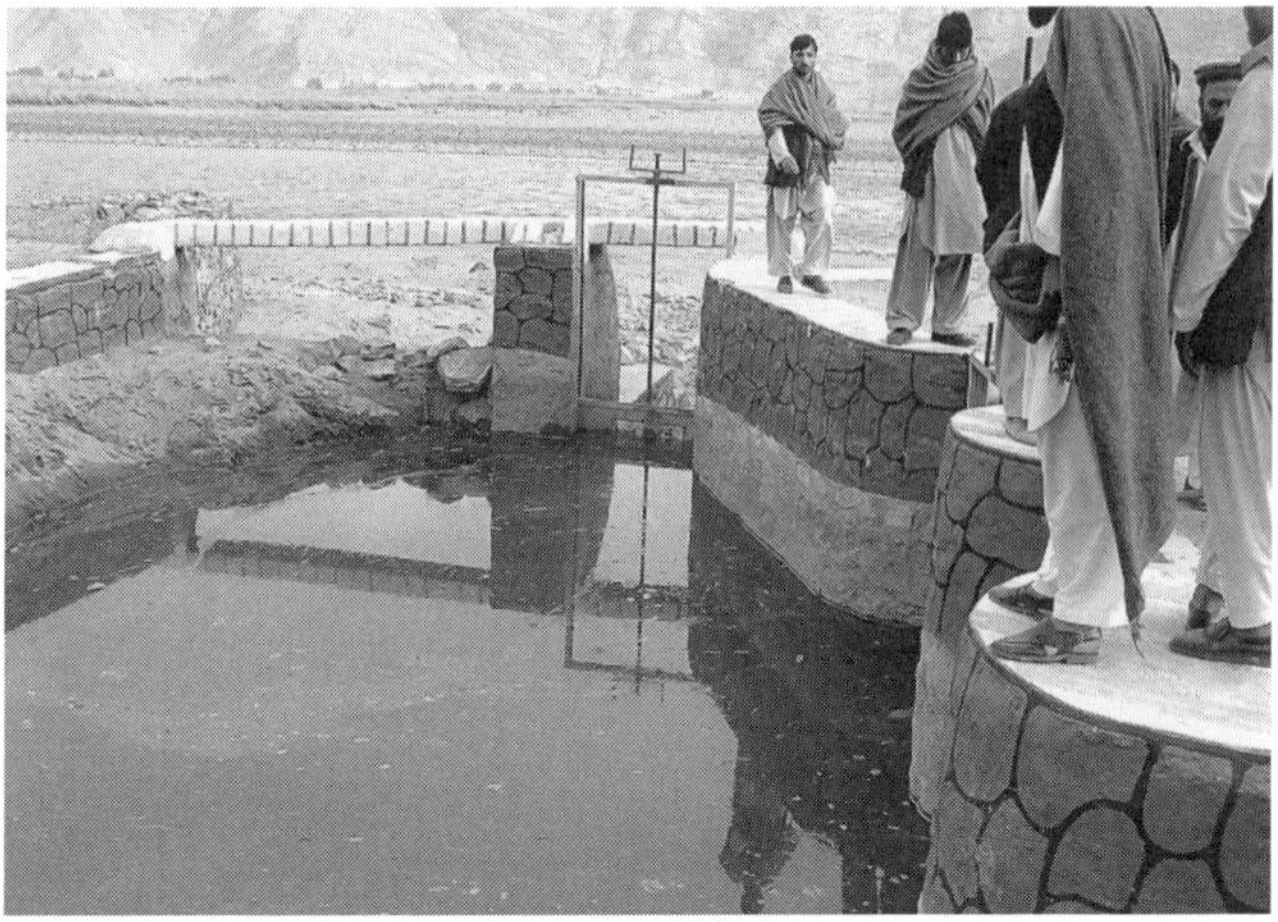

水が再来したベスード水門

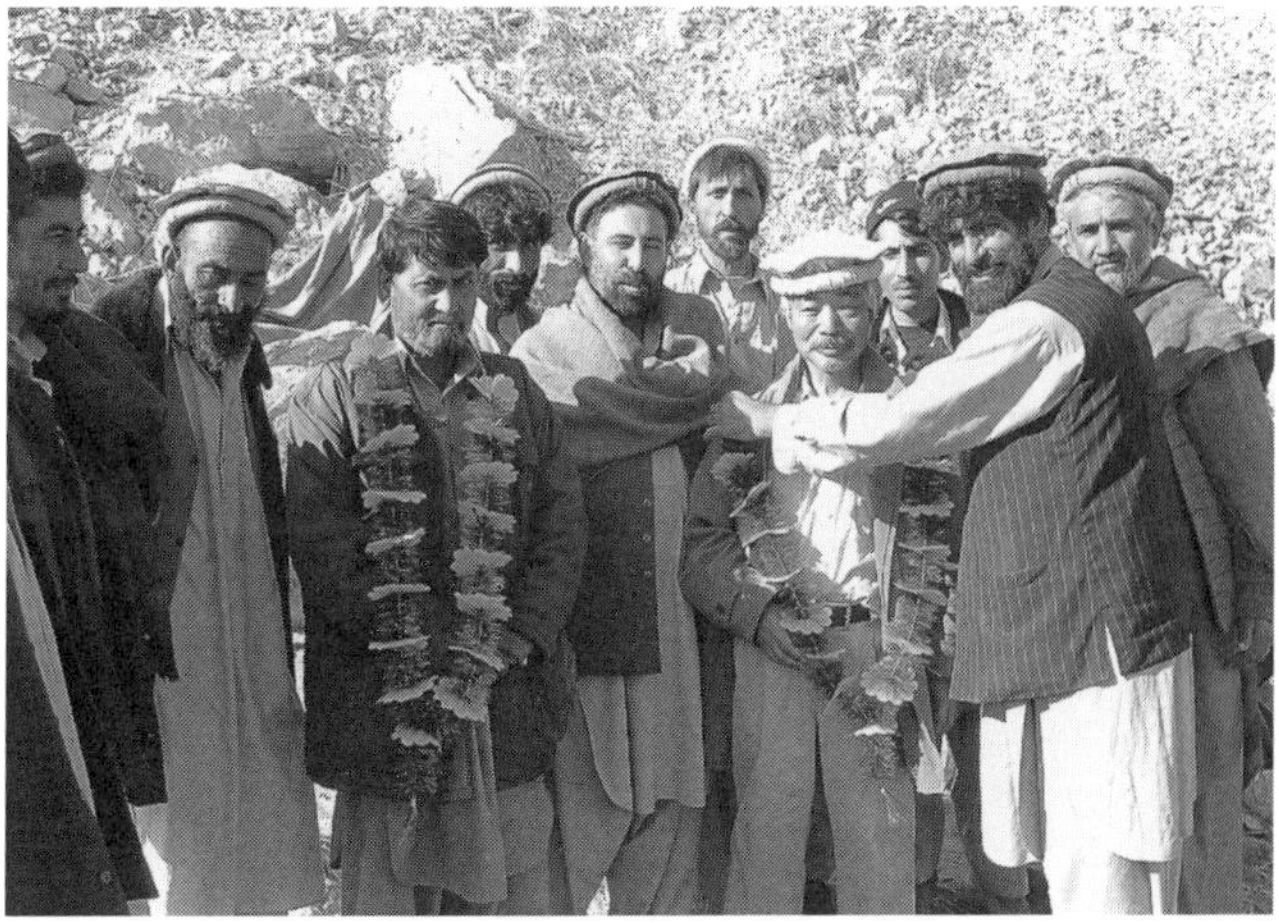

ベスード村長老会と水路回復を祝う

事の経験から、最適の素材はやはり蛇籠である。そこでブディアライ村のヤールモハマッドの組に頼むと、快諾して協力してくれた。彼によると、作業員にとって、日当も大きな魅力だという。一日一二〇ルピー（二四〇円）は、水の来ない農民にとっては大金で、休みがあることは収入減を意味した。しかし、カネだけで彼らがあれほど懸命に働いたとは思えない。同じアフガン農民の困窮に対する強い同情心と共に、この作業に対する誇りがあったのは確かだ。

二〇〇七年一月十九日と二十六日、二日を割き、急ごしらえで一五メートル長の石出し水制を造成、先端に二つに連結した蛇籠二〇個を投入すると、突き出した堰はびくともせず、予想以上に急激な水位上昇が起きた。約八〇センチ高くなった水が滔々とベスード用水路に注ぎ込み、優に三〇〇〇町歩を超える流域がたちまち灌漑された。ベスードの長老会が駆けつけて大いに喜び、作業員二〇名共々に、質素だが心温まる昼食の振舞いを受けた。

これによってPMSは、ナンガルハル州北部全域で、更に重きをなす存在となった。州の灌漑省も、言い掛かりをつけるどころか、誠意を以って協力するようになり、政府内部で何かと私たちの擁護者となった。少なくとも彼らは、旱魃と農民の困窮を理解しており、しばしば外国人が灌漑（＝農業）の重要性を知らないことに反感を抱いていたからである。

シェイワ用水路の復旧

このベスード用水路の噂が広まり、今度はシェイワ用水路に灌漑を頼る地域の村々の代表がやってきた。二〇〇七年二月、前年以来の取水口の荒廃に加えて、クナール河の水位そのものが異常に低下、灌漑が不可能となった。ここでもまた、広大な地域で麦の枯死が起き始めていた。シェイワ郡の農民たちの間に絶望的な気分が広がっていたのである。

おそらく数百年の年月をかけて改修を重ね、徐々に耕地を広げたものに違いない。前年の二〇〇六年は降雨・降雪が少なかった上、二〇〇三年に上流で築かれた外国団体による主流の堰き止めが、ここでも深刻な影響を及ぼしていた。

わが用水路工事が着工した折、測量して粗度係数を割り出し、水路の傾斜を決定したのが、このシェイワ用水路である。あの時、「せめてこれくらいのものが出来れば……」と羨むほどであった。それが大量の砂利の堆積で、見る影もない。主要河道が大きく取水口を離れたのである。いったん固定した自然の河道は、よほどのことがないと変化しにくい。わがマルワリード用水路の大動脈部というべきＦ・Ｇ区域の洗掘と、一連の変化であった。新しく発生した分流の河道が、Ｆ・Ｇ区域の湿地帯を浸食し、Ｇ岩盤に突き当たって下流中心へ迂回、シェイワ用水路の取水口から遠ざかっていた。一年前に引き続いて、同用水路の冬の取水がいよいよ困難となっていた。

「何とかＰＭＳの力で出来ないでしょうか」

「これは政府の仕事ではないのですか」

「その通りですが、今仕事を始めても、今年の麦の収穫には間に合いません。パキスタン政府の追い出しで、難民化した者が戻っても、これでは食っていけないのです。米軍が動かねばカーブル政府は動かないでしょう。我々は、いろんな国際団体に、何度も申請を出しましたが、三年以上、何の返答もありません。もう疲れたのです」

長老たちは口々に訴えた。

しかし、こちらも大工事を抱え、とても復旧に力を割くことができなかった。見たところ、大小の玉石で埋めつぶされた取水口は大掛かりな浚渫が必要だったし、何よりも河道の変化で夏の取水さえ危ぶまれる状態である。

「今年の小麦収穫だけなら心配しなくとも良い。水は、一時的なら我々の水路から送れる。問題は、これから先だ。来年からを、どうするかです」

「とりあえず、麦の収穫さえあれば……」

「よく聞いて下さい。長年ここに暮らしてきたあなたたちがよく分かっている筈ではないですか。昔の河道が変わってしまっている。主流はますます遠くなるでしょう。今、一・五キロメートル上流で、PMSの水路も危うい状態です。でも、この工事がうまくゆけば、同時に、昔の河道が回復して水が戻ってくる可能性が大きいのです」

「インシ・アッラー（願わくば）、成功を祈ります。しかし、うまくゆかねば……。あなた方もいずれは去るのではないですか」

「わしらは、ずっとここにいるよ」と、モクタールがタイミングよく、横から突然口を出して、食い下がる住民との交渉に終止符を打った。

こうして私たちは、一年前と同様、同水路に続く「H第二分水門」を全開して送水し、シェイワ二〇〇〇町歩の全域で何とか冬小麦の枯死を防いだ。これによって、マルワリード用水路が安泰な限り、渇水期に安定した灌漑用水が得られることが確証され、多くの農民たちに安心感を与えた。それまで、一部の農民たちの間では知られていたが、冬のシェイワ用水路が完全にマルワリード用水路に依存する事実が初めて知れ渡った。

しかし、近い将来第二期工事が完成すると、新しく広大な開墾地ができ、シェイワ用水路だけに大量の送水をする訳にはいかなくなる。そこで、予定していた「F・G区域工事」は、同用水路の復活を同時に計画するという、更に重要な意義を帯びることになった。

大動脈を守れ

この「F・G区域工事」とは、四・八キロメートル地点で起きた水路決壊の最終処理である。取水口の大工事が一段落しようとしていた十二月下旬、同地点で約一五メートルが崩落した。この程度の決壊には誰も驚かなくなっていて、対処方法をたちまち会得、年を追って水路は安定しつつあった。不審に思ったのは、川の水位が最も下がる時期のできごとだったからである。

修復工事を見回りに出かけて慄然とした。真夏の洪水ならともかく、真冬の乾期にクナール河の分流が水路の根方を洗っている。同地点は二〇〇五年三月に開通した難所で、垂直にそそり立つ岸壁ぞいに長さ約一二〇〇メートル、高さ一二～一七メートル、幅五〇メートルを盛土して作られたものである。地盤が軟らかいため、一年半をかけて徐々に荷重を増し、ほぼ安定したと信じていた。何と、その盛土の直下を急流が洗い崩している。

原因は人為的なもので、取水口から約一キロメートル下流の対岸に設けられた堰のためであった。四年前の夏、某外国NGOが、左岸側の主流を堰き止めて、右岸側の分流に流す工事をした。目的はよく分からない。その後、私たちの水路が走る右岸側が年々洗掘され、国道や耕作地が次々と濁流に消えていった。私たちのマルワリード用水路は、取水口から四・八キロメートル地点までを道路と共にクナール河沿いを流れる。このため、着工から現在まで、護岸工事の連続であった。実際、総工費の半分以上が「水路保護」に使用されたと言っても、決して誇張ではない。道路工事会社と対岸の工事がなければ、マルワリード用水路の第一期工事は三年で終わっていただろう。

しかし、恨みがましいことを述べても水は流れない。正月明け早々から、再び水との格闘が始まっていた。同三・六〜四・八キロメートル地点は岩盤にもたれかけた盛土上の水路で、湿地帯の上にある。四年前着工したときは、クナール河の河岸が水路から約三〇〇メートル離れていた。それが、年毎に近づき、眼下に見る急流が二〇メートルに迫っていて、増水期の四月に大規模な決壊が起きるのは、火を見るよりも明らかだった。方針は二つ、

1、先ず近づいてくる河道を元の位置に押し返すこと、

2、盛土直下の浸透水を処理し、地盤の軟化＝地滑りの危険を極小に抑えることである。それ

2003年～2006年までの主要河道の変化

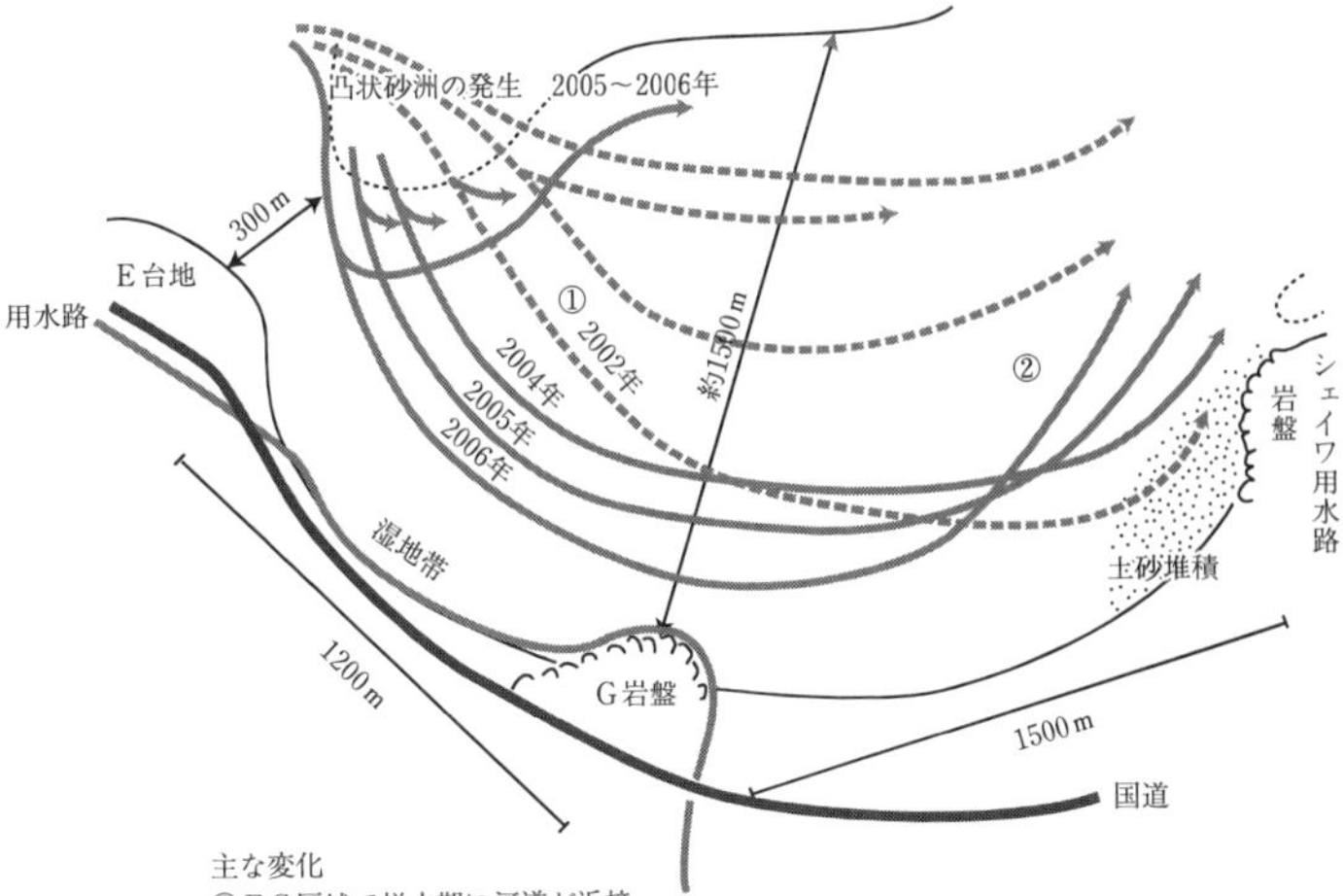

主な変化
①ＦＧ区域で増水期に河道が近接
②シェイワ用水路からは遠ざかる

ＦＧ区域水路保護工事

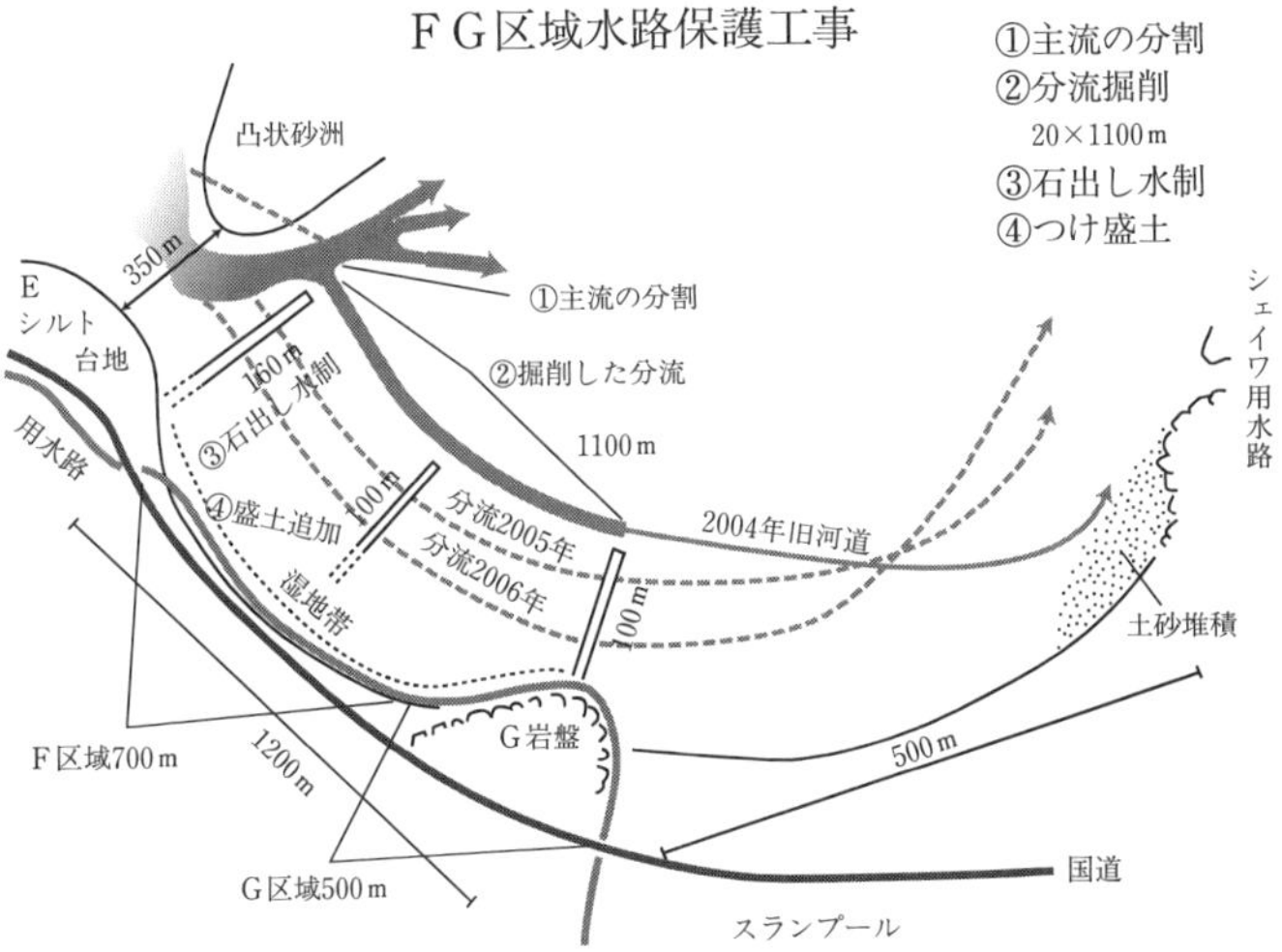

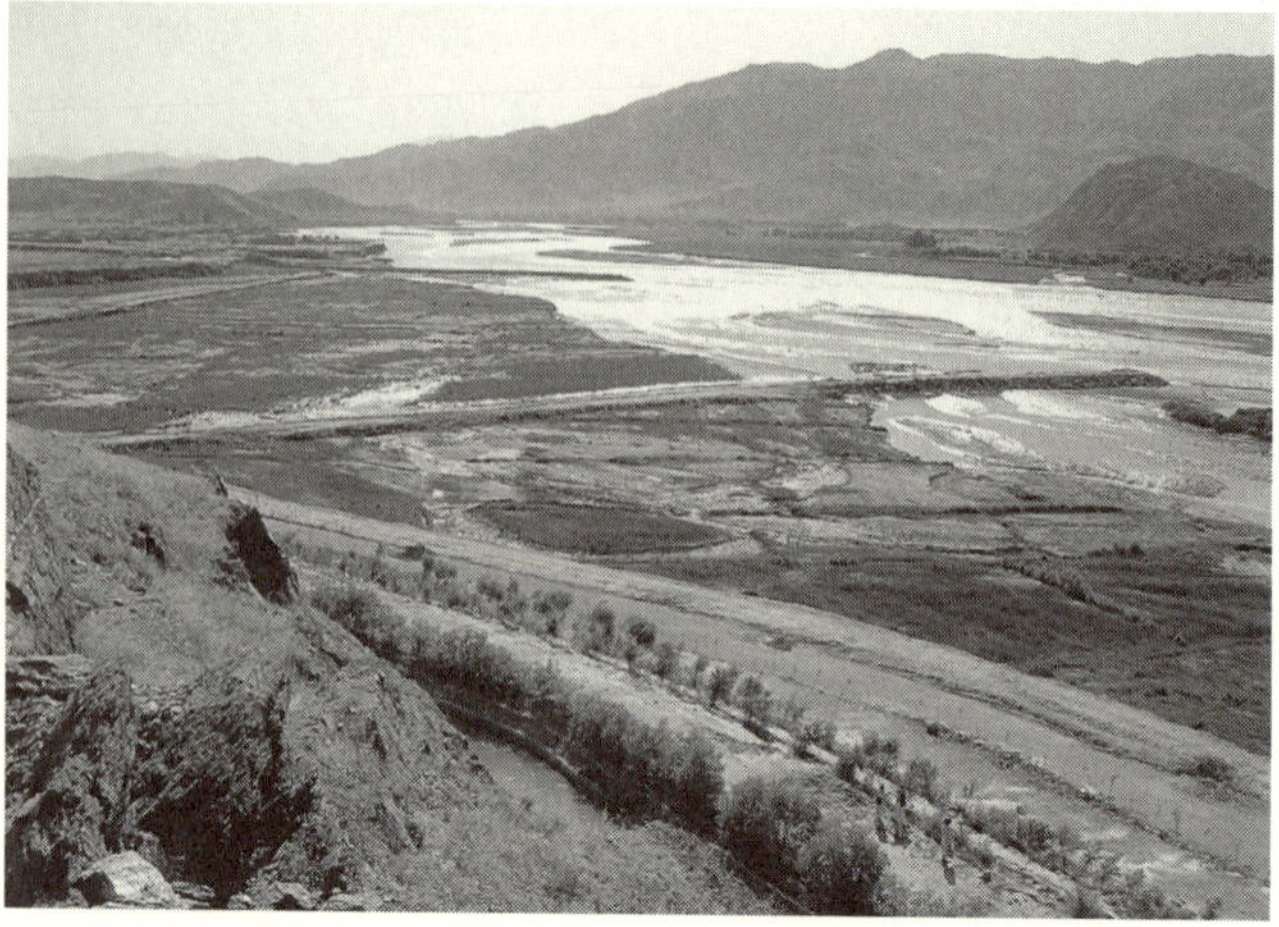

150mの石出し水制とサンドマット工法、手前が用水路

も二ヶ月以内の期限つきである。第一期工事完成を直前に、さすがに肝が冷えた。

　護岸工事と土石流対策はこれまで手がけてきたが、一・二キロメートルに及ぶ湿地帯の対処は初めてである。いくら多忙だったとはいえ、この事態を予測しなかった粗雑な計画に思いを馳せ、目の前が真っ暗になった。所詮、素人だったのだ。工事完遂を夢見て連日突貫工事に忙しい職員たちを見ると、言葉に出す勇気が湧かず、まる一日呆然としていた。また、話したとて、不安をかき立てるか小田原評定を招くばかりだ。

　だが座して待つなら、確実に第一期工事は失敗、総工費九億円は夢と潰え、数千町歩の田畑は再び沙漠化し、ペシャワール会も解散に追い込まれるだろう。一か八かでも、ここは積極的な手を打つべきだ。己の非力さ加減はよく分かった。しかし、相手のことはよく調べていない。先ずは調査である。

そこで行ったのは付近の小高い丘に登って地図を作成することであった。幅一キロメートル以上のクナール河は、河岸で眺めていても全貌がつかめない。また、アフガニスタンの詳細な地図は入手困難である上、河川敷の河道は常に変動する。これまで護岸工事のときと同様、高いところから見ると渇水期の河道と砂洲を一望できる。同時に、過去記録に収めてきた二万枚の写真を見直して同地域の状態を推測、過去の河道の変遷を確認するのである（過去の河道の観察と分析は、巻末の資料に譲る）。

すると、河道が近づけば近づくほど、盛土の部分決壊と干割《ひび》れの頻度が増えている。地盤軟化を促す浸透水の多くは、直接、最寄りの川の砂礫層をくぐってくることが分かる。これならいける。河道を遠ざけるだけで十分の効果があると読めた。少なくとも石出し水制による護岸と河道変更は成功してきたからである。

一月七日、大工事を直ちに開始した。F・G区域を侵食していた新河道を適切な位置で元に押し返し、旧主要河道の一つをよみがえらせることである。そこで、三年前の河道の痕跡を一五〇〇メートルにわたって再掘削した上で、この地点まで石出し水制を延長、二年前と一年前の夏にできた新河道を三ヶ所で堰き止めた。記録的な石出し水制（長さ一五〇メートル）三基によって河道を遠ざけると、浸透水は劇的に減少した。河道の変化による対岸への被害を避けるために、湾曲して襲ってくる主流を分割して処理した。

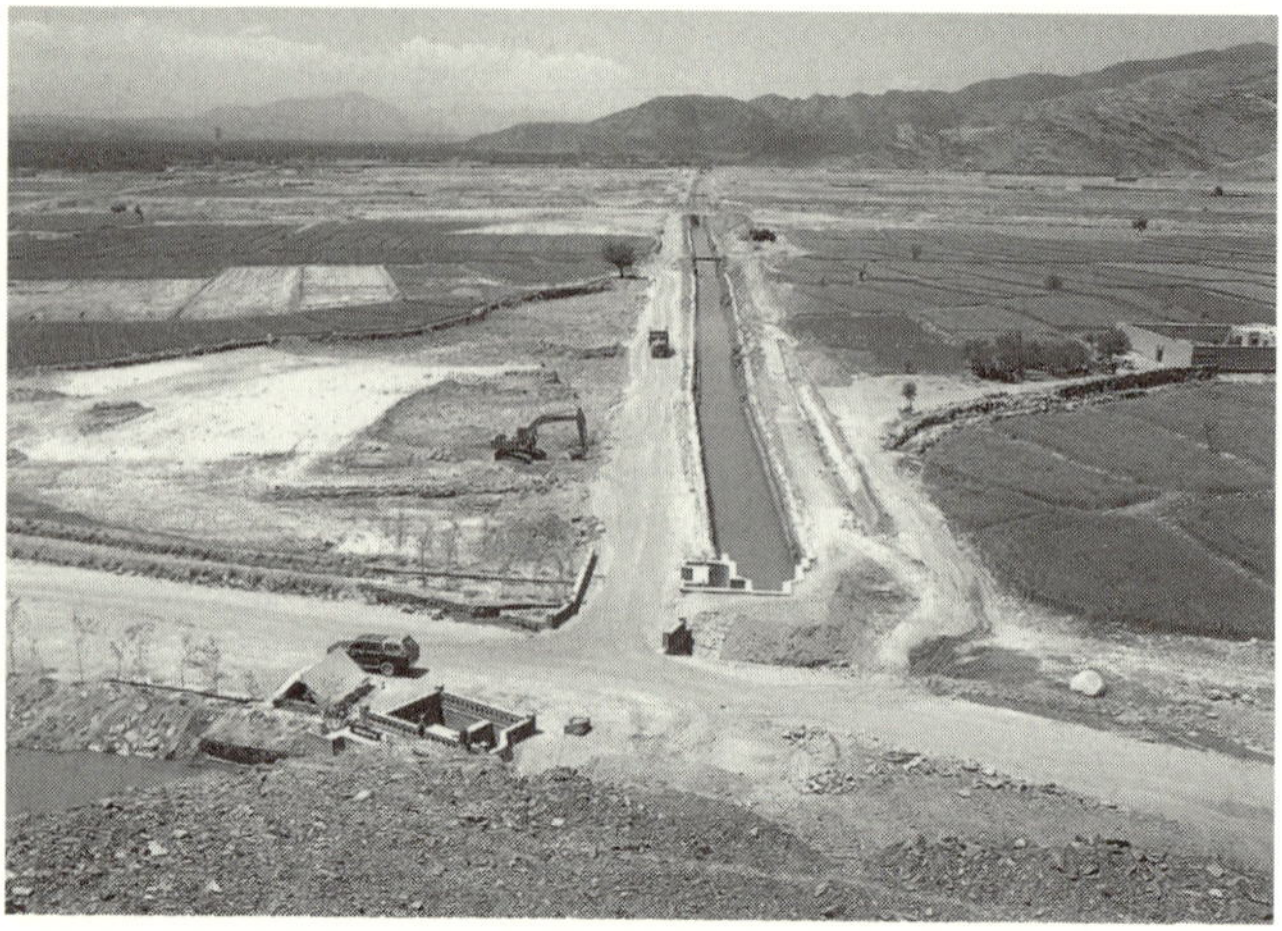

2.5kmのダラエヌール渓谷を横断する用水路

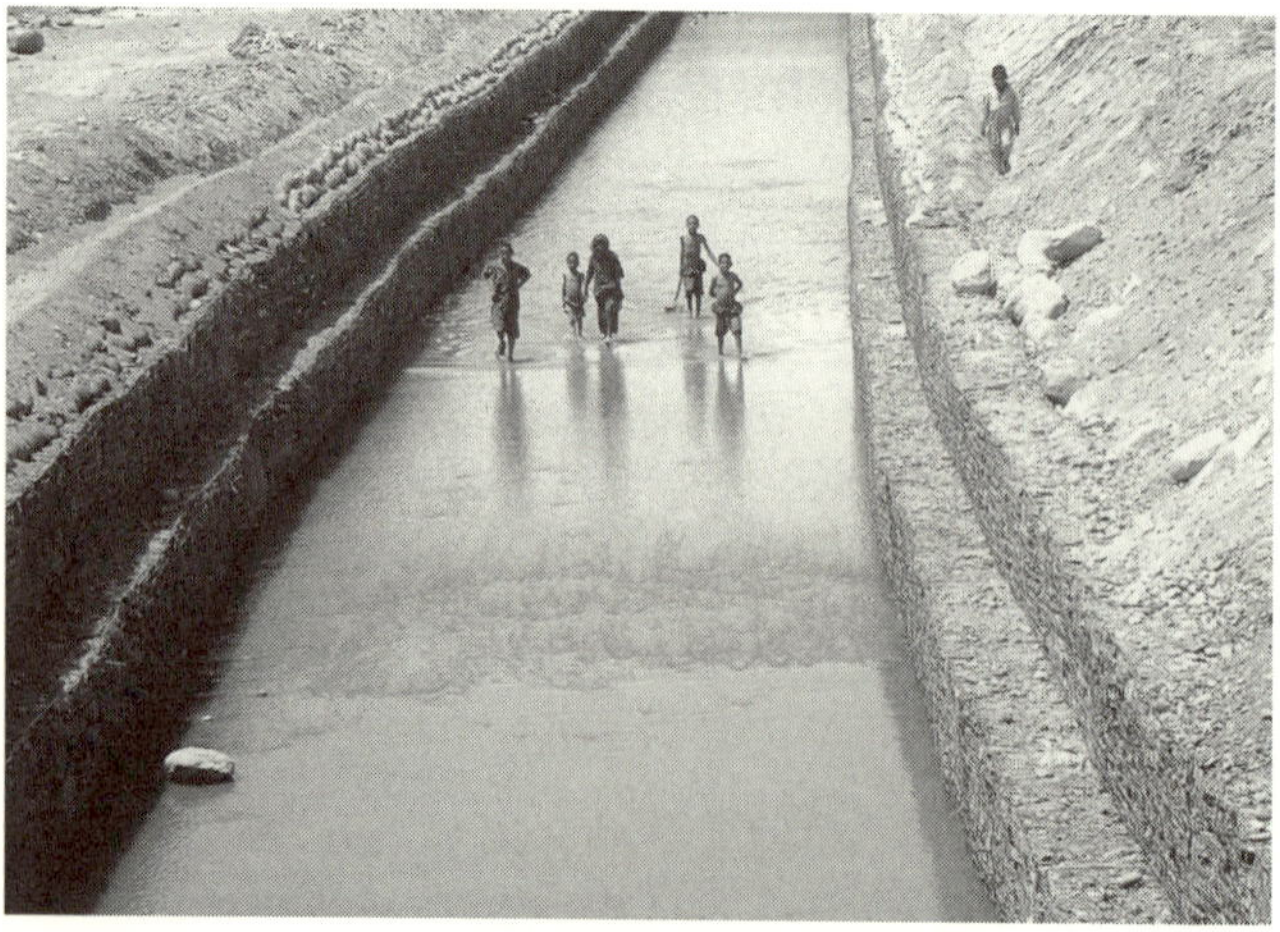

用水路で遊ぶ子供たち

湿地帯処理については、日本で土木関係者にも相談、目の粗い砂で透水層を敷き（サンドマット工法）、さらに砂利を厚めに置いて重機やダンプカーの交通路を確保、その上で排水路を掘削した。更に軟化した盛土の下段に腹付けして、新たな盛土を厚く加えた。

日本側の事務局には「緊急予算」を頼み込み、一時はダンプカー四五台、ローダー八台、掘削機九台が稼動していた。一日一日が綱渡りのようであったが、詳細は割愛する。

この工事はマルワリード用水路の中で、斜め堰、D沈砂池とその護岸、FG区埋立、サイフォン建設と並んで最大のものであった。しかも同時進行で、ブディアライ村では別の大工事が必死で続けられていたのである。

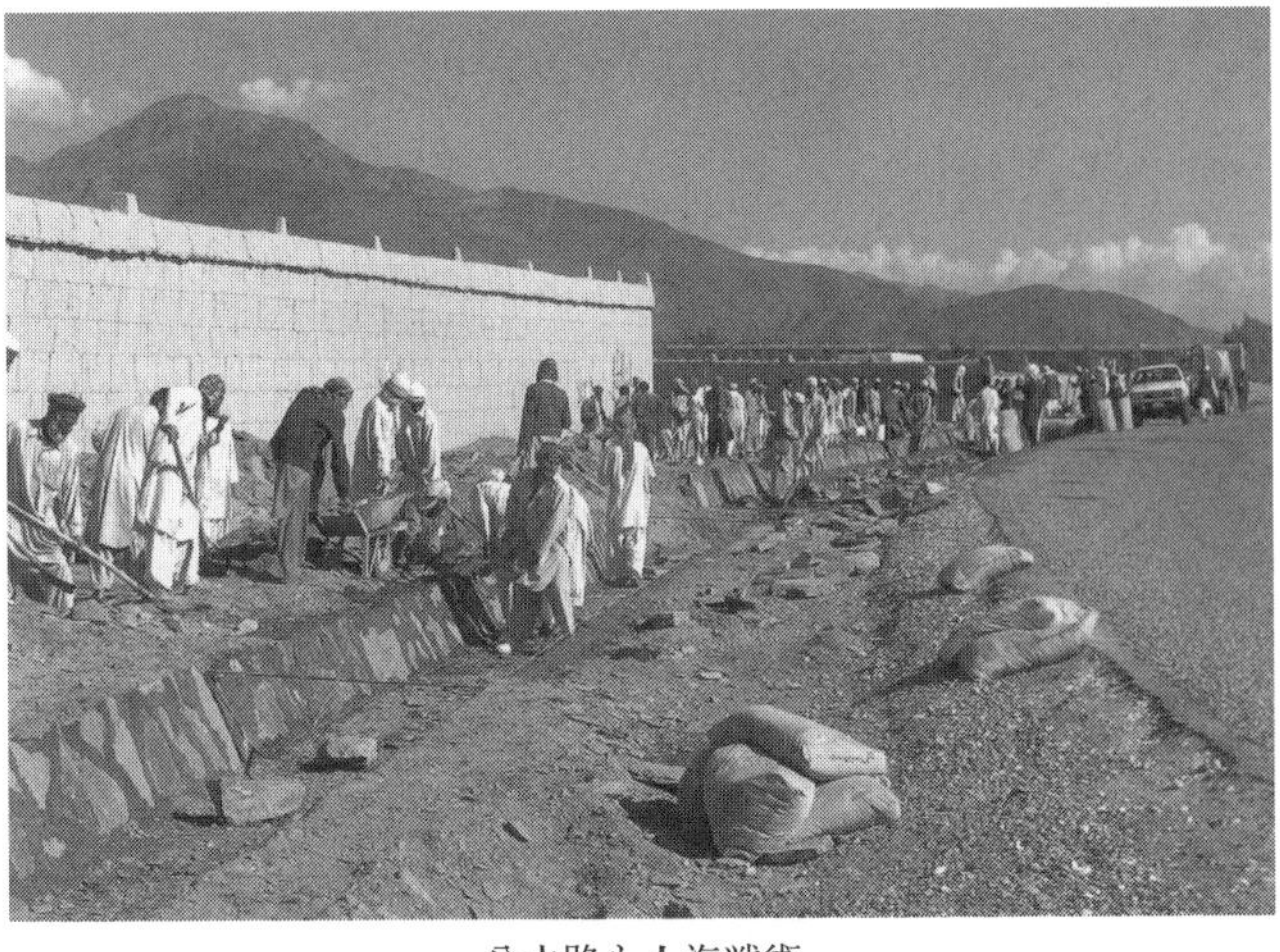

分水路も人海戦術

大団円

工事開始から四十日目、二月二十七日、クナール河が増水を始める頃、逆に湿地帯の水が引き始め、河道は三年前の位置に戻った。シェイワ用水路にも主要河道の一つが勢いよく注ぎ込んだ。三月七日の最終仕上げまで、実作業日数が僅か四十八日、FG地区の湿地帯処理、河道変更の工事を完了、規模と早さにおいては、記録的なものであった。取水口改修の開始から五ヶ月間が経過していた。

やっとブディアライ村の作業現場で指揮を執れるようになる頃、アフガン人や日本人職員の手で既に計三〇〇メートルの長大なサイフォンと二・二キロメートルの開水路が完成しかけており、先は見えた。「集中豪雨が多発する前、三月二十日までに全ての主要工事を完了」とくりかえして激励し、薄氷を踏む思いでこの数ヶ月間を過ごしてきた。それでも危ういと見て、「二月中に絶対に完了」と早期完成を目指させていた。サイフォンで長いものは一二〇メートル、せっかく出来かけても、一発の豪雨で崩れ去るのは昨夏に体験ずみである。十月以来、「春分の日まで」を合言葉に、皆必死になって働いた。その成果を目前にしようとしていた。

三月十五日、わずか二五メートルの水路区間に六十名の作業員が殺到した。サイフォン工事で途切れていた開水路の部分をつなぎ、水を流して確認する。現場は興奮と活気にあふれていた。ブディアライ村を通過し、第一期工事の全水路が開通する日である。正午に一〇キロメートル地点、J貯水池の主水門が開かれ、水は無事に各サイフォンを流れ、排水門へ導かれた。第一期工事完成は確実と判断、職員の間だけで内祝いを行った。当日働いた作業員四〇〇名も集まり、喜びを分かち合った。工事を始めてまる四年、特にこの半年が十年を経たように思われた。私の喜びがひとしおであった事は、言うまでもない。残るはK池四〇〇メートルの造成のみである。

二〇〇七年四月十六日午前十時三分、作業員が休憩に入った直後である。朝から準備して送り始めた水が、最終地点のK貯水池に到着した。渇いた水路を湿らせながら、悠々とサイフォンをくぐり、次第に滔々たる滝のようになり、深く掘られた窪地に注ぎ込んだ。貯水池は長い半楕円形をしており、長辺四〇〇メートル、短辺一八〇メートル、最深部で八メートル、容積十二万立方メートルの巨大なものである。

居合わせた者は皆、半ば呆然と立ちすくんでそ

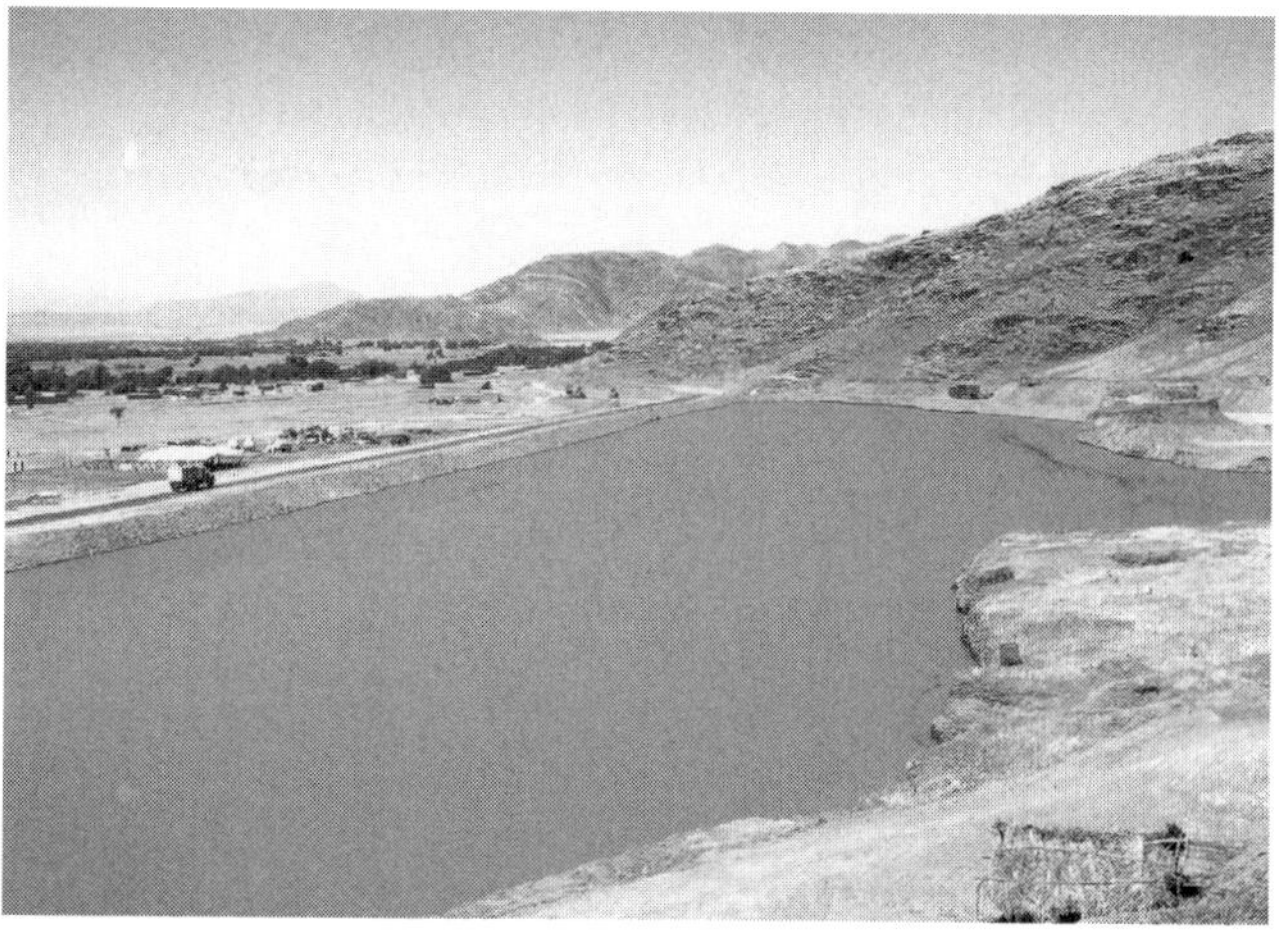

第１期工事13キロの最終地点K貯水池

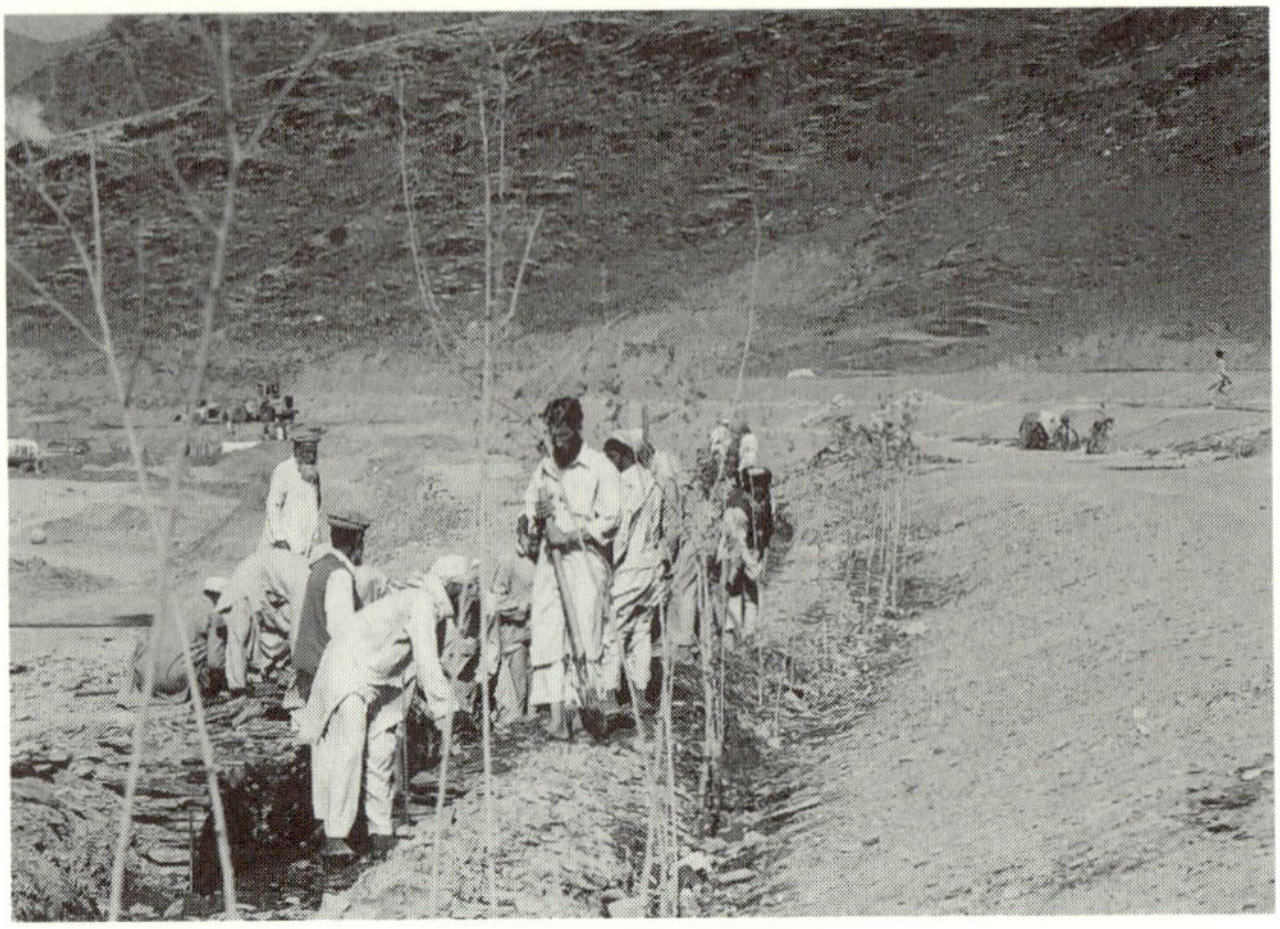

K池脇の分水路に植樹する

の光景を眺めた。同地が砂漠化してから十六年である。既に三月十五日の内祝いで「水が来る」とは思っていたものの、やはり眼前に展開する確たる結実は、名状しがたい感慨を催したのだ。一時の沈黙をおいて、「おめでとう、おめでとう」の明るい声が皆の口からもれた。

タラフダールが子供のように感激してはしゃいでいた。

「おお、ドクター・サーブ、万歳！ ありがとう！ アフガン人として感謝の至りです。これ以上の助けはないでしょう」

そして、「日本からドクター・ナカムラを送ってくれた神は偉大なり！」と、感涙してつけ加えた。

その通りだ。神が偉大なのであって、栄光は天に帰すべきものなのだ。

サルフラーズもモクタールもその場にいて、物思いにふけるように、水の注ぎこむ様子を眺めていた。彼らは十八年間、不平を一言もこぼさず、忠実に任務をこなしてきた家族以上の存在である。アフガニスタンで活動が始められたとき、いつも変わらずに彼らがいた。時には、体を張って私を守ってきたのも彼らであった。私が口に出した計画ならほぼ実現することを信じていたが、これほどの大仕事は、やはり初めてであった。

雲ひとつない天空から灼熱の太陽が容赦なく照りつけ、辺りは乾ききっていた。そこに激しいせせらぎの音がこだまして、勢いよく水が注ぎ込む。

これが命の源だ。例によって早くも駆けつけるのは、トンボと子供たちである。水のにおいを本能的にかぎつけるのか、トンボの編隊が出現したかと思うと、子供たちが寄ってきて水溜りを泳ぎ始める。水がめを頭に載せた主婦が立ち止まり、岩陰にかがんで水を汲む。この二年間、水路の先端が延びる度に目にした光景だが、今回は事のほか、強烈な印象を以って胸に迫るものがあった。

自分の人生が、すべてこのために準備されていたのだ。

水遊びする群の中に、十歳前後、どこかで見た懐かしい背格好の子がいる。あり得ないとは知りつつも、四年前に夭逝した次男ではないかと、幾度も確かめた。

この四年間で、工事に従事していた技師や現場監督は三分の一に減り、労苦を共にしてきたのは、主に周辺農民たちであった。彼ら自身が有能な石工であり、蛇籠工であり、優れた水の観察者だったことは記されて良い。この工事に携わった作業員は四年間で延べ三八万人、死傷者が出ることを覚悟していたが、事故による重傷四名（頭蓋骨骨折一、手足の骨折三）、死者は作業中の心筋梗塞一名、事故死は一人も出さなかった。

今や吾が「マルワリード用水路」は総延長一三・一キロメートル、造成分水路七・二キロメートル、一日最大送水量五〇万トン、既に沙漠化から回復して耕作できるようになった田畑が八〇〇町歩、渇水時に送水できる既存の耕地は約二千町歩、第二期工事によって潤し得る灌漑面積が推定五千町歩以上、ニングラハル州北部の農民たちの守護神となった。一木一草もなかった荒地に緑がよみがえる奇跡を見た者は、ひとしおの感慨を以って、生きる恵みに感謝するだろう。

折から、隣国のパキスタン政府はアフガン難民の強制帰還を実施しようとしていた。イランでも、難民数千家族が、着のみ着のままで送還される事件が話題になっていた。欧米軍が増強され、「タリバーン勢力」の攻勢も本格化していた。国境では米軍の誤爆事件が連日起き、住民たちの憤りは頂点に達しようとしていた。イスラム主義から露骨に親米路線に切り替えた大統領に対して国民の非難が集中、パキスタン内部が内乱前夜の様相を呈しつつあった。「破局が近い」と多くの人々が感じ始めていた。

パクティア、パクティカ、カンダハール、ヘラート、クナール、ザーブルらの多くの地域で、連日自爆攻撃が起き、欧米軍がさらに増派された。その上、パキスタン軍とアフガン軍が国境で衝突した。友軍であるはずのパキスタン軍将校が米兵を射殺する事件が起きた。カーブルとペシャワール市内で爆弾テロが活発化していた。

時を同じくして、地球環境の激変が話題になり、世界中で天変地異が瀕発する。日本もまた、急速に変わっていた。

「いったいどうなるのか」

心ある人々は不安を募らせていた。信じてきた価値観が大きく揺らぎ、軽薄と無関心、暴力と華美な風俗が混在する世相に戸惑い始めていた。あり余る情報に囲まれながら事実を隠され、自然から遊離してゆく。人々は自由と悟性を自ら放棄し、思考を停止させる営みに流されてゆく。その姿は異様に思えた。少なくとも、私たちが現地で苦闘してきた世界とは無縁であった。

「ＮＡＴＯ軍が自衛隊に派遣の要請」というニュースを聞いて、心ない政治家たちの動きにやり切れぬ思いがした。私の中で輝いていた日章旗は、すっかり褪せてしまった。忍耐も限界に近づいていた。確かなことは、外国軍が何を守るのか不明だが、こちらは人として命懸けで守るに値するものがあることだ。

このような中でこそ、完成した「マルワリード用水路」は、逃げ場を失った多くの人々に希望を与え続けるだろう。私もその一人である。「アフガニスタン」は忘れ去られたが、私たちの共有した労苦と喜びの結晶は、人々の命の営みが続く限り記憶されるだろう。これは人間の仕事である。

あとがき

本書は、二〇〇一年十月の「アフガン報復爆撃」から、二〇〇七年四月までのＰＭＳ（ペシャワール会医療サービス）の現地活動の報告を取り扱っている。二〇〇三年から自分が用水路建設に没頭していたので、灌漑事業だけが大きく取り上げられた恨みがある。

実際には、試験農場の地道な成果、困難な中を必死で継続された医療活動、再出発した飲料水源事業などにも触れるべきだったと思っている。そして何よりも、二〇〇一年以来、年間三億円の活動予算を募金だけで支え続けた日本側の努力を、紹介できなかったことは残念である。

いずれ機会を見て紹介したいが、六年間の農業チームの活動と研究は目覚しいものがあり、ソバやサツマイモなどの乾燥地に強い作付け、飼料生産の改善、茶の栽培、穀物収量の増加など、確実な成果をあげている。そもそも「灌漑用水路事業」の目的は農業の復興にある。農業＝食糧を生産する営みは、誇張なく、人類生存の根幹に関わるものである。同時に、それは地理・気候条件の多様性を反映して、地域性が濃厚である。それは数千年にわたって、自然との闘いと融和の歴史を経て確立されたもので、私たちが日本で行われる農業技術を持ち込んでも容易に根づかない。一般に、農民は頑固で保守的、結果しか信じない。「こうすれば代々間違いなかった」という、伝統への自信があるからだ。しかも、自給自足であればなお更で、新奇なものに飛びついて失敗すれば、生活破綻に直結する。

アフガニスタンでは、「カネがなくとも生きてゆけるが、雪がなくては生きられない」ということわざが、一言で国民の生活、文化、社会のあり方を表している。「雪」とはヒンズークッシュ山脈にあって、人々に水を供給する巨大な貯水槽のことである。水は日光によって植物を育て、それを人や動物が食べる。水と緑は、文字通り無から有を生み出す富の基盤である。これが明瞭な世界が、アフガニスタンである。社会全体が、自然と一体になった農業国の色彩が強い。意識せずに伝統を重んじ、大地に張りついて生きる様は、昨今流行りの「グローバリズム」とは対極にある。

しかし、今世界を見渡せば、「雪（水と自然）はなくとも生きられるが、カネがなくては生きられない」という思い込みが支配しているように思えてならない。そこでは、少しの株価の変動が世界を揺るがし、パソコンのキー一つで莫大な富が動く。営々と築かれた技術や生産活動も、買収というカネの操作で一朝にして支配される。そうして得られる「富」とは、しばしば架空である。怖いのは、架空が現実を律し、人間の生産活動や思考を自然から遊離させ、非現実が現実と錯覚されることである。「グローバル・スタンダード」の名で、地域の特色や文化が失われ、違いを許さぬ狭量な風潮と短絡な思考が人々を支配する。

本書は、このような対極同士の軋轢の中から生み出されたものと言ってよい。

さて、本書の執筆後、短期間に起きた重要な現地の変化を、特に会員の読者に、伝えておかねばならない。五月二十八日、外務省は、ジャララバード、ヘラート、マザリ・シャリフ、バーミヤンの各都市に渡航の延期、これらを除くアフガニスタン全土に対して退避を勧告した。同日、次のような記事が目を引いた。やや引用が長いが紹介しよう。

アフガン治安維持　陸自ヘリ部隊派遣を打診　米英軍今年2月『現状では困難』伝達

【ワシントン＝共同】旧タリバン政権崩壊後の混乱が続くアフガニスタンで治安維持活動を続ける米英両軍関係者が今年二月、兵員や物資の輸送に充てるため陸上自衛隊の大型輸送用ヘリコプターCH47を中心とする部隊のアフガン派遣を水面下で打診していたことが二十五日、分かった。複数の日米外交筋が明らかにした。（中略）日本政府筋は、現在インド洋で海上自衛隊が行う給油支援の根拠となっているテロ対策特別措置法があれば「ヘリ部隊派遣も法的には可能だ。米側の要請は（現在も）生きている」と語った。（中略）アフガン支援に関しては安倍首相が一月中旬、ブリュッセルの北大西洋条約機構（NATO）理事会で演説し「自衛隊の海外活動をためらわない」と表明。米欧側に自衛隊派遣の期待が高まった。

テロ特措法：防衛相が見直しと新法整備検討を指示

【毎日新聞】久間章生防衛相は7日の防衛省内の幹部会で、11月に期限が切れるテロ対策特別措置法について「自衛隊の活動が現状のままでいいのかどうか検討する」と述べ、月内にも同省に「国際平和協力活動を検討する関係幹部会議」を設置し、同法の見直しと新たな法整備の両面で検討していくことを指示した。政府は現在、同法に基づきインド洋上で米英艦艇などへの給油活動を行っているが、1月から防衛省昇格に伴い自衛隊の海外活動が本来任務化したのを受け、アフガニスタンでの資材輸送や民間活動団体の輸送など復興支援に活動を広げることを検討する。

全ては雲の上の議論である。地を這う私には余りに空しいものであった。このテロ特措法は、六年前の国会証人喚問で「自衛隊派遣は有害無益」と指摘、少なからず縁があったが、悪化する情勢に対する見識のなさに驚かざるを得なかった。

だが、私たちはそれどころではなかったのである。

ペシャワール基地病院の閉鎖

五月、一通の文書がパキスタン当局から届けられた。その内容は、「(PMSの)『北西辺境州・社会福祉法人』という認可は違法である。また(PMSは)保健省基準の医療設備、資格のあるパキスタン人医師、看護士、検査技師が揃っていない。二ヶ月以内の改善を命ず」というものであった。つまり、中央政府認可の「難民支援団体」の資格だけを合法とし、「アフガン人を含む外国人の管理」を否定するものであった。

これには背景があった。今年（二〇〇七年）春から強引に進められている「アフガン難民強制帰還」である。パキスタン政府によれば現在三百万人の難民がおり、「国際社会がアフガン復興を始めた現在、パキスタンが難民支援する根拠はない」という表向きの理由がある。このため、貧困層が集中する難民キャンプを次々と閉鎖、難民関係の教育・福祉施設を引き上げさせていた。表向きは「改善命令」であっても、事実上の閉鎖要求だと私は受け取った。

これは十年前から囁かれていたことであった。PMSに好意的な政府高官が、「難民支援団体としての法的位置はいずれ消滅する。PMSの活動の性質上、社会福祉法人として認可を受けた方がよい」と、強く勧めた。そこで、地方行政とも協力し、合法性を得て基地病院を建設したのが一九九八年四月のことであった。

調べてみると、当局の指摘する「違法」は事実で、州の認可の社会福祉法人では外国による財政支援ができず、外国人が管理者として振舞えないことになっている。しかし、解せないのは、それなら何故、九年前に警告せず、今突然の指示に及んだかであった。私たちとしては、定期的に現地理事会を開き、州と中央政府に報告書を提出、完璧に法を遵守してきた。この点について州当局に問い合わせると、あいまいな返事である。前後して、日本人ワーカーのビザ発給が「短期滞在許可」となり、ひどい時は、二週間毎に国外に出て取り直し、その間病院機能に支障をきたす有様である（それまでは、一〜三年のビザが発給されていた）。中央政府の政策が、何らかの圧力によって急に変わったのである。また、北西辺境州で米軍の「対テロ作戦」が活発となり、一般市民の犠牲が絶えず、人々の間に激しい反米感情が高まっていた。それまで比較的安泰であったペシャワールの治安が急速に悪化していた。

患者のために不便を凌いでいたが、ここに至って「継続不可能」と判断、拠点をジャララバードに移す方針を固めた。

医療活動、全滅の危機

アフガン側でも問題があることを本文の中で触れたが、パキスタンと同様、書類上の形式的な要求が厳しく、かろうじて残ったダラエヌール診療所も、一時は危機に瀕した。例えば、「診療所は政府が定める規定の設備を置け」という指示がある。PMS診療所は、「出産設備がなく、助産婦や女性医師を置いてない」との改善命令があった。山村で産院分娩する者は先ずいない。それに、女性医療関係者を診療所内に寝泊りさせるのは、あり得ないことであった。驚いて、「他の医療機関はどうしているのか」と問うと、「PMSだけが基準を満たしてない」との返事である。そんな筈はないので調べてみると、他の診療所の殆どが名義借りをしたり、使用せぬ分娩室を設置したり、要するに書類上で基準を満たしているだけである。

それに、「会議」がやたらに多い。それも、診療中に突然、「明日ジャラララバードの会議に出席せよ」と、ほぼ毎週のように知らせが来るから、まともな診療ができない。また、薬品の処方はしても、診療所が投薬することを制限する規定がある。更に、「契約制度」が導入されていて、二年に一度、国際団体が「落札」で特定地域の医療サービスを請け負い、更新をするのだそうである。大きな国際医療団体の事務所はたいてい首都カーブルにあり、落札で活動地が決まったら、各地の地元NGOに資金を供与して委託する。後は、末端の行政機関とNGOとの関係でことが運ぶ。露骨に述べれば、診療の内容を無視して、カネが動いているだけである。

国際団体が実態を知らない訳ではない。「内容はともかく、プレゼンスを示して国内での発言力を増し、国際協力に提言できる」という外国団体もあったが、これは本末転倒、一職業人として耐え難い。患者治療こそ至上命令の道義だ。商売の世界でさえ、空小切手は厳罰である。こちらも、さすがに疲れ、二〇〇七年三月、「新規定を遵守できない」と、ダラエヌール診療所の活動停止を行政側に通知した。

何しろ、アフガニスタンで最初に開設した診療所である。二名の殉職者まで出し、その上、一昨年にクナール州の診療所を失い、「最後の砦」となっていたのである。思えば二〇〇一年の空爆、続く復興ブーム以来、踏んだりけったりである。武器で脅され、札束で殴られたような気持ちであった。寂しい気持ちでいたところ、噂が広がり、ダラエヌールの長老会が「閉めないでくれ」と陳情に押しかけてきた。理由を述べると、皆激怒した。「分娩室」の話をすると、失笑するかと思ったら、「そんな村人は誰もいない。アフガン人の慣習を無視するアングレーズ（英米人）の陰謀だ」とまで言い切った。武装蜂起も起こしかねない雰囲気である。「まだ百パーセント決まった訳ではない。交渉中だ」と述べて、その場を鎮めた。

アフガン政府側の協力

パキスタン側でペシャワール基地病院が事実上の活動停止に追い込まれそうになったのは、ちょうどその直後であった。まるで挟み撃ちである。いくら、「百の診療所より一本の用水路」と述べても、医療活動は私たちの出発点であった。それを自ら放棄する。自分の葬儀を行っているようで、やりきれなかった。

六月二十三日、ニングラハル州保健省大臣から呼び出しを受けた。州保健省大臣・アジュマル医師は、旧タリバーン政権時代から医療行政の任に当たっており、私をよく知っていた。四十歳前後の紳士、私たちの用水路改修で潤うべスード郡の出身である。いきなり意表をつく会話で、交渉が始まった。

「PMSのダラエヌール診療所撤退を聞いて、喜んでいたところです」

驚く私に笑顔で続けた。

「数日前書類が回ってきました。これは必ずドクター・ナカムラに会えると思って、嬉しかったのです。やっと長年の望みが叶いました。PMSの活動に常々畏敬の念を抱いてきました。私は前政権の時代から保健省で働いていたので、よく知っています」

てっきり最後通牒かと思ったら、話が逆であった。

「書類を見ました。しかし、閉鎖は勧められません。ＰＭＳ診療所を農村診療のモデルにすべきだと考えています」

「しかし、新規定を守るのは不可能です。余りに会議が多いのにも閉口していました」と私が述べると、アジュマル医師は少し真面目な顔になり、パシュトゥ語で話し始めた。

「自分の立場上、多くを言えません。でも私はダラエヌール診療所閉鎖に反対します。手続き上、取り消しは簡単です。しかし、再開は難しくなります。何とか続けてください。お願いします」

「だが、どうしろというのですか。分娩室や女医を、あの田舎に置けるとお思いですか」

「ドクター・サーブ、私もパシュトゥン人で田舎育ちです。実情はよく分かっています。今は政府の役人として言えないことが山とあります。ともかく、ワクチン接種者二名、会議出席専従の医師一名を置くことだけ、譲歩してください。規定はくるくる変わるでしょう。しかし、私が全面的にバックアップすることを誓います。救急車が必要という規定が出れば、こちらから用意させます」

心ある役人たちもいるのだ。急に道が開けたようで、こちらも明るい気持ちを取り戻した。でも彼の厚意だけが頼りなら、長続きしない。だが私の思いを読むように、アジュマル医師は声を落として述べた。

「ドクターはアフガン人の吾々よりも奥地の事情に精通しておられる。こんな紙切れだけで成り立つ医療福祉は長続きしないでしょう。私も医者のはしくれです。気持ちを察してください。私はしばらく、この地位にいます。その間に、計画書を出してください。保健省名で公式決定されると、たとい政権が変わろうと、それは有効なのです」

このご時勢で、「たとい政権が変わろうと」という発言のくだりは意味深長であった。そこまで気持ちを正直に伝えるのはたやすい事ではなかったので、彼を信じた。ハンセン病と類似障害、感染症の診療センターをジャララバードに移せば、これまでペシャワールで診てきた患者たちの診療はできる。北西辺境州は事実上、アフガン東部と一体で、一般農民は自由に往来するからだ。

この構想を婉曲に述べると、「PMSの立案なら何でも受け容れる。とりあえず、早期に計画案を出せば、保健省が認可する」という約束で会話が終わった。後は、カーブル中央政府・保健省の思惑次第である。

だが、これも意外であった。数日後、不安を抱いてカーブルに出かけると、ここでも歓迎された。アフガニスタンの保健大臣は、ペシャワールの基地病院で私が診た患者の一人であった。カーブル保健省の中枢にはPMS出身の医師が見かけただけで三名いた。大臣は、まるで古い親友に出会ったように接してくれた。「そんなものは後にしてくれ」と、書類の山を抱えてきた職員を追い出し、多忙な執務にも関わらず、長い時間を割いて話を聞いてくれた。当方の苦境を述べると、「ともかくPMSなら何でも認める」と約して会談を終えた。

帰り際に、大臣が車の傍まで見送りに来た。普段なら、どんな偉い国際使節が来ても、ぶっきらぼうに社交辞令を述べるだけで、大臣室の椅子を立つことがないそうである。大柄な大臣が、小柄な私に礼を尽くして挨拶をするのを見て、驚いた省の役人たちが「あの小さい男は誰なんだ」とささやいたという。

かくて布石は打たれた。残るは、ペシャワール基地病院の閉鎖をいかに円滑に行うかである。七月、事実上の移転を開始、医療器具の移送、退職せざるを得ないパキスタン人職員の処遇、強制執行を避けるための引き伸ばし工作、行政側とのやり取り——さまざまな経緯は割愛する。八月二十八日、ペシャワール撤収をパキスタン当局に伝え、ＰＭＳは医療活動でも、新たな挑戦に乗り出そうとしていた。

新情勢への対応

同時期に韓国人グループの拉致事件が発生、日本ではテロ特措法を成立させた自由民主党が選挙で惨敗、再び「アフガニスタン」の記事が紙面を飾り始めた。大方の日本国民の記憶は、明るい復興の話題で途切れていた。「タリバーンの復活」という見出しが、それを示している。復活したのではない。それは窮した民衆が選んだ反応の、氷山の一角であった。復興支援も、民衆の目には「外国人の見世物」と映った。「殺しながら救う援助はない」と、大方の人々は思っている。ただ、大声で言えなかっただけだ。

「外国人によってアフガニスタンが荒らされた」という思いは、官民を問わず、党派を超えて、急速に広がっている。事情は「イスラム過激派の活発化」という言葉で締めくくられるほど、単純ではない。これに、進行する大旱魃、難民強制送還が拍車をかけている。五万人に増派された欧米軍駐留、世界の九三パーセントを占める麻薬（ケシ）生産の復活、国内外の旱魃避難民と失業者の急増を六年前、誰が予測したであろうか。

報道されてきた「アフガン復興」の明るい印象と裏腹に、私たちは黙々と声なき人々と苦楽を共にしてきた。「復興支援」が武力介入とセットで行われる偽善と弊害は、くりかえし述べてきた通りである。決して外国人に善意が欠落していたのではない。どこから何を見ようとしたか、誰の立場で善意がつくされたかである。国際社会、国際平和、国際貢献、国際協力、国際交流、国際化、国際テロ――私たちも大方のアフガン人も、もう「国際」という言葉に、アフガン戦争（一九七九―八九）の結末以来、うんざりしていた。

それよりも、医療活動の建て直しと同時に、目前の大旱魃の対策に追われた。「自衛隊の民間団体支援」など迷惑な話であった。八月二十八日、予測される諸外国の妄動とアフガン民衆の反応を考慮し、今後の方針を現地と日本事務局に伝えた。

「皆さん、日本、ペシャワール、ジャララバードにおいて、激変のさなか、ご苦労様です。今までPMSは幾多の変化と難局を乗り越えて、現在に至りました。

しかし、現在、日本でも現地でも、かつてなかった規模の難関にさしかかっています。今秋、ＰＭＳはペシャワールの基地病院機能をジャララバードに全面移転、騒乱の激化に対処すべく水源事業も変化が求められます。すなわち、

一、いつ邦人退去命令が出ても、現地職員が働けるよう、がっちりした態勢を築くこと。

二、大規模工事（用水路と溜池）の早期完成。

三、農業、植樹、医療については、きわめて長期を要する計画なので、和戦両様の構え。

四、ペシャワール撤収については、たつ鳥後を濁さず、アフガンでの活動を円滑にする捨石となることです。」

そして、二年分の予算をつぎ込んでも用水路第二期工事七キロメートル（総延長二〇キロメートル）を来春まで完成、数千町歩潅漑を達成して人々の生活安定を図ること、ジャララバードに医療部の中枢を建設すること、河川の異常低水位でアフガン東部全域を脅かす大凶作が予測され、干上がった各村の取水口浚渫に住民と一体になって協力し、来年度に本格的な改修を支援すること、などを指示した。

用水路工事は、驚異的な速さで進行し、秋までに第二期工事七キロメートルのうち、三キロメートル地点まで完成させようとしている。そうすれば、新たに一千町歩が潅漑され、数万人が生活できるようになる。もう私たちは、「アフガン情勢」を語るのに疲れていた。

――日照りの夏には涙を流し、恵みの雨に感謝する。用水路が延びて沙漠に水が流れ、緑地が

増える毎に皆と小躍りする。外国兵の横暴に憤り、親しい者が死ねば悲しみ、病で斃《たお》れる子に胸を痛め、収穫が多ければ共に感謝する。それだけのことだ。そして、それ以外に、何ができるのだ。

上空を軍用機がけたたましく飛び交い、私たちは地上で汗を流す。彼らは殺すために飛び、人々は生きるために働く。彼らは脅え、人々は楽天的だ。彼らは大げさに武装し、人々は埃まみれのオンボロ姿だ。彼らは何かを守るが、人々には失うものがない。

「民主国家？　テロ戦争？　それがどうしたって言うんだい。外人とお偉方の言うことは、どうも解からねえ。俺たちは国際正義とやらにだまされ、殺されてきたのさ。ルース（ロシア＝ソ連）もアングレーズ（英米人）も、まっぴらだ。世の中、とっくの昔に狂ってる。だから預言者も出てきたのさ。それでも、こうして生かせてもらってる。奴らのお陰じゃあない。神の御慈悲だよ。まっとうに生きてりゃ、怖いことがあるものか」

これが、人々と共有できる私の心情でもある。

最後になりましたが、本書は心ある日本の方々、その平和への願いから生まれた結実の報告だとも言えます。私の現地活動が長いとはいえ、これほどの仕事は二万人の会員と支援者の支えがなければ出来なかったでしょう。私たちが募金だけで年間三億円に上る事業がこなせているのは、大きな意味がありました。「平和主義」という理念上の問題ではありません。平和が武力に勝る力であることを実証し、本当に現地の民衆に必要とされるものを自由に汲み取り、緩急自在、ある程度の試行錯誤が許され、実のある事業を継続できたのは、自分が参加するように献じられた良心的な募金に支えられていたからです。

現地事業は、野心や利害、対立や矛盾を超え、日本と現地の人々との共通の良心の協力だと述べて、少しも誇張ではないと思います。紙面を借り、日本ペシャワール会と多くの支援者、日本人ワーカーたちの働きに、心から感謝します。また、上梓にあたり、石風社の福元満治氏の並々ならぬ努力がなければ、出版は出来なかったでしょう。

更に、用水路建設に当っては、環境問題、河川を考える専門家の方々はもちろん、かつて日本の農業土木を支えて今に伝える数百年前の先人たちにも、敬意と感謝を捧げたいと思います。

二〇〇七年九月　ジャララバードにて　中村　哲

●巻末資料

資料1　F・G区水路決壊の危険性と対策

◎その原因

1、MADERAの堰の影響

堰の位置と建設時期

MADERAの堰は、クナール河左岸、カシコート村にあり、水路B区域の岩盤の丘の対岸に相当する。取水口部から約八〇〇m下流、F・G区域から約四km上流にあり、長さ約一〇〇メートル前後、当時大きな土木事業を行っていたECの団体、MADERAによって、二〇〇三年四月から四ヶ月をかけて作られた。

当時、クナール河主流は、B岩盤に衝突して二つに分かれ、主流が左岸のカシコート村を通り、比較的浅い分流が右岸を流下していた。このため、D・E・F・G区域では、河岸から一〇〇〜三〇〇m以上の砂州と葦原が広がり、川道中心は左岸寄りであった。

建設の目的は不明である。噂によれば、カシコート村の有力地主が「堰で干上がった川床に土砂を入れて耕作地を増やし、同時に洪水対策になる」と申請、実行されたものらしい。タリバーン政権当時まで、MADERAはECが直轄する技術団で、農業から道路建設まで良い業績を残している。しかし、二〇〇一年から「民営化」して下請けに任せるようになり、質が著しく低下していたのは否めない。

建設後の河床と河道の変遷

二〇〇三年

建設直後から劇的な変化が現れた。元来傍流であった右岸側に中心流が移動、

●C区域から二〇〇メートル離れた巨大な耕地の中洲が侵食され、秋までに半分を失った。

●主流がC岩盤に直接当たって、B―C間の弧状の砂州が著しく幅を減じ、C岩盤沿いの深掘れが生じた。

●E区域のローム層の台地は、直下に激流を受けて崩落、一九七〇年頃作られた国道が約二五〇メートルにわたって流失、用水路から八〇メートルに迫った。これは、河の蛇行部が変化して、左岸から弧を描いて同崩落部に六〇度以上の急角度で主流が激突したからである。

二〇〇四年

非難にさらされたMADERAは、E地区の護岸を進めたが、一m高さの蛇籠二段で決壊・洗

掘箇所を約八〇〇メートルにわたって覆うものであった。これは、流速や流方向を無視した方法で、根固め工も欠く状態だったので、PMSが屈曲蛇行で生じた半円形の巨大な砂州の中心部を約八〇〇メートル掘削、主流を右岸から遠ざけた。
●C区域岩盤沿いの深掘れが進み、D区域の砂州と葦原がさらに減少、河岸が五〇m後退した。
●凸状に弧を描いてE地区右岸に激突していた主流は、川幅を広げながら左岸の旧河道側へと移動した。

二〇〇五年

この夏は大出水があり、川道にも大きな変化が見られた。
●クナール河上流から多量の土砂が押し寄せ、MADERAの堰とB岩盤の狭い川幅直後から約四〇〇mに堆積、主流の左岸川床が高くなった。その結果、C・D区域で左岸に堆積した土砂に阻まれた主流は、凸状に弧を描いてほぼ直角に右岸のD区域に流下、葦原が完全に流失、さらに国道が直撃され、幅三分の一程まで（河岸から約五m）が長さ約二〇mにわたって洗掘・決壊した。
●秋になって水位が下がっても、夏に出来上がった河道は固定され、さらに国道の洗掘が進んだ。D区域の葦原は完全に流失、国道沿いに平行して水深四~五mの急流が流れていた。国道の真横に重要なD沈砂池があり、決壊は時間の問題であった。米軍下請けの道路会社は、八月の段階で旧国道を放棄して、D沈砂池の周りを迂回する計画を立てていた。これは、用水路の破壊を意味する。同年十一月からPMSは、護岸工事にのりだし、水刎ねと導水堤を兼ねた強力な石出し水制を設置（第一期工事）、これによって国道から幅約三〇mの失地を長さ約三〇〇m回復した。
●E地区では、右岸に向けて凸状であった流れが、E地区の変化を受けて左岸側に寄って蛇行、凸状砂州が、E地区の下流側台地へ移動した形となった。
●F地区では、FG水路の麓にあった湿地帯が更に洗掘され、河岸洗掘で約二〇〇m後退、出水の高水位と重なって、表土が洗い流され、同地は耕作が不可能となった。
●G地区で浸水した激流が、用水路の土手下段を洗掘、地すべりでG区域水路は約八八mにわたって決壊した。
●E・F・G地区の変化でシェイワ用水路取水口に大量の礫石が堆積した。新たに発生した分流と、遠ざかった主流による変化の一部と見られるが、礫石の径は一五～二五cm、相当の急流が流入して同用水路を埋めつぶした。

二〇〇六年

●D地区では、石出し護岸の強化（第二期工事）で、凸状砂州の先端が後退して川幅を広げ、安定を見た。第一水制上流側におびただしい砂利が堆積した。
●E地区下流側右岸の台地の洗掘が進み、深掘れがFG地区に及んで河岸を削り、新たな河道が河岸と平行に発生、河岸は更に三〇～五〇m後退した。F地区上流端は涸れ川の土石堆積層で保護されたが、表土が薄くなり、礫層から浸透した水が地盤の軟化を招いた。

●主流はE地区の涸れ川末端の厚い礫石層に阻まれて左岸方向へ蛇行、凸状砂州の先端から分流がH地区低地の河岸を削り、大量の土砂でシェイワ用水路の取水口は、事実上機能を失った。

2、道路工事会社の砂利採取

二〇〇五年から、道路工事の会社がE地区の川原から、大量の砂利を採取しはじめた。年間の採取量はダンプ数千台に上ると思われる。せっかく安定したE地区の台地への影響を心配したが、真夏の高水位のときに流水断面が大きくなることを考慮すれば、少なくともE地区への影響は少なかったと言える。しかし、同部からEローム台地の砂礫層をくぐってFG湿地帯へ滲出する水量が増えた可能性は否定できない。

3、季節による水位差の変動

クナール河全体が、冬の異常低水位、初夏の異常高水位にさらされる年が多くなっているのは確かである。このため、本来なら移動しにくい河床や砂州形成の変化が起こりやすくなっている。だが、総合的に診て、MADERAによる安易な堰の建設が最大要因で、それまで安定していた主流を突然支流に注いだ結果である。異常高水位は、それに拍車をかけたに過ぎないと見るのが妥当であろう。

放置した場合、予想される状態

以上の継時的な変化を見ると、FG地区での変化は明らかである。

●二〇〇五年のD地区と同様の変化。即ち、弧を描いて流下する主流の凸状先端が、F地区の湿地帯を侵食し、湾状の流れが用水路を数百メートルにわたって決壊させる。F地区の侵食が進めば、数年後に国道が危険にさらされ得る。また、大量の浸透水が地盤を更に軟化させ、悪循環を作る。

●H区域の低地の部分的な流失。

●シェイワ用水路取水口部の砂利堆積の促進。

つまり、マルワリード用水路とシェイワ用水路の完全な機能停止を意味する。

対　策

半永久的な解決法は、G岩盤を約四〇〇メートル穿ち、用水路を岩盤の上に載せることである。しかし、これは現在の力量で、技術的にも財政的にも不可能に近い。国家間援助に頼っても、数年の年月は旱魃にあえぐ住民にとって酷である。また、G区域が保護されたにしても、F区域の湿地帯が消失すれば、F水路区は決壊、国道やE区域のシルト台地が危険にさらされるだろう。

現在のF区域湿地帯がかろうじて保たれているのは、マルワリード用水路D2を横切る土石流の堆積によるところが大きく、涸れ川末端の広大な礫石層が「越流型石出し水制」の役目を果たして、主流の引き込みを防止しているからである。しかし、残った礫石の径から推測すれば、増水期に毎秒三m以上の急流が表面を流下しているので、シルト層や小さな玉石層の洗掘は防止できない。

以下が現在早急に取りうる現実的な対策で、要は河の主流を旧来の自然な流れに押し返し、これ以上の洗掘を阻止、軟弱地盤の含水量を減らすことが結論である。

A、河岸洗掘の阻止と砂浜の回復

●E区域末端の水刎ね　Eの高台をなすシルト台地は、砂層、礫層を下部に含み、急流にはもろい。また、礫層から浸透した水がFG区域の地盤軟化を促す。このため水刎ねを洗掘決壊危険部に置き、直接の流圧を和らげる。

●凸状砂州の中心掘削。中心流を遠ざけ、現在の洗掘部に土砂堆積を促す。

●FG区域に水制の設置。特に第一、第二水制は、現在なお主流である砂州S1、S2に隣接する河道へほとんどの水を押し返す。水刎ねと共に導水提の機能を果たし、第三、第四水制と共に、下流側の土砂堆積を期待できる。少なくともこれによってこれ以上のFG区域の洗掘と流失は確実に防止できる。

●従って以上の水制のうち、第一、第二水制は、出水時にも耐えうるよう、低水期の水位より高さ二・五メートル以上とし、長さ一〇〇メートル以上、堅牢な非越流型とする。（過去四年間で季節の水位差は、二～二・五m）

B、用水路直下の軟弱地盤の含水量低減、FG湿地帯の処理

●マルワリード用水路土手の最下段の強化・拡張。既設の盛土部分はG地点で最も高く、高さ一七m、幅四〇m、四〇度の傾斜三段で、不安定である。湿地は細砂と泥炭の混合した土質で、深さ三メートル、既設の部分は三年半を経過して充分載荷圧密されているが、水路左岸に側方偏移による干割れが一部に観察される。そこで、最下段を拡張、透水層を圧密、湧水部を遠ざける。盛土四段目、五段目を設け、全体の斜面を二五度以下とする。四段目の幅一二メートル以上、高さ三mを全長一一〇〇mにわたって徐々に盛土。これを幅二五m以上に拡大、緩傾斜を作る。

●FG洗掘部河岸（水制間）の砂利による埋立て。F上流部とG下流部（距離一・二㎞）の水位差は約三・〇m、最も近い浸透水はF地区河岸から直接くるので、これを遠ざけるべきである。幸いにして水制で適切な砂礫層が堆積して元の状態が回復すれば、砂礫層を透水性の悪い粘土層で覆い、さらに耕作可能な土を敷けば、冬の耕作地を回復し得る。住民の協力も得やすくなる。（クナール河の河岸耕作地と同様の地層）

●大量の浸透水による湿地帯は完全処理できない。緩速戴荷の盛り土で幅五〇m前後の段を設け、砂層（サンドマット）を作って交通確保、排水を促す。盛土側を柳の大量植樹で保護、更にクワの木を植えて森林地帯を設ける。
●浸透水の流量と流方向によっては、湿地帯からの湧水による小川ができる可能性がある。一年後に充分観察して、排水を兼ねた灌漑路を考慮する。湧水中の大量のカルシウム塩が表土にたまる場合は、灌漑用水として使用せずに河に排水、畑にマルワリード用水路の分流を灌漑用に引き込む。（隣接のH湿地帯はこれによって塩類の蓄積が激減している）

なお、以上の基礎工事は増水期の三月中旬前に完了すべきで、四月は不可能と見てよい。

資料2　用水路現場の米軍ヘリ機銃掃射事件

ペシャワール会現地代表
中村　哲　殿

平成15年11月27日

アフガニスタン東部での米軍ヘリコプターによる銃撃事件に関する貴代表からの21日付FAX

での御照会に関し、これまで外務省が行った申し入れ及びそれに対し米側よりなされた説明等につき御報告申し上げます。

11月12日、在アフガニスタン大使館藤井書記官より藤田ペシャワール病院副院長及び福元広報責任者に対し本事件につき問い合わせ、また、13日、貴代表より中東第二課に対し同日付FAXにて今次事件につき連絡を頂きました。

これを受け、15日、当時カブールを訪問中の田中外務大臣政務官より、アフガニスタン移行政権シールザイ外務副大臣及び在アフガニスタン米国大使館シドニー臨時代理大使に対し、銃撃があったとすれば遺憾である旨述べると共に、事実関係の確認及び再発防止策の徹底を申し入れました。これに対し、シールザイ副大臣及びシドニー臨時代理大使より直ちに事実関係を究明したい旨応答がありました。

その後、17日、シドニー臨時代理大使及び連合軍副司令官ククロー大佐より在アフガニスタン日本大使館高川臨時代理大使に対し下記の通り説明があり、併せ謝罪がなされました。右の概要については、19日、在アフガニスタン大使館藤井書記官より藤田副院長に御連絡差し上げております。

記

1、事実関係

(1)当該地点におけるペシャワール会の活動について移行政権より報告はなく、当時米国として右活動につき承知していなかった。本件調査も当初は日本NGOの人員及び車両に対する発砲事件として調査を行ったため、米軍の記録中に本件を発見することができなかったが、その後日本政府側からの更なる説明を受けて公式調査を行ったところ、11月2日に当該地点で米軍ヘリコプターによる小規模な発砲が行われたことが判明した。

(2)同日、輸送ヘリコプター編隊4機（先頭に大型輸送ヘリ、次に中型輸送ヘリ、攻撃ヘリコプター2機が追随）が高度約200フィート（約70m）で編隊飛行中、当該地点で先頭ヘリコプターが下方に水面の飛沫、泥土の飛散を認めた。無線で連絡を受けた2番機も右を確認し、ドアに据えられた機銃一丁より北側の地面の粉砕部と水流に向けて10~20発の弾丸を発した。地上に攻撃者が認められず、反撃も無いことを確認して即時に射撃をやめた。

(3)護衛位置に付いていた攻撃型ヘリコプターは旋回し、現場を低空飛行して状況を確認したが、攻撃は一切せずに編隊に戻った。何れのヘリコプターも地上の人員や白いタオル等は視認していない。この地域における唯一の視認記録として残されているのは、山羊乃至羊の群を連れ、RPG（対戦車砲）を肩にかけて歩いている人間1名のみであった。

2、米からの謝罪

今回の事件に関しお詫びしたい。また故意ではないことを強調したい。しかし米軍ヘリはほぼ毎日地上からの銃撃等の攻撃を受けており、また、戦闘で友人を失っているため非常に敏感になっている。今回は水飛沫や泥土の飛散が機関銃で低空ヘリを射撃するときに水面や地表に出来る痕跡に酷似していたため、警戒して射撃を行った（超低空で飛行する航空機に銃撃を加える場合、打ち始めの銃弾は最初に地面にあたることが多く、航空機の下方の水飛沫、泥土の飛散は機中からはあたかも攻撃のサインのように見えるとのこと）。

3、再発防止策

（1）16日夜より当該地点にＲＯＺ（Restricted Overflight Zone）を設定し低空飛行を制限することにした。今後米軍航空機が当該地点を低空で飛行することはない。

（2）コンピューター・システムに正確な地域の情報を入力し今回のような事故を防ぐため、できるだけの情報を日常的に知らせて頂きたい。特に爆発物の使用等は必ず連絡してほしい。また、この種の連絡は政府ルートの他に、ジャラライバード米ＰＲＴ司令部にも知らせて頂きたい。ＰＲＴには文民も含まれているので、必要に応じ積極的に接触してほしい。

●外務省への返事

外務省中東アフリカ局中東第二課長殿

外務省中東アフリカ局中東第二課長
相星　孝一

ファックスにて文書を受け取りました。

以下、ＰＭＳ（ペシャワール会医療サービス）側の返答をお伝えします。

記

1、事実関係で符合しないのは、旋回して確認して、視認したのは「ヤギや羊を連れ、対戦車砲を担いで歩いている人間1名だけだった」という点。

現場は約2㎞にわたって600名以上の作業員、職員が居て、掘削機4台、大型ローター1台などの重機、ダンプカー数台、トラクター10台以上があり、線状に伸びる水路が視認できないのは奇妙である。「対戦車砲」を確認できるほどの精度ならば、この報告は現場のものではない。

2、誤爆や誤射が故意でないことは当然である。「毎日攻撃を受け、戦友を失った兵士が敏感になっている」というが、当方にも空爆や誤爆で親族を失った作業員・地域住民が少なからずいて、敏感になっていることは肝に銘じてほしい。

3、「警戒して射撃した」というのも適切ではない。確認のうえ攻撃するのが常道である。

4、再発防止については、ひとえに軍側の注意と責任ある行動による。PMSは現地の正式行政機関と日本大使館に知らせても、米軍機関とは一切接触しない。現状は、米軍司令部との接触は「米軍協力者だ」と住民に誤認されて危険である。

以上。

PMS（ペシャワール会医療サービス）総院長

中村　哲

2003年11月28日

資料 3　マルワリード用水路第Ⅰ期工事の概要

用水路の概要

水路の名称　マルワリード用水路（Marwarid Canal, Marwarid はペルシャ語で「真珠」の意）
全長　13.0km
場所　アフガニスタン国クナール州ジャリババからナンガルハル州シェイワ郡ブディアライ村まで
平均傾斜　0.00069
標高差（落差）　9.1ｍ（取水口633.5ｍ、ブディアライ村末端624.4ｍ）
取水量　4.5～5.5m^3/sec.（限界最大量6.0m^3）
推定損失水量　30％（浸透損失20％、無効水10％）
灌漑給水能力　4～5m^3/sec.（500,000m^3/day）
推定灌漑可能面積　約9,700ヘクタール（約9,700町歩）＊
＊既に潅漑している耕地と給水量から算出。土壌の保水性、作付けの相違で、日本の基準とは必ずしも一致しない。
水路沿い植樹総数　125,500本
設計・施工者　ＰＭＳ（ペシャワール会医療サービス）
工期（第一期工事）　2003年３月19日～2007年３月31日

各区別概要（流量・工種など）

区域	長さ（m）	開水路幅（底部～上部）	平均傾斜	通常流量5.0m^3/sec. の時 水深（m）	流積（m^2）	流速（m/秒）	流量（m^3/秒）	コンクリート構造物 橋	水道	サイフォン	水門	工種と主な付帯工事
A	800	4.0～5.0ｍ	0.00125	0.84	3.53	1.4	5.00	1			1	砂礫層の掘削、蛇篭工と柳枝工で護岸、土石流に対して横断暗渠
B	100											岩盤掘削
C	700							1				一部埋立・岩盤掘削の上、蛇篭工と柳枝工で護岸（一部空石積み）
D	750	10.0～15.0ｍ	0.00045	0.63	6.28	0.8	5.00				1	築堤による沈砂池造成、護岸は空石積み・柳枝工、流量調節水門、水路部は岩盤掘削
E	1,416	6.0～10.0ｍ	0.00070	0.81	4.85	1.0	5.00	2	1			ローム層の掘削、蛇篭工・柳枝工で護岸、ソイルセメント・ライニング、涸れ川横断に水道橋、暗渠各１
F	610	5.5～10.0ｍ	0.00080	0.74	4.05	1.2	5.00	1				崖沿いに盛土して掘削、蛇篭工と柳枝工で護岸、ソイルセメント・ライニング、滲出水処理の工事
G	400									1	1	
H	2,411	6.0～10.0ｍ	0.00034	0.85～0.93	6.0～6.6	0.9～1.0	5.00	2			2	単純掘削、空石積みで護岸、湾曲部土手は練石積みで造成、土石流に対して末端に遊水地設置
I	3,000		0.00045	0.67～0.71	4.7～5.0	1.1～1.3	5.00			1	1	土手の造成、水路内と外壁共に空石積み、ソイルセメント・ライニング、土石流に対してサイフォン（30ｍ）
J	1,400	5.5～6.5ｍ	0.00104	0.76	3.72	1.3	5.00	1	2	2	3	砂礫層の掘削、ソイルセメント・ライニング、蛇篭工・柳枝工で護岸、土石流に対してサイフォン部４箇所（計300ｍ）
K	1,430							2	2	3	2	
総計	13,017							10	5	7	11	

水門の概要

	場所	目的	方式	サイズ(水門幅・個数)	通常通過流量(m³/秒)	備考
1	取水口	取水量調整	手動・堰板式	幅1500mm×3	4.5～5.5	
2	D区域	流量調節と浚渫	手動・堰板式	幅2000mm×4	4.5～5.5	浚渫用1(緊急排水量；毎秒15m³以上)
3	G区域	潅漑路へ分水	手動スライド式	幅 600mm×1	0.2～0.3	G分水路の水量調節
4	H1区域	潅漑路へ分水	手動スライド式	幅 600mm×1	0.1～0.2	H1分水路の水量調節
5	H2区域①	流量調節	手動スライド式	幅1500mm×2	4.5～5.5	同時に橋としても使用
6	H2区域②	潅漑路へ分水	手動スライド式	幅 600mm×1	0.1～0.2	渇水期にシェイワ用水路に給水(1.5～2.0m³/秒)
7	I2区域	潅漑路へ分水	手動スライド式	幅 700mm×1	0.1～0.3	I2分水路の水量調節
8	J1区域①	流量調節	手動スライド式	幅1500mm×3	4.5～5.5	J分水路とシギ用水路への水量調節
9	J1区域②	潅漑路へ分水	手動スライド式	幅 500mm×2	0.2～0.3	J分水路の水量調節
10	J2区域③	シギ水路へ給水	手動スライド式	幅 500mm×3	0.2～0.4	渇水期にシギ用水路へ送水
11	K区域①	緊急排水	手動スライド式	幅1500mm×1	–	全開で水深1m；5.0、水深1.5m；8.4
12	K区域②	潅漑路へ分水	手動スライド式	幅 500mm×1	0.1～0.2	

サイフォンの概要

場所	横断地	長さ(m)	管径(mm)	流積(m²)	傾斜	最大許容流量(m³/秒)
G区域	4.8km地点の道路	10	1800×2000	3.6	0.01250	20.4
I区域	8.6km地点の谷	20	1800×2000	3.6	0.00500	12.9
J区域①	10.3km地点の道路	30	1800×2000	3.6	0.00500	12.9
J区域②	10.9km地点の河道(ダラエヌール)	120	1800×2000	3.6	0.00250	9.1
K区域①	11.6km地点の河道(ダラエヌール)	120	1800×2000	3.6	0.00333	10.5
K区域②	11.7km地点の河道(ダラエヌール)	30	1800×2000	3.6	0.00333	10.5
K区域③	11.8km地点の河道(ダラエヌール)	30	1800×2000	3.6	0.00333	10.5

クナール河の護岸・堤防工事など

場所	構造物	長さ	幅	工種の概要
取水口	堰	220m	50m	巨石による河道全体の堰上げ、対岸の護岸工事
C区	護岸	160m	法面下部10m以上	洗掘防止対策、捨石工及び蛇篭工
D区	護岸	300m	-	洗掘防止対策、捨石工による石出し水制3基(各70m)を設置、川道中心を道路から約75m遠ざけて護岸。
FG区	盛土	1000m	上段15m、下段50m	高さ12～17m、緩速載荷、サンドマット工法で湿地帯の上に盛り土して交通性を確保、透水層を遠ざけて排水
FG区	護岸	-	-	洗掘防止と河道変更、長さ100～140mの石出し水制3基を設置、水路に迫ってくる河道を200～400m遠ざけて護岸。

造成分水路（稲作が確実な面積）

場所	長さ（m）	最大許容流量（?・秒）	推定潅漑面積（ha）	排水先	村の地名
G分水路	2,500	0.40	350	シェイワ水路	スランプール、カンデイ、シェトラウ、ブディアライの一部
H１分水路	500	0.30	80	シェイワ水路	スランプール
H２分水路	400	1.5～2.0	80	シェイワ水路	スランプール、ブディアライの一部
I２分水路	300	0.30	40	G分水路	
J分水路	3,000	0.35	250	シェイワ水路	ブディアライ村下流
K分水路	500	0.60	100	シェイワ水路	シェイワ上流
計	7,200		900ha		

その他の付帯設備

	種類	長さ（m）	幅（m）	許容流量（m³/秒）	摘要
A区	橋	8m	16m	—	ジャリババ渓谷の土石流対策で設けた暗渠
C区	橋	8m	8m	—	交通路（国道）
D区	溜池	約330m	約350m	—	沈砂池、および水量の安定化と調整
E区	水道橋	15m	内径2.9m	10.05	涸れ川の谷を横断。
E区	橋	8m	10m	—	交通路（国道）
H区	橋	10m	17m	—	交通路
H区	遊水地	200m	30～80m	—	浅い池と窪地、谷の上流側に樹林帯で土石流の緩流化
K区	橋	8m	7m	—	交通路
K区	橋	8m	7m	—	交通路
JK区	水道橋	20m	内径0.5m	0.58	建設される前にあった潅漑用小水路のマルワリード水路横断。4ヶ所に設置。
K区	溜池	400m	100～200m	—	水量の安定化と調整

植樹数（2007年3月15日現在）

樹木	場所	目的	本数
ヤナギ	全開水路内壁、盛土法尻	①用水路護岸の強化、②法止め工	116,050
クワ	盛土法尻	法止め工	7,000
オリーブ	盛土法尻	法止め工	2,000
ユーカリ	土石流の谷	土石流の緩流化（保護樹林）	2,251
アンズ	D沈砂池周辺	果樹園造成	600
計			127,901

本

2003年４月～2006年12月までの現地水事業支出

	2003年度	2004年度	2005年度	2006年度	計(ルピー)	円換算
office	56,137,452	19,224,725	14,676,499	10,199,103	100,237,778	200,475,555
wells	19,406,235	42,624,652	19,673,926	1,383,135	83,087,948	166,175,896
canal	56,137,452	121,220,758	87,490,334	84,484,110	349,332,654	698,665,307
agriculture	279,360	432,329	509,553	729,234	1,950,476	3,900,953
construction	1,397,952	2,382,975	6,567,972	1,470,680	11,819,578	23,639,157
staff house	376,120	1,346,454	1,923,426	1,124,178	4,770,177	9,540,354
計(単純加算)	133,734,570	187,231,892	130,841,709	99,390,440	551,198,611	1,102,397,222
水事業総支出(年度末の〆)	90,232,162	187,231,892	130,841,709	99,390,440	507,696,203	1,015,392,406
Peshawar側(立替、物品購入)	17,846,622	39,739,559	47,036,187	45,250,329	149,872,697	299,745,394

2003年４月～2007年３月までの現地水事業支出予測

	2003年度	2004年度	2005年度	2006年度	計(ルピー)	円換算	
office	56,137,452	19,224,725	14,676,499	13,598,804	103,637,479	207,274,957	17.7%
wells	19,406,235	42,624,652	19,673,926	1,844,180	83,548,993	167,097,986	14.3%
canal	56,137,452	121,220,758	87,490,334	112,645,480	377,494,024	754,988,047	64.6%
agriculture	279,360	432,329	509,553	972,311	2,193,554	4,387,109	0.4%
construction	1,397,952	2,382,975	6,567,972	1,960,907	12,309,805	24,619,610	2.1%
staff house	376,120	1,346,454	1,923,426	1,498,904	5,144,903	10,289,806	0.9%
計(単純加算)	133,734,570	187,231,892	130,841,709	132,520,586	584,328,758	1,168,657,515	

(円換算)

	2003年度	2004年度	2005年度	2006年度	計(円)
office	112,274,903	38,449,449	29,352,997	27,197,607	207,274,957
wells	38,812,471	85,249,304	39,347,851	3,688,361	167,097,986
canal	112,274,903	242,441,515	174,980,668	225,290,961	754,988,047
agriculture	558,720	864,659	1,019,107	1,944,623	4,387,109
construction	2,795,903	4,765,949	13,135,944	3,921,813	24,619,610
staff house	752,239	2,692,908	3,846,851	2,997,807	10,289,806
計(単純加算)	267,469,140	374,463,785	261,683,419	265,041,172	1,168,657,515

資料4　事業規模（寄付件数・事業額）の推移　1983～2006（年度）

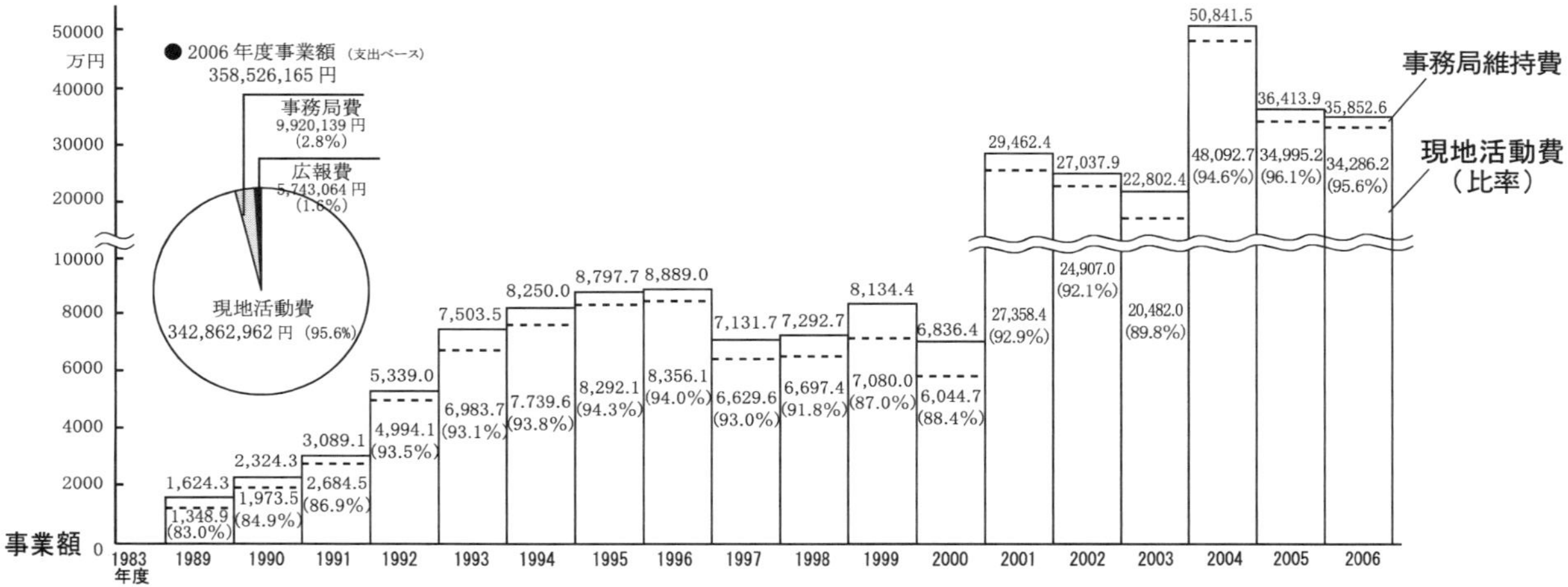

年度	1989	1990	1991	1992	1993	1994	1995	1996	1997	1998	1999	2000	2001	2002	2003	2004	2005	2006
個人会費・寄付件数	685	1,097	1,322	2,202	2,722	3,096	3,503	3,283	2,968	3,432	3,279	3,467	59,478	21,167	18,079	15,119	18,449	19,027
団体寄付件数	55	91	98	114	159	191	145	150	221	135	172	176	689	1,730	1,275	953	932	903

＊ペシャワール会　中村医師のパキスタン・アフガニスタンでの現地活動を支援する目的で結成されたのがペシャワール会です。現在、福岡市に事務局を置いて会報の発行を通して広報・募金活動等を行っております。ペシャワール会へのお問い合わせは、左記の事務局宛にお願いいたします。年会費は、学生会員一口千円以上、一般会員一口三千円以上、維持会員一口一万円以上。

●事務局　〒810―0023　福岡市中央区警固二―一―十七　ハイツみかげ803号
電　話（〇九二）七三一―二三七二
FAX（〇九二）七三一―二三七三
《**入会手続**》年会費を郵便振替にてご送金下さい。
口座名義＝ペシャワール会
郵便振替番号＝01790―7―6559

医者、用水路を拓《ひら》く
アフガンの大地から世界の虚構に挑む

二〇〇七年十一月三十日初版第一刷発行
二〇一六年十月十日初版第六刷発行

著　者　中　村　　哲

発行者　福　元　満　治
発行所　石　風　社
福岡市中央区渡辺通二丁目三番二四号　〒810-0004
電　話　〇九二（七一四）四八三八
ファクス　〇九二（七二五）三四四〇

印刷製本　シナノパブリシングプレス

＊表示価格は本体価格（税別）です。定価は本体価格＋税です。

中村 哲

ペシャワールにて 癩《らい》そしてアフガン難民

数百万人のアフガン難民が流入するパキスタン・ペシャワールの地で、らい（ハンセン病）患者と難民の診療に従事する日本人医師が、高度消費社会に生きる私たち日本人に向けて放った、痛烈なメッセージ （8刷）一八〇〇円

中村 哲

ダラエ・ヌールへの道 アフガン難民とともに

一人の日本人医師が、現地との軋轢、日本人ボランティアの挫折、自らの内面の検証等、血の噴き出す苦闘を通して、ニッポンとは何か、「国際化」とは何かを根底的に問い直す渾身のメッセージ （5刷）二〇〇〇円

中村 哲

医は国境を越えて

＊アジア太平洋賞「特別賞」受賞

貧困・戦争・民族の対立・近代化——世界のあらゆる矛盾が噴き出す文明の十字路で、ハンセン病の治療と、峻険な山岳地帯の無医村診療を、15年に亘って続ける一人の日本人医師の苦闘の記録。 （7刷）二〇〇〇円

中村 哲

医者 井戸を掘る アフガン旱魃《かんばつ》との闘い

＊日本ジャーナリスト会議賞受賞

「とにかく生きておれ！ 病気は後で治す」。百年に一度と言われる最悪の大旱魃が襲ったアフガニスタンで、現地住民、そして日本の青年たちとともに千の井戸をもって挑んだ医師の緊急レポート （11刷）一八〇〇円

中村 哲

辺境で診《み》る 辺境から見る

「ペシャワール、この地名が世界認識を根底から変えるほどの意味を帯びて私たちに迫ってきたのは、中村哲の本によってである」（芹沢俊介氏、「信濃毎日新聞」）。戦乱のアフガンで、世の虚構に抗し黙々と活動を続ける医師の思考と実践の軌跡 （4刷）一八〇〇円

中村哲＋ペシャワール会編

空爆と「復興」 アフガン最前線報告

米軍による空爆下の食糧配給、農業支援、そして全長一三キロの灌漑用水路建設に挑む著者と日本人青年たちが、四年間にわたって記した修羅の舞台裏。二百数通に及ぶｅメール報告を含む、鬼気迫るドキュメント （2刷）一八〇〇円

高橋修［監修］橋本康範／伊藤和也／進藤陽一郎／山口敦史他［著］

アフガン農業支援奮闘記

「アフガニスタンに自給用の農作物を」。異なる文化、過酷な風土の中で悪戦苦闘しつつ積み重ねられた農業支援六年余りの克明な記録。小麦・米・トウモロコシ・アルファ・アルファ・ソルゴー・さつまいも・茶・ぶどう・蕎麦など、栽培の試行錯誤を克明に記し、次世代へと繋ぐ報告集

二五〇〇円

伊藤和也写真集

ダラエヌールの子供たち　アフガニスタンの小さな村にて

「現地に行かなければ、何も始まらない」。アフガニスタンのダラエヌール渓谷、その小さな村で青年はくらしていた。長い戦乱と、終わりのない旱魃。村人は黙々と畑を耕し、子供たちは笑顔を失わなかった――。農作業の傍ら、村人と子供たちの写真を撮り続け、凶弾に倒れた青年が残した写真集

二五〇〇円

甲斐大策

聖愚者の物語

血を代償に高潔を保ち、生命を代償に神を知るアフガン。職人・物乞い・族長・戦士・山の民……近代が遠く置き去りにした愚直にも聖《きよ》き者たちの世界を描く四七編の掌篇小説集

一八〇〇円

甲斐大策

生命《いのち》の風物語　シルクロードをめぐる12の短編

苛烈なアフガニスタンの大地に生きる人々。生と死、神と人が灼熱に融和する世界を描き切る神話的短編小説集。「読者はこの短編小説集に興奮する私をわかってくれるだろうか」（中上健次氏）

一八〇〇円

甲斐大策

シャリマール　シルクロードをめぐる愛の物語

イスラム教徒でもある著者による、美しいアフガンの愛の物語。禁欲と官能と聖性、そして生と死の深い哀しみに彩られた世界が、墜落感にも似た未知の快楽へと誘なう中編小説集（泉鏡花賞候補作）

一八〇〇円

〔文・写真〕尾崎三雄

日本人が見た’30年代のアフガン

一九三五年～一九三八年、アフガニスタンを訪れた一人の農業指導員とその妻が残した、在りし日のアフガニスタンの貴重な記録。異文化の中で葛藤する明治日本人の心の内面と苛酷な日常を克明に記す

二五〇〇円

冨田江里子

フィリピンの小さな産院から

近代化の風潮と疲弊した伝統社会との板挟みの中で、多産と貧困に苦しむ途上国の人々。フィリピンの最貧困地区に助産院を開いて13年、一人の日本人助産師の苦闘の日々を通して、人間本来の豊かさとは何かを問う奮闘記

【2刷】1800円

ジェローム・グループマン

医者は現場でどう考えるか

美沢惠子　訳

「間違える医者」と「間違えぬ医者」の思考はどこが異なるのだろうか。臨床現場での具体例をあげながら医師の思考プロセスを探索する医療ルポルタージュ。診断エラーをいかに回避するか——患者と医者にとって喫緊の課題を、医師が追求する

【6刷】2800円

農中茂徳

三池炭鉱　宮原社宅の少年

三池争議の吹き荒れた昭和三〇年代の大牟田——炭鉱社宅での日々を少年の眼を通して生き生きと描く。「自分史が、そのまますぐれて希少な地域史となり、三池争議をはさむ激動の社会史の側面をもっている」（東京学芸大学名誉教授 小林文人）

【2刷】1800円

臼井隆一郎

アウシュヴィッツのコーヒー
——コーヒーが映す総力戦の世界

ドイツという怪物をコーヒーで読み解く——『コーヒーが廻り 世界史が廻る』の著者が渾身の力で論じた、異色のドイツ文化論。「アウシュヴィッツなしにはヨーロッパ人がアフリカ人にしたことは、決して理解出来なかっただろう」（メトロー）

2500円

浅川マキ

こんな風に過ぎて行くのなら

ディープにしみるアンダーグラウンド——。「夜が明けたら」「かもめ」で鮮烈にデビューを飾りながら、常に「反時代的」でありつづけた歌手。三十年の歳月を、時代を、気分を照らし出す著者初めてのエッセイ集

【3刷】2000円

石牟礼道子全詩集

はにかみの国

＊芸術選奨文部科学大臣賞受賞

石牟礼作品の底流に響く神話的世界が、詩という蒸留器で清冽に結露する。一九五〇年代作品から近作までの三十数篇を収録。石牟礼道子第一詩集にして全詩集。原初よりことば知らざりき／点滅／娼婦／涅槃／蓮沼／彼岸花／少年　ほか

【3刷】2500円

＊読者の皆様へ　小社出版物が店頭にない場合は「地方・小出版流通センター扱」か「日販扱」とご指定の上最寄りの書店にご注文下さい。なお、お急ぎの場合は直接小社宛ご注文下されば、代金後払いにてご送本致します（送料は不要です）。